高等医药院校协编教材

输血技术学

(第二版)

主　编　安万新　于卫建
副主编　梁晓华　宫本兰　毕晓琳　邵超鹏
　　　　康　炜　綦　霞
编　委　安万新　于卫建　梁晓华　宫本兰
　　　　毕晓琳　康　炜　邵超鹏　綦　霞
　　　　夏丽娟　徐　爽

科学技术文献出版社
SCIENTIFIC AND TECHNICAL DOCUMENTATION PRESS
·北京·

(京)新登字 130 号

内 容 简 介

输血技术的进步,促进了医学科学的发展,有效地保证了临床输血安全和输血质量。本书是一部系统介绍输血技术的专业书籍,全书共 17 章,重点介绍了红细胞血型、白细胞血型、血小板血型、血液成分制备和贮存、输血相关传染病等章节,除此以外还介绍了免疫血液学、血型遗传学、移植配型、质量控制、血液制品的病毒灭活和基因治疗等与输血技术密切相关的基本理论知识和技术应用。该书内容详实、全面,实用性强,可作为高等医药院校本科生的教学用书,同时也可作为输血和临床医务工作者及相关研究人员专业工作的参考书。

科学技术文献出版社是国家科学技术部系统惟一一家中央级综合性科技出版机构,我们所有的努力都是为了使您增长知识和才干。

前　言

自人类发现血型以来，输血作为一种治疗措施，在临床上得到了广泛应用，挽救了无数患者的生命。现代医学中新的治疗技术，特别是在生命禁区开展的诊疗活动，也因为有了输血医学的进步而得到了快速发展。然而由于血液成分的复杂性，输血疗法在使患者的疾病得到缓解、治疗的同时，也不可避免地给患者带来了输血不良反应以及输血相关的传染病等问题。这些问题的不断出现对输血医学提出了新的挑战，从而推动输血技术不断向前发展。《中华人民共和国献血法》的颁布实施，更加强调了保证输血安全、提高输血质量和减少输血不良反应在输血工作中的重要性。随着输血医学的发展以及国家对输血工作的重视，目前输血相关专业人才的培养和现有输血技术人员的知识更新，都迫切地需要一本内容新颖、切合输血工作实践的教科书和参考书。为此，大连医科大学和大连市血液中心联合组织编写了这部教材。

本书在已有版本的基础上，结合我国输血工作的实际情况和发展前景，以及输血专业的本科教学工作要求编写而成。在编写过程中参考了国际上先进的输血医学教育经验，并全面充实、更新了近年来在输血医学上取得的新进展。从献血者血管到受血者血管的输血过程称为输血学科，本书力求向读者系统介绍输血医学的发展历史、输血医学的基础理论、输血相关检测技术、血液成分的制备技术、输血的质量控制以及与输血相关的知识介绍。内容上尽量体现科学性、先进性、启发性和适用性。编写力求定义准确、概念清楚、层次分明，强调基础理论、基本知识和基本技能。全书共17章，涉及到免疫血液学、血型遗传、红细胞血型、白细胞血型、移植配型、血小板血型、血液成分的制备和贮存、输血相关传染病、输血质量控制、血液制品的病毒灭活及基因治疗等内容。内容贯穿了细胞生物学、免疫学、遗传学、分子生物学、临床医学、生物化学、病毒学、卫生管理学等多门学科。

输血是一门年轻的学科，在不断与其他学科交叉的过程中，逐渐发展壮大起来。囿于其惊人的发展速度，加之编写人员水平所限，内容难免有不当之处，恳请专家和读者提出宝贵意见。

目 录

- 第一章 绪论 ··· 1
  - 第一节 人类血型的发现 ··· 1
  - 第二节 红细胞血型 ·· 2
  - 第三节 白细胞、血小板血型抗原 ·· 2
  - 第四节 近代免疫血液学的发展 ·· 3
  - 第五节 输血相关疾病 ··· 3
  - 第六节 输血检验质量控制 ·· 4
- 第二章 献血 ··· 5
  - 第一节 献血前咨询及健康征询 ·· 5
  - 第二节 体格检查 ··· 7
  - 第三节 血液检测及标准 ·· 8
- 第三章 血液的采集 ·· 11
  - 第一节 采血的环境要求 ·· 11
  - 第二节 采血前的准备 ··· 12
  - 第三节 采血操作 ··· 13
  - 第四节 献血护理 ··· 14
  - 第五节 献血反应及其处理 ·· 15
  - 第六节 采血后献血者的生理恢复 ······································· 16
- 第四章 免疫血液学基础 ··· 18
  - 第一节 血型 ··· 18
  - 第二节 血型抗原 ··· 22
  - 第三节 血型抗体 ··· 26
  - 第四节 补体系统 ··· 29
  - 第五节 抗原、抗体反应基础 ··· 31
- 第五章 血型遗传学 ·· 34
  - 第一节 概述 ··· 34
  - 第二节 遗传学三大定律 ·· 35
  - 第三节 血型的遗传方式 ·· 35
  - 第四节 血型群体遗传学 ·· 37
- 第六章 红细胞血型 ·· 40
  - 第一节 Hh 血型系统 ·· 40

第二节	ABO 血型系统	45
第三节	Lewis 血型系统	58
第四节	Rh 血型系统	61
第五节	MNS 血型系统	73
第六节	其他血型系统	75
第七节	输血前免疫血液学检查	78

第七章 血清蛋白型和红细胞酶型 83
- 第一节 血清蛋白型 83
- 第二节 红细胞酶型 88

第八章 新生儿溶血病及其检测 91
- 第一节 新生儿溶血病的发病机制 91
- 第二节 新生儿溶血病的临床表现与血清学检查 94
- 第三节 新生儿溶血病的治疗与预防 98

第九章 白细胞血型 100
- 第一节 人类白细胞抗原的基本概念 100
- 第二节 HLA 抗原分子结构和基因结构 101
- 第三节 MHC 的生物学功能 107
- 第四节 HLA 的命名 110
- 第五节 HLA 抗原在人体中的分布 114
- 第六节 HLA 的遗传学与多态性 115
- 第七节 HLA 分型技术 119
- 第八节 HLA 抗体、抗体检测及抗体的交叉反应组 123
- 第九节 HLA 在医学上的应用 127
- 第十节 粒细胞血型 131
- 第十一节 STR 与医学应用 133

第十章 血小板血型 138
- 第一节 血小板血型抗原 138
- 第二节 血小板血型的临床意义 141
- 第三节 同种免疫与血小板输注 144
- 第四节 血小板血型抗原抗体检测方法 145

第十一章 血液成分制备 147
- 第一节 全血 147
- 第二节 红细胞成分制备 149
- 第三节 血小板成分制备 152
- 第四节 白细胞制品 155
- 第五节 造血干细胞制备 155
- 第六节 血液非细胞成分的制备 157

第十二章 血液及其成分的保存、运输和领发 159
- 第一节 全血的保存 159
- 第二节 红细胞的保存 162
- 第三节 保存血的肉眼观察和临床应用 163

目录

    第四节 血液的冷冻保存 ………………………………………………………… 164

    第五节 血小板的保存 …………………………………………………………… 167

    第六节 造血干细胞的保存 ……………………………………………………… 169

    第七节 白细胞的保存 …………………………………………………………… 171

    第八节 血浆的保存 ……………………………………………………………… 172

    第九节 冷沉淀的保存 …………………………………………………………… 172

    第十节 血液及其成分的领发和报废 …………………………………………… 173

    第十一节 血液贮存及运输的基本要求 ………………………………………… 175

第十三章 输血相关传染病 …………………………………………………………… 177

    第一节 概述 ……………………………………………………………………… 177

    第二节 输血相关 HIV 感染/AIDS ………………………………………………… 179

    第三节 输血相关病毒性肝炎 …………………………………………………… 190

    第四节 可能通过血液传播的其他疾病 ………………………………………… 196

第十四章 质量控制 …………………………………………………………………… 202

    第一节 质量控制的概念及其重要意义 ………………………………………… 202

    第二节 采血及其成分血制备的质量控制 ……………………………………… 204

    第三节 全血及成分血的质量控制 ……………………………………………… 206

    第四节 血液检测的质量控制 …………………………………………………… 218

    第五节 原辅材料质量控制 ……………………………………………………… 221

    第六节 仪器设备质量控制 ……………………………………………………… 228

    第七节 工艺卫生质量控制（消毒监测与管理） ………………………………… 233

第十五章 血液制品的病毒灭活 ……………………………………………………… 237

    第一节 血液制品病毒灭活的基本要求 ………………………………………… 237

    第二节 血液和血液制品病毒灭活的验证 ……………………………………… 238

    第三节 血液制品病毒灭活/去除方法的种类 …………………………………… 241

    第四节 用于血浆蛋白制品的病毒灭活/去除方法及其机制 ………………… 241

    第五节 血浆的病毒灭活方法及其机制 ………………………………………… 246

    第六节 血细胞制品的病毒灭活方法及其机制 ………………………………… 248

    第七节 病毒灭活效力的综合评估 ……………………………………………… 251

第十六章 基因治疗 …………………………………………………………………… 253

    第一节 基因治疗的定义及治疗方略 …………………………………………… 253

    第二节 基因转移载体 …………………………………………………………… 255

    第三节 基因治疗的靶向性和可调控性 ………………………………………… 260

    第四节 造血干细胞基因治疗 …………………………………………………… 261

第十七章 红细胞血型血清学技术 …………………………………………………… 265

    第一节 血液标本 ………………………………………………………………… 265

    第二节 盐水介质凝集试验 ……………………………………………………… 266

    第三节 胶体介质凝集试验 ……………………………………………………… 267

    第四节 酶处理红细胞凝集试验 ………………………………………………… 269

    第五节 抗球蛋白试验 …………………………………………………………… 270

    第六节 微柱凝胶试验技术 ……………………………………………………… 273

第七节　凝聚胺的应用 ··· 274

第八节　抗体效价滴定 ··· 275

第九节　吸收放散试验 ··· 276

第十节　凝集抑制试验 ··· 278

第十一节　新生儿溶血病的血型血清学检查 ································· 279

附录1　献血者健康检查标准与献血者健康情况征询表 ························· 281

附录2　Fisher概率计算 ··· 285

英汉对照词汇表 ··· 288

第一章

绪 论

随着临床输血实践的广泛开展,一方面输血对危重患者的救治起了前所未有的积极作用;另一方面输血也出现了不少副作用和致命事故。这些因素对输血技术的进一步发展不断提出新的挑战,从而推动输血医学不断向前发展。现代的输血技术,包含了血型学、免疫学、病毒学、分子生物学、质量控制学等多学科多领域。每当相关领域出现新的理论或新的技术,都会对输血技术进步起到推动作用,使输血更安全、更有效。因此,现代输血医学作为医药科学中一个新的分支领域已逐步形成并在不断向前发展。

第一节 人类血型的发现

1900年奥地利维也纳大学病理科解剖研究所助教Landsteiner首先发现人类红细胞的血型,这一划时代的发现,为以后血液的安全、有效输用作出了重大贡献,为此他获得1930年诺贝尔奖。此后他又发现了MN、P、Rh等血型,赢得了"血型之父"的誉称。

Landsteiner在研究22个人的血清与红细胞时,发现有些人的血清会与某些人的红细胞发生凝集。这一同种凝集现象的发现,成为人类血型分类的基础。开始时他将血液分为A,B,C 3个型,血清A可与B红细胞凝集;血清B可与A红细胞凝集。1902年Landsteiner的学生Decastello和Sturli在维也纳又观察了155例,证实了Landsteiner的发现。但同时还发现其中有4例的血清与A,B,C红细胞均不凝集,而这4例的红细胞则可被A,B,C 3个型的血清凝集,属于A,B,C外的第4型,该型约占2.5%。这些重要的发现差不多经过10年才被用于临床,进行血型测定和交叉配血。1907年捷克Jansky按上述4型发生率的多少而定为Ⅰ,Ⅱ,Ⅲ,Ⅳ型。1910年Moss则将最少的称为Ⅰ型,发生最多的称为Ⅳ型,因此就发生了混乱。

1908年Ottenberg提出ABO血型的遗传规律;O型血可输给其他3种血型的患者,O型为万能献血者,尤其可用于需要紧急输血时,因而他也是输血治疗早期贡献不可低估的先驱者。两年后von Dungern和Hirozfeld发现血型符合孟德尔定律。1911年发现A型血还有A_1,A_2亚型之分。

人类血型的发现,为安全输血提供了重要的保证。而且在遗传学、人类学、法医学、免疫学和有些疾病的发病机制探讨上也具有重大意义。

第二节　红细胞血型

1927年Landsteiner和Levine进一步将不同人的红细胞注射至家兔，再用其他红细胞吸附家兔免疫血清，从而发现与ABO不同的抗体，称其为M、N因子及P因子。经进一步的研究，其基因型为MM，MN，NN三型，相应的表现型为M、MN、N。

1939年，Levine和Stetson在1例O型妇女输入其丈夫的O型血后，发现她的血清可凝集她丈夫的红细胞。最后，这名妇女生了一个死胎，有严重溶血性贫血，称之为胎儿原始红细胞增多症（erythroblastosis fetalis）。因此他们设想，此婴儿通过遗传从其父获得一种能形成某一抗原而其母缺乏的物质，使母亲在妊娠期产生了与此抗原相应的抗体，此抗体再通过胎盘进入胎儿体内导致胎儿红细胞破坏。当时Landsteiner和Wiener将猕猴的血注射至兔与豚鼠体内，发现了一种新的抗体。进一步研究发现：孕妇的血不与兔抗猕猴血清凝集，而其丈夫的血则与猕猴血清凝集。前者为Rhesus（猕猴）阴性，后者为Rhesus阳性。据此在以后就提出了Rh因子及抗Rh抗体。

Levine、Landsteiner和Wiener等在1931—1941年继续研究血型。这些学者及其他一些血清学家、遗传学家及临床医学家进一步认识到血型的实用性与理论价值，并应用新的、更敏感的试验方法来寻找新的红细胞血型系统，先后发现了Lutheran，Kell，Duffy，Kidd，Diego系统等。国际输血协会还专门对红细胞血型系统作了讨论，至2005年共发现了30个红细胞血型系统，经国际输血协会确认的红细胞血型抗原263个。血型研究从3种日益扩大，已发展成为一门血型学，并对医学作出了重大贡献。

第三节　白细胞、血小板血型抗原

白细胞血型抗原的发现要比红细胞血型晚半个世纪，但进展非常迅速。人类白细胞抗原是1958年法国Dausset首先在反复多次输血患者中发现的，有27份血液中含有白细胞抗体，而这些患者的血清中有7份只与大约60%的法国人白细胞反应，而不与提供这些血清的7例患者的白细胞反应。他把这7份血清中的抗体称为Mac。以后又对这几名患者的家系进行了调查，表明Mac抗原的遗传符合孟德尔定律，这是人类第一个白细胞抗原。以后美国Payne，法国Dausse，荷兰van Loghem，van Rood在对多产妇女血清的异常抗体的研究中发现抗人白细胞抗体，这主要是母亲对胎儿白细胞抗原致敏，从而提出了人类淋巴细胞的血型，发现了人类白细胞抗原（human leucocyte antigen，HLA）。现至少已检出A，B，C，D，DR，DQ，DP等几个遗传位点，有4743种（2010年）HLA等位基因。这种遗传学上的特点，目前已广泛应用于器官移植、输血、亲子鉴定、疾病诊断等。

此外，粒细胞也有其特异性抗原，如NA_1，NA_2，NB，NC，ND，NE，HGA，9a等；淋巴细胞上还有Gr系统抗原等。

血小板的血型抗原是1957年后才陆续发现的，如Duzo，ZW，KO，PIE，PIA等特异性抗原。这是在多次输血、输血小板及妊娠而在体内产生了血小板抗体，它可引起输血后血小板减少性紫癜，使输入的血小板存活时间缩短及造成新生儿血小板减少性紫癜等。

第四节　近代免疫血液学的发展

常规人源性血清是多种抗体的混合物,其中每一种都是单个细胞的后代所制造。这个细胞的后代构成一个细胞克隆且每个细胞产生同样的单克隆抗体。遗憾的是脾和淋巴结中形成抗体的细胞不能在抗体培养中长期生长,它们在几天之内就死亡。1975年Kohler和Milstein报道了正常小鼠分泌抗体的淋巴细胞与小鼠骨髓瘤细胞融合成功,从而第一次产生能预先设定分泌特异性抗体的杂交瘤细胞株。这种杂交瘤细胞结合了细胞生长和抗体分泌的特点。这些单克隆抗体有如下理想的方面。

(1)它们在抗原-抗体反应速度和抗体效价方面符合国际标准。

(2)虽然其稳定性仍有改进余地,但它们的特异性是稳定的。

(3)通过组织培养可以无限量地按规定的质量控制标准来制备。

(4)在制备成本上大大低于人源性血清抗体。

以上的条件为安全输血需要的三种大量的试剂(ABO、Rh和抗球蛋白试剂)的标准化、稳定性、特异性及大量供应提供了可能,单克隆抗体对输血实践这个领域起到了巨大的推动作用。从20世纪80年代末,随着分子生物学领域的异军突起,血液免疫学、遗传学都发生了质的变革。实验室的各种血型抗原的诊断方法,逐步开始使用基因定型与分析。1990年美国华盛顿大学医学院的Yamamoto首先成功克隆了ABO血型A基因的cDNA。从20世纪90年代的ABO血型系统到目前人类Rh血型遗传多态性的基因分析的几十年实践中,人们已经克隆了30个血型系统中大部分血型系基因的cDNA。实验室已将ABO,Rh,Kell的主要抗原的基因诊断技术列入常规操作。利用新技术、新方法对已有的知识进行进一步的分析,认识了抗原表达的基因调控,抗体分泌细胞的永生化及V区基因的生物工程技术等领域的发展,为现代免疫血液学开创了崭新的一页。

第五节　输血相关疾病

杜绝输血传染病的传播是安全输血的一个重要环节。现已证实,输血可引起乙型肝炎病毒(HBV)、丙型肝炎病毒(HCV)、甲型肝炎病毒(HAV)、庚型肝炎病毒(HGV)、人类免疫缺陷病毒(HIV)、巨细胞病毒(CMV)等的病毒感染;也可引起巴贝虫病、弓形虫病等寄生虫感染;也可经血传播疟疾、登革热等昆虫源性疾病;还可以引起微生物污染和传播如疯牛病、耐药菌的传播和梅毒螺旋体的传播等。从20世纪80年代初出现艾滋病并确定其可经输血传播后,输血相关病毒性传染病不仅成为输血界的重要议题,而且成为整个医务界甚至全社会的焦点。

病毒标志物的筛选检测是排除带病毒的阳性血,避免带病毒血用于临床导致受血者感染病毒,提高输血安全性的有效手段。目前常规执行的有HBsAg,抗-HCV和抗-HIV 1/2筛选检测,另外转氨酶ALT作为检测肝炎的非特异性指标,这些检测为大幅度减少输血传播艾滋病和肝炎起了决定性作用。

病毒学检测试剂及其方法,近20多年来突飞猛进,大大提高了病毒检测的灵敏度和特异性。但流行病学研究结果证明,仍有些受血者感染的病毒不是已知的病毒。如输血后肝炎,大部分属于乙肝、丙肝,但仍有少数病人输血后患肝炎,其病毒不是任何已知肝炎病毒,已有人称之为非甲-戊肝炎病毒。另外,有人提出输血可能为新克-雅病的传播途径之一,其病原体为一种前病毒Prion。尽管目前还没有证据证明Prion在人类经血传播,但在病人淋巴组织中已检出Prion,在动物实验中已出现经血传播的结果。因此,需进一步研究此潜在的危险。

由于上述原因,目前尽管输血传播病毒性疾病的危险性已大幅度降低,但仍存在受血者感染病毒的危险。而且,从目前科学发展情况分析,在可预见将来不可能达到"零危险"而绝对杜绝经输血传播病毒性疾病。

第六节　输血检验质量控制

20世纪50年代,Levey和Copeland提出对临床化验室进行质量控制(质控),并建立了基本的质控原则。这些质控原则主要针对临床生化检验,特别是血清的比色分析。60年代,Dorsey认为对一般临床生化检查的质控不能解决血液学的许多特殊问题,尤其是无法了解和避免血液学检测中经常遇到的样品误差、试验误差及资料汇集误差等,故进一步提出了对血液学检测(如血细胞计数、出凝血检测等)进行质控的概念。80年代以来,随着相关基础学科的飞速发展,血液学检查方法日新月异,同时也促进了输血技术质控方法的更新和完善。

保障血液检测结果的可靠性主要有三方面意义。①保证输血的安全性和有效性。为保证输血安全,就要适时地对献血员、血液的采集过程和储存进行质量监测。为防止传染病经血传播,必须对血液进行检测,检测结果若为假阴性,必然给患者造成损害。因此,保证检验结果的可靠性至关重要。②为临床医生合理用血提供依据。临床输血离不开实验,在正确的时间、正确的场合对正确的患者输用正确的血液是保证输血有效性的必然条件,检验结果的可靠性直接关系到输血的有效性。③提高输血技术研究的效率和价值。输血技术是以血液的有形和无形成分为研究对象的,其主要研究形式是实验。实验可靠性的好坏直接影响到研究结果的价值。

重视输血技术的质控,首先应从质控室开始。质控室的技术人员及仪器维护人员等都应该了解质控的概念、意义、原则和方法;主动参与制定、贯彻室内质控程序,保证实验结果的精确性;同时与室外质控中心保持联系,严格按照要求做好实验方法、试剂及参照品等项目的标准化,保障监测结果的准确性。

第二章

献 血

血液是一种特殊的宝贵的资源,在科学技术虽高度发展仍不能人工合成替代品的今天,从健康的献血者(blood donor)身上采集血液是获取血液或血液成分的惟一途径。献血(blood donation)是一种救死扶伤、无私奉献的高尚行为。《中华人民共和国献血法》规定:国家实行无偿献血制度,提倡18周岁至55周岁的健康公民自愿献血。无偿献血,就是健康适龄公民自觉自愿献出自身可以再生的少量血液或血液成分,用以挽救垂危病人的生命,而献血者不向采血单位或献血者单位领取任何报酬。任何一个采供血机构(blood establishment)都有责任保证献血行为对献血者和受血者(blood recipient)均不构成危害。安全献血是一种关系到献血者和用血者安全并为临床连续提供血液的活动。

献血者筛查的目的是为了保证献血者健康和受血者的输血安全。献血者筛查程序有三个主要部分:献血前咨询、健康征询、健康检查(体格检查及血液检验)。

第一节　献血前咨询及健康征询

一、献血前咨询

献血者筛选过程在献血者来献血前就已经开始了。有效的献血教育及宣传能够告诉潜在的献血者有关献血的健康条件以及不能献血的危险行为。但是仍然有献血者对此并不了解,所以献血前咨询是献血者选择的一个重要部分。通过献血前的咨询采供血机构的工作人员可以向献血者解释献血的每一步骤,以及这样做的理由,包括病史、基本健康检查、采血的基本过程、献血后护理和血液的实验室检测,解除他们对献血的疑虑,让他们真正认识到按规定献血不会危害健康。通过献血前的咨询工作人员还能够对献血者的健康状况做出初步评价,了解献血者对危险因素的理解程度,给献血者提供一个自我排除或自我延期的机会。同时明确地获得献血者对献血及各项操作过程的知情同意。

献血者一般都会认为自己感觉没病就是身体健康,但这远远不够。工作人员在献血前咨询的过程中应该使献血者明白为什么他们要提供准确而完整的病史及用过药物的情况,使献血者了解如果他们不这样做,不仅有可能危害自身健康,而且也可能危害受血者健康。

如果献血者能够明白提供真实、准确和完整的健康状况资料是为了他们自己的相关权益,那么他们会对采供血机构更加信任和放心,也因此更容易成为固定的无偿献血者。

献血前咨询的一个重要部分,就是工作人员要对献血者进行危险行为的征询,它包括向献血者提供有关危险行为的介绍,评价献血者对危险行为影响血液安全的理解程度。新版的无偿献血知情同意书,突出了告知献血者捐献安全血液的重要性,强调了如果献血者有吸毒、同性恋、多个性伴侣等行为,应该主动放弃献血。危险行为(risk behavior)是指使人可能感染上输血传染病危险的行为。常见的危险行为有以下几种:有多个性伴侣、卖淫、同性恋、二重性行为、注射毒品、皮肤多次划破、纹身和血祭,还有与任何有危险行为的人发生性关系。可通过危险行为传播的主要有获得性免疫缺陷综合征(acquired immune deficiency syndrome,AIDS,艾滋病)和梅毒等。当献血者有危险行为时,阻止他们献血和鼓励他们主动退出或延期献血是非常重要的,因为有危险行为的献血者有可能将传染病传播给受血者。

献血前咨询的另一重要工作是告诉献血者实验室检测结果中阳性和阴性的含义。如果是阴性该如何保持下去。如果是阳性该如何处理。这项工作的重要性在于使献血者对阳性结果的出现有一定的心理准备。

二、健康征询

健康征询也是献血前检查的重要内容之一。有许多疾病仅靠有限的体格检查和血液检验是难以发现的,因此询问病史时献血者能够提供真实情况显得十分重要。询问病史工作应由有一定临床经验的医生来承担,要以和蔼可亲的态度、简练易懂的语言提问题,并记录病史。具体内容如下:

1. **献血史** 询问是否献过全血或血液成分、献血次数、与前一次献血间隔的时间、是否有过献血不良反应等。通过询问献血史,医生可对献血者的健康状态及心理状态有所了解。已献过血者说明过去的身体状况曾符合献血健康标准,对献血也有体会和认识,心理状态比较稳定。未献过血者可能精神紧张、思想顾虑多。针对不同的情况应做详尽的解释工作。有过献血不良反应者,应视具体情况决定是否可以再次献血。

2. **妇女月经期、妊娠和分娩情况** 对成年女性献血要询问月经期、妊娠和分娩情况。经期及前后身体可能略有不适,而且月经本身也是一次少量失血,因此献血健康标准中规定妇女月经前后3天暂不献血。妊娠期、流产后未满6个月、分娩及哺乳期未满1年者均不宜献血。

3. **手术史** 无论大、小手术均需要有一定的恢复期,为了不影响献血者的健康,对于一般的小手术(如拔牙等)半个月内应暂不献血,一般手术(如扁桃体摘除、疝修补术、阑尾切除术等)3个月内应暂缓献血。

4. **预防接种史** 为保证接受预防接种的献血者的接种效果及身体健康,根据预防接种不同疫苗的情况规定了不同的不宜献血的时限。

5. **过敏史** 反复发作的过敏性疾病者,如经常性荨麻疹、支气管哮喘、药物过敏等均不宜献血。单纯性荨麻疹不发作期间可献血。

6. **肝炎史** 输血后肝炎(post-transfusion hepatitis)是最重要的输血相关传染病之一,我国是肝炎高发区,乙型肝炎表面抗原携带者约占6%～15%,丙型肝炎病毒抗体检出率在正常健康人群中约占1%,有偿献血的人群中检出率更高。由于检测技术水平的限制难免会漏掉病毒阳性或抗体阳性者,所以询问肝炎病史在防止输血后肝炎的传播上十分有意义。询问的内容要涉及是否患过肝炎或有过黄疸,与肝炎患者是否有过密切接触,转氨酶是否高过或乙肝表面抗原(HBsAg)是否阳性过。接受过药物注射、异体植皮、纹身、穿耳眼及针灸治疗的人,也可因消毒不严格而感染肝炎。若受血者输用全血或血液成分后感染了肝炎,应追踪献血者并取消其以后的献血资格。

7. 对于献单采血小板的献血者,要特别注意询问3天内是否服过阿司匹林或阿司匹林类药物。因为此类药物可影响血小板功能,使采集的血小板达不到理想的治疗效果,故单采血小板的献血者于献血前3天不得服用此类药物。

献血体检前要征询的内容有很多,如近期是否患过感冒,以前患过何种疾病,有无疟疾发病史等。但最重要的是高危人群的自我排查。我国一些血站已开始采用书面方式,将所询问的内容印刷成册,由献血者本人如实填写。国家质量监督检验检疫总局颁布的《献血者健康检查标准》中附有《献血者健康情况征询表》(medical history questionnaire)。

使用标准的调查表有几个优点:有利于系统地收集每一个献血者的情况;可防止血站工作人员提问时遗漏某些重要问题;便于血站工作人员做出接受献血、延期献血或永久性退出献血的决定。

即使采用标准的病史调查表,工作人员也不应

第二章 献 血

该只是简单地将病史调查表交给献血者请他们自己去填写。献血者中大多数人并不懂得医学术语，他们希望献血却意识不到有些问题对他们自己的健康和受血者健康的意义。所以，要用通俗易懂的语言向他们解释，使献血者明白并能确定自己所处的状况，同时要认真回答献血者提出的每一个问题。献血者和记录者应同时在病史调查表上签名并填上日期。

在询问病史确定无问题后，再进行体格检查和血液检验，进一步筛选献血者。

第二节 体格检查

体格检查是指医生对献血者进行望、触、叩、听等手段进行内外科的检查。

一、一般情况

1. 年龄 献血者的年龄，世界各国的规定不同，最低为16岁，最高可达65岁，见表2-1。我国献血法规定，献血年龄为18周岁至55周岁。

2. 体重 血液占体重的8%左右，50kg体重的人总血量约4000ml。当失血量达到总量的15%时，可能发生急性低血容量反应。献血400ml对于50kg体重的人来说相当于失血10%，对于45kg体重的人则相当11%。因此体重要有一个最低限，我国规定男性为50kg，女性为45kg。

表2-1 各国对献血年龄和献血量的规定

国别	年龄(周岁)	献血量(ml)	国别	年龄(周岁)	献血量(ml)
中国	18～55	200或400	澳大利亚	16～65	430
加拿大	18～65	450	英国	18～65	450
美国	17～65	450	荷兰	18～65	500
瑞士	18～60	450	德国	18～65	500
日本	18～65	200～400	韩国	16～65	320～400

3. 血压 测量血压是为了防止高血压或低血压的人献血后对本人可能带来的危害。《献血法》规定献血者血压要符合如下标准：收缩压90～140mmHg(12.0～18.7kPa)，舒张压60～90mmHg(8.0～12.0kPa)，脉压差大于30mmHg(4kPa)。血压受多种因素影响而变化，如情绪、饮食、吸烟等。个别献血者由于精神紧张造成血压暂时性升高，出现这种情况应请献血者休息5～10分钟后再进行测量。

4. 脉搏 通过脉搏情况可了解有无心脏或其他疾病引起的脉速或节律的异常。《献血法》规定献血者的脉搏应节律规整，每分钟60～100次。精神紧张时脉搏会加快，应待安静后再测。高度耐力的运动员脉搏高于每分钟50次即可，但这种情况要做记录。测脉搏时至少要30秒，发现有不规则情况则应测1分钟。

5. 体温 体温是反映献血者健康状况的一个重要指标，体温不得超过37℃，超过此标准应暂缓献血。

6. 发育正常，营养中等以上。

7. 皮肤无黄染，无创面感染，无大面积皮肤病。浅表淋巴结触诊无明显肿大。

8. 五官无严重疾病，巩膜无黄染，甲状腺无肿大。

9. 四肢无严重残疾，关节无红肿及功能障碍。双臂静脉穿刺部位无皮肤损伤，无静脉注射药物痕迹。

二、胸部检查

胸部左右侧应对称，无异常。

1. 心脏 心脏正常，在左胸第5肋间锁骨中线内1～2cm处可触及心尖搏动，叩诊心界不大，听诊心律齐、心率不快、无病理性心脏杂音。心率60～100次/分,轻度收缩期生理性杂音者不妨碍献血。

2. 肺脏 肺脏正常,在献血体检中,肺部检查以叩诊、听诊为重点,呼吸音正常,无增强或减弱,无干性啰音、湿性啰音、喘鸣音等病理性杂音。

胸部检查在必要时可做X线透视。肺结核钙化2年以上者可献血。

三、腹部检查

腹部正常,腹平软,无肿块、无压痛,检查重点是肝脏和脾脏。

1. 肝脏 正常健康人在右肋下触不到肝脏边缘,剑突下常可触及,少数体型瘦弱且腹壁松弛者,深吸气时可于肋缘下触及。触及的肝脏应质地柔软、表面光滑、无压痛和叩击痛。凡在肋缘下触及肝脏边缘者,要通过叩诊证实肝上界相应下移、肝脏不大后才能献血。病理原因引起的肝下移不可献血。

2. 脾脏 正常人的脾脏不能触及,触到则说明已肿大,不能献血。

第三节 血液检测及标准

血液检测在献血体检中占有极其重要的位置。献血者的一些异常情况,特别是通过输血传染的疾病,在询问病史和体格检查时难以发现,献血者本人也无不适感,通过检测血液则可以筛选出不适宜的献血者。

有的国家是在献血前对献血者进行血液检测,有的国家是在献血后对所采集的血液进行留样检测。我国的《血站管理办法》中规定,血液必须经过初检(first testing)、复检(retesting),两次检测合格后方能应用于临床输注。国内多数血站是在采血后对血液标本进行两次检测;也有的血站采用献血前检测一次,献血后检测一次。

在我国血液检测的项目包括:血型(blood group)、血红蛋白(hemoglobin)、丙氨酸氨基转移酶(alanine aminotransferase,ALT)、乙型肝炎病毒表面抗原(hepatitis B surface antigen,HBsAg)、丙型肝炎病毒抗体(anti-hepatitis C virus)、人类免疫缺陷综合征(acquired immune deficiency syndrome,AIDS,艾滋病)病毒抗体、梅毒(syphilis)血清学检测等7项。

输血可传播的疾病种类很多,血液的流行病检测项目设置的越多,相对来说血液就越安全。但各国在制定本国血液检验项目时没有一个国家是将所有血液可能传播的疾病全部进行检测。血液检测项目的设置与一个国家所处地理位置、流行病学调查结果、对血液安全的需求程度、检测技术水平、宗教信仰及本国的经济实力等因素密切相关。

流行病学调查结果是决定血液检测项目的关键因素之一。比如乙型肝炎是由乙型肝炎病毒引起的广泛流行于世界各国的传染病,该病无一定的流行期,一年四季均可发病,发病率较高,但多为散发。所以世界各国无一例外地将乙型肝炎病毒的检测列为血液安全检查项目。疟疾也是世界上最常见和最严重的血液传播疾病,但该病仅存在于热带地区。虽然我国也是疟疾的流行国家之一,但新中国成立以来,通过各级政府数十年的努力,到20世纪末疟疾发病率和危害性大大降低。目前除云南、海南两省外,其他省(区、市)已消除了恶性疟。疟疾的感染呈明显的区域性,所以我国未将疟疾的检测列为血液常规检测项目中,但《献血者健康检查标准》中要求疟疾高发地区要检测疟原虫。

病毒感染后对受血者身体健康的损害程度及对社会的影响与稳定是决定血液检测项目的另一关键因素。被喻为世纪绝症的艾滋病不仅给患者带来痛苦,还会造成一系列的社会问题。目前发达国家的艾滋病感染人数正趋于稳定或者开始下降,但发展中国家的感染人数却呈快速上升趋势。据统计,全世界95%的艾滋病患者生活在发展中国家。由于艾滋病主要侵害20岁至49岁的青壮年人,这部分人群又正是社会的主要劳动力,必然会对社会的稳定发展造成影响。艾滋病的治疗费用非常昂贵,一些本来就不富裕的发展中国家,也不得不从紧张的财政中拿出一部分钱来用于艾滋病的防治。而且艾滋病患者在社会上普遍存在被歧视的现象,并由此引发出一系列的社会问题。艾滋病的防治涉及到一个国家的经济发展与社会稳定,所以目前世界各国无一例外地将 HIV 的检测列入血液检测项目中。在我国人群中巨细胞病毒感染率较高,也可经血液传播,但人群免疫水平高,多数成人具有巨细胞病毒的中和抗体,经输血输入巨细胞病毒不会感染发病,所以该项检测未列入我国血液检测项目中。

国家的经济实力也是决定血液检测项目设置的关键因素。血液检测需要投入大量的仪器、设备、试剂、耗材及训练有素的专业检测人员,对于一个国家、一个地区这将是一笔相当可观的投入。检测项目及检测方法的确定受国家经济实力的制约。一些发达国家,如美国、欧洲、日本等,为缩短病毒检测的窗口期(window period,指人体感染病原体后到外周血液中能够检测出相应标志物的这段时间。)采用核酸检测技术(NAT)对血液样本进行常规检测,受经济条件的限制多数发展中国家却难以实现。

一、血型鉴定

ABO 血型鉴定(blood grouping)包括正定型试验和反定型试验。正定型试验是使用标准抗 A、抗 B 血清检测献血者红细胞血型,反定型试验是用试剂红细胞检测献血者血清。在正定型试验中发生凝集或反定型试验中发生溶血或凝集则判为阳性,反之为阴性。血型的判定方法见第五章。

除要进行 ABO 血型系统的鉴定外,还要进行 Rh 系统的鉴定,主要测定 Rh(D)型。我国因汉族人群 Rh(D)血型阴性人所占比例极少,只在有条件的地区和阴性率相对较高的地区检测。

国外还进行不规则抗体的筛查,重点是有输血史或妊娠史的献血者。若发现临床有意义的抗体,应最大限度地去除血浆并做好标记;此种血液经过洗涤处理后输用比较安全。

二、血红蛋白测定

血红蛋白测定(hemoglobinometry)是通过采用与献血者体检最低标准相适合的硫酸铜比重液测定血比重而进行的。此法可在短时间内进行大量筛选,发达国家普遍采用。我国规定的标准为:男性≥1.052(相当于血红蛋白≥120g/L);女性≥1.050(相当于血红蛋白≥110g/L)。国外也有通过测定血比积来监测血红蛋白水平的方法,一般要求血比积≥0.38(相当于血红蛋白 125g/L)。

硫酸铜溶液的比重随外界温度的变化有所不同(表 2-2),因此配制硫酸铜比重液应在 20℃进行。然后再根据使用当天的温度进行调配,并分装于清洁干燥的小杯或小试剂瓶中,每瓶 100ml。将一滴血液在距液面 1cm 处轻轻滴下,形成一层蛋白质铜盐。如果血比重大于规定要求,则在 15 秒内沉于溶液底部,此时可以献血。若血比重小于规定要求,则血滴悬浮于溶液中甚至上升至溶液表层,此时应暂缓献血。这是定性试验,只能测定血液是否符合献血要求,不能精确测定血红蛋白的含量。

表 2-2 温度对硫酸铜溶液比重的影响

温度	比重 女性 1.0500	比重 男性 1.0520	温度	比重 女性 1.0500	比重 男性 1.0520
4℃	1.0526	1.0550	18℃	1.0505	1.0526
6℃	1.0525	1.0548	20℃	1.0500	1.0520
8℃	1.0523	1.0546	22℃	1.0495	1.0515
10℃	1.0521	1.0543	24℃	1.0489	1.0509
12℃	1.0518	1.0539	26℃	1.0483	1.0504
14℃	1.0514	1.0535	28℃	1.0477	1.0498
16℃	1.0510	1.0531	30℃	1.0471	1.0493

三、丙氨酸氨基转移酶

丙氨酸氨基转移酶（ALT）的检测，在初筛时可用酮体粉法，检测结果为阴性时合格。若用赖氏法或速率法，则赖氏法≤25单位或速率法≤40单位为合格。采血后复查应采用赖氏法或速率法。

四、乙型肝炎病毒表面抗原

乙型肝炎主要通过血液传播，对献血者进行乙型肝炎标志物的检测以防止其传播的工作是极为重要的。临床检测项目有表面抗原（HBsAg）、表面抗体（抗-HBs）、核心抗体（抗-HBc）、e抗原（HBeAg）、e抗体（抗-HBe）。但在献血体检中规定只检测表面抗原，其他几项在输血研究中有所采用。目前常规使用酶联免疫吸附试验（ELISA）试剂盒进行HBsAg检测，要求试剂盒的HBsAg最低检出量应≤1ng/ml，检测结果阴性者为合格。

五、丙型肝炎病毒抗体

丙型肝炎是输血传播疾病的另一种肝炎，预后较乙型肝炎更严重。丙型肝炎病毒抗体检测也采用ELISA试剂盒，检测结果阴性者为合格。

聚合酶链反应（PCR）技术可在基因水平检测丙型肝炎病毒。但由于设备昂贵，易交叉污染出现假阳性，因此我国在常规献血检测中尚未普遍采用，只在一些有条件的血站开展。

六、人类免疫缺陷综合征病毒抗体

人类免疫缺陷病毒（HIV）是一种逆转录病毒，分HIV-1和HIV-2两型。目前采用ELISA试剂盒检测，要求能检测HIV-1和HIV-2两种病毒抗体，结果阴性者为合格。

七、梅毒试验

梅毒可通过输血传染，但只是在梅毒螺旋体存活于血液中才有可能。梅毒螺旋体在4℃贮血冷藏箱中贮存3～6天则失去传染性，故输用冷藏72小时以上的血液较为安全。目前检测梅毒使用快速血浆反应素环状卡片试验（RPR法）、甲苯胺红不加热血清试验（TRUST法）或ELISA试剂盒进行检测，结果阴性者为合格。

此外，成人T淋巴细胞白血病病毒（HTLV-Ⅰ/Ⅱ）抗体筛查在美国、日本等国家也作为常规检测项目，我国目前尚没有规定。

应该指出的是，即使实验室检测全部合格的血液在用于临床时也不能保证百分之百的安全，主要原因是一些经血传播疾病的病毒目前还没有列入检测项目或没有发现；另一方面原因是病毒侵入后至抗体产生之间存在着窗口期或抗体滴度尚未达到实验室可检测的水平；试剂灵敏度不够或人为操作不当等因素，也会影响检测结果的准确性，继而影响输血安全。

对于血液成分献血者（blood component donor）和特殊血液的献血者除上述检测项目外，还要根据情况需要做另外一些检测。如血小板成分献血者应增加血小板计数的检测；造血干细胞的献血者还要检测HLA（人类白细胞抗原，参见第九章）；稀有血型献血者需要确认是哪种稀有血型；缺乏IgA抗原献血者需要进一步确认等。

为保证血液质量、防止不合格的血液供给临床，《血站管理办法》规定血液采集后要进行全面复检；初、复检合格的血液才能供给临床。用做检测的血样，要有明确的献血者编码或条形码、血型。检测不合格的血液应按规定做报废处理，不得供临床输用。上述献血者的献血、检测和供血的原始记录（纸质版或电子版）应当至少保存10年，以备查询或追踪使用。血样要在适宜条件下保留至血液产品有效期后2年。

总之，经过询问病史、体格检查和血液检测，医生将根据献血者健康检查要求，全面分析、综合判断，最后有三种结果：

1. 可以献血 即各项检查均符合献血要求。

2. 暂缓献血或待复查 因某项检查暂时不合格，待一定时期恢复后并检查合格方可献血。

3. 不合格 经检查发现，献血可能会影响献血者身体健康或将血液输给受血者可能给后者带来危险和伤害，这种人不准献血。

另外根据《献血者健康检查标准》中规定：凡体检合格者每次献血量为200ml或400ml，两次献血间隔时间为6个月以上。机采血小板每隔4周采集一次，如间隔时间少于4周，则采集前血小板计数应≥150×10^9/L以上。

第三章

血液的采集

2006年3月1日起施行的《血站管理办法》中规定,血站分为一般血站和特殊血站。一般血站包括血液中心(blood center)、中心血站(central blood station)和中心血库(central blood bank)。特殊血站包括脐带血造血干细胞库和卫生部根据医学发展需要批准、设置的其他类型血库。血液采集(blood collection)是血站最基本的业务之一。采血是一项专门技术,有其特殊的操作规程。采血人员应有严格的无菌观念,要求每位采血人员必须熟练地掌握采血技术并遵守各项操作规程。以保证血液质量,从而保证献血者的健康和受血者的安全。

我国在1998年10月1日颁布实施《中华人民共和国献血法》之后,无偿献血迅速成为主要的献血形式。为了适应献血形势的发展,更好地开展无偿献血工作,各级采供血机构均加大了献血网点的建设,以方便人们参加献血。因此,无偿献血的血液采集工作主要在固定献血站和流动献血车内完成。卫生部《血站管理办法》和《血站质量管理规范》中对采血作业场所、献血服务过程有明确的规定和要求,各级采供血机构必须遵照执行。献血过程是一个通过静脉穿刺采集血液的过程,这个过程会给部分献血者带来心理上的压力,使其担心献血过程会影响身体健康。另外,如果在静脉穿刺时操作不当有可能会给献血者带来本可避免的并发症,如采血部位血肿、肘部神经损伤、微血管栓塞等。这就要求采供血机构的工作人员必须具备扎实过硬的专业技术操作能力,为献血者提供安全的技术服务及周到细致的心理服务。安全的技术服务主要包括严格按照标准操作规范(SOP)进行消毒、静脉穿刺、采血、止血等技术操作;心理服务主要包括热情周到的服务态度、消除对献血的恐惧心理,细致耐心的科普宣传及对献血者提出的有关献血知识与常识等问题的答疑等。

第一节 采血的环境要求

采血工作可以在以下两种场所开展:固定的采血站(点)和流动的采血点(采血车)。

固定的采血站(点)是指在血液中心、中心血站以及设在其他建筑物内的固定采血屋进行采血。这种采血点都能保证有宽敞舒适的采血室,并且由于密闭式塑料血袋的广泛使用和无偿献血制度的施行,采血室内多采用无隔断开放式,有助于医护人员与献血者进行情感交流,减少献血不良反应的发生。

一、固定的采血站(点)的环境要求

采供血作业场所的结构布局应符合工作流程,满足业务需求,人流与物流分开,符合卫生学要求。献血场所布局合理,符合献血流程,能满足献血者以及员工的健康和安全要求。献血者服务区要求应设置献血登记区、体检征询区、献血者初筛区、血

液采集区和献血者休息区等。献血室应该达到如下标准：

1. 环境卫生状况良好，内部环境优雅、洁净，定期进行清洁卫生和有效消毒。
2. 有足够的采血仪器设备和急救设备。
3. 有温控、消毒、空气净化及供水设施。
4. 提供影视、音乐、多媒体等娱乐设施，供献血者使用。
5. 提供献血休息场所，提供献血宣传资料及杂志报纸。
6. 配备适当的绿化设施，营造温馨的环境。

二、流动的采血点（采血车）的环境要求

流动的采血点是指血站组织工作人员到工厂、农村、机关、学校等单位设置临时采血室采血或用流动采血车到街头或单位进行采血。流动采血点能为远离固定采血点的献血者提供方便。而且好的地理位置容易吸引献血者，可以采集到大量的血液。比如人群集中或交通便利的商业区、大学、大机关等。流动的采血点（献血车）应该达到如下标准：

1. 周围环境卫生状况良好，内部洁净，定期进行清洁卫生，有具体消毒措施。
2. 有与开展工作相适应的仪器设备和宣传设施。
3. 有温控、消毒、洗手、供电、照明设施。

第二节 采血前的准备

一、采血器材的准备

采血器材必须准备齐全。为保证器材准备无误，应列出清单，每次按清单准备并复核以免遗漏。采血所用器材根据采血方式、方法的不同而略有不同。有些设备和器材如热合机等应事先检查性能是否完好，采血袋（blood collecting bag）是否破损等。外出采血准备工作更加重要，必须作好周密安排，要对血液的冷藏、保存及运输事先做好安排。具体来说，应在采血工作开始前备好各种消毒液、采血包、剪刀、印台、采血者印章、锐器盒、塑料采血袋（各种单袋和联袋）及污物袋。逐个对血袋进行外观检查，无渗漏、无表面霉变、袋内保养液足量、无混浊或异物，护针帽有无脱落，并在有效期内使用。

二、房间的准备

一般采血器具应有固定的摆放位置，房间应保持通风、清洁卫生。使用采血室前应将各种采血器材准备充足并核查完毕，在采血前使用紫外灯或动态空气消毒机进行消毒，使其符合《医院消毒卫生标准》（GB15982-1995）要求。应对操作台、采血用品等进行消毒擦拭。保持采血环境温度20～30℃，湿度15%～70%。

三、献血者的准备

献血者献血前的准备对于顺利采血、减少不良反应的发生和保证血液质量都很重要。

献血者必须持与献血有关证件（身份证、士官证、护照等）到采血点献血。

献血前一天晚餐饮食不可过饱，睡眠要充足。

献血当日清晨不要吃油腻食物，可清淡饮食，精神放松。献血前可饮适量的糖水或温开水。

献血者在献血前要用肥皂水及流动温水彻底清洗手臂，特别是肘部。

四、采血者的准备

采血者必须是由具备国家规定学历的卫生专业技术人员担任。《血站质量管理规范》中规定：采血护士应具有大学专科以上学历及初级以上卫生技术职称，并按照有关规定经省级以上卫生行政部门培训并考核合格。同时采血者应定期进行体检，确保采血者不是传染性疾病的病原携带者，不患有各种皮肤病或慢性消耗性疾病。

采血人员须注意个人卫生，勤修剪指甲，着装符合要求，工作时不佩戴首饰如戒指、手镯（链），操

第三章 血液的采集

作前用肥皂（皂液）及流水严格洗手，然后用手消毒液消毒双手。使其符合《医院消毒卫生标准》(GB15982-1995)的要求。

洗手及消毒双手应按标准洗手方法（图3-1）洗手。手消毒液包括乙醇、异丙醇、氯己定、碘伏等，应按产品要求取用，按标准洗手法用力揉搓约1分钟，直至液体覆盖整个表面并干燥。

手消毒后应立即穿刺、采血或进行相关操作。采血者的手是血液污染的一个重要途径，所以不仅进入岗位前要洗手，在操作过程中，每采血一人也须用消毒液浸泡过的毛巾擦手，质控部门应定期对采血者手的消毒效果进行检测。

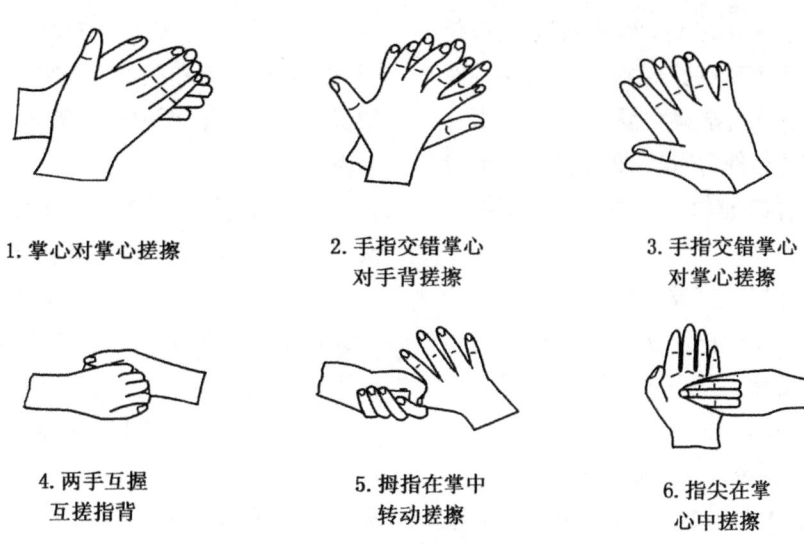

1. 掌心对掌心搓擦　　2. 手指交错掌心对手背搓擦　　3. 手指交错掌心对掌心搓擦　　4. 两手互握互搓指背　　5. 拇指在掌中转动搓擦　　6. 指尖在掌心中搓擦

图3-1 标准洗手方法示意图

第三节　采血操作

一般使用密闭式塑料采血袋的采血室都应采用开放式采血，要求采血人员必须严格遵守无接触采血的原则。采血技术是否熟练直接关系到献血者的身心健康和采集到的血液的质量。若采血技术熟练、操作顺利、穿刺成功率高则可以减少献血者的疼痛感，并且通畅采血可保证所采血液无凝块，适于分离血液成分，因此采血人员必须熟练地掌握采血技术。采血操作的流程如下：

1. 采血护士核对献血者的身份证和《献血者健康体检征询表》登记的姓名、性别、年龄、血型、采血量及献血码等，观察面色是否苍白，肘窝部是否有新穿刺痕迹，方可一对一进行采血。

2. 选择血管较好的一侧胳膊，将止血带或袖带扎在献血者上臂距肘关节约4～10cm处。以能阻断静脉回流而不阻断动脉血流为宜，此时表浅静脉充盈，显露清楚。

3. 采血护士用免洗手液擦拭双手。选择粗大、充盈饱满、弹性好、不易滑动的静脉，肘正中静脉和

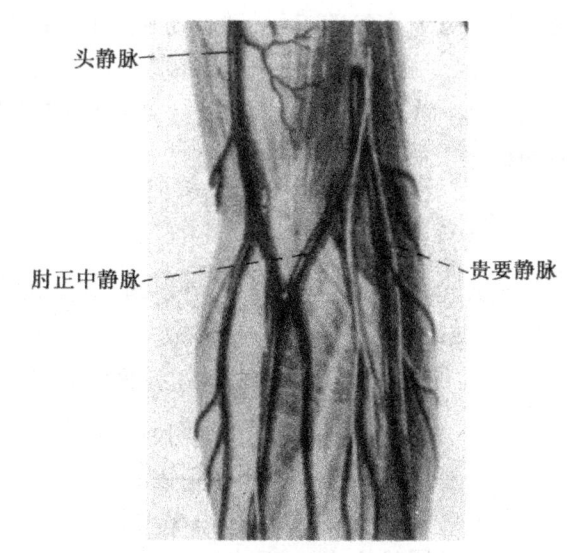

图3-2　肘部浅静脉示意图

贵要静脉符合上述特点，是经常选用的静脉。头静脉也是肘窝部较大的静脉，但易滑动，在前两支静脉不易触及时可选用，如图3-2。选好静脉穿刺点，打开采血包，取出安尔碘消毒棉棒以穿刺点为中

心，由内向外旋转消毒，切忌往返涂拭。消毒面积不得小于 10cm×10cm。消毒后的部位若再次接触（被污染），应重新消毒。

4. 以一只手绷紧皮肤，另一只手拇、食、中三指持穿刺针的针柄部位，针头斜面向上或稍侧（以减少皮肤阻力）将针头迅速刺入静脉，针尖入静脉后须沿静脉方向向前进 1cm 左右，然后固定针头位置，用消毒辅料保护好穿刺点。遇到深部不易触及的静脉时，可用手指触摸其准确位置或用止血带在肘窝上部 5cm 左右系紧，使静脉充盈再次皮肤消毒后进行静脉穿刺，用消毒辅料盖好穿刺孔，并将其固定。

5. 打开采血混合仪（摇摆器）慢慢摇动血袋，使保养液与血液混合均匀，防止血液凝固。观察血流正常后松开止血带，缓冲一下再重新扎好，同时嘱献血者间断做握、松拳的动作。

6. 采血护士分别在带有"采血者献血码"标签上、《献血者健康体检征询表》献血量栏中，盖上采血者代码、血量的印章和采血日期并签字。

7. 标签粘贴（要求：一对一贴签，确保同一献血者的血袋、各献血记录一一对应）。

8. 采血过程中与献血者进行交流，观察献血者的面色及神情变化，注意血流速度、采血量及采血计量器的运行状况，发现献血者出现不良反应，要及时通知巡视医生并协助处理和记录。

9. 当采血量达到要求时，采血混合仪自动夹闭，松开止血带和胶布，迅速拔出针头。嘱其用拇指或中、食两指合并压住穿刺点 5 分钟，以避免血液渗漏到皮下。

10. 如需第二次穿刺，须征得献血者同意并更换手臂，使用新的采血袋重新穿刺。

11. 若采集 200ml 血液时间大于 5 分钟或采集 400ml 血液大于 10 分钟，该血液作标识，不能用于血小板和新鲜冰冻血浆的制备。

12. 采集后将导管内的血液 4ml 放入复检血样管中，将采血针头热合剪下并放入锐器储物罐中，检查献血码是否粘贴完整、准确。

第四节　献血护理

采血后安全有效的护理工作，可减少不良反应的发生，保证了整个献血过程的顺利进行。献血护理（the care of blood donors）应包括医护人员对献血者的护理以及献血者的自我护理。

一、对献血者的护理

1. 为献血者提供卫生、安全、舒适的环境，保持热情周到、尊重个人隐私的工作态度。

2. 提高采血技术，提高一针率，减轻献血员的疼痛和压力。拔针动作要迅速，防止损伤血管和软组织，缠绕弹力绷带止血。嘱献血者手臂放松、伸直，并让其用 3 个手指顺静脉走向压迫针眼 5~10 分钟，切不可揉搓以防皮下出血引起局部瘀血、血肿。

3. 检查静脉穿刺孔部位是否有渗血或出血等异常现象，如有出血应让献血者本人抬高手臂继续压迫局部，并及时更换被血污染的消毒辅料。

4. 嘱献血者不要急于变换体位，在原位休息 3~5 分钟后再慢慢起来到休息室继续休息并用饮料和点心，以减少体位性低血压引起的献血不良反应。

5. 若发现献血者有不良反应，如头晕、面色苍白、出冷汗等现象，应立即送入紧邻的急救室平卧、头低位、饮糖水，休息后一般可恢复。若未能恢复应请医生紧急治疗。

二、献血者的自我防护

献血者的自我防护是指献血者献血后离开采血机构回到工作单位或回家后应采取的一些防护措施。医护人员应对献血者进行宣传教育。

1. 保证穿刺孔处消毒辅料和弹力绷带至少 12 小时不脱落，防止穿刺孔被擦伤或污染。

2. 采血的手臂当天不要提举重物。24 小时内不做剧烈运动或重体力劳动，以及不进行高空、高温作业，以防发生意外。

3. 不适当的压迫针眼或压迫时间不够可造成

针眼处皮下有渗血,它可在7～10天内自行吸收消失。若红肿可用毛巾冷敷,红肿转为青紫后可用毛巾热敷,如渗血造成的红肿面积较大,应请医生处置。

4. 穿刺处3日内不可沾水,以免发生感染。

5. 献血后及时饮水或饮料,有助于血容量恢复。

6. 献血后可食用高蛋白、易消化的食物,如瘦肉、蛋、鸡、奶及豆制品,均有助于血液的恢复,切勿暴饮暴食。

7. 部分人献血后有疲乏倦怠感,这是正常的生理反应。献血者应保持稳定的情绪,充足的睡眠。

8. 若采血部位或全身有异常症状,应及时与采血机构联系。必要时采血机构应探访,根据具体情况作适当处理。

第五节 献血反应及其处理

一、献血反应的诱发因素

献血反应(adverse donation reactions)是献血者的生理、心理、采血环境,以及采血护士、巡视医生的工作态度和操作技术等各种因素引起的以血容量急剧下降及自主神经功能障碍为特征的综合征。经献血体检严格筛选并符合条件的健康人,通常都能耐受采血200ml或400ml而无任何不良反应。调查显示发生献血反应的约占献血人次的0.2%,反应者经对症处理和必要的护理后,均恢复正常,无任何后遗症。

献血者在精神紧张、疲劳、睡眠不足、献血环境不理想、空腹等情况下,当针刺采血时易引起献血不良反应。具体原因如下:

(1)精神因素为最重要的因素。初次献血者对献血知识了解不够,有思想顾虑,对采血环境陌生,尤其看到他人献血发生不良反应时,自己十分紧张,尚未采血或刚刚采血即出现晕厥。

(2)扎针时疼痛刺激或恐血,看到采血器材或血袋发生晕厥,或医护人员服务态度欠佳,语言生硬,不热情。

(3)由于各种原因导致劳累和睡眠不足致疲劳献血。

(4)献血前要求不食油腻食物,而使部分人不进餐或因等候时间过长致献血者空腹献血。

(5)晕车后献血。晕车后采血晕厥,实际是晕车症状的继续,采血是诱因。可喝热水,吃些可口食物,如水果等,到户外散散步,呼吸些新鲜空气,症状消失后再献血。

(6)献血环境不理想。尤其在外出采血时,献血者等候时间过长,人员拥挤、气温较高等不利因素均可导致献血者的心理烦躁。

二、献血反应的处理

献血反应可分为轻、中、重度反应。各种反应的表现如下:

1. 轻度反应 血管迷走神经症状,仍有知觉,献血者自述头晕目眩,心悸心慌、恶心呕吐,表现为呼吸加快,心跳加快,面色苍白并伴有轻度出汗、眩晕或连续的呵欠。

2. 中度反应 渐进的轻度反应导致失去知觉、不省人事或意识恍惚,四肢冰冷,血压偏低,心率减慢。

3. 重度反应 除以上症状还伴有明显的脑缺血症状如惊厥、晕厥或持续性低血压。

恢复期表现为神志清楚,自诉全身乏力,面色由白转红,四肢转暖,心率恢复正常,脉搏和缓有力。

针对上述不同反应程度中的各种表现,医护人员应按如下方案及时有效地给予处理。对轻度或中度的献血反应一般卧床休息一会儿或饮用些糖水即可;对重度者,应中止献血,使其平卧,针刺或掐人中,密切观察血压、脉搏、心率、体温的变化,必要时可静脉输注葡萄糖液及用镇静剂,很快会恢复正常,不会留下后遗症。

1. 晕厥 献血反应中最常见,主要症状为头晕、虚弱、出汗、恶心、面色苍白,较重者意识丧失、惊厥及大小便失禁。检查可见皮肤发凉、血压下降、脉率减慢甚至难以触及。遇到这些症状应立即使献血者平卧,抬高双脚、头低位,松开衣领及腰带以保持呼吸通畅。可按压人中穴或合谷穴,必要时也可吸氧,但要适度。医护人员要动作轻柔、沉着冷静,以避免连锁反应的发生。伴有血压下降者,可静脉滴注10%葡萄糖注射液250~500ml。

2. 恶心呕吐　是一种偶见的反应,通常稍加休息即可恢复。献血者应平卧头侧位,防止由呕吐物引起的窒息,漱口以保持口腔局部的清洁,并在医护人员指导下做深呼吸及主动下咽动作。若仍有呕吐,可用镇静药或针灸治疗。

3. 肌肉痉挛或抽搐　这种情况很少见,多因献血者精神过度紧张而换气过度所致。表现为一个或几个肢体短促的、微弱的抽动,也可为手或面部微弱的肌肉抽动或强直性痉挛。出现此症状,嘱献血者安静,戴面罩呼吸,一般可很快恢复正常,必要时可对症治疗。

4. 低血糖反应　多在献血者空腹献血时发生。献血者自觉心慌、气促、大汗淋漓、四肢乏力、面色苍白,甚至抽搐昏厥,血压正常或偏低,脉搏细弱无力。出现这种情况应立即使献血者平卧,脚抬高,给患者饮糖水300~500ml,进食饼干5~10块或静脉推注高渗葡萄糖注射液即可缓解。

5. 局部不良反应　(1)血肿:由于穿刺不佳造成,是最常见的局部不良反应,一旦出现应立即停止采血,拔出针头,用无菌棉球或纱布块紧压穿刺孔,让献血者将手臂抬高至心脏水平以上持续几分钟,以减少血肿块。(2)感染:由于消毒不严格或化学物质引起局部感染、蜂窝组织炎、静脉炎、淋巴管炎等。这种情况并不多见,早期可热敷或根据不同情况采取相应的处理。

6. 心功能紊乱、惊厥、既往疾病的复发或加重等极其罕见。

采血时应安排有急救知识的医护人员在场,献血者发生不良反应时可作适当及时的处理。

所有上述不良反应都应记载在献血记录中,作为决定今后是否适宜再献血的参考。

虽然献血不良反应或并发症很少发生或即使发生通常经过短时间休息即可恢复,但为了献血者的健康,仍应准备必要的用具和药品。主要有:白糖、生理盐水、25%~50%的葡萄糖、肾上腺素、针灸针、呕吐盒、毛巾、一次性注射器、氧气瓶、饮水杯、血压计、听诊器、体温计、无菌纱布、棉球和胶布等。

第六节　采血后献血者的生理恢复

关于采血后献血者的生理恢复,国内外已进行了大量的研究。研究表明采血后献血者的生理恢复与献血量、献血间隔时间、性别、个体差异、献血者营养状况及所献成分不同而异。健康者按规定献全血或血液成分,能较快地恢复到正常生理水平,不会影响身体健康,而且还促进血液新陈代谢,有利于血液的更新。

1. 血容量的恢复　健康人的血液约占体重的7%~8%,且总量是相对恒定的。一次采血200ml约占血液总量的5%,400ml约占血总量的10%。献血后机体自身很快进行调节,首先是组织液补充到血管内,经1~2小时即可恢复血容量。失去的血浆蛋白质则由肝脏加速合成进行补充。

2. 红细胞、血红蛋白的恢复　采血后红细胞减少的程度与采血量有关,据国内调查资料显示,一次献血200ml,男性红细胞平均下降$0.3×10^{12}$/L、血红蛋白平均下降7g/L,女性分别为$0.39×10^{12}$/L和7~15g/L。采血后可见献血者血液中网织红细胞增多,一般4~9天达最高峰,平均网织红细胞可达1.2%,说明骨髓造血功能活跃。献200ml全血后,红细胞及血红蛋白恢复至采血前水平需要7~10天,通常男性较女性恢复快。

3. 白细胞、血小板的恢复　采血后献血者白细胞及血小板的变化不完全一致,多数献血者白细胞有所降低,淋巴细胞相对增加,也有的献血者白细胞数量在献血后反而增多。血小板亦如此,有的减少,有的增加。白细胞和血小板在体内生存期较短,更新快,采血后几天内即可恢复到原有水平,因此献200ml或400ml全血对这两种成分的影响是很小的。现在的单采技术可以在短期内大量的采集白细胞或血小板等单一成分,这样也能迅速恢复而不影响功能。

4. **血流动力学的变化** 研究表明采血后短时间内,心脏每分钟血液输出量与每搏输出量均下降25%~28%,同时外周阻力增加35%~39%,说明血压的维持靠外周阻力增加起主导作用。采血4天后,心脏每分钟血液输出量恢复至采血前的97.71%,总外周阻力也恢复到98.84%,每搏输出量恢复到原水平的89.17%,为维持血循环量和保证组织供氧,心率增加9.83%。这个结果表明在采血后4天内,男性的上述指标均已恢复或接近采血前水平,而女性尚有差距,男性较女性恢复得快。这些血流动力学的变化说明机体在采血后产生一系列的生理应激反应来调节生理平衡,维持机体的健康状态。

5. **血液流变学的变化** 采血后献血者血液流变学的研究证明,采血后全血黏度、血浆黏度、血比积等均较采血前下降,说明采血后血液流变学有所改善,有利于血液流动和氧气的运输。

第四章

免疫血液学基础

人类血型系统错综复杂,具有很重要的生物学意义。掌握和应用好免疫血液学知识是保障临床安全、有效输血的重要基础。自1900年ABO血型被发现,到目前人类已基本上克隆了所有已知的血型基因,在这100多年的时间里,免疫血液学的发展速度令人惊叹。从原先在血清学基础上了解血型抗原与抗体的特性,发展到从基因、分子结构和功能上去解释各种现象的本质。本章主要从血型、血型抗原、血型抗体、补体系统及抗原抗体反应等方面加以阐述。

第一节 血 型

一、概述

什么是血型(blood group)？广义上讲,不同个体血液存在的多态性都可称为血型。血液主要由血浆和血细胞组成,血细胞包括红细胞、白细胞、血小板等。由于人们对血液的认识是逐步提高的,而且早期输血主要是考虑红细胞,因此现在讲血型一般是指红细胞的"型"。从免疫学角度说,血型的本质即红细胞表面的抗原(antigen);从生物化学角度说,血型即结合在红细胞膜表面的多糖或蛋白。

血型作为个体红细胞多态性的主要特征,有着或曾经有过重要的生物学意义或生理功能,这种多态性可能是人类进化过程中,如抵抗致病微生物等的遗传选择性压力下的产物,而这种压力在很久之前消失后,血型却作为个体的红细胞特征继续遗传。在现代医学中,血型具有广泛的临床应用价值,100多年来,人们对血型的研究从未停止过脚步,基础医学特别是免疫学、生物化学和分子生物学等学科的每一次理论突破,都使人们对血型的了解更加深入一步。从1900年Landsteiner等发现人类首个血型,也即临床最重要的ABO血型至今,血型研究大致可分为三个阶段。

第一阶段:20世纪前半段。在这一阶段主要是应用免疫学抗原、抗体反应原理,观察红细胞凝集现象进行科学试验,许多血型系统和抗原均是在这一阶段被发现,并通过群体调查、种族和家系研究,阐述抗原频率、分布和遗传特点等。

第二阶段:20世纪后半段前期。这一时期由于生物化学和生理学的不断发展,血型研究多集中于阐述血型抗原的生物化学本质、化学结构等。

第三阶段:20世纪后半段后期。在这一阶段,由于分子生物学的迅速发展,特别是聚合酶链反应(PCR)技术和分子克隆技术的广泛应用,大部分血型系统的基因定位、结构和序列在这一阶段得以阐明。值得一提的是,大量的血型抗原变异体,或亚型的分子机制,或遗传背景,通过基因序列分析和比对被不断揭示,使血型不再神秘。

进入21世纪,血型研究开始转向血型抗原的生物学功能、生理意义,尤其是临床应用、与疾病相关性等。如Denomne和Flegel提出的"电子配血"

第四章 免疫血液学基础

(dry-match),以及针对不同的血型抗原变异型制订新的临床输血方案等。

二、血型命名学

1. 分类　随着发现的血型抗原种类的不断增加,且大部分血型抗原的最初命名多由发现者根据实验内容、试验对象或发现者自身的姓名等给出特定的符号或代码,这使得大多数血型工作者,甚至一些专门从事血型研究的人员,都很难从某个血型抗原符号联想其生物化学或免疫学特征,大大不利于实验室研究和临床工作的准确性和直观性,以至于如何对这些抗原进行确认、统一分类和命名一直是国际输血医学界的一个争议性话题。为了使血型研究和应用在国际上具有统一性和连贯性,促进合作和交流,国际输血协会(ISBT)规定,红细胞血型必须是用相应抗体检测到的红细胞表面抗原,属于遗传性状,其命名委员会于1995年正式颁布了血型抗原的分类和命名方法,在随后几年,ISBT进行了几次更新。目前将已发现的300多个人类红细胞血型抗原分成30个血型系统(system)、6个血型集合(collection)、1个高频抗原组(901 series of high incidence antigens)和1个低频抗原组(700 series of low incidence antigens)。表4-1、表4-2和表4-3分别列出ISBT于2004年更新的30个血型系统、6个血型集合、高频抗原组和低频抗原组的统一编号、符号、抗原、基因及其染色体定位等。

表 4-1　红细胞血型系统

ISBT 编号	系统名称	发现年代	系统符号	抗原数目	基因名称	染色体定位
001	ABO	1901	ABO	4	*ABO*	9q34.2
002	MNS	1926	MNS	46	*GYPA*、*GYPB*	4q31.21
003	P	1926	P1	1	*P1*	22q11.2-qter
004	Rh	1939	RH	50	*RHD*、*RHCE*	1p36.11
005	Lutheran	1945	LU	19	*LU*	19q13.32
006	Kell	1946	KEL	31	*KEL*	7q34
007	Lewis	1946	LE	6	*FUT3*	19p13.3
008	Duffy	1950	FY	6	*FY*	1q23.2
009	Kidd	1951	JK	3	*SLC14A1*	18q12.3
010	Diego	1955	DI	20	*SLC14AE1*	17q21.31
011	Yt	1956	YT	2	*ACHE*	7q22.1
012	Xg	1962	XG	2	*XG*、*MIC2*	Xp22.33
013	Scianna	1962	SC	3	*SC*	1p34.2
014	Dombrock	1965	DO	6	*DO*	12p12.3
015	Colton	1967	CO	3	*AQP1*	7p14.3
016	Landsteiner-Wiener	1940	LW	3	*LW*	19p13.12
017	Chido/Rodgers	1967	CH/RG	9	*C4A*、*C4B*	6p21.3
018	Hh	1952	H	1	*FUT1*、*FUT2*	19q13.33
019	Kx	1975	XK	1	*XK*	Xp21.1
020	Gerbich	1960	GE	8	*GYPC*	2q14.3
021	Cromer	1965	CROM	15	*DAF*	1q32.2
022	Knops	1970	KN	8	*CR1*	1q32.2
023	Indian	1974	IN	4	*CD44*	11p13

续表

ISBT 编号	系统名称	发现年代	系统符号	抗原数目	基因名称	染色体定位
024	Ok	1979	OK	1	*CD147*	19p13.3
025	RAPH	1987	RAPH	1	*MER2*	11p15.5
026	John Milton Hagen	1978	JMH	5	*SEMA7A*	15q24.1
027	I	1956	I	1	*GCNT2*	6p24.2
028	Globside	1959	GLOB	1	*B3GALT3*、*A4GALT*	3q26.1
029	Gill	1998	GIL	1	*AQP3*	9p13.3
030	Rh-gp	1982	RHAG	2	*RHAG*	6p21-qter

表 4-2 红细胞血型集合

ISBT 编号	集合名称	集合符号	抗原
205	Cost	COST	Cs^a、Cs^b
207	Ii	I	i
208	Er	ER	Er^a、Er^b
209	Globoside	GLOB	P^k、LEK
210	Le^c and Le^d	未指定	Le^c、Le^d
212	Vel	VEL	Vel、ABTI

表 4-3 红细胞血型低频抗原组和高频抗原组

低频抗原 ISBT 编号	抗原符号	高频抗原 ISBT 编号	抗原符号
700002	By	901002	Lan
700003	Chr^a	901003	At^a
700005	Bi	901005	Jr^a
700006	Bx^a	901008	Emm
700017	To^a	901009	AnWj
700018	Pt^a	901011	Sd^a
700019	Re^a	901014	PEL
700021	Je^a	901016	MAM
700028	Li^a		
700039	Milne		
700040	RASM		
700044	JFV		
700045	Kg		
700047	JONES		
700049	HJK		
700050	HOFM		
700052	SARA		
700054	REIT		

所谓血型系统,是指由单基因座上1个或多个基因(gene)所编码的1个抗原或多个抗原,或者由2个或多个相邻但一般不发生重组的同源基因所编码的一组抗原。每个血型系统分别独立遗传,互不关联。不同血型系统的基因可在不同的染色体上,也可在同一染色体的不同区域。如果要命名一个血型系统中的一个新抗原,则必须先证明编码这个抗原的基因位于该血型系统的基因座位上。目前经ISBT认定的红细胞血型系统共有30个,包括263个抗原。

ISBT在1988年定义了血型集合的概念,将一组在遗传、生化本质或血清学特征上存在关联且不能进一步证实为属于一个血型系统的抗原归纳为一个血型集合,目前共有6个血型集合,这些血型集合的抗原由于他们在遗传特征上还达不到血型系统的命名标准,所以只能称为血型集合。比如,在建立Cromer集合之前,其等位抗原Tc^a、Tc^b和Tc^c分别被给定了一组数字即900 020、700 034、700 036,而WES^a和WES^b是700 042和900 033;当然,这五种抗原都在同一底物分子上,与其他5个生物化学与血清学相类似的抗原加在一起,便形成了Cromer集合。由于当时在遗传上未能证明这些抗原与其他血型系统是否是独立的,因此,不能称之为Cromer血型系统。随着人们对血型抗原生物化学和分子遗传学的不断了解,一些以往建立的血型集合被重新认定,如历史上先后有Gerbich(201)、Cromer(202)和Indian(203),现在都归为血型系统;Auberger(204)、Gregory(206)和Wright(211),现在分别归入Lutheran、Dombrock和Diego血型系统;目前的血型集合见表4-2。

还有一些血型抗原,既不能归到任何血型系统,也不能纳入任何血型集合,ISBT将抗原频率在大多数人群中小于1%的抗原归纳为一个组,称为低频抗原组(或称为700系列);将抗原频率大于90%的抗原归为高频抗原组(或称为901系列)(表4-3)。

2. 命名 ISBT规定每个血型系统用3个数字表示,从001~030,同时也用2~4个大写字母作为系统符号,如Diego血型系统编号为010,系统符号为DI。Lutheran血型系统编号为005,系统符号为LU。相应的基因名称同样用2~4个大写字母表示,一部分血型系统的系统符号与基因名称相同,一部分血型系统不同,但血型基因名称常用斜体字母书写。

不同血型系统的抗原数目不同,有的只有1个,有的则有几十个之多。因此ISBT规定每个血型系统的抗原分别用3个数字表示。例如Lutheran血型系统的Lu^a抗原为001,与系统编号一起表示为005001,与系统符号一起表示则为LU001(也可以缩写为LU1)。

同一系统多个抗原表型同时表示时,在血型系统符号后加一个冒号,然后列出所带的抗原,每个抗原之间用逗号分开,用负号表示该抗原表型为阴性。如某个体检测Lu^a抗原阳性,Lu^b抗原阴性,可写为LU:1,-2。

不同血型系统的等位基因采用相应血型系统后空一格写上这个基因所编码的抗原,或将空格改为星号,如编码Lu^a抗原的等位基因写作 *LU*1* 或 *LU 1*。基因型的写法是在血型系统的符号后2个等位基因间加一斜杠,如某个体为等位基因纯合子,写作 *LU*1/1* 或 *LU 1/1*。表4-4所列出的是Kell系统中的一些抗原、表型、基因、基因型的写法示例。

表4-4 Kell血型系统术语的部分实例

	初始命名	数字命名
抗原	K,k,Kp^a,Kp^b	KEL1,KEL2,KEL3,KEL4
表型	K-k+Kp(a-b+)	KEL:-1,2,-3,4
基因	*K,k,Kp^a,Kp^b,k^0*	*KEL1, KEL2, KEL3, KEL4,KEL0*
基因型	*KKp^b/kKp^b, Ul^a/Ul,kKp^a/k^0*	*KEL2,4/2,4,KEL10/-10,KEL2,3/0*

这些数字编号和系统编号在表示不同的血型系统的抗原或等位基因时比较规范、清楚,不易混淆,但是在实际工作中却不容易记忆或立刻联想到相应抗原或等位基因的生物化学、免疫学、血清学或遗传学特征,因此在日常工作中或科学论文阐述时,许多时候人们还是习惯直接使用系统名称或抗原名称。如常用Rh血型系统、Rh(D)抗原等。

三、血型基因

从第一个血型系统(ABO血型系统)被发现开

始,人们就肯定了血型的遗传性。20世纪80年代,由于分子遗传学理论和分子生物学技术的快速发展,至今30个血型系统中大部分基因(gene)均被成功克隆,它们的序列、结构和染色体定位也均已阐明(表4-1)。不同血型系统的抗原,可由一个基因或2个、3个紧密连锁的同源基因所编码,例如Rh血型系统的抗原由 *RHD* 基因和 *RHCE* 基因编码;而ABO的血型系统则由 *ABO* 基因编码。

为什么有些血型系统的单一基因或一对基因可以产生数个甚至数十个血型抗原呢?这是因为基因存在多态性(polymorphism),存在数个甚至数十个等位基因(allele),这些等位基因的基因结构通常不变,它们的多态性一般由基因的碱基变异所致,这些变异包括碱基突变、缺失、插入、基因重排或交换、启动子和内含子变异等。某些基因变异并不改变血型基因正常的开放阅读框架(ORF),这种基因变异往往形成血型抗原的变异体(variant)或某一血型的亚型(subgroup),如ABO血型系统 A_1 基因在第1059-1061位缺失一个碱基C,形成 A_{201} 等位基因,表现为 A_2 亚型。有些基因变异会造成ORF移位,但是仍可能表达特定的抗原特异性,如Rh血型系统的D抗原变异体DEL(D放散型),是由于 *RHD* 基因第1227位碱基突变,导致第9外显子在mRNA成熟过程中被"错误"剪切,但DEL红细胞仍能检出弱的D抗原特性。还有一些基因变异,导致血型基因不能正常表达,遗传形成"无效等位基因"(nonfunctional allele)。

近20年来,由于不同种族血型等位基因的多态性资料的不断积累,采用DNA技术鉴定血型越来越可靠。基因芯片技术(microarray)和流式磁珠技术(flow beads)的不断发展和推广应用,使我们能够通过一组试验检测数十个甚至数百个等位基因,因此实施"基因配血"或"电子配血"也许为期不远。

四、血型的应用

血型作为人类遗传的个体红细胞多态性的主要特征之一,在现代临床医学中有重要的应用价值,主要表现在以下3个方面。

1. 临床输血　输血是现代医学广泛应用的临床治疗手段之一,临床输血(clinical transfusion)提倡成分输血,提倡患者"缺什么输什么",输注红细胞则是抢救失血患者生命、纠正贫血患者贫血症状的重要手段。由于不同个体的血型存在差异,为避免因血型抗原不同引起同种免疫反应,红细胞输注要求供血者和受血者的血型"配合"或"相容"。早期输血由于对血型的不了解,常常造成被救治的患者发生急性溶血性输血不良反应而失去生命,因此只有充分认识血型,才能保证临床输血的安全性。

2. 胎母同种免疫　由于配偶双方血型的不同,造成胎儿血型与母亲血型不同,因此妇女在妊娠期间,胎儿红细胞如果进入母体血液循环,可"刺激"母体产生同种免疫性抗体,其中IgG抗体具有通过胎盘屏障的功能,可致胎儿特别是新生儿发生溶血反应(hemolysis)。不同血型免疫抗原导致胎母同种免疫反应的严重性差异较大,如Rh(D)血型抗原引起的Rh新生儿溶血病曾一度让欧洲惊慌,Rh免疫球蛋白(Rh immunoglobulin)应用后,才显著控制了Rh新生儿溶血病的发生率。

3. 个体识别　由于血型抗原的多态性,正确鉴定红细胞不同血型系统的抗原表型,结合人类白细胞抗原(HLA)或短串连重复序列(STR)的检测,是现代法医学个体识别或父权鉴定(paternity identification)的重要手段。另外,血型基因及抗原的多态性也是研究人类进化、种族及人口迁移甚至物种演变的有效工具之一。

第二节　血型抗原

既能刺激机体免疫系统产生特异性免疫反应(即形成抗体和致敏淋巴细胞),又能在体内或体外与之结合而出现反应的物质,称为抗原(antigen)。因此可以说抗原具有两个性质,前一种性质称为免疫原性(immunogenicity),后一种性质称为反应原性(reactivity)。只有特异反应原性的小分子物质称为半抗原(hapten),如青霉素、磺胺等。半抗原没有免疫原性,不会引起免疫反应。但在某些特殊

第四章 免疫血液学基础

情况下,如果半抗原和大分子蛋白质结合以后,就获得了免疫原性而变成完全抗原,也就可以刺激免疫系统产生抗体和效应细胞。在青霉素进入体内后,如果其降解产物和组织蛋白结合,就获得了免疫原性,并刺激免疫系统产生抗青霉素抗体。当青霉素再次注射入体内时,抗青霉素抗体立即与青霉素结合,产生病理性免疫反应,出现皮疹或过敏性休克,甚至危及生命。

一、血型抗原的免疫学性质

1. 抗原性 能引发免疫反应的能力称为抗原性,抗原性的高低不但与抗原有关,而且与宿主个体有关,如动物的种类和身体状况。免疫的方法和频率也会影响免疫反应的强弱。被免疫的个体必须缺少该抗原才会产生抗体。血型抗原较细菌的抗原性低。在红细胞血型系统中,ABO血型中的A和B抗原的抗原性最强,其次是Rh(D)抗原的抗原性。

2. 抗原特异性 除了抗原性外,抗原特异性也很重要。把人类的ABO血型分为A、B、O、AB四种基本的血型是因为不同血型的红细胞与抗-A和抗-B的反应不同。A型人的红细胞被抗-A凝集,但不被抗-B凝集。B型人的红细胞被抗-B凝集,但不被抗-A凝集。AB型的红细胞能被这两种抗体凝集,但O型的红细胞不被两者中任何一种凝集。这种特异性也表现在其他的红细胞抗原上,甚至白细胞、血小板和血浆蛋白上。但在HLA抗原上就没有这么明显的特异性,常见到交叉反应。

3. 抗原的位置 血型抗原与红细胞的膜结构密切相关,如孟买型(Bombay phenotype)的红细胞上虽然没有ABH抗原,但红细胞膜并无改变,而Rh null型的红细胞膜有缺陷。后来的研究证实ABH血型抗原是位于红细胞膜外侧,而Rh抗原是红细胞膜结构中的一部分。因抗原所在位置的不同,可以使血型抗原抗体反应有不同的表现形式。

4. 抗原的数目 由于遗传因素和抗原的种类不同,红细胞膜上的抗原位点数目也不同,这影响了红细胞和相应抗体的反应强度。抗原位点数可以用同位素标记抗体来测定,方法是先用同位素^{125}I标记抗体,再将抗体与红细胞膜上的相应抗原作用后,根据放射性强度推算出红细胞膜上大概的抗原位点数。不同血型系统的血型抗原,甚至同一血型系统不同的抗原,它们在单个红细胞上的分子数目不尽相同,甚至相差很大,从数万个抗原分子到数十万个抗原分子不等,有些抗原的分子数量甚至达到上百万个,但少数血型抗原的变异体,其抗原分子数只有几十个或几百个。表4-5中可以看到几种不同的红细胞抗原位点数有很大的差距,ABO系统的A、B抗原位点数远远高于其他几个系统的抗原位点数,由此可以解释不同的抗原、抗体反应强度。在不同的报道中抗原位点数可能不完全一致,但数量级基本相同。关于血型系统抗原的分子数等许多数据尚有待进一步研究和明确。

表4-5 几种红细胞抗原位点数

系统	抗原	表型	抗原位点数
ABO	A	A_1	800 000~1 000 000
		A_2	250 000~290 000
		A_1B	460 000~850 000
		A_2B	120 000
		A_1(脐血)	250 000~370 000
		A_2(脐血)	140 000
	B	B	750 000
		A_1B	430 000
Rh	D	CcDEe	33 000~38 500
		—D—	111 000~202 000
	c	cc	70 000~85 000
		Cc	37 000~53 000
	e	ee	18 000~24 400
		Ee	13 400~14 500
	E	EE	4 890~5 560
		Ee	450~2 890
Kell	K	KK	5 090~6 975
		Kk	2 750~3 900

对一些血型系统,等位基因是纯合子时,红细胞膜上抗原的表达量相应就多,而杂合子时,抗原的表达量相应就少,相应的抗原抗体反应强度也随之改变。例如:MM血型的M抗原就比MN血型的M抗原数量多1倍,抗原抗体反应也强。这种由于等位基因数量的不同而导致抗原表达上的差异,称为剂量效应(dosage effects)。但是并非所有的血型抗原都有剂量效应,比如ABO血型系统中,

AA 和 *AO* 基因型之间及 *BB* 和 *BO* 基因型之间就反映不出剂量效应。具有血型抗原剂量效应的血型系统有：Rh、MN、Kidd 和 Duffy 等血型系统。

5. 位置效应　是指基因之间的相互影响，主要发生在 Rh 血型系统。如果相互影响的基因在同一条染色体上，则产生"顺式效应"，如 *cDE* 基因复合物产生的 E 抗原量比 *cdE* 基因复合物产生的 E 抗原量要少，这是同一染色体上 *D* 基因的影响；如果相互影响的基因在两条染色体的对位上，则产生"反式效应"，如基因型为 *CDe/cde* 和 *Cde/cDe* 时，两者的表型虽然相同，但后者产生的 D 抗原比前者弱，这是后者一条染色体的 *C* 基因对另一条染色体上 *D* 基因的影响，是形成弱 D 型的原因之一。

6. 复合抗原　有些基因或基因复合体控制产生的一系列的相关表面结构称为复合抗原（compound antigen），其结构中的某些部分能引起免疫应答，产生复合抗体。这些抗原是由两个抗原组成的，在血清学上是一个完整的抗原决定簇。相应的基因在同一条染色体上，即所谓的顺式（cis）排列。Rh 系统的复合抗原如基因复合体 *CDe* 的产物有 C、D、e3 种抗原活性，同时也有顺式产物 Ce 的抗原活性。当 *C* 和 *e* 基因在同一条染色体上时，C 和 e 一起出现产生 Ce 复合抗原。当 *C* 和 *e* 基因不在同一条染色体上时，不产生 Ce 复合抗原。与此相似的复合抗原还有 ce（或称 f），cE，CE 等。针对这些复合抗原的抗体并不常见，且只与复合抗原起反应。类似的相关结构抗原还有 IH、iH、IP1、iP1、IA、IB、IHLe^b、A$_1$Le^b 等。这些抗原的形成机制与上述 Rh 抗原不一样，相关作用的基因不在同一对染色体上，但基因产物都是糖基转移酶，这些酶的作用物有共同的前体物质，形成的终产物结构相似。这类复合抗原的抗体通常也只与复合抗原反应。

二、血型抗原的化学本质

血型抗原的化学本质是结合在红细胞膜上的多糖或蛋白质（表 4-6），由此可归纳为两大类：

表 4-6　不同血型系统的抗原性质

ISBT 编号	血型系统	抗原性质	CD* 抗原
001	ABO	寡聚糖，不同等位基因编码不同的糖基转移酶	
002	MNS	GPA/GPB（血型糖蛋白 A 和 B）	CD235
003	P1	糖脂	
004	RH	蛋白质	CD240
005	LU	蛋白质（免疫球蛋白超家族成员）	CD239
006	KEL	糖蛋白	CD238
007	LE	多糖（岩藻糖片段）	
008	FY	蛋白质（趋化因子受体）	CD234
009	JK	蛋白质（尿素通道蛋白）	
010	DI	糖蛋白（红细胞膜带 3 蛋白）	CD233
011	YT	蛋白质（AChE）	
012	XG	糖蛋白	CD99
013	SC	糖蛋白	
014	DO	糖蛋白（糖基化磷脂锚固蛋白）	CD297
015	CO	水通道蛋白 1（Aquaporin 1）	
016	LW	蛋白质（免疫球蛋白超家族成员）	CD242
017	CH/RG	C4A、C4B（补体片段）	

续表

ISBT 编号	血型系统	抗原性质	CD* 抗原
018	H	糖类(岩藻糖基)	CD173
019	XK	糖蛋白	
020	GE	GPC/GPD(血型糖蛋白 C 和 D)	CD236
021	CROM	糖蛋白(DAF,C3 和 C5)	CD55
022	KN	糖蛋白(CR1)	CD35
023	IN	糖蛋白	CD44
024	OK	糖蛋白	CD147
025	RAPH	糖蛋白	CD151
026	JMH	蛋白质	CD108
027	I	多糖(不分支)	
028	GLOB	糖脂	
029	GIL	水通道蛋白 3(Aquaporin 3,AQP3)	
030	RHAG	Rh 相关糖蛋白	CD241

* CD:分化群(cluster of differentiation)

1. 一部分血型抗原是结合在红细胞膜蛋白或膜脂质上的碳水化合物(polysaccharide),即蛋白多糖(proteoglycan)或脂多糖(lipopolysaccharide)。这些血型抗原的特异性或抗原决定簇由多糖决定,编码这些抗原的基因,往往是通过编码一个中间体分子,通常是酶,在酶的作用下将单糖通过糖苷键连接到蛋白多糖或脂多糖上,产生抗原的特异性。如 ABO、Lewis、Hh 等血型系统的抗原属于这组结构类型。

2. 另一部分血型抗原是以跨膜的形式结合在红细胞膜上的蛋白质(protein),这些血型抗原的特异性或抗原决定簇(epitope)由蛋白质的氨基酸序列决定,其基因直接控制血型抗原的多态性,大多数血型抗原,如 Rh、Kell、Duffy 等血型的抗原属于这组结构类型。

三、血型抗原的发育、分布和频率

在胎儿发育过程中,不同血型系统的抗原开始出现的早晚不同,新生儿血型抗原与成人相比,抗原密度或强弱也可能不同,如 ABO 血型系统的 A 抗原和 B 抗原约在胎儿第 6 周左右即开始出现,但至出生后却达不到成人水平;而有些血型系统的抗原在新生儿时已基本发育完全,如 Rh、Kell、Duffy 等血型系统。不同血型系统的抗原在胎儿发育到何阶段出现,现有的资料尚不完整,但了解新生儿血型抗原与成人的差异,有助于提高实验室新生儿血型鉴定的准确性。

血型抗原除存在于红细胞表面外,一些血型抗原还存在于其他血细胞或组织细胞上,如血小板、淋巴细胞、上皮细胞、内皮细胞,以及肝、肾、脑组织细胞等。一些血型系统的抗原物质可存在于人体各种体液中,如唾液、尿液、血清等。因此,血型抗原可分为器官血型抗原(organic blood group antigen)和组织血型抗原(histo-blood group antigen)。器官血型抗原多为蛋白质多肽抗原,主要存在于骨髓造血干细胞分化来源的细胞上,除红细胞外,少数血型系统抗原可见于髓系干细胞分化的粒细胞、血小板,及淋巴系干细胞分化的 T、B 淋巴细胞,如有资料证明血小板上可检测到 Ok 抗原、Cromer 血型系统抗原等;它们亦可存在于消化系统的一些器官组织细胞上。组织血型抗原多为多糖抗原,它们除存在于血细胞和一些器官组织细胞上外,还以可溶的形式广泛分布在人体各种体液和分泌液中,这类血型抗原主要是 ABO、Hh、I、Lewis 血型系统等。

大部分血型抗原在不同种族人群中的抗原频率(frequency)不同,有时存在很大的差异,即使在同一种族中,不同地区人群也存在抗原分布的差异性。在一些血型抗原的变异型或亚型中,这种差异更加突出。例如 MNS 血型系统的 SS 表型在白种人中达 20% 以上,而在亚洲特别是东亚地区人群中却罕见;又如半数以上非洲人为 Duffy 血型系统 Fy(a—b—)表型,但在欧洲和亚洲这种表型的人很难发现;再如 Kell 血型系统 K 抗原,在欧洲白人中频率可达 9% 左右,而在中国人中稀有。

四、血型抗原的生物学功能

人们通过对血型抗原分子的化学结构和血型基因多态性(polymorphism)的研究,特别是通过与相似结构的其他功能性分子的比较及类推,或通过揭示一些血型抗原所在的蛋白的功能,推测了许多血型抗原可能具备特定的生物学功能。但是,许多血型系统却存在抗原全无的表现型(null 型),这种表现型的红细胞上缺乏相应的血型蛋白或血型抗原,而这种表现型的个体又通常是健康的,因此也有人认为某些显示出重要功能的血型抗原,其功能在红细胞上或在其他组织上,可能大多是多余的,当其缺乏时,其他的结构可能会取代相应的生物学功能。目前对血型抗原的生物学功能的了解尚不深入,以下仅列举被广泛接受或具有明确实验数据支持的几个方面。

1. 血型抗原多态性在进化中的作用 血型抗原的多态性可能是人类进化过程中,在不同环境下为抵御微生物的结合或其他某种功能需要的产物,它们曾经或现在依然有重要的生物学意义。

2. 膜结构完整性作用 血型糖蛋白是红细胞膜的结构蛋白,对膜结构的稳定性有着重要作用;同时因其在红细胞表面富集大部分负电荷,防止了红细胞间相互"反应"。如 MN 抗原是血型糖蛋白 A 的一部分,Ss 抗原是血型糖蛋白 B 的一部分;Gerbich 抗原是血型糖蛋白 C 和 D 的一部分,血型糖蛋白 C 和 D 减少与遗传性椭圆形红细胞增多症有关,其红细胞变形能力减弱。

3. 微生物受体作用 Duffy 抗原和 Knops 抗原是间日疟原虫(plasmodium vivax)的受体,缺少 Fy^a 和 Fy^b 抗原的人对间日疟原虫有天然免疫力;Cromer 血型系统 Dr^a 抗原是尿道致病菌大肠杆菌(E. Coli)菌毛黏附素的受体;P 血型抗原的糖苷脂,是细小病毒 19(B19)的受体,该病毒常引起儿童疾病,偶尔发生红细胞生成严重失调。

4. 运输功能 有关研究证明,一些血型抗原位于特异性的运输分子上,如 Diego 和 Wright 血型抗原位于运输分子带 3 上(带 3 是一类主要的阴离子交换器)。Coltan 糖蛋白是水通道蛋白,在肾脏负责重吸收 80% 水。Kidd 糖蛋白为尿素转运蛋白,Rh 抗原可能涉及铵的运输。

5. 白细胞介素受体作用 Duffy 血型的糖蛋白,具备白细胞介素(IL)受体的作用,其活性在蛋白分子的氨基端,已证实 Duffy(a—b—)的红细胞,不能结合化学增活素 IL-8。

6. 黏附分子作用 Indian 血型抗原,位于黏附分子 CD44 上,CD44 是广泛存在于各种血细胞和各种组织细胞的黏附分子。Lutheran 血型抗原,是细胞内核纤维蛋白结合的黏附分子;LW 是 β 整合素结合的黏附分子。

7. 补体通道作用 Chido/Rogers 抗原位于血清补体 C4 分子上。Cromer 抗原位于红细胞膜衰变加速因子(decay accelerating factor, DAF)分子上,DAF 的作用是防止红细胞受补体的破坏,已发现 Cromer 抗原阴性的红细胞,对补体敏感性有轻度增加的现象。Knops 抗原是补体 C3b 受体的一部分。

8. 酶活性 Cartwright(Yt)血型抗原位于红细胞膜 GPI 连接的乙酰胆碱酯酶(AChE)糖蛋白分子上;而 Kell 血型糖蛋白可能是一种肽链内切酶。

第三节 血型抗体

一、血型抗体的结构和特点

抗体是一类在抗原物质刺激下,经过免疫应答,由浆细胞产生的免疫球蛋白(immunoglobulin, Ig),具有与相应抗原发生抗原抗体反应的能力。免疫球蛋白的基本结构是一个 Y 型的四条肽链对

第四章 免疫血液学基础

称性结构,两条相同重链(H 链,每条约含 440 个氨基酸)和两条相同轻链(L 链,每条约含 220 个氨基酸)通过链间二硫键组成(图 4-1)。免疫球蛋白分子的一个功能是与细胞表面抗原结合,通过补体的作用,导致红细胞破坏,发生血管内溶血或血管外溶血。另一个功能是中和入侵的外来抗原和毒素。免疫球蛋白与抗原的结合部位在免疫球蛋白分子重链和轻链末端的可变区,其他功能与恒定区有关。

免疫球蛋白分为 IgA,IgD,IgE,IgG 及 IgM 等五类,血型抗体有 IgM,IgG 和 IgA 三类,其中 IgA 不多见,且常与 IgG 共存,故血型抗体主要是 IgM 和 IgG。它们在免疫血液学方面的特点列于表 4-7。

二、血型抗体的产生

根据血型抗体的来源不同,常见红细胞抗体有天然抗体或称自然发生抗体(nature occurring antibody)、同种免疫性抗体(alloantibody 或 isoantibody)和人工制备抗体。

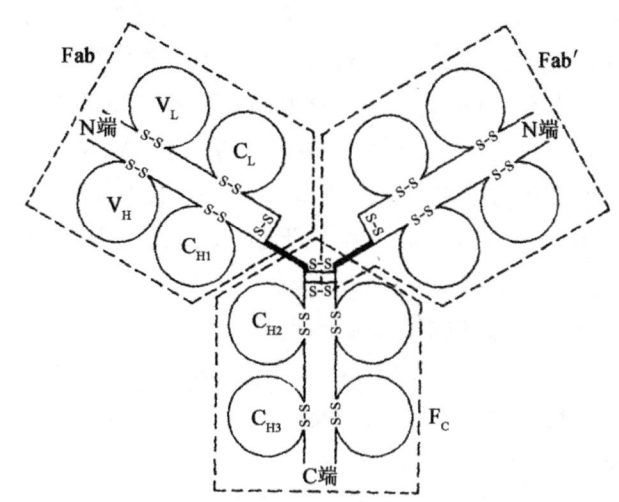

图 4-1 IgG 分子结构模式图
(根据 Poljak:Immunolobulins)

1. 轻链的两个功能区:V_L(可变区)和 C_L(稳定区);
2. 重链的四个功能区:V_H(可变区)和 C_{H1}、C_{H2}、C_{H3}(稳定区);
3. Fab:木瓜酶水解后的抗原结合片断;4. Fab′或 F(ab′)$_2$:胃酶水解后的抗原结合片断;5. 结晶片断

表 4-7 血型抗体免疫球蛋白的有关特点

	IgM	IgG	IgA
亚类基本单位数	μ 单体,五聚体	γ1,γ2,γ3,γ4	α1,α2
免疫过程中出现时间	晚期,继发	单体早期,原发	单体,二倍体
分子量	950 000	150 000	180 000
沉降系数(S)	19	7	7.11
分子长度	最短边>35nm	最长边<25nm	—
56℃ 3 小时处理	活性减弱	不受影响	不受影响
2-Me* 处理	降解	不受影响	部分降解
固定补体	能	能	不能
通过胎盘	不能	能	不能
血型物质的作用	易被中和	难被中和	—

2-Me*:2-巯基乙醇

1. 天然抗体(natural antibody)是"与生俱来"的,但并非意味着没有抗原刺激就"天然"的产生,只是表示抗体的产生并不是经过输血或妊娠等明确的免疫而产生的。可能是我们生存的环境中广泛存在着一些与某些抗原有共同成分的菌类、花粉、尘埃等,它们通过隐性刺激产生血型抗体。天然抗体的浓度或效价可随出生、成年、衰老等变化而发生变化,这在临床实验室非常重要,如新生儿 ABO 血型鉴定时,不能进行反定型(血清定型),因为新生儿血清抗-A、抗-B 抗体效价极低或检查不出抗体,反定型容易造成血型鉴定错误。天然抗体主要见于 ABO 血型系统,也见于 P 血型系统的抗-P、MNS 血型系统的抗-M 和抗-N 以及 Lewis 血型系统的抗-Le^a 和抗-Le^b 等,天然抗体多为 IgM 类抗体,但亦有 IgG 类抗体。它们同样遵循免疫耐受的原理，正常情况下不产生抗自身血型抗原的抗体。

ABO 血型的抗体很规则地在没有该抗原者的血浆中出现，如 B 型血人血浆中存在抗-A，A 型血人血浆中存在抗-B，O 型血人血浆中存在抗-A 和抗-B，AB 型血人血浆中既无抗-A 又无抗-B，称为预期抗体(expected antibody)。其他血型系统产生的抗体为意外抗体(unexpected antibody)。

2. 同种免疫性抗体常因输血、妊娠等发生同种免疫反应产生，这种抗体通常为 IgG 类抗体，但也有 IgM 存在。

(1) 输血：人类的血型很复杂，世界上很难找到血型完全相同的两个人，因此血型不相同的输血将很可能使受血者产生没有相应抗原的免疫抗体。但一些弱的血型抗原，即使多次输入，受血者也不一定产生可以检出的相应抗体。一个人输血次数越多，体内产生的抗体种类可能越多，包括红细胞抗体、白细胞抗体、血小板抗体及其他抗体。ABO 系统的抗原最强，误输 ABO 血型不配合的血液后会发生强烈的免疫反应，抗体的效价变化可用图 4-2 表示。这是一例 O 型患者误输了 200ml A 型血后，抗-A 和抗-B 效价变化的曲线图。由于受血者部分抗-A 被吸收，短时间内出现抗-A 滴度的下降，接着发生针对 A 型抗原的免疫应答，出现免疫引起的抗-A，至输血后 10～15 天抗-A 达到高峰，以后逐渐下降，数周后保持在稍高于刺激前的水平。图中还出现抗-B 效价一度稍稍升高的曲线，系交叉反应所致。此例还启示误输血型不相合的血液后，受血者血清中抗体效价的变化也可作为输入了不相容血液的依据。

(2) 妊娠：因母子血型不合而产生的免疫性抗体。胎儿具有的某种抗原，母体缺乏，在妊娠后期由于胎盘渗血，胎儿红细胞进入母体，引起免疫应答，刺激母体产生相应抗体，这时抗体一般很弱。最主要是分娩时，胎儿血液进入母体发生再次免疫应答而产生的血型抗体。如一个 O 型孕妇妊娠了一个 B 型胎儿，抗 B 效价在怀孕期间可能略有上升，而在分娩后会急剧上升，至产后 10～15 天达到高峰，这类似于血型不合的输血反应。又如一个 Rh(D) 阴性母亲第一胎妊娠了一个 Rh(D) 阳性胎儿，妊娠期间可能不产生抗-D 抗体或产生的量很

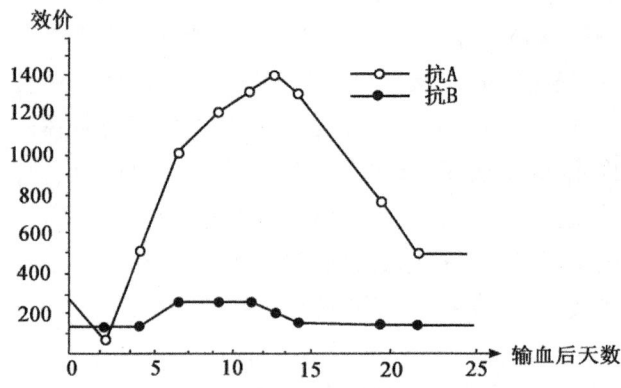

图 4-2　O 型人误输 A 型血后免疫反应曲线图

少。一般是分娩后 6 个月内能在体内检测到该抗体，以后随着时间的推移，抗体在体内慢慢的被消耗。当此母亲再次妊娠了一个 Rh(D) 阳性胎儿时，由于妊娠后期的胎盘渗血，胎儿红细胞进入母体，激活母体的 B 记忆细胞，迅速的发生再次免疫应答。即使只有少量的抗原刺激，常可导致急速产生大量抗体。该抗体很可能使此次妊娠的 Rh(D) 阳性胎儿或新生儿发生新生儿溶血病。

妊娠也能产生粒细胞抗体、血小板抗体及其他抗体，所有产生的 IgG 抗体都可以通过胎盘进入胎儿体内引起胎儿或新生儿的相关的疾病。

3. 人工制备抗体多通过单克隆抗体技术 (monoclonal antibody technology) 或分子克隆技术 (molecular cloning) 制备而成，早期亦有通过志愿者接受同种输血，再分离血清的方式获得，人工制备的抗体多用于实验室进行血型鉴定，根据需要既有 IgM 类抗体也有 IgG 类抗体。

不论是天然抗体，还是免疫性抗体，在临床输血中都具有非常重要的意义。

不同血型系统的抗体有不同的最适抗原抗体反应温度，在不同的反应介质中活性亦可能存在差异，在临床输血工作中必须牢记这点，稍有不慎，即可能造成血型或抗体鉴定错误。表 4-8 列出临床常见的主要几种抗体的最适反应温度和反应介质。

第四章 免疫血液学基础

表 4-8 常见血型抗体的血清学特性

血型抗体	最适反应温度(℃)	生理盐水介质	抗人球蛋白介质
抗-A、抗-B	5～25	检出	
抗-D、抗-C、抗-c、抗-E、抗-e	37	有时检出	检出
抗-Fy^a、抗-Fy^b	37		检出
抗-Jk^a、抗-Jk^b	37		检出
抗-S、抗-s	37	有时检出	检出
抗-M、抗-N	5～25	检出	
抗-K、抗-k	37	有时检出	检出
抗-Le^a、抗-Le^b	5～20	检出	检出
抗-Di^a、抗-Di^b	5～20		检出
抗-Lu^a、抗-Lu^b	25	检出	检出
抗-I	5～20	检出	

三、血型抗体的血清学特性

天然抗体多是 IgM 类抗体,但也有 IgG 类。IgM 类抗体又称完全抗体(complete antibody),能与红细胞表面相应的抗原决定簇结合,在盐水介质中出现肉眼或镜下可见的凝集反应,因此也称盐水抗体。所以普通的血清学实验中红细胞是用生理盐水配制,血清需要稀释时也是用生理盐水稀释。此类抗体最适反应温度是 0～25℃,因此又称为冷抗体(cold antibody)。

免疫抗体多是 IgG 类抗体,但也有其他类型。IgG 类抗体又称不完全抗体(incomplete antibody),在盐水介质中虽然能与红细胞表面相应的抗原决定簇结合而发生抗原抗体反应,但不能使红细胞出现凝集现象。此类抗体最适反应温度是 37℃,因此又称为温抗体(warm antibody)。

在盐水介质中,若用足够多的 IgG 性质抗-D 抗体致敏 Rh(D)阳性的红细胞,再加入 IgM 性质的抗 D 时红细胞并不发生凝集,原因是 Rh(D)阳性红细胞上的抗原已被 IgG 性质的抗体完全封闭,不再与后加的 IgM 抗体结合。因此 IgG 性质抗体又称为封闭抗体(blocking antibody)。IgG 抗体在不同的情况下还被称为:后期抗体,超免疫抗体,成熟抗体,耐热抗体等。

四、外源性凝集素

某些植物含有抗体样物质,能凝集人的红细胞,称为植物血凝素(phytohemagglutinin,PHA)。许多动物体内也有这类能凝集人红细胞的凝集素,统称外源性凝集素(lectins)。外源凝集素是蛋白质,比人体中的抗体分子要小,与抗原发生反应的时间较短,保存期间的变化不大。

在免疫血液学上有意义的是有血型特异性的凝集素,如双花扁豆(dolichos biflorus)有抗 A_1 特异性凝集素、葡萄蜗牛(helix Pomata)的蛋白腺体里有抗 A 特异性凝集素、欧洲荆豆(ulexeuropeaus)含抗 H 特异性凝集素。

第四节 补体系统

补体系统在体内与红细胞的抗原抗体反应有关,在血型血清学方面常用来测定是否存在红细胞的抗原抗体反应。补体至少有 20 种不同的蛋白,这些蛋白大部分和补体的活化有关。补体可通过经典活化途径和替代途径激活。补体对热不稳定,56℃处理 30 分钟可使其活性丧失,这个过程称为灭活或灭能。在生理情况下,血清中大多数补体成分均以无活性的酶前体形式存在。只有在某些活化物的作用下,或在特定的固相表面上,补体各成分才依次被激活。每当前一组分被激活,即具备了裂解下一组分的活性,由此形成一系列放大的级联反应,继而补体分子形成膜攻击复合物,在细胞上打孔,最终导致溶细胞效应。同时,在补体活化过程中可产生多种水解片段,它们具有不同生物学效应,广泛参与机体免疫调节与炎症反应。

一、补体活化经典途径

免疫复合物(immune complex, IC)是经典途径的主要激活物。C1 和 IC 中抗体分子的 Fc 段结合是经典途径的始动环节,其触发 C1 活化的条件为:

1. C1 仅与 IgM 的 C_{H3} 区或某些 IgG 亚类(IgG1、IgG2、IgG3)的 C_{H2} 区结合才能活化。

2. 每一个 C1 分子须同时与两个以上 Ig 分子的 Fc 段结合。由于 IgM 分子为五聚体,含五个 Fc 段,故单个 IgM 分子与红细胞结合后,就能活化 C1q。对 IgG 来说,要有两个邻近的 IgG 分子与红细胞结合才能活化 C1q,如果一个红细胞表面有 80 万个抗原位点,大约要有 1000 个 IgG 抗体分子与红细胞结合后,才能基本保证红细胞表面的任何部位都有占据邻近位置的两个 IgG 分子,满足活化补体的条件。因此红细胞表面的抗原位点数和与抗原结合的 IgG 抗体分子数对活化补体有重要的影响。这对实际工作有重要意义。故单分子 IgM 比 IgG 激活补体的能力大得多,在补体介导的抗体溶细胞反应中,同量的 IgM 比 IgG 更有效。IgA、IgD 和 IgE 抗体与抗原形成的免疫复合物无活化补体的作用。不同亚类的 IgG 活化补体的能力也不同。

3. 游离或可溶性抗体不能激活补体,仅当抗体与抗原或细胞表面结合后,Fc 段发生构象改变,C1q 才可与抗体 Fc 段的补体结合部位接近,从而触发补体激活过程。

整个激活过程可分为识别和活化两个阶段:

识别阶段 抗原和抗体结合后,抗体发生构象改变,使 Fc 段的补体结合部位暴露,补体 C1 与之结合并因构象发生改变而被激活,成为活化的 C1q,用 $\overline{C1q}$ 表示,在有钙离子存在的情况下,$\overline{C1q}$ 活化 C1r 成为 $\overline{C1r}$,$\overline{C1r}$ 活化 C1s 成为 $\overline{C1s}$。

活化阶段 $\overline{C1s}$ 依次酶解 C4、C2,形成具有酶活性的 C3 转化酶,它能在固相(细胞膜)上固定,进一步酶解 C3 形成 C5 转化酶。可将 C5 分裂成 C5b 及 C5a(C5a 为液态 anaphylatoxin Ⅱ)。C5b 和 C6,C7 连结成 C5b67 牢固的附在 RBC 膜上,C8 再连接上去,1 个 C5678 可与 12~15 个 C9 分子连接成膜攻击复合物,插入靶细胞膜脂质双层,形成中空管道。小的可溶性分子、离子以及水分子可自由透过胞膜,但蛋白质之类的大分子却难以从胞浆中逸出,最终导致胞内渗透压降低,细胞溶解。

二、补体活化旁路途径

某些细菌的内毒素、酵母多糖、葡聚糖、凝聚的 IgA 和 IgG4 以及一些哺乳动物细胞,可不通过 C1q 的活化而直接激活旁路途径,上述成分实际上是提供了使补体激活级联反应得以进行的接触表面。这种激活方式可不依赖与特异性抗体的形成,从而在感染早期为机体提供有效的防御机制。旁路途径的活化并不需要有免疫球蛋白。所以在血站工作中不重要。

三、体内红细胞破坏与补体的关系

在体内使红细胞附上补体最常见的原因是因红细胞的异体抗体(alloantibody)或自身抗体(autoantibody)的反应。

(1)血管内溶血:红细胞直接在血循环中破裂,红细胞中的血红蛋白直接被释放入血浆的溶血称为血管内溶血(intravascular hemolysis),当红细胞与相应的抗体结合后,直接激活补体系统的经典途径而引起了血管内溶血。这在 ABO 血型不合引起的输血反应中可见到。其他血型系统的 IgM 抗体或一些可固定补体的 IgG 抗体,也可以引发血管内溶血如抗-Mia。

(2)血管外溶血:红细胞被单核-巨噬细胞系统中的巨噬细胞吞噬破坏后而引起的溶血为血管外溶血(extravascular hemolysis),血管外溶血可发生于脾、肝或骨髓等部位。脾脏能最有效地清除有轻微损伤的红细胞,因为脾索中有独特的循环结构。肝脏血流量超过脾脏血流量,它是除去和吞噬广泛损伤红细胞的重要部位。IgM 和补体二者致敏的红细胞,很容易在肝脏被有 C3b 受体的肝巨噬细胞除去。反之，只有 IgM 致敏而没有补体成分附着的红细胞生存期是正常的，因为巨噬细胞上没有 IgM-Fc 段受体，无法吞噬只有 IgM 致敏的红细胞。而 IgG 致敏的红细胞，即使没有补体也能被巨噬细胞清除。IgG 致敏的红细胞主要在脾脏被巨噬细胞（有 IgG-Fc 受体，还有补体 C3b 受体）清除。IgG 和补体二者同时致敏的红细胞的清除较迅速，因为吞噬作用受二种受体介导。所以血管外溶血的部位和程度决定于抗体的种类和有无补体存在。

四、补体在血站工作中的重要性

(1) 溶血：测溶血性的抗-A，抗-B 或 Donath-Landsteiner 抗体（IgG 性质的抗-P，在 4℃ 固定补体，然后在 37℃ 溶解红细胞）必须有补体，故做这些检查的血样中不可以加入 EDTA 或枸橼酸盐，或加热 56℃ 30 分，因可破坏补体。待检血清必须新鲜，因补体较不稳定，放久会变性，补体在 37℃ 放置 1 天就会失去 50% 的活性，室温保存 2 天或 4℃ 保存 3 周也得到同样的结果，-20℃ 保存 4 周后及 -55℃ 保存 12 周后尚保有 90% 的活性。

(2) 自身抗体的测出：补体在自身抗体的研究上很重要，有一部分自身抗体只能用抗补体的免疫球蛋白测到，而另一部分自身抗体可用抗 IgG 及抗补体的免疫球蛋白测出，其余的只须用抗 IgG 免疫球蛋白即可测出。直接抗球蛋白试验（DAT, direct Coombs test）可做诊断的参考，有抗-C3d 的 DAT 阳性在自身免疫溶血性贫血的诊断上很重要。

第五节　抗原、抗体反应基础

一、抗体亲和力

抗体的亲和力（affinity）是指一个抗体结合部位与一个抗原决定簇之间相互作用的强度。但在评价血型抗体时，用出现凝集所需的时间和在一定时间内抗原-抗体复合物凝集块的大小来间接表示抗原-抗体间的结合强度，而不是评价单个结合部位的作用，此时称为抗体的亲和力（avidity），或称总体亲和力或亲和度。

二、体外抗原、抗体反应动力学

1. 体外抗原、抗体反应一般分为两个阶段　第一阶段为致敏（sensitization）阶段，即抗原抗体特异性结合，抗体分子的抗原结合部位与抗原上相应的抗原决定簇相遇，通过非共价键连接成为抗原-抗体复合物。此时不出现可见的反应现象。

第二阶段为非特异性聚集阶段，即抗原-抗体复合物（致敏的红细胞间）进一步交联，形成晶格（lattice），出现可见的凝集物或沉淀物。

2. 维系抗原-抗体之间的键（力）　抗原抗体之间的结合，不是靠共价键，而是通过氢键、疏水键、分子间引力和带有相反电荷极性基团之间的静电引力的作用，它们仅约为共价键结合力的 1/10。抗原和抗体结合成抗原-抗体复合物是一种结合力较弱的可逆反应，即：

$$Ag + Ab \underset{k_2}{\overset{k_1}{\rightleftharpoons}} Ag-Ab$$

Ag、Ab、Ag-Ab 分别代表抗原、抗体和抗原-抗体复合物；k_1 为结合常数（正反应速度常数），k_2 为解离常数（逆反应速度常数）。抗原、抗体的可逆反应达到动态平衡时，反应物和生成物的浓度不变，根据质量作用定律，则有：

$$\frac{[Ag-Ab]}{[Ag][Ab]} = \frac{k_1}{k_2} = K$$

$$[Ag-Ab] = K[Ag][Ab]$$

[Ag]、[Ab] 和 [Ag-Ab] 分别表示抗原、抗体和抗原-抗体复合物的浓度。K 为平衡常数。从上式可以看出，平衡常数越高，平衡时产生的抗原-抗体复合物越多。一般的化学反应中，生成物浓度与反应物浓度成正比，但抗原和抗体的反应则有些不同，抗原、抗体的浓度比例会影响反应结果的观察，即所谓带（zone）现象。在抗原、抗体反应中，第一阶段抗体或抗原过多，难以进入第二阶段形成晶格，肉眼可见的反应产物减少，这在沉淀反应更为明显。但带现象并不否定上面的平衡式，实际工作中为了得到可见的反应产物，可以增加抗原或抗体的量，但一般是增加抗体的用量。

三、影响抗原、抗体反应的因素

(一)影响第一阶段的因素

1. 抗体亲和力常数　抗原抗体的结合是可逆的,抗体结合抗原的数量依赖于抗体分子的性质、平衡常数和亲和力常数。平衡常数越高,在凝集反应的第一阶段,产生的抗原-抗体复合物越多。

2. 温度　温度对抗原、抗体反应影响较大,既影响平衡常数 K,又影响反应速度。在抗原、抗体反应中,正方向是放热反应,温度升高,凝集减弱或消失;温度降低,凝集增强。通常情况下,IgM 类冷抗体最适反应温度是 0~4℃,IgG 类温抗体最适反应温度是 37℃,高于最适反应温度,抗原-抗体复合物逐步解离,抗体从红细胞上释放。提高反应体系的温度,平衡向左移动,K 值减小,凝集减弱,当 K=0 时,凝集现象消失。降低温度抗原-抗体复合物趋于稳定。同时温度对反应速度也有影响。反应速度减慢(如抗-D 与 D 抗原阳性的红细胞反应时,温度从 37℃降至 4℃,反应速度大大降低),因此不同类型抗体的检测需要在不同温度下进行。在体外低于 37℃才反应的抗体很少引起输血干扰,并不被认为是有临床意义的,除了在患有阵发性寒冷性血红蛋白尿或 PNH 病人血清中发现的抗-P。

3. pH 值　pH 太高或太低,有可能使抗原和抗体变性,pH 在 5.5~8.5 之间,平衡常数变化不大;pH 在 6.5~7.0 之间,平衡常数最大。如:抗-I 及抗-M 抗体,在低 pH 环境下才能检出。不合适的 pH 环境还能使一些单克隆抗体的特异性有非常明显的改变。

4. 温育时间　不同血型抗体反应达到平衡的时间各不相同。适当增加温育时间可增加检测系统的敏感性。

5. 离子强度　在普通盐水中,Na^+ 和 Cl^- 部分地中和了抗原、抗体分子上所带的相反电荷,这阻碍了抗原抗体的结合。介质的离子强度越大,抗原、抗体分子间的"屏障"作用越大,平衡常数减小,影响反应速度。可以通过减小离子强度来减少这种情况,低离子强度介质常用来加快抗体与抗原结合的速度以及抗体连接的量。如:离子强度从 0.17 降至 0.03 时,抗-D 抗体和 D 阳性红细胞反应的平衡常数会提高 1000 倍。

6. 抗原、抗体比例　在反应中,抗体分子数与红细胞的抗原位点数影响了抗原、抗体的结合。增加抗体的数目可以增强检测的灵敏度,因为提供了较多的抗体分子与固定数目的抗原决定簇结合。相当于沉淀反应的前带现象,凝集反应很少因为显著的抗体过量而被抑制。

(二)影响第二阶段的因素

一旦抗体分子附着于红细胞表面的抗原上,致敏的细胞进一步交联成晶格,此时抗体分子的物理性质、红细胞抗原本身的性质、细胞间的距离都会影响凝集的发生。

1. 细胞间的距离　红细胞表面带有丰富的唾液酸(sialic acid),在中性环境里带负电荷,互相排斥,使红细胞之间至少保持 25nm 的距离,呈悬浮状态。另一种保持盐水溶液中红细胞距离的是水的水化物。离心是把红细胞用外力挤在一起而使凝集反应更容易发生。以抗体为桥梁将两个红细胞连在一起,主要见于 IgM 抗体,因直径大于 35nm,可连上一个以上的红细胞而引起凝集反应。IgG 抗体直径应小于 25nm,所以只能在红细胞之间的间隔小于 25nm 时才能使红细胞凝集。为缩小红细胞之间的距离,可以采用酶法、白蛋白和聚凝胺法。用抗人球蛋白抗体当桥梁,可将附在红细胞上的补体或抗体连起来而出现凝集现象。

2. 阳性电荷分子　在介质中加入聚凝胺可以提供大量的阳离子,将红细胞的负电中和而引起红细胞的非特异性聚集,分子较短的特异性抗体就有机会和一个以上的红细胞接触而引起特异性凝集,随后加入一些枸橼酸根离子以中和聚凝胺的作用,将非特异的聚集分开,但特异性的凝集就不分开。

四、体外抗原、抗体反应的形式及应用

1. 凝集反应　凝集(agglutination)反应是指颗粒性抗原(如红细胞、白细胞和血小板等)与相应的抗体在一定条件下反应后形成肉眼和显微镜下可见的凝集块。在一些实验中,当血型抗体为 IgM 性质时,在盐水介质中抗体可以直接使邻近的红细胞搭桥而发生凝集,称为直接凝集反应,相应的抗体被称为完全抗体。另一些实验中,当血型抗体为 IgG 性质时,在盐水介质中抗体和颗粒性抗原虽然结合在一起,但并不形成肉眼可见的凝集,需要辅

助才形成可见的凝集,称为间接凝集反应。

凝集反应主要用于红细胞与血型抗体反应中。凝集试验还用于血小板和白细胞的抗体检出和分型。但由于血小板和白细胞容易自发凝集,故应用受一定限制。

2. 沉淀反应　沉淀(precipitation)反应是指可溶性抗原(如多糖、蛋白和类脂等)与相应的抗体作用后形成不溶性的肉眼可见的沉淀物。沉淀反应抗原-抗体复合物的生成要求抗原抗体有适当的比例,如果抗体过多,而与分子交叉连接的抗原位点很少,那么虽然可以形成抗原、抗体复合物,但无法进一步交联形成晶格。则不出现可见的沉淀物,这就是前带现象。而抗原过多时,也不会形成晶格,这就是后带现象。早期的沉淀试验是在试管中进行的环状试验,现在的沉淀试验是在琼脂胶中进行的免疫扩散法和免疫电泳法,在免疫血液学上常用作血清蛋白型的鉴定。

3. 溶血　溶血是红细胞破裂,细胞内血红蛋白释放出来。红细胞上的抗原与相应抗体结合后活化补体而发生溶血。溶血现象是免疫血液学上重要的补体结合(complement fixation,CF)反应,也是红细胞抗原、抗体发生反应的重要指征。在体外,抗体介导的溶血依靠补体形成膜功击复合物,如果抗原、抗体在缺少补体的血清中接触,溶血不会发生。或者血浆中抗凝剂螯合了补体发挥活性所必须的阳离子,溶血也不会发生。在用红细胞抗原检测抗体时,溶血被认为是阳性结果,因为抗原-抗体复合物激活了补体,粉红色或红色的上清在红细胞抗体检测系统中是非常重要的现象。有些红细胞抗体(如 Kidd 系统)与红细胞上的抗原结合,借助补体,发生补体结合反应,并通过抗人球蛋白(抗补体)试验才能检出。微量淋巴细胞毒试验也是补体结合试验的一种重要方法,淋巴细胞毒抗体作用于淋巴细胞,结合补体,补体通过一系列活化过程,形成攻膜通道,使淋巴细胞死亡,死亡细胞吸收染料后可以检出。补体结合试验还用于血小板抗体的检出和血小板的分型。

第五章

血型遗传学

19世纪60年代孟德尔（Mendel）第一次提出"基因"的概念，遗传学得到了极大的发展。本章阐述了血型抗原表达有关的遗传学概念、血型的遗传方式以及血型群体遗传学等方面，揭示人类血型遗传学的奥秘。

第一节 概 述

众所周知，决定生物性状的遗传物质是脱氧核糖核酸（DNA），DNA存在于人类有核细胞的细胞核中。细胞核内DNA与多种蛋白质结合后组成染色体，染色体的特定区域叫做基因，携有编码蛋白特定性状的信息。人体每个有核细胞中有46条染色体，以23对形式存在（每对中的两条分别来自父亲和母亲）。这种染色体形式组成了正常的二倍体，其中22对为常染色体，1对为性染色体。女性的性染色体是XX，男性是XY。

血型是血液中各种血液成分的遗传多态性，是以抗原为表现形式的遗传性状。血型的遗传信息是通过亲代遗传给子代的。血型基因在染色体上有独特的位置，同源染色体上的不同基因座位沿染色体呈直线排列。其他相关的遗传概念有：

1. 等位基因（alleles） 在一对同源染色体上同一位点的不同基因（两个或两个以上）。例如：ABO血型系统的主要的等位基因是A、B和O。Kell血型系统有两个等位基因K和k，分别决定K和k抗原。

2. 纯合子（homozygous） 如果一对同源染色体上同一位点的等位基因相同（如KK或kk），则称该个体为某基因的纯合子。

3. 杂合子（heterozygous） 如果一对同源染色体上同一位点的等位基因不相同（如Kk），则称该个体为某基因的杂合子。

4. 同线（synteny） 同一染色体上的不同位点，无论位点之间距离远近，彼此间都称为同线。

5. 顺式（cis）位点 如果等位基因的相邻位点是在同一染色体上，称为顺式（cis）位点（如基因N和S，M和s）。

6. 反式（trans）位点 如果等位基因的相邻位点在另一条同源染色体上，则称为反式（trans）位点（如M和S，N和s）。

7. 显性基因 在杂合子或纯合子中，均能表达相应遗传性状的基因。

8. 共（等）显性基因 若一对同源染色体上的不同等位基因均能表达相应的遗传性状，这些基因称为共显性基因。

9. 隐性基因 有些血型基因在杂合子时不产生相应的抗原，只有是纯合子时才能表达，称为隐性基因。例如控制ABO血型的遗传基因位于第9号染色体上，该位点上有A、B和O三个等位基因。其中A和B基因为显性基因，O基因为隐性基因。

10. 基因型（genotype） 是指生物的遗传型，

即控制性状的基因组合类型，是生物体从其亲本获得全部基因的总和。

11. 表现型（phenotype） 实际表现出的血型称为表型，如 A 型、B 型和 O 型。

第二节　遗传学三大定律

孟德尔以豌豆杂交试验为基础。经过整整 8 年（1856—1864）的不懈努力，终于在 1865 年发表了《植物杂交试验》的论文，提出了遗传单位是遗传因子（现代遗传学称为基因）的论点，并揭示出遗传学的两个基本规律——分离规律和自由组合规律。这两个重要规律的发现和提出，为遗传学的诞生和发展奠定了坚实的基础。后来摩尔根在研究果蝇的遗传中发现了第三个基本规律——连锁与互换规律。

1. 孟德尔的分离规律　决定某一性状的成对遗传因子，在减数分裂过程中，彼此分离，互不干扰，使得配子中只具有成对遗传因子中的一个，从而产生数目相等的、两种类型配子（杂合子为两种类型，纯合子为一种类型），且独立地遗传给后代，这就是孟德尔的分离规律。在孟德尔定律中最根本的就是分离定律。

2. 孟德尔的自由组合规律　具有两对（或更多对）相对性状的亲本进行杂交时，其子一代（F1 代）的配子中，等位基因相互分离，于此同时非同源染色体上的其他基因表现为自由组合，这就是自由组合规律。也就是说，一对等位基因与非同源染色体上另一对等位基因的分离与组合互不干扰，各自独立地分配到配子中。

3. 连锁与互换规律　美国哥伦比亚大学的摩尔根（1866—1945）在研究果蝇的遗传中发现，位于同一条染色体上不同性状的多个不同基因紧密相邻，在遗传给子代时不独立分离，而是作为一个单位共同遗传给子代，这种情况叫做连锁。在第一次减数分裂的分裂前期，即四分体时期，两条姐妹染色单体的相同片段将会粘连重叠。在分裂后期，染色单体的粘连重叠部分会断裂，并被分裂到两个子细胞中去形成部分染色单体的交叉互换。

第三节　血型的遗传方式

以血型抗原为表现形式的遗传特性通过遗传三大定律，从亲代遗传给子代。血型的遗传在遵循遗传学的定律基础上，还有其遗传特点。

一、常染色体显性或共（等）显性遗传

常染色体显性遗传是遗传的一种典型方式，多数血型基因和组织相容性抗原表现为常染色体显性遗传。即使个体有一个基因（杂合子），也能表现相应的抗原，如 ABO 血型，A 抗原、B 抗原是显性性状，AB 抗原是共显性性状。在这种遗传方式中，基因以相等的频率遗传给男性和女性时，就可看到性状。图 5-1（A）显示常染色体显性遗传的家系。

二、常染色体的隐性遗传

常染色体隐性遗传的血型，在纯合子时才能表现出来，如 RhD（－）血型。以常染色体隐性方式遗传的性状在男女之间发生的频率是相等的，他们的父母可表现或不一定表现这种性状，但不表现这种性状的父母一定是该基因的携带者。图 5-1（B）显示常染色体隐性遗传的家系。

如果群体中某隐性基因的频率很低，隐性性状通常很少见，一般只出现在某一代人员中，既不会出现在上代，也不会出现在下代（除近亲关系外）。有血缘关系的人比随机人群中无血缘关系者更容易携带同样的稀有基因。若某隐性基因的频率＜1/10 000，其纯合子并表现该性状的人，其父母常有血缘关系（如近亲结婚）。

三、性联显性或共（等）显性遗传

血型遗传中最有代表性的性联显性遗传的例

子是 Xg^a 血型。Xg 基因位于 X 染色体上,与 X 染色体一起遗传,因此 Xg^a 血型的遗传与子代的性别有关。性联遗传(显性或隐性性状)的主要特点是不能由男性传给男性,即不能由父亲传给儿子,因为男性后代总是从母亲处得到他唯一的一条 X 染色体。男性则将自己的 X 染色体传给他的所有女儿。如果父亲性联性状是显性时,他的所有女儿都将表现这一性状。如果母亲表现为某个显性性状,基因是杂合子,那么她的子代无论男女均有 50% 机会具有这种显性性状。如果母亲是显性性状的纯合子,则她所有孩子都具有这种性状。图 5-1(C)显示性联显性遗传家系。

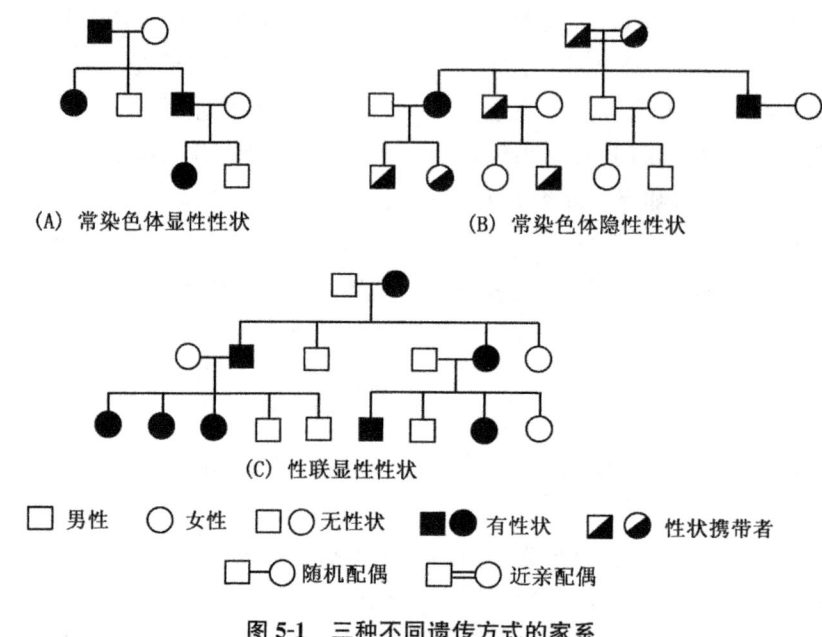

图 5-1 三种不同遗传方式的家系

四、基因的相互作用

细胞中的基因并非全都同时起作用,很可能存在一种机制,能够抑制某些基因的活性,同时又启动另一些基因。1961 年,Jacob 和 Jacque Monod 提出的操纵子学说,揭示了这一机制。即根据基因在蛋白质合成中的作用,分为结构基因和调节基因两大类,结构基因决定蛋白质一级结构的氨基酸序列,调节基因控制细胞内合成某种蛋白质的速率。这种调控作用可以是正调控,也可是负调控,调节基因和结构基因可以在同一条染色体上,也可以在不同染色体上。另外,调节基因可以对一个以上的结构基因起作用,例如调节基因 In(Lu),不仅抑制 Lutheran 血型的结构基因,而且使 P_1 抗原的表达减弱。在 ABO 血型中,调节基因 Hh 控制 A、B 抗原前体物质的合成,若 H 基因缺失,即无功能的隐性基因 h 纯合时,细胞不会合成 H 链,也不会形成 H 物质,结果形成孟买(Bombay)型。这种表型的个体,虽然遗传了正常的 A、B、O 基因,但由于缺少 H 基因,在其红细胞膜上没有 H、A 或 B 抗原,表型为 O_h。

在操纵子学说中,调节基因控制着结构基因的活性。即某个血型的结构基因被操纵基因关闭时,将产生一个缄默结构基因,即无效等位基因(amorph),又称沉寂无效(silent null)基因,该基因不能产生可被检出的抗原,如 ABO 血型系统中的 O 基因。现在研究表明,O 型人可以直接合成没有转移酶活性的蛋白质,既没有 N-乙酰半乳糖胺(GalNAc)也没有半乳糖(Gal)结合到 H 物质上。在一对染色体上,缄默基因可以和正常基因同时存在;杂合子时正常基因可产生抗原,缄默基因被掩盖;在缄默基因纯合时,则不能产生相应的抗原,这时将检出无表型。

第四节 血型群体遗传学

群体遗传学是研究群体的遗传结构及其变化规律的遗传学分支学科。应用数学和统计学方法研究群体中基因频率和遗传型频率,以及影响这些频率的选择效应和突变作用,研究迁移和遗传漂变等与遗传结构的关系,由此探讨进化的机制。血型群体遗传学研究可以揭示血型基因在群体中的分布、进化和演变过程,还可以应用在亲子鉴定等司法工作中以及在临床输血中,为特殊血型的患者找到相配合的血液提供了可能。基本概念有:

1. 群体(population) 指的是孟德尔群体,即一群相互繁育的个体。一个最大的孟德尔群体是一个物种。

2. 基因库(gene pool) 一个群体中所有个体共有的全部基因称为基因库,在同一群体内虽然不同个体的基因可能有不同的组合,但群体中所有的基因总是一定的,它们享有一个共同的基因库。

3. 群体的遗传结构 群体中各种基因的频率以及由不同的交配体制所带来的各种基因型在数量上的分布称为群体的遗传结构。

4. 随机交配(random mating) 在群体中,任何一个个体都具有与其他个体以相等的概率进行交配的机会,这样的交配就称为随机交配。随机交配是群体遗传学的一个重要原则,是通常研究中所采用的交配制度,以此作为一个标准,以便与其他的交配制度(如近亲繁殖、杂交等)进行比较。

5. 复等位基因(multiple allele) 在二倍体生物中,任何个体的一个基因座位上具有等位基因的最大数目是两个。但是在个体组成的群体中,由于基因的突变,理论上可能有许多等位基因,只要在一个群体中的一个基因座位上鉴定出两个以上的等位基因,就称之为复等位基因或复等位基因系列,如 HLA 血型基因。

一、表现型频率、遗传型频率、基因频率

1. 表现型频率 具有某种抗原(表型形状)的个体数占群体总数的比率或百分率,称为表(现)型频率或抗原频率。如在 N 个个体中,C 个个体的表现 i 抗原,则 i 抗原的频率为: $f_i = \dfrac{C}{N}$

在抗原频率 f_i 一定时,样本数 N 愈大,标准误就愈小。

在表 5-1 中,共观察到有 M 抗原的个数为:MM 型 22 个,MN 型 216 个,M 抗原的表型频率为: $f_M = \dfrac{22+216}{730} = 0.326$

2. 遗传(基因)型频率 具有某种基因型的个体数占群体总数的比率或百分率,称为遗传型频率或基因型频率;不同遗传型频率的和为 1。

在表 5-1 中,有 L^ML^M,L^ML^N 和 L^NL^N 三种遗传型,它们的遗传型频率分别为:$f_{MM} = \dfrac{22}{730} = 0.03$;$f_{MN} = \dfrac{216}{730} = 0.296$;$f_{NN} = \dfrac{492}{730} = 0.674$。

3. 基因频率 在一个群体中,在所研究的基因座位上不同的等位基因所占的比率或百分率。任何一个座位上的全部等位基因频率之和为 1。

表 5-1 730 例随机人群中 MN 血型遗传分布

血型	MM	MN	NN	合计
遗传型	L^ML^M	L^ML^N	L^NL^N	
观察数	22	216	492	730
基因 L^M	44	216	0	260
L^N	0	216	984	708

在表 5-1 中基因 L^M 是 MN 血型基因座位上的一个等位基因,在该座位上的全部基因中,L^M 基因所占的比率或百分率称为 L^M 基因频率。基因频率可从家系调查或群体调查中求得。

(1)从基因(遗传)型频率计算基因频率:如有 N 个个体的遗传型都是已知的,那么用简单的计数法可得出基因 i 在该群体中的个数,设该数值为 X,则 i 的基因频率:

$$p_i = \dfrac{X}{2N}$$

常染色体上的 MN 血型基因座位有两个等位基因 L^M 和 L^N,对于两倍体生物体,可能有 L^ML^M,

$L^M L^N$ 和 $L^N L^N$ 三种遗传型。调查 730 人,按遗传型分类并对各类计数得到下表结果,在 MN 座位上总共计数 1460 个基因,$L^M L^M$ 22 人,基因 L^M 计数为 44;$L^M L^N$ 216 人,L^N 基因计数为 984。所以 L^M 的基因频率为 $(44+216)/(2\times 730)=0.178$。同理,$L^N$ 的基因频率为 $(216+984)/(2\times 730)=0.822$。两者之和为 1。

用计数法求基因频率简便可靠,但是对于很多血型系统,特别是 HLA 系统要确定个体的遗传型是颇为费力的,往往需要通过家系调查才能了解。实际工作中我们往往通过表型频率来估算基因频率。

(2) 从表型频率估计基因频率:由于一个个体的遗传型不易了解,实际工作中最常用的是根据群体调查资料,从表型频率估计基因频率。主要有两种方法,一种叫方根法,它运算简便,容易实现;另一种叫最大似然量估计法,它是迄今所知估计基因频率效率最高的方法,但往往要借助计算机运算。对估计 HLA 基因频率来说,这两种方法的结果相差无几,现在一般使用方根法。

不考虑近交的影响,即假设近交系数为 0。如某显性基因 i 的频率为 p_i,该座位上其他各等位基因频率之和为 $q_i=1-p_i$,根据 H-W 定理可以得到表型频率与各遗传型频率之间的关系,见表 5-2。

表 5-2 表型频率与遗传型频率间的关系

表型	表型频率	相应遗传型频率
I(+)	f_i	$p_i^2+2p_i q_i$
I(−)	$1-f_i$	q_i^2

从表中有:$1-f_i=q_i^2$

$\therefore q_i=\sqrt{1-f_i}$

$p_i+q_i=1$

$\therefore p_i=1-\sqrt{1-f_i}$

在 p_i 较小时,p_i^2 可忽略不计,得到 p_i 的近似值:$p_i\approx f_i/2$

二、联合表型的计算

在临床配血工作中,经常会遇到患者因多次输血而产生意外抗体,特别是患者有多种抗体,给再次寻找相容的血液带来困难。为了配血方便有时需要预估一下在多少单位的血液中能找到相合的血液。

例如:如果一个 B 型、RhD(−)型患者需要输血,且患者的血清中含有抗-Di^a,那么至少应当筛查多少供者,才能筛查找到适合的血液?

我们知道,在中国汉族人群中,Di(a−)的表型频率是 0.963,RhD(−)型表型频率为 0.003。根据各表型频率可计算出与患者相容的供者可能性(表 5-3)。

表 5-3 联合表型的计算

考虑因素	表型频率
RhD(−)	0.003
Di(a−)	0.963
B 型	0.30

计算多种表现型同时出现的频率,应当是各种表型出现频率的乘积:

$0.003\times 0.963\times 0.3=0.00087$

计算结果表明,10000 个供者中大约可以发现 8 个相容的供体。

三、基因平衡(Hardy-Weinberg)定律

1908 年英国数学家 Hardy 和德国医生 Weinberg,同时各自提出群体遗传学中的一个基因平衡定律,被称为 Hardy-Weinberg 定律。内容为:在一个随机婚配的大群体中,如果没有迁移、对一特定的遗传型没有选择作用、突变率保持恒定时,那么各种遗传型的比例将保持世代不变,也称为遗传平衡定律(law of genetic equilibrium)。

可用下面的例子说明。

设常染色体上有一基因座位,并与性别无关。为简单起见,先考虑有 2 个等位基因 A 和 A′。如基因 A 和 A′ 的频率为 p,q;带有 A 和 A′ 基因的精子和卵子频率分别为 p 和 q,显然 p+q=1。在交配完全随机的情况下,下一代的遗传型频率有如表 5-4 所示。

表 5-4 精卵随机结合产生子代的遗传型频率

	p(A)	q(A′)
p(A)	p^2(AA)	pq(AA′)
q(A′)	pq(AA′)	q^2(A′A′)

第五章 血型遗传学

则子代中遗传型频率系列为：$p^2(AA)+2pq(AA')+q^2(A'A')$。

把这个结果推广，设定群体中 n 个等位基因 $A_1, A_2, \cdots\cdots, A_n$ 的频率为 $p_1, p_2, \cdots\cdots, p_n$，（$\sum_{i=1}^{n} p_i = 1$），可以证明遗传型频率系列为：$[p_1(A_1)+p_2(A_2)+\cdots+p_n(A_n)]^2$。

此式即为 Hardy-Weiberg 定律（以下简称 H-W 定律）的表达式。从中我们注意到，纯合子 AA 或 $A'A'$ 的频率等于该基因频率的平方，杂合子 AA 频率为相应两基因频率乘积的 2 倍。

不管群体中原始遗传型频率如何，是不是处于平衡状态，只要经过一代的随机交配，群体就能达到平衡。平衡群体的标志不是基因频率在上下代之间保持不变，而是遗传型频率在上下代之间保持不变。

以表 5-1 为例：

L^M 的基因频率为 $p=(44+216)/(2\times730)=0.178$。同理，$L^N$ 的基因频率为 $q=(216+984)/(2\times730)=0.822$

MN 血型的三种遗传型频率分别为：

$f_{MM}=\dfrac{22}{730}=0.03$； $p^2=(0.178)^2=0.0317$

$f_{MN}=\dfrac{216}{730}=0.296$； $2pq=2\times(0.178)\times(0.822)=0.2927$

$f_{NN}=\dfrac{492}{730}=0.674$； $q^2=(0.822)^2=0.6755$

根据 H-W 定律，表 5-1 MN 血型的群体遗传结构符合遗传平衡定律。

四、Hardy-Weinberg 吻合度测验

根据基因频率或单型频率，按 H-W 定律重新组合，可得到所有的遗传型频率和表型频率的期望值，该期望值与实际观察值吻合程度的定量估计称为 Hardy-Weinberg 吻合度测验（以下简称 H-W 测验）。该测验主要用于两方面：①作为支持或排除某种遗传方式的一种提示。如对某遗传系统，根据假设的遗传方式求得基因频率或单型频率，然后按 H-W 定律进行重组合得到表型期望值，如该值和表型观察值相吻合，说明该遗传方式可能是真实的；如两者不相吻合，该遗传方式有可能被排除。应用 H-W 测验来检查某遗传方式所得到的结论还不能说是"确证"，因为有时在被假设的遗传座位增多时，可能会得到更好的吻合度。②用于估计群体调查资料的可靠性。对一些遗传方式已被很好确定的系统，在交配完全随机，选择、突变、迁移不起作用的群体中，其群体分布应和 H-W 定律很好吻合。如两者不相吻合，说明该资料可靠性甚差，有助于我们从取样、分型技术等方面寻找失误原因。

吻合度的量度方法：表型期望值和观察值吻合程度一般用 x^2 来量度，对每一种表型求 x^2，然后相加即总的 x^2，再查表求出 P 值。x^2 计算式为：

$$x^2 = \sum \frac{(期望值-观察值)^2}{期望值}$$

x^2 测验中的自由度取定，设某遗传系统由 n 个等位基因和 φ 种表型组成，样本数为 N，由于基因频率 $p_1+p_2+\cdots+p_n=1$，所以从样本估计的参数为 $(n-1)$ 个，又由于样本大小失去一个自由度，所以留作其他测验的自由度为：

$$df=\varphi-(n-1)-1=\varphi-n$$

在 H-W 测验中，一般以 $P\geqslant 0.05$ 作为期望值与观察值无显著性差异的界限。

第六章

红细胞血型

红细胞血型是输血医学（Transfusion Medicine）最重要的内容之一。血型是人类血液的重要特征，它的发现使临床输血成为可能，后者又使人们对血型不断地深入研究。目前已发现 30 个血型系统，300 多个血型抗原，且大部分血型系统的基因均已被成功克隆，它们的分子遗传基础也已基本阐明。本章重点介绍 Hh、ABO、Lewis、Rh 和 MNS 等与临床密切相关的血型系统的免疫学、生物化学以及分子生物学内容，同时简要阐述其他血型系统的抗原、抗体和临床应用等。

第一节 Hh 血型系统

一、历史

Hh 血型系统 ISBT 编号 018，系统符号 H，含有一个血型抗原，即 H 抗原（ISBT 命名 H1）。由于 Hh 血型系统抗原的生物化学合成，与临床输血最重要的 ABO 血型系统的抗原的生化合成密切相关，因此本章首先介绍 Hh 血型系统。Hh 血型系统由 Bhende 等发现于 1952 年，他们在进行 ABO 血型鉴定时，发现了 3 名印度孟买人的红细胞正定型为 O 型，但血清反定型却都凝集 O 型人的红细胞。现知道这 3 名孟买人的血清中存在高效价的抗-H 抗体，这种血型后来称为孟买型（Bombay phenotype），这种抗-H 抗体所针对的 O 型红细胞上的抗原称为 H 抗原，ISBT 于 1995 年认定为 Hh 血型系统。

二、抗原和抗体

1. 抗原分布　Hh 血型系统的 H 抗原不仅存在于几乎所有人的红细胞表面，也广泛分布于其他一些组织细胞上，如上皮细胞、内皮细胞等。同时 H 抗原还以可溶性的形式广泛分布在多种体液中，如唾液、胃液、胆汁、精液、阴道分泌物、尿液、乳汁、眼泪、汗液等，但未见于脑脊液中。不同个体的红细胞膜上的 H 抗原的强弱不同，由于 H 抗原（H 物质）是 ABO 血型系统 A、B 抗原生化合成的前体物质，所以 H 抗原在 A 型、B 型、AB 型及 O 型人的红细胞上的分子数或密度存在很大差异，O 型人的 H 抗原最强，其次是 B 型、A 型和 AB 型，许多 ABO 血型系统的亚型的 H 抗原强度仅次于 O 型人。

2. H 抗原的生化合成　H 抗原属于多糖抗原，它的抗原特异性或抗原决定簇由多糖决定，Hh 血型系统的基因并不直接控制 H 抗原的合成，而是通过编码特异性的糖基转移酶催化特定的单糖连接至前体物质，形成 H 抗原活性。

Hh 血型基因编码表达的酶是 α-1,2-L-岩藻糖转移酶，它作用于 L-岩藻糖，通过 α-1,2-糖苷键连接至前体物质（图 6-1）。目前发现至少有 4 种类型的前体物质，这里主要叙述 I 型和 II 型。不论是 I 型还是 II 型前体物质，都是由 D-半乳糖和 N-乙酰-D-葡萄糖胺组成的杂多糖，或称为二糖链。I 型二

第六章 红细胞血型

糖链与Ⅱ型二糖链的差别在于残基末端二糖连接的糖苷链不同，Ⅰ型是β-1,3-糖苷键，Ⅱ型是β-1,4-糖苷键。在L-岩藻糖转移酶作用下，L-岩藻糖通过α-1,2-糖苷键连接到二糖链的还原末端D-半乳糖上，这种糖基化可是1次或2次。L-岩藻糖本身并没有H抗原活性，但L-岩藻糖糖基化二糖链后则产生H抗原活性。Ⅰ型糖链主要存在于血浆中，红细胞本身并不合成，因此Ⅰ型糖链经L-岩藻糖糖基化产生的H活性物质，主要分布在各种体液中，但有资料显示红细胞膜上存在少量Ⅰ型二糖链，是从血清中吸附的。Ⅱ型糖链主要存在于红细胞上，经L-岩藻糖糖基化后产生红细胞膜H抗原活性。Ⅱ型糖链也存在于各种体液或分泌液中，但体液中的Ⅱ型糖链多经二次L-岩藻糖糖基化后才具有H抗原活性。

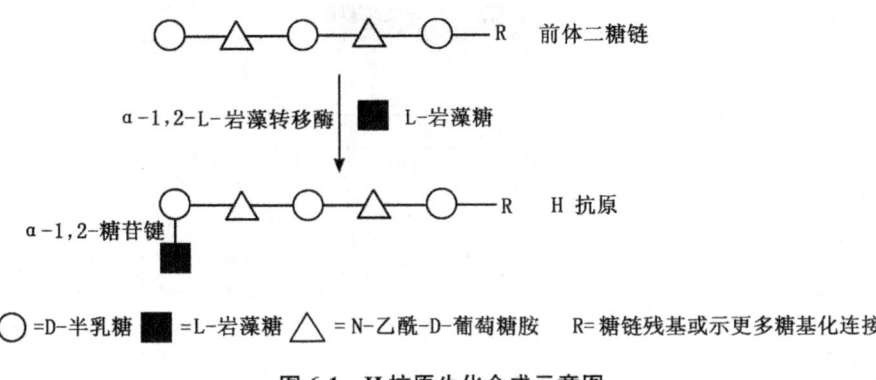

图6-1　H抗原生化合成示意图

3. 抗-H抗体　抗-H抗体临床比较少见，但有报道抗-H抗体可引起严重的溶血性输血反应，也可引起严重的新生儿溶血病。抗-H抗体主要见于罕见的H-缺乏型或H-部分缺乏型个体血清中，多为天然抗-H抗体，既有IgM类抗体，也有IgG类抗体，以前者为主，所以在37℃时不反应或反应很弱。近几年H-缺乏型或H-部分缺乏型在我国广东、福建沿海地区报道的个案越来越多，人群中的实际比率可能高于一般的估计，所以抗-H抗体相关的临床输血反应或新生儿溶血病问题应受到重视。实验室所用的抗-H抗体一般为人工制备的单克隆抗体试剂。

三、基因

控制Hh血型系统H抗原活性表达的基因有2个，分别为H基因和SE基因，ISBT相应的命名分别为FUT1基因和FUT2基因，位于第19号染色体(19q13)，是一对紧密连锁的基因，相隔仅35kb，二者碱基同源达70%。两个基因各自编码α-1,2-L-岩藻糖转移酶，FUT1基因主要控制红细胞、上皮细胞等细胞表面H抗原的表达，而FUT2基因则主要控制分泌液或体液中H抗原的活性表达。

1. FUT1基因　FUT1基因全长7380bp，含4个外显子，蛋白编码序列位于第4外显子，由1098个碱基对(bp)组成，编码365个氨基酸组成的糖基转移酶分子，主要作用于Ⅱ型糖链。图6-2分别显示FUT1基因的染色体定位、基因结构和蛋白编码区序列。在表示FUT1基因的等位基因时，一般写做H和h，H基因可正常编码表达L-岩藻糖转移酶，具有H基因的个体的红细胞上有H抗原；h基因不能表达L-岩藻糖转移酶，因此h/h型个体红细胞不能合成H抗原(H缺乏)。h基因的形成通常为H基因发生变异所致，这些变异包括碱基突变、缺失、阅读框架移位等。目前发现的FUT1基因变异较多，表6-1列出目前发现的一些FUT1变异，以及这些变异所造成的氨基酸替换(amino acid substitution)，表中同时还标记出目前在中国人中观察到的几种基因变异型。

另外，现已发现不是所有存在变异的FUT1基因(h等位基因)均不能表达H抗原，有的h等位基因能表达弱的糖基转移酶活性，从而使红细胞能检出较弱的H抗原活性，详见ABO血型系统H-缺乏型(表6-9和表6-10)。

FUT1和FUT2基因染色体定位

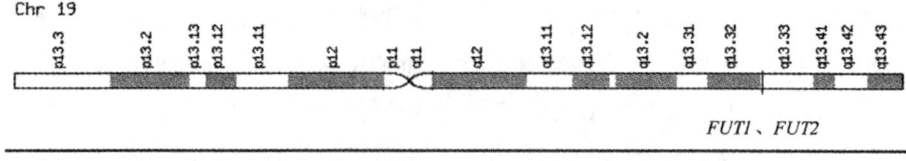

FUT1 基因结构

FUT2 基因结构

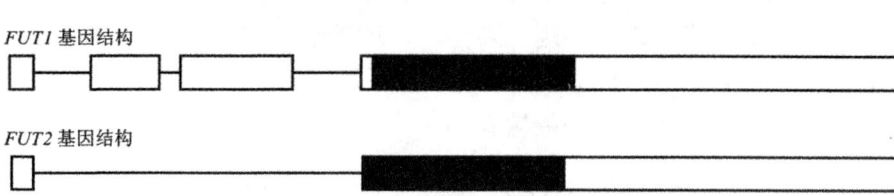

FUT1 基因序列

```
ATGTGGCTCCGGAGCCATCGTCAGCTCTGCCTGGCCTTCCTGCTAGTCTGTGTCCTCTCTCTGTAATCTTCTTCCTCCATATCCATCAAGACAGCTTTCCACAT
GGCCTAGGCCTGTTCGTGTCCAGACGCGCCGCCTGGTGACACTGCCATGTCCTGCCTGCCGGCTACTGCGATGGCGCATCCTGCCTCCTCT
TCCTGTCCCCAGCACCCTGCTTCCCTCTCCGGCACCTGGACTGTCTACCCCAATGGCCGGTTTGGTAATCAGATGGGACAGTAGCCACGCTGCTGGCTCTG
GCCCAGCTCAACGGCCGCCGGGCCTTTATCCTGCCTGCCATGCATGCCGCCCTGGCCCCGGTATTCCGCATCACCCTGCCCGTGCTGGGCCAGAAGTGGAC
GCTGCCGACGCCACATGGCCAGTTGCAGACTGGATGTCGGAGGACTTGAGAGATCTTTCCTGAAGCTCTCTGGCTTCCCCTGCTCT
TGGACTTTCTTTCCACCATCTCCGGGAACAGATCCGACAGAGAGAGTTCACCCTGCACGACCACCTTCGGGAAGAGGCGCAGAGTGTCCTGGGTCAGCTCCGCCTG
GGCCGACAGGGGACCGCCCGCCACCTTTGTCGGCGTCCACGTGCGCCGTGGGGGACTATCTGCAGGTTATGCCTCAGCGCTGGAAGGGTGTGTGGGCGAC
AGGGCCTACCTCCCGCCATGGACTGGTTCCGGGCACGGCACGAATGCCCCCGGTTTCTGGGTCACCAACAACGGCCATGAAGTGGCTGTGAAAGAACATC
GACACCTCCCAGGGCGATGTGACGTTTGCTGGCGATGGACAGGAGGCTACACCGTGAAGACTTTGCCCTGCTCACACAGTGCAACCACACCATATTGACC
ATTGGCACCTTCGGCTTCTTGGGCTGCCTACCTGGCTGGCGGAGACACTGTCTACCTGGCCAACTTCACCCTGCCAGACTCTGAGTTCCTGAAGATCTTTAAG
CCGGAGGGCCCTTCCTGCCCGAGTGGGTGGGCATTAATGCAGACTTGTCTCCACTCTGGACATTGGCTAAGCCTTGA
```

FUT2 基因序列

```
ATGCTGGTCGTTCAGATGCCTTTCTCCTTTTCCCATGGCCCACTTCATCCTCTTTGTCTTTACGGTTTTCCACTATATTTCACGTTCAGCAGCGG
CTAGCGAAGATTCAAGCCATGTGGGAGTTACCGGTGCAGATACCAGTGCTAGCCTCAACATCAAAGGCACTGGGACCCAGCCAGCTCAGG
GGGATGTGGACGATCAATGCAATAGGCCGCCTGGGGAACCAGATGGCGAGTACGCCCACACTGTACGCCCTGGCCAAGATGAACGGGCG
GCCCGGCCTTCATCCGGCCCAGATGCACAGCACCCTGGCCCCCATCTTCAGAATCACCCTGCCGGTGCTGCACGCGCCACGGCCAGCAG
GATCCCCTGGCAGAACTACCACCCTGAACGACTGATGAGGAGGAATACCGCCACATCCCGGGGAGTACGTCCGCTTCACCGGCTACCC
CTGCTCCTTGGACCTTACCACCACCCTCCGCCAGGAGATCCTCCAGAGATTCACCCTGCACGATGGCGGCAAGATCATGTT
CCTGCCGGGGCCTGCAGGTGACGGAGCCGGCCGGGCACCTTTGTAGGGGTCCATGTTCGCCGAGGGACTATGTCCATGTCATGCCAAGATT
AGTGTGGAAGGGGGTGGGTGGCCGACCGGCGATACCTCAGCAGGCCCTGGACTGGTTCCGAGCTGCTACAGCTCCCTCATCCTGCTGTGGT
CACCAGTAATGGCGTGGTGCCGGAGAACATTGACACCTCCCACGGTGATGGGTTGGCTGTGCTGCAGGCATTGAAGGGCTCACCT
GCCAAAGATTTGCTCTACTCACAGTGGTAACCACCACCATCATGACCATTGGGACGTTCGGGATCTGGCCGCATACCTCACGGGCGGAG
ACCATCTACCTGGCCAATTACCCCTCCCGACTCCCCTTCCTCAAAATCTTTAAGCCAAGAGGCAGCCTTCCTGCCGGAGTGGACAGG
GATTGCCGCAGACCTGTCCCCCTTACTCAAGCACTAA
```

图 6-2　FUT1 基因染色体定位、基因结构和基因序列

空白方框表示外显子，灰色区域为有效编码区

表 6-1　FUT1 基因变异

序号	等位基因(h)	碱基变异	氨基酸改变
1	FUT1-35T	-35C>T	无
2	FUT1 1047C	1047G>C	W349C
3	FUT1 235C	235G>C	G79R
4	FUT1 293T(见于中国人)	293C>T	T98M
5	FUT1 328A(见于中国人)	328G>A	A110T
6	FUT1 349T	349C>T	H117Y
7	FUT1 35T(见于中国人)	35C>T	A12V
8	FUT1 35T,269T	35C>T;269G>T	A12V;G90V
9	FUT1 422A	422G>A	W141X
10	FUT1 442T	442G>T	D148Y
11	FUT1 460C(见于中国人)	460T>C	Y154H
12	FUT1 460C,1042A(见于中国人)	460T>C;1042G>A	Y154H;E348K
13	FUT1 461G	461A>G	Y154C

续表

序号	等位基因(h)	碱基变异	氨基酸改变
14	FUT1 462A	462C>A	Y154X
15	FUT1 491A	491T>A	L164H
16	FUT1 513C	513G>C	W171C
17	FUT1 522A(见于中国人)	522C>A	F174L
18	FUT1 538T 1089G	538C>T;1089T>G	Q180X;A363A
19	FUT1 547delAG(见于中国人)	547delAG	阅读框错位
20	FUT1 586T(见于中国人)	586C>T	196 Q>X
21	FUT1 649T	649G>T	V217F
22	FUT1 658T(见于中国人)	658C>T	R220C
23	FUT1 661T	661C>T	R221C
24	FUT1 682G	682A>G	M228V
25	FUT1 689C	689A>C	Q230P
26	FUT1 695A	695G>A	W232X
27	FUT1 721C	721T>C	Y241H
28	FUT1 725G	725T>G	L242R
29	FUT1 776A	776T>A	V259E
30	FUT1 785A 786A	785G>A;786C>A	S262K
31	FUT1 801C	801G>C	W267C
32	FUT1 801T	801G>T	W267C
33	FUT1 826T	826C>T	Q276X
34	FUT1 832A	832G>A	D278N
35	FUT1 880delTT(见于中国人)	880delTT	294fs
36	FUT1 904 insAAC	904-906 insAAC	H302-T303 ins N
37	FUT1 917T	917C>T	T306I
38	FUT1 944T	944 C>T	A315V
39	FUT1 948G	948C>G	Y316X
40	FUT1 990delG	990delG	330fs
41	FUT1 991A	991C>A	P331T
42	FUT1 9T	9C>T	L3L

2. FUT2 基因和分泌型 FUT2 基因全长 9970bp,包括 2 个外显子,蛋白编码序列位于第 2 外显子,由 1032bp 组成,编码 332 个氨基酸组成的糖基转移酶分子。FUT2 基因产物 L-岩藻糖转移酶主要作用于 I 型糖链,因此 FUT2 基因是否正常表达决定了个体分泌液中是否存在 H 抗原。一般将 FUT2 基因正常表达,分泌液中能检出 H 抗原物质的个体称为分泌型(secretor),约占人群的 80%;将 FUT2 基因不能正常表达,分泌液中不存在 H 抗原的个体称为非分泌型(non-secretor),约占人群的 20%。FUT2 基因也称为 SE 基因,当 FUT2 基因发生变异不能正常表达时,即非分泌型个体的 FUT2 基因,一般写为 se 等位基因。非分泌型个体的 FUT2 基因变异与 h 基因一样,多数为碱基突变、

缺失等,造成氨基酸替换而不能正常表达糖基转移酶活性蛋白。表 6-2 列出几种 *se* 等位基因的碱基变异,以及这些碱基变异造成的氨基酸替换。

如 *FUT1* 基因一样,不是所有的 *FUT2* 基因的变异均造成分泌液中缺乏 H 抗原,有些变异的 *FUT2* 基因(*se* 等位基因)能表达弱的糖基转移酶活性,分泌液中能检测到较弱的 H 抗原活性,这些个体称为弱分泌型个体(partial secretor),等位基因常写作 *se^w*,如表 6-2 中列出的 SE 385A>T 等位基因,这种 *se^w* 等位基因在东亚地区人群中常见。

表 6-2 *FUT2* 基因变异(*se* 等位基因)

序号	碱基变异(外显子)	氨基酸改变(X 示终止密码)
1	171A>G;216C>T;428G>A;739G>A;960A>G;1009A>G;1011T>C	A57A;Y72Y;W143X;G247S;T320T
2	171A>G;216C>T;428G>A;739G>A;960A>G	W143X;G247S
3	171A>G;216C>T;428G>A;572G>A;739G>A;960A>G;1009A>G;1011T>C	A57A;Y72Y;W143X;R191Q;G247S;T320T
4	849G>A	W283X
5	186G>A;428G>A	G62G;W143X
6	385A>T(弱分泌型)	I129P
7	缺失第 2 外显子	阅读框错位
8	688-690 缺失 GTC	V230 缺失

四、H-缺乏型

如前所述,红细胞和分泌液中的 H 抗原分别由 *FUT1* 基因和 *FUT2* 基因控制,当 *FUT1* 基因出现变异(*h* 基因),不能正常编码 L-岩藻糖基转移酶时,红细胞不能表达 H 抗原,因此当某个体为 h/h 纯合子,即两条染色体上的 *FUT1* 基因均发生变异时,该个体红细胞即表现为缺乏 H 抗原,称为 H-缺乏型(H-deficient);当 *FUT2* 基因变异(*se* 基因),不能正常编码 L-岩藻糖转移酶时,分泌液中不存在 H 抗原,因此当某个体为 se/se 纯合子时,该个体即表现为分泌液中不存在 H 抗原,为非分泌型。所以 H-缺乏型分为 H-缺乏分泌型(H-deficient secretor)和 H-缺乏非分泌型(H-deficient non-secretor)。H-缺乏分泌型个体常表现为个体红细胞缺乏 H 抗原,但分泌液中存在 H 抗原;H-缺乏非分泌型则通常表现为个体红细胞和分泌液中均不存在 H 抗原,其基因型常为 h/h、se/se 纯合子。

由于有些 *h* 等位基因能表达弱岩藻糖基转移酶活性,因此也不是所有 h/h 纯合子个体均表现为红细胞 H 抗原完全缺乏。当变异的 *FUT1* 基因能表达弱糖基转移酶活性时,个体可能表现为红细胞 H 部分缺乏(partially H-deficient)。另外,血浆中的 H 活性脂多糖亦可能吸附到红细胞膜上,也可能使 H-缺乏型个体红细胞能不同程度地检出 H 抗原活性物质。

H-缺乏型首先发现于印度孟买(Bombay),而实际上这种稀有血型在印度的频率也要高于其他地区,因此人们习惯将 H-缺乏型个体,结合个体是否为非分泌型或分泌型,称为孟买型(Bombay)或类孟买型(para-Bombay)。红细胞 H 抗原活性的有、无及强、弱形成的分子机制比较复杂,不同个体可能存在不同的情形,采用的检测技术不同,检测的结果亦有可能存在差异。如被认为红细胞上不存在 A、B、H 抗原的孟买型个体,利用吸收放散技术依然可以放散出抗-A、抗-B 或抗-H 抗体,因此现在多直接使用 H 抗原的检测结果分类表示特定的稀有血型。但不管如何分类,临床实验室应主要考虑个体血清中抗-H 抗体的检查结果,以及输血前的交叉配血试验的结果,保证输血安全。由于 ABO 血型系统的 A、B 抗原的生物化学合成的前体物质是 H 抗原物质,A 抗原和 B 抗原的正常表达与 H 抗原的正常表达密切相关,因此有关 H-缺乏型红细胞 H 抗原的血清学反应特性等将在"第二节 ABO 血型系统"中重点介绍。

第二节 ABO血型系统

一、历史

ABO血型系统是人类发现的第一个血型系统，也是临床最重要的血型系统，ISBT编号001，系统符号ABO。1900年，奥地利维也纳大学Landsteiner和其同事一起在进行血清和红细胞交叉试验时，发现人血清具有凝集红细胞的特性，由此提出血清和红细胞具有同种凝集现象，并指出个体红细胞上具有一种特异性的抗原，血清中存在特定的凝集素，但不针对自身红细胞拥有的抗原。因此，他们将人的红细胞分成A、B、O三种，凡红细胞上有A抗原者为A型，有B抗原者为B型，A及B抗原都没有者为O型。1902年，Landsteiner的学生Decastello和Sturli发现了第四种血型，即AB型，其红细胞上同时存在A和B两种抗原，血清中不存在凝集素（表6-3）。50多年之后，Kabat等人先后揭示ABO血型的多糖抗原性质，以及抗原物质的化学组成、结构。至1986年编码MN抗原的基因被克隆之后，大部分血型系统的基因结构和序列在之后的几年均被阐明，ABO血型糖基转移酶的基因于1990年成功克隆。

表6-3 ABO血型分类

红细胞上抗原	血清中抗体	血型
A	抗-B	A
B	抗-A	B
—	抗-A、抗-B	O
A、B	—	AB

ABO血型系统的发现，一举奠定了真正意义上的临床输血的基础，也奠定了常规血型鉴定技术的基础，正是由于ABO血型的发现，人类从此开始了不断探索红细胞血型的漫长过程。由于ABO血型系统抗原具有极强的免疫原性，及其具有独特的血清抗体性质、抗原分布特点等，ABO血型系统在临床输血和器官移植中，具有极为重要的意义。

二、抗原和抗体

1. 血清学特性和抗原分布 ABO血型系统主要包括4种表型：A、B、O和AB型（表6-3），当然还有其他A亚型、B亚型和AB亚型等。ABO血型系统具有两个显著的特性：

(1) 红细胞上缺少某抗原，血清中存在高效价的针对该抗原的天然抗体。如A型个体血清中存在抗-B抗体，B型个体血清中有抗-A抗体，O型个体血清中同时存在抗-A和抗-B抗体，AB型个体血清中则既不存在抗-A抗体，也不存在抗-B抗体。

(2) 与H抗原一样，ABO抗原不仅存在于红细胞表面，且广泛分布于其他血细胞、皮肤上皮细胞、血管内皮细胞等细胞上，以及分布于各种体液中，如唾液、尿液、眼泪、乳液、消化液、羊水等。

2. 抗原种类、发育和频率

(1) 抗原种类：ABO血型系统包括4种抗原：A抗原(ABO1)、B抗原(ABO2)、AB抗原(ABO3)和A_1抗原(ABO4)。A抗原和B抗原较容易理解，那什么是AB抗原和A_1抗原呢？ISBT规定，血型抗原的发现、鉴定和检测必须有相应的单一的抗体，抗-AB和抗-A_1即是特异性结合AB抗原和A_1抗原的抗体（见下文ABO血型系统抗体）。人们发现，O型人的血清经用A型人红细胞吸收之后，A细胞放散出来的抗体能够凝集B细胞；同样，O型人血清用B细胞吸收之后，B细胞放散出来的抗体能凝集A细胞，证实O型人血清中存在抗-AB抗体，该抗体结合的A细胞或B细胞上的抗原为A、B抗原。可以将AB抗原理解为A抗原和B抗原的交叉抗原，是A与B共同的决定簇。A_1抗原是由于A_2亚型的发现而确认的，一般认为A型人红细胞上既存在A抗原，也存在A_1抗原，而A_2型人红细胞上只有A抗原，所以通常讲的A型更确切地说多为A_1型，也即A_1型红细胞同时存在A_1抗原和A抗原，因此也就不难理解A_1和A抗原了。

(2) 抗原发育：ABO血型系统的抗原和Hh血型系统的H抗原，最早在胎儿第6周时就能检测到，但其强度在怀孕期间似乎并不增加，新生儿红细胞的A、B和H抗原反应性没有成人红细胞强，一般在18个月后才能充分表现抗原性，新生儿红细胞的抗原分子数约为成人的25%~50%。此外，A、B和H抗原可因个体基因变异或疾病等因素的影响而发生改变。

（3）抗原频率：ABO血型系统四种主要表型在不同种族间，或在同一民族不同居住地区均存在较大的频率差异。欧洲人A抗原频率比较高，并向亚洲方向逐渐降低，欧洲人中A_2频率远高于亚洲人；亚洲人群B抗原频率较高，而欧洲大部分地区B抗原频率较低；在欧洲北部、西南非洲地区，以及在南美洲和中美洲的印第安人中，O基因频率相比其他地区或人群比较高。ABO血型在中国的分布特点，从北向南B抗原频率逐渐下降，而O基因频率升高；在云贵川和长江中下游地区A基因频率升高，而两广、福建和台湾地区O基因频率较其他地区高。

为调查不同人群中ABO血型的表型频率，在世界范围内积累了大量的资料，但在使用这些调查资料时，应从两方面评价其可靠性，一是调查对象是否为同一种族的随机人群，不应包括亲属个体；二是资料是否与Hardy-Weibery平衡吻合。另外，必须注意的是，由于世界各地经济的不断发展，人口流动性越来越大，ABO表型频率也在发生改变，这一点在我国近些年表现得更加突出，随着人口在南北不断迁移变化，必然会使以往许多关于频率调查的资料失去准确性。

3. ABO血型抗原的生化合成　ABO血型抗原属于多糖抗原，其血清学特异性取决于特异性糖链末端三个单糖的结构。ABO血型基因不直接编码A、B抗原，而是编码特异性的糖基转移酶(glycosyltransferase)，这些酶控制着ABO血型抗原的合成，A基因编码的是α-1,3-N-乙酰-D-半乳糖转移酶，B基因编码的是α-1,3-D-半乳糖转移酶，分别催化产生A抗原和B抗原。

特异性的A、B糖基转移酶作用的前体物质为H物质，H物质是由Hh血型系统的基因控制合成的，Hh血型系统的FUT1和FUT2基因与ABO血型系统的基因是独立遗传的，两者并无连锁关系。因此，当FUT1和FUT2基因不能正常表达并合成H物质时，则不能形成ABO血型抗原，因此ABO血型系统的A、B抗原的生化合成受控于H抗原的正常合成。本章前文提到H抗原生物化学合成的前体物质有Ⅰ型二糖链和Ⅱ型二糖链，前者主要存在于分泌液中，后者主要存在于红细胞上，分别由FUT2基因和FUT1基因的产物L-岩藻糖基转移酶催化产生分泌液中的H抗原和红细胞上的H抗原。因此A抗原和B抗原生化合成的前体物质即有两类：Ⅰ型H物质和Ⅱ型H物质，在特异性的A、B糖基转移酶作用下，H物质进一步糖基化后，分别产生分泌液中和红细胞上的A、B抗原。

A基因编码产生的α-1,3-N-乙酰-D-半乳糖转移酶，使单糖N-乙酰-D-半乳糖通过糖基化与前体H物质以α-1,3-糖苷键相连，产生A抗原活性；B基因编码产生的α-1,3-D-半乳糖转移酶，使单糖D-半乳糖通过糖基化与前体H物质以α-1,3-糖苷键相连，产生B抗原活性。分别见示意图6-3。

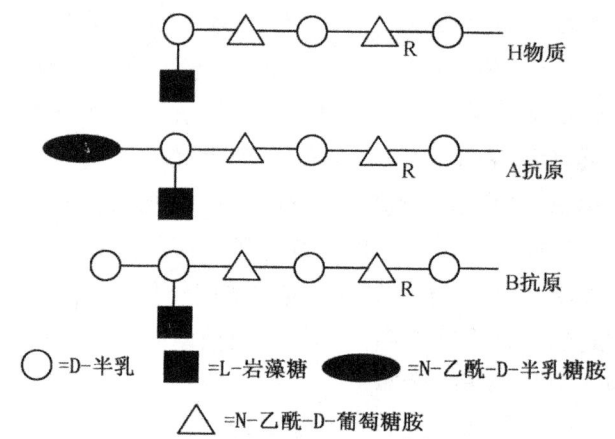

图6-3　ABO血型抗原的糖基结构

A基因产生的糖基转移酶浓度要高于B基因，A基因编码产生的α-1,3-N-乙酰-D-半乳糖转移酶使红细胞上的几乎所有的H抗原均转化为A抗原，A型成人红细胞上存在的A抗原分子可多达80万~100万个，而B型成人红细胞上的B抗原分子约60万~80万个。AB型个体的A基因与B基因同时存在时，则B糖基转移酶对H物质的竞争效率较强，A糖基转移酶竞争效率较弱。所以，在AB型成人红细胞上A抗原的平均数目大约只有60万个，而B抗原的平均数目为70万个。O基因为无效ABO等位基因，不能编码产生糖基转移酶，所以不会使前体H物质进一步糖基化，因此O型人只存在高浓度的H抗原。

第六章 红细胞血型

4. ABO血型抗原分泌型和非分泌型 前面介绍过，ABO血型抗原的化学合成的前体物质是H物质，因此ABO血型抗原与H抗原一样，除存在于红细胞外，也存在于多种分泌液中，但不是所有人分泌液中都存在A、B抗原，只有分泌型（secretor）个体的分泌液中能检出A抗原或者B抗原，而非分泌型（non-secretor）个体的分泌液中不存在A抗原或者B抗原。分泌型受控于 *FUT2* 基因，*FUT2* 基因产物催化产生分泌液中的H物质（详见本章第一节）。

5. ABO血型系统抗体 ABO血型系统抗体多为天然抗体，免疫性抗体多见于孕妇血清中。前面提到的ABO血型系统的2个独特性质之一，即红细胞膜上缺乏某种抗原，血清中存在高效价的针对该抗原的同种抗体，因此ABO血型系统的抗体广泛存在于A、B、O型人的血清中，这些抗体属于天然抗体，既有IgM性质的抗体，也有IgG性质的抗体。通常人出生前尚未产生抗体，出生后几个月开始形成自己的抗体，5~6岁时，抗体效价逐步达到成人水平，因此一般认为血清中的天然抗-A、抗-B抗体可能是在婴儿时期受环境A、B抗原类似物刺激产生的。有报道老年时抗-A、抗-B抗体水平较年轻人低，但也有人认为没有改变。ABO天然抗体也广泛存在于各种体液中，如唾液、乳汁、泪液、腹水等，但这些抗体多为IgA性质抗体。表6-4列出ABO血型系统天然抗体的主要来源。ABO血型系统的免疫性抗体主要来源于胎母同种免疫反应，或临床输血发生同种免疫反应的患者，一般为IgG性质的抗体。ABO血型系统的抗体主要有抗-A、抗-B、抗-A_1和抗-AB抗体。

表6-4 ABO血型天然抗体的主要来源

抗体	血清中			其他来源
	血型	频率	性质	
抗-B	A	全部	常属IgM,效价8~512	初乳、唾液、泪液（IgA）
抗-AB	O、H-缺乏型	全部	常属IgG	腹水
抗-A	B	全部	常属IgM,效价32~2048	抗-A在蜗牛、鱼卵中也可发现
抗-A_1	A_2B	22%~35%	少数报告引起输血反应	用A_2红细胞吸收过的B型人血清、植物凝集素
	A_2	1%~2%		
抗-H	H-缺乏型	全部	被H物质抑制	植物凝集素

(1) 抗-A和抗-B：抗-A和抗-B抗体是最早发现的血型凝集素，也是最常见的血型抗体，广泛存在于A、B、O型人血清中，一般情况下，O型人血清中多为IgG性质抗体，A型或B型人血清中则多为IgM性质的抗-B或抗-A抗体。抗-A和抗-B抗体在临床输血中具有重要意义，ABO血型不相容输血时，几乎总是导致溶血性输血反应。O型妇女妊娠其他血型胎儿时，抗-A和抗-B抗体能引起新生儿溶血病，但由于新生儿A、B抗原较弱，加上血浆中多存在A、B血型物质可中和相应的抗-A和抗-B抗体，所以ABO新生儿溶血病一般并不严重。用于血型血清学实验室进行ABO血型常规鉴定的抗-A和抗-B抗体通常为高效价的人工制备的单克隆抗体。

(2) 抗-A_1：抗-A_1抗体可见于B型、O型人血清中，以及1%~2%的A_2型和超过20%的A_2B型个体的血清中，O型人血清分离的抗-A_1抗体一般为IgG性质的抗体，其他抗-A_1多为IgM性质抗体。抗-A_1抗体能与A_1细胞发生凝集反应，但不与A_2细胞反应，因此用A_2细胞吸收B型人血清，即可获得抗-A_1抗体。但实验室常用的血型试剂抗-A_1多为植物凝集素，广泛应用的是双花扁豆（dolichos biflorus）凝集素（lectin）。在适当浓度下，这种凝集素只凝集A_1细胞，不凝集A_2细胞。由于抗-A_1多为IgM抗体，所以临床抗-A_1引起输血反应的报告少。

(3) 抗-AB：抗-AB抗体主要存在于O型人血清中，多数为IgG性质抗体，但也有IgA和IgM性质的抗体。它能凝集A型红细胞，也能凝集B型红细胞，针对的是AB抗原，即A抗原和B抗原的共同决定簇。抗-AB抗体是单一性质的抗体，不是抗-

A 抗体和抗-B 抗体的混合物。一个简单的实验可以证明，将抗-A 和抗-B 单克隆抗体混合，它们经 A 细胞或 B 细胞吸收之后，A 细胞或 B 细胞放散出来的抗体不能与 B 细胞或 A 细胞发生凝集反应；但是经 A 细胞或 B 细胞放散出来的抗-AB 抗体可凝集 B 细胞或 A 细胞。

三、ABO 基因

ABO 血型系统基因 ISBT 符号为 *ABO*，位于人第 9 号染色体长臂（9q34.1～34.2），*ABO* 基因由 Yamamoto 等在 White 等和 Clausen 等人的工作基础上于 1990 年先后克隆成功。*ABO* 基因全长约 18kb，含 7 个外显子，编码区长 1062bp，其中第 6 和第 7 外显子占全部编码区序列的 70% 以上（图 6-4）。*ABO* 基因产物为由 354 个氨基酸组成的糖基转移酶，*A* 基因编码的是 α-1,3-N-乙酰-D-半乳糖转移酶，*B* 基因编码的是 α-1,3-D-半乳糖转移酶，分别催化产生 A 抗原和 B 抗原，*O* 基因为非功能性基因（nonfunctional allele），不编码产生糖基转移酶活性。所以 *A* 基因和 *B* 基因为显性基因，*O* 基因为隐性基因（表 6-5）。

表 6-5 一般 ABO 血型表型和基因型

ABO 表型	血型抗原	基因型	等位基因
A	A	A/A、A/O	A、O
B	B	B/B、B/O	B、O
O	无	O/O	O
AB	A、B	A/B	A、B

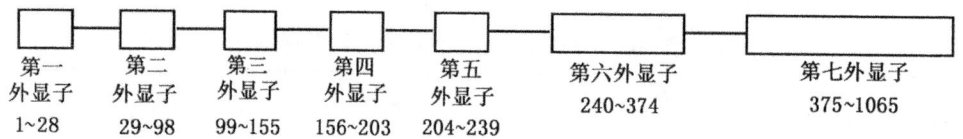

图 6-4 ABO 血型系统基因结构

方框表示外显子，数字为编码区碱基顺序和长度

现发现 *ABO* 基因至少有 160 多个等位基因，常见有 A_1、A_2、B、O_1 和 O_2 等位基因，其他等位基因多产生 ABO 亚型或变异型，或是非功能性的等位基因。表 6-6 列出目前已知的一些 *ABO* 等位基因。一般说明 ABO 血型系统基因或描述 *ABO* 基因序列时，常用 A_1 基因（A101）作为参考序列，其他等位基因与之相比，形成各种碱基变异。一般 A_1 型的等位基因写作 A101、A102、A103 等；A_2 型的等位基因写作 A201、A202 等；其他 A 亚型，如 A_x 的等位基因写作 A_x01、A_x02 等，依次类推。B 型基因写为 B101、B102、B103 等；B 亚型等位基因，如 B_{el} 的等位基因写为 B_{el}101、B_{el}102 等；cis-AB 的等位基因写为 AB01cs、AB02cs 等；B(A) 型等位基因写为 B(A)01、B(A)02 等。由于 *O* 基因为非功能性等位基因，因此 *O* 等位基因按编号写为 O01、O02 等，目前至少发现有 60 多种 *O* 等位基因。图 6-5 显示常见 *ABO* 等位基因 A101、A201、B101、O01（有文献称为 O^I 或 O101 等位基因）和 O02（有文献称为 O^{IV}）等位基因在第 6、第 7 外显子上的主要碱基差异。

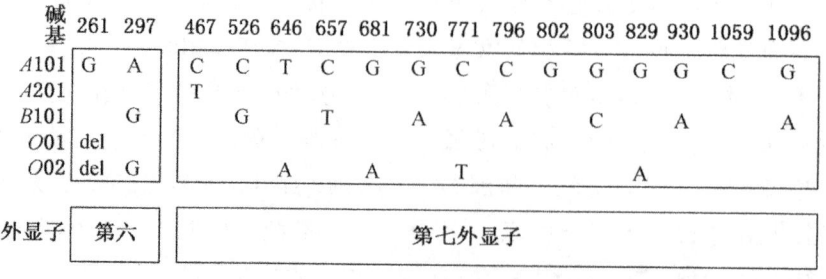

图 6-5 常见 *ABO* 等位基因主要碱基差异示意图

del 表示碱基缺失（deletion）

第六章　红细胞血型

表 6-6　ABO 等位基因和变异

碱基位置	261	297	318	350	407	425	467	502	526	539	542	548	564	579	595	640	641	646	657	669	681	700	703	721	767	771	796	802	803	804	829	838	860	871	873	893	927	930	952	965	1009	1054	1061	1096
A101	G	A	C	G	T	C	C	C	C	G	A	C	T	C	A	T	C	G	G	C	G	C	T	C	G	G	G	G	C	C	C	G	G	C	C	G	C	G	C	G	A	A	C	G
A102							T																																					
A103												T																																
A104				G			T																																					
A105				G			T																																					
A106							T																																					
A201										G																															del			
A202																																										T		
A203																																										T		
A204				G			T																																	G				
A205										T																					A			A										
A301																		T					A								A										del			
A302																				A					T						A	T												
Ax01																		A		A					T																			
Ax02																		A		A					T						A													
Ax03				G														A		A					T						A													
Ax04																		A		A			A		T						A		T											
Ax05																																												
Ax11						T	T																	T																				
Aw01							T																																		del			
Aw02							T																																			del		
Aw03			C				T																																				del	
Aw04																								T																				del

续表

碱基位置	261	297	318	350	407	425	467	502	526	539	542	548	564	579	595	640	641	646	657	669	681	700	703	721	767	771	796	802	803	804	829	838	860	871	873	893	927	930	952	965	1009	1054	1061	1096
Aw05																																								G				
Ael01							T													A										insG														
Ael02																		A																										
Ael03							T																							delG														
Ael04																																												
Ael05																																												
A101	G	A	C	G	C	C	C	C	G	G	A	C	T	C	A	T	T	C	C	G	C	G	C	G	T	C	C	G	G	G	G	C	C	G	C	C	C	G	G	A	C	C	G	G
AB01cs							T																						C															
AB02cs										G													A						C															
AB03cs										G							A						T				A		C															
AB04cs							T			G																												A						
B(A)01																											A		C									A						A
B(A)02										G									T				G				A		C									A						A
B(A)03										G									T				A				A		C									A						A
B(A)04										G				G					T				A				A		C									A						A

续表

碱基位置	261	297	318	350	407	425	467	502	528	539	542	548	564	577	595	640	641	646	657	669	681	700	703	721	767	771	796	802	803	804	829	838	860	871	873	893	927	930	952	965	1009	1054	1061	1096
B(A)05		G														C				T			A				A		C									A						A
B(A)06		G																																				A						A
B101		G							G											T			A				A		C									A						
B101vr		G							G											T			A				A		C									A						
B102		G							G											T			A				A		C									A						
B103		G							G											T			A				A		C									A						
B301		G							G											T			A				A		C									A						
B302		G							G									A		T			A				A		C									A						
B303		G							G											T			A				A		C									A						
B304		G							G											T	T		A				A		C									A						
B305		G					C		G											T			A				A		C									A						
Bel01		G							G							G				T			A				A		C									A						
Bel02										T	G									T	T		A		T		A		C									A				T		
Bel03		G							G									A		T	T						A		C		A							A						
Bel04		G						T	G											T			A				A		C									A						
Bel05		G							G											T			A				A		C									A	A					
Bw02		G							G											T			A				A		C							G		A						
Bw03		G							G											T			A				A		C									A						
Bw04		G							G			G								T			A				A		C									A						
Bw05		G							G	A										T			A				A		C									A						

续表

碱基位置	261	297	318	350	407	425	467	502	526	539	542	548	564	579	595	640	641	646	657	669	681	700	703	721	767	771	796	802	803	804	829	838	860	871	873	893	927	930	939	952	965	1009	1054	1061	1096
A101	G	A	C	G	C	T	C	C	C	G	A	C	T	C	A	T	T	C	G	G	T	C	G	A	T	C	C	G	G	G	G	C	C	C	G	C	C	G	G	A	C	A	C	C	G
Bx01	G						G										T					A				A			C				A												
O01	del																																												
O02	del		G											C		A	A		A			A			T		A			A		A		A				A							
O03	del		G									A																																	
O04	del																										A																		
O05	del	G																																											
O06	del																A		A			A			T					A		A		A											
O07	del	G															A		A			A			T					A		A		A											
O08																														insG															
O09	del	T					T																				T																		
O10	del																																												
O11	del	G															A		A			A			T					A		A		A											
O12	del	G													T		A		A			A			T					A		A		A			T								
O13	del	G					T										A		A			A			T					A		A		A					A						
O14																																												delC	
O15																																													
O16	del	G															A		A			A			T					A		A		A											
O17	del	G															A		A			A			T					A		A		A											
O18	del	G															A		A			A			T					A		A		A											
O19		G															A		A			A			T					A		A		A											
O20		G															A		A			A			T					A		A		A											

1. del 表示缺失 (deletion);
2. ins 表示插入 (insertion);
3. A101 为参考序列;
4. 列表显示区域为 ABO 基因编码区第 6 和第 7 外显子。

第六章 红细胞血型

人类精子和卵子为单倍染色体,每条染色体上各携带1个 ABO 基因,即 A、B 或 O 基因,因此个体的 ABO 血型基因一般1个来自父亲,1个来自母亲,形成6种基因型:A/A、A/O、B/B、B/O、O/O、A/B,表现出4种表型:A、B、O 和 AB 型。表型为 A 的个体基因型可能是 AA 或 AO;表型为 B 的个体基因型可能是 BB 或 BO;表型为 AB 的个体基因型为 AB;表型为 O 的个体基因型是 OO(表 6-5)。

四、ABO 亚型和变异型

ABO 亚型和变异型一般是由于 ABO 基因变异形成的,A 基因变异形成 A 亚型、B 基因变异形成 B 亚型。O 基因不表达糖基转移酶活性,所以 O 基因变异只是形成新的 O 等位基因(见表 6-6,ABO 等位基因和变异)。ABO 亚型在不同民族中的频率相差较大,中国人约 0.5%,主要是 A_2 亚型。A_2 以外其他 A 亚型相比要少得多,约占总体人群的万分之一左右;B 亚型一般比 A 亚型要少,但如不计 A_2,则要多于 A 亚型。目前中国人中发现的 A 亚型主要有 A_2、A_x、A_{el}、A_m 和 A_3 等;B 亚型主要有 B_x、B_3、B_{el}、B_m、B_{end} 和 B_2 等;AB 亚型主要有 A_xB、$A_{el}B$、A_2B、A_3B、AB_x、AB_3、AB_{el}、AB_m、AB_{end}、A_yB、A_mB 和 A_3B 等,以及 Cis-AB 和 B(A)型、H-缺乏型等。观察到的亚型或变异型的等位基因有 $B(A)02$、$B(A)04$、$B(A)05$、$A205$、$A201$ 等。最常见的 A_2 亚型与 A_1 型红细胞抗原分子数差别见表 6-7,A_2 亚型与其他一些 ABO 亚型的主要血型血清学性质见表 6-8。

表 6-7 A_1 和 A_2 红细胞抗原分子数差别

内容	A_1 型红细胞	A_2 型红细胞
抗原位点数目(成人)	1 000 000	250 000
抗原位点数目(脐血)	310 000	140 000
糖基转移酶	在 pH6 时活性较强	在 pH7 时活性较弱

表 6-8 红细胞 ABO 亚型的血清学特征

红细胞表型	红细胞与已知抗血清反应					血清与试剂红细胞反应				分泌型唾液中
	抗-A	抗-B	抗-AB	抗-H	抗-A_1	A_1	A_2	B	O	
A_1	++++	0	++++	+	++++	0	0	++++	0	A&H
A_{int}	++++	0	++++	+++	++	0	0	++++	0	A&H
A_2	++++	0	++++	++	0	+	0	++++	0	A&H
A_3	++mf	0	++mf	+++	0	+	0	++++	0	A&H
A_m	0/w+	0	0/w+	++++	0	0	0	++++	0	A&H
A_x	0/w+	0	+/++	++++	0	++	0/+	++++	0	H
A_{el}	0	0	0	++++	0	++	0	++++	0	H
B	0	++++	++++	+		++++	++++	0	0	B&H
B_3	0	+mf	++mf	++++		++++	++++	0	0	B&H
B_m	0	0	0/w+	++++		++++	++++	0	0	B&H
B_x	0	0/w+	0/++	++++		++++	++++	0	0	H
O	0	0	0	++++	0	++++	++++	++++	0	H
O_h	0	0	0	0	0	++++	++++	++++	++++	0

+至++++表示凝集强度顺增;w+表示弱凝集;mf 表示混合外观凝集;0 表示无凝集。

1. A_2　一般认为，A_1型人红细胞上有 A 抗原和 A_1 抗原，A_2 型人红细胞上只有 A 抗原。A_1 和 A_2 型红细胞均与抗-A 发生凝集，二者之间的血清学区别是以抗-A_1 试验结果为基础的。在标准试验情况下，A_1 红细胞与抗-A_1 血清反应，A_2 红细胞与抗-A_1 血清不反应。中国人群 A_2 亚型频率约 0.5%（包括 A_2B）。临床实验室针对 A_2 亚型必须注意以下几个要点：

(1) 若 A_1 基因与 A_2 基因共同遗传时，A_2 基因被 A_1 基因隐蔽，个体表型为 A_1 型；当 A_2 基因与 B 或 O 基因遗传时，个体表型则为 A_2B 或 A_2 型。

(2) 据估计 A_2 型人血清中有抗-A_1 的频率为 1‰～2‰，A_2B 型人血清中有抗-A_1 的频率为 20% 以上。在常规输血中，除非 A_2 或 A_2B 型人的血清含有抗-A_1，否则供血者的 A_1 或 A_2 不需加以区别。一般只有抗-A_1 在 37℃ 有反应时，才具有临床意义，但 IgM 抗-A_1 能造成常见的 ABO 正反定型不符，亦可引起盐水交叉配血试验不合。

(3) A_2 亚型的基本特征是红细胞上的 A 抗原量较少，H 抗原的活性相对增加。A_2 亚型用高效价的抗-A 试剂常可能鉴定为一般的 A 型，所以 A_2 在人群中的频率，各类报道可能存在误差。

2. A_3 和 B_3　A_3 型红细胞最大特点是与抗-A 或大多数抗-AB 反应较弱，产生混合外观凝集。正定型时若观察不仔细有可能误判为阴性。大部分 A_3 型人血清中不存在抗-A_1 抗体，偶见 A_3 型人血清有抗-A_1。分泌型人唾液中有 A 型物质，A_3 型红细胞表面有较强的 H 抗原，使其血清中 H 转移酶水平大大低于 A_1 或 A_2 人血清。

B_3 型红细胞的血清学反应与 A_3 相似，即与相应抗体发生反应后呈现混合外观凝集。大部分 B_3 型人血清中无抗-B，分泌型个体唾液中有正常 B 抗原物质。

A_3、B_3 型出现的频率都很低，且若观察不仔细，容易误定为 O 型。白血病引起的血型抗原减弱，可表现出与 A_3、B_3 型类似的血清学反应结果。

3. A_x 和 B_x　A_x 型是由 Fisher 等人在 1935 年报道，A_x 型红细胞对抗-A 显示弱凝集，与抗-AB 的凝集反应强，A_x 型红细胞能吸收抗-A，放散抗-A 的能力比 A_1 红细胞强，A_x 型个体血清中存在抗-A_1，分泌型唾液中含有正常的 H 物质，血清中检测不到 A 型转移酶，与抗-H 的凝集同 A_m 型，显示出类 O 型的强凝集。

B_x 型与 A_x 型相类似。B_x 型红细胞与抗-B 显示弱凝集，但与抗-AB 的凝集反应增强。血清中存在弱抗-B，分泌型唾液中含有 H 物质，血清中检测不到 B 型转移酶，与抗-H 的凝集同 B_m 型，显示出类似 O 型的强凝集。

4. A_m、A_Y 和 B_m　A_m 多同时指 A_m 型和 A_Y 型，二者在血清学试验中显示基本相同的反应现象，但遗传学上存在差异，A_m 为特定稀有的 ABO 等位基因遗传，A_Y 是由于生殖细胞中 ABO 基因变异所致。A_m 型和 A_Y 型红细胞正定型时，与抗-A、抗-B、抗-AB 不凝集，但其血清反定型时出现正反定型不一致，只有抗-B，缺少抗-A。分泌型唾液中含有 A、H 血型物质，A_m 型血清中一般不含有抗-A_1。A_m 型血清中存在 N-乙酰-D-半乳糖转移酶，但 A_Y 型不能证明血清中存在 N-乙酰-D-半乳糖转移酶。B_m 型和 A_m 型相似，是由特定的等位基因产生，B_m 个体红细胞、血清、唾液的反应与 A_m 型相同。

5. A_{el} 和 B_{el}　1964 年，Reecl 等发现 1 例需通过吸收放散才能证明红细胞上有 A 抗原存在的个体，于是用 elution（放散）中 el 来命名该稀有 ABO 亚型为 A_{el} 型。A_{el} 型和 B_{el} 型血清中大多数带有抗-A_1 或抗-A、抗-B。抗-A 或抗-AB 不凝集 A_{el} 型红细胞，抗-B 或抗-AB 不凝集 B_{el} 型红细胞，但吸收放散试验可检出相应的 A 或 B 抗原。血清中的 A、B 型转移酶尚未确认，唾液中只有 H 物质，A、B 物质没有或不能确认。A_{el} 型和 B_{el} 型都是由特定的 ABO 等位基因产生的。

6. A_{mos} 和 B_{mos}　Levine 等于 1956 年发现一种亚型是 O 细胞及 B 细胞的混合型，之后 Marsh 等将类似的血型变异体称为嵌合体（Chimera），写为 A_{mos} 或 B_{mos}。现报道的有 A_1+O、A_2+O、B+O 等 A_{mos} 或 B_{mos} 型。

一般情况下，单个精子和卵子结合形成合子细胞，并发育成一个个体，但有极少数个体，血液中或体细胞中表现出不同类型细胞的混合。Andeson 根据嵌合体细胞的起源不同，将嵌合体分为同源嵌合体和异源嵌合体。同源嵌合体，又称马赛克（mosaic），是由单独的合子细胞发育而成。异源嵌合体又称开米拉（chimera），是由 2 个或多个遗传上不同的合子细胞合并发育而成,具有在遗传上不同类型细胞的混合,开米拉又分为人工(或暂时性)开米拉和先天性(或永久性)开米拉,人工开米拉是由骨髓移植、胎肝移植、干细胞移植、宫内输血等造成。嵌合体不仅在ABO血型,在其他血型中也可看到,如在Kidd、P和Duffy系统中均存在嵌合体现象。

7. A_w和B_w A_w和B_w属于一类特别的A亚型或B亚型,这类亚型不能划分为任何其他A亚型或B亚型。不论是A_w还是B_w,都存在许多等位基因,目前报道的A_w等位基因有13种,B_w等位基因有18种(表6-6)。

8. Cis-AB 一般AB型个体的一条染色体携带A基因,另一条染色体携带B基因,称为反式AB型(Trans-AB)。但是,自1929年起至今已有许多报道,A与B基因可在同侧染色体上遗传,这种遗传下来的AB型被称之为顺式AB型(Cis-AB型)。出现这种现象是因为在ABO基因座内部发生不等交换(unequal crossing-over)所致,一侧染色体上的A基因与另侧染色体上的B基因,组成新的顺式AB基因,带有正常的遗传信息,部分为A基因,部分为B基因。另一种情况是由于A、B基因变异导致能同时编码A、B糖基转移酶活性产物,从而同时形成A、B抗原活性。这种等位基因目前已发现有ABO1cs~ABO4cs 4种。在具有AB/O基因型的人,其红细胞上的A及B抗原,比A/B基因型人红细胞所带的A及B抗原弱,可能是因为顺式AB基因编码的A、B糖基转移酶活性减弱,致A、B抗原形成的量比较少。

使用血清学方法较难将Cis-AB型和Trans-AB型区分,需进行家系调查。多数顺式AB人血清含有弱抗-B,能与所有普通B型人红细胞反应,但不与顺式AB人红细胞反应。目前已发现的顺式AB型主要有A_1B、A_1B_2、A_1B_3、A_2B、A_2B_3、A_2B_x及A_xB。

9. 红细胞H-缺乏 在Hh血型系统中已经介绍红细胞H-缺乏型(H-deficient)个体常为h/h基因型,由于H抗原是A、B抗原生化合成的前体物质,因此阐述H-缺乏型需介绍红细胞A、B、H抗原和血清抗-A、抗-B、抗-H特性等。常见报道的H-缺乏型有2种情形,一种是红细胞上H抗原完全缺乏,一种表现为红细胞H抗原部分缺乏。

(1)红细胞H完全缺乏:也即通常讲的孟买型(Bombay phenotype),这种表型的个体都为非分泌型,孟买型一般用O_h表示。其红细胞不与抗-A、抗-B和抗-H反应,但如果采用吸收放散技术,有些个体红细胞依然能放散出抗-A、抗-B和抗-H抗体。分泌液中不含A、B、H抗原,血清中含抗-A、抗-B和抗-H。由于这种表型的个体不能合成H抗原,所以个体即使存在正常的A基因或B基因,表达相应的A、B转移酶,也无法产生A、B抗原活性。根据个体拥有A基因、B基因或O基因,或根据个体红细胞或血清中是否存在A、B糖基转移酶,孟买型包括O_h、O_h^A、O_h^B和O_h^{AB}型,O、A、B、AB分别表示存在相应的糖基转移酶或等位基因。

孟买型为稀有血型,目前我国报道极少,国外主要发现于印度和非洲,以印度孟买人为主,约万分之一。

(2)红细胞H部分缺乏:这种表型个体红细胞存在弱的A、B、H抗原,能与高效价的抗-A、抗-B或抗-H呈弱反应,但常规检测一般表现为阴性或弱阳性凝集,它们可以是分泌型个体,也可能是非分泌型个体,以往相应称为副孟买型或类孟买型(para-Bombay phenotype)。这种表型个体血清中常含有抗-A、抗-B、抗-H或抗-HI抗体,抗HI抗体是一类低温反应抗体,由于其不能被分泌液中H物质抑制,故称为抗-HI。个体若为分泌型,则分泌液中含有A、B、H物质,非分泌型个体则分泌液中不存在A、B、H物质。根据个体分泌液中A、B、H物质,红细胞或血清A、B、H糖基转移酶活性,或携带的ABO等位基因情况,可分为A_h、B_h、O_h、AB_h。它们的ABO血清学表型和基因检测均符合ABO血型一般规律,但有A_h、B_h血清中存在弱的抗-A_1或抗-B抗体,A_h个体血清中的抗-A_1其血清学表现类似于其他A亚型个体。

类孟买型远比孟买型在世界各地人群中的频率要高得多,在我国类似报道也不少,香港约1/15 000,福建地区和台湾地区报告的频率则要高于其他地区,约1/8500。表6-9和表6-10分别显示红细胞H-缺乏型的血清学特性,以及一些h等位基因携带者可能的H表型(孟买型或类孟买型)。

表6-9 红细胞H-缺乏型的血清学特性

表型	红细胞			分泌液			红细胞糖基转移酶			抗体
	A	B	H	A	B	H	A	B	H	
O_h^A	−	−	−	−	−	−	+	−	−	抗-H
O_h^B	−	−	−	−	−	−	−	+	−	抗-H
O_h^O	−	−	−	−	−	−	−	−	−	抗-H
A_h	W+	−	W+	+/−	−	+/−	+	−	−	抗-HI/-H
B_h	−	W+	W+	−	+/−	+/−	−	+	−	抗-HI/-H
O_h	−	−	W+	−	−	+/−	−	−	−	抗-HI/-H

表6-10 h等位基因携带者可能的H表型

序号	等位基因(h)	表型
1	FUT1 1047C	Bombay
2	FUT1 235C	para-Bombay
3	FUT1 293T	para-Bombay
4	FUT1 328A	para-Bombay
5	FUT1 35T,269T	para-Bombay
6	FUT1 422A	Bombay
7	FUT1 442T	para-Bombay
8	FUT1 460C	para-Bombay
9	FUT1 460C,1042A	para-Bombay
10	FUT1 461G	Bombay
11	FUT1 462A	Bombay
12	FUT1 491A	para-Bombay
13	FUT1 513C	Bombay
14	FUT1 522A	para-Bombay
15	FUT1 538T 1089G	para-Bombay
16	FUT1 547delAG	para-Bombay
17	FUT1 586T	para-Bombay
18	FUT1 649T	para-Bombay
19	FUT1 658T	para-Bombay
20	FUT1 661T	Para-Bombay
21	FUT1 682G	para-Bombay
22	FUT1 689C	para-Bombay
23	FUT1 695A	Bombay
24	FUT1 721C	para-Bombay
25	FUT1 725G	Bombay
26	FUT1 776A	Bombay

续表

序号	等位基因(h)	表型
27	FUT1 785A 786A	Bombay
28	FUT1 826T	para-Bombay
29	FUT1 880delTT	para-Bombay
30	FUT1 904 insAAC	para-Bombay
31	FUT1 944T	Bombay
32	FUT1 948G	Bombay
33	FUT1 990delG	para-Bombay

10. B(A)和A(B)　B(A)型或A(B)型可能的分子机制是由于ABO基因的变异导致B基因或A基因除正常编码产生B转移酶或A转移酶活性外，还产生弱的A转移酶或B转移酶活性，从而合成弱的A抗原或B抗原。但事实上发现的B(A)型要比A(B)型多得多，目前观察到B(A)型等位基因有B(A)01～B(A)06六种，中国人中报道主要有B(A)02、B(A)04和B(A)05等位基因。

五、ABO血型鉴定

1. 常规ABO血型鉴定　详细的血清学技术介绍见"第十七章　红细胞血型血清学技术"部分，这里主要介绍ABO血型鉴定的一般原则。常规ABO定型包括正定型(forward typing)或称红细胞定型(red cell typing)，和反定型(reverse typing)或称血清定型(serum typing)，正定型是用已知特异性的抗体检测红细胞上的未知抗原，反定型是用已知血型的"试剂红细胞"检查血清中的未知抗体，常规ABO血型鉴定结果分析见表6-11。

表6-11　红细胞常规ABO定型

正定型			反定型			判读结果
抗-A	抗-B	抗-AB	A细胞	B细胞	O细胞	
−	−	−	+	+	−	O
+	−	+	−	+	−	A
−	+	+	+	−	−	B
+	+	+	−	−	−	AB

2. ABO亚型或变异型的鉴定　ABO血型抗原具有极强的免疫原性，因此临床输血要求供、受者ABO血型必须相容，目前我国报道的因常规ABO血型不合引起输血不良反应的情况已极少，亚型或变异型的临床输血问题也开始受到重视。ABO血型亚型或变异型的临床意义表现在两个方面：

(1)一些亚型或变异型个体血清中可能存在不规则抗-A或抗-B抗体，如常见的A_2亚型或A_2B亚型个体血清中可能存在抗-A_1，Cis-AB和B(A)型则可能存在较强的不规则ABO抗体。尽管ABO亚型个体的这些抗体通常很弱，且多为冷抗体，往往在37℃时活性降低或没有活性，但也有一些不规则抗-A或抗-B在37℃时具有活性，引起溶血性输血反应。

(2)红细胞存在难以检测到的弱A抗原或(和)B抗原，正定型容易误定为"O"型，临床输血不论是供者，还是受者，均存在导致溶血性输血反应的风险。

ABO亚型或变异型的鉴定必须综合分析各血清学检测的结果，主要包括以下几个方面：

(1)红细胞与抗-A、抗-A_1、抗-B及抗-AB的凝

集程度,包括强、弱和混合外观凝集;

(2)红细胞上 H 物质活性的强弱;

(3)血清中是否存在抗-A_1;

(4)分泌型个体可检测唾液中的 A、B 和 H 物质;

(5)红细胞或血清中 A、B 糖基转移酶活性。

另外,还可进行 ABO 基因检测,目前大多数 ABO 亚型都观察到相应的等位基因,这些等位基因的碱基变异多很明确,可通过 PCR 检测变异碱基,或直接进行 ABO 基因序列分析。

第三节 Lewis 血型系统

一、抗原和抗体

1. Lewis 抗原表型和分布 Lewis 血型系统 ISBT 编号 007,系统符号 LE,发现于 1946 年,基因于 1990 年克隆。Lewis 血型系统含 6 个抗原,但本章主要介绍 Le^a 抗原(LE1)和 Le^b 抗原(LE2)。根据个体红细胞 Le^a 抗原和 Le^b 抗原的检测结果,可分为 4 种表型(表 6-12):Le(a+b−)、Le(a−b+)、Le(a−b−)和 Le(a+b+)。白人中 Le(a−b+)和 Le(a−b−)表型频率分别为约 70% 和约 10%,中国人与此相近;但 Le(a+b−)表型在白人中常见,约 20%,在中国人中则较少;而 Le(a+b+)表型在中国人中常见,在白人中却是罕见。

像 A、B、H 抗原一样,Lewis 抗原不仅存在于红细胞上,也广泛存在于各种体液中。但是,红细胞上的 Lewis 抗原是从血浆中吸附的,红细胞本身并不合成 Lewis 抗原。由于红细胞 Lewis 抗原是由血浆中吸附的,所以红细胞 Lewis 血型抗原的密度在不同时期会发生明显变化,如胎儿、新生儿、婴儿、成人,甚至妇女的妊娠期等。婴儿刚出生后,红细胞上的 Lewis 抗原开始出现,先出现 Le^a 抗原,后出现 Le^b 抗原,儿童到 6 岁时,红细胞上 Le^b 抗原数量才与成人水平相同;妇女在妊娠时,红细胞上 Le^a 和 Le^b 抗原的数量明显减少,妊娠结束后 6 周,红细胞上的 Lewis 抗原数量又恢复至原先的水平。

表 6-12 Lewis 血型主要抗原表型

红细胞与抗血清反应		表型	分泌液
抗-Le^a	抗-Le^b		
+	0	Le(a+b−)	非分泌型
0	+	Le(a−b+)	分泌型
0	0	Le(a−b−)	分泌型或非分泌型
+	+	Le(a+b+)	弱分泌型

2. 抗原生化合成 Lewis 血型抗原与 ABO、Hh 血型系统一样,属于多糖抗原,Lewis 基因表达编码的是 α-1,4-L-岩藻糖转移酶(FUT1 基因和 FUT2 基因编码 α-1,2-L-岩藻糖转移酶),该酶催化 L-岩藻糖连接到前体物质,形成 Lewis 抗原活性。Lewis 抗原生化合成的前体物质可为 I 型二糖链,也可为 I 型 H 物质,作用于体液中的 I 型糖链(也是分泌型 FUT2 基因产物作用的前体物),α-1,4-岩藻糖转移酶催化 L-岩藻糖以 α-1,4-糖苷键连接到 I 型糖链的 N-乙酰-D-葡萄糖胺上,产生 Le^a 抗原活性;作用于体液中的 I 型 H 物质(也是 ABO 基因产物作用的前体物),即经分泌型基因 FUT2 基因产物糖基化后产生 H 活性的 I 型糖链,经 α-1,4-L-岩藻糖转移酶作用进一步 L-岩藻糖糖基化后,形成 Le^b 抗原(图 6-6)。体液中形成 Le^a 抗原和 Le^b 抗原活性物质后,经红细胞吸附产生红细胞上的 Le^a 抗原和 Le^b 抗原。

第六章 红细胞血型

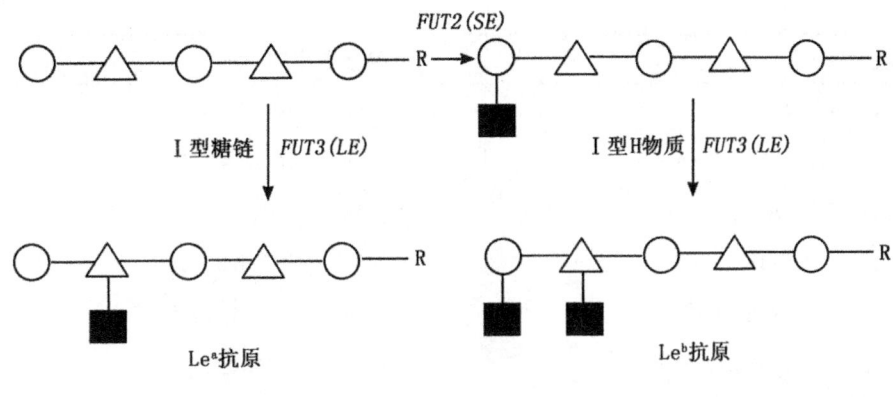

图 6-6 Lewis 血型抗原生化合成

3. Lewis 血型抗体 抗-Le^a 和抗-Le^b 多为天然抗体,为 IgM 类抗体,二者存在交叉反应。人血清中的 Lewis 血型抗体多为"自然产生"抗体,同种免疫性抗体一般发生在 Le(a-b-)表型个体。由于抗-Le^a 和抗-Le^b 抗体多为 IgM 类抗体,在 37℃ 没有活性,而且抗-Le^a 或抗-Le^b 也容易被受血者血浆中的 Le^a 或 Le^b 抗原中和,所以尽管 Lewis 血型抗体在临床实验室并不少见,但引起的溶血性输血反应少见。

二、基因

Lewis 血型系统基因为 *FUT3* 基因,也称为 *LE* 基因。*FUT3* 基因位于第 19 号染色体短臂(19p13.3),该基因没有内含子,编码区 1086bp,编码 361 个氨基酸组成的 α-1,4-L-岩藻糖转移酶蛋白。*FUT3* 基因极其具多态性,除野生型的 *LE* 基因外,已发现存在几十种变异等位基因(*le* 等位基因,见表 6-13),多数变异导致 *FUT3* 基因不能正常表达,但某些变异可导致基因弱表达,如碱基突变 *LE* 59T>G 形成一种弱表达型等位基因,该等位基因编码表达的 α-1,4-L-岩藻糖转移酶活性下降,个体表现为分泌液中能检出 Lewis 抗原,但红细胞上不能检出 Lewis 抗原。

表 6-13 *FUT3* 基因变异

序号	碱基变异	氨基酸改变
1	104G>A	R35H
2	1060C>G	R354G
3	1067T>A	I356K
4	13G>A;179G>A;484G>A;808G>A	G5S;R60H;D162N;V270M
5	13G>A;484G>A;522G>A;667G>A	G5S;D162N;G223R
6	13G>A;484G>A;667G>A	G5S;D162N;G223R
7	13G>A;484G>A;667G>A;808G>A	G5S;D162N;G223R;V270M
8	13G>A;484G>A;667G>A;962G>A	G5S;D162N;G223R;R321H
9	13G>A;484G>A;667G>A;974C>T	G5S;D162N;G223R;T325M
10	13G>A;484G>A;808G>A;968G>C	G5S;D162N;V270M;R223P
11	13G>A;484G>A;968G>C	G5S;D162N;R323P
12	202T>C	W68R

续表

序号	碱基变异	氨基酸改变
13	202T>C;314C>T	W68R;T105M
14	202T>C;314C>T;484G>A	W68R;T105M;D162N
15	202T>C;1067T>A	W68R;I356K
16	202T>C;314C>T;451A>G	W68R;T105M;R151G
17	202T>C;314C>T;560C>T	W68R;T105M;S187L
18	202T>C;314C>T;612A>G	W68R;T105M;S204S
19	202T>C;314C>T;858A>G	W68R;T105M;no change
20	304C>A	Q102K
21	370T>G	S124A
22	41G>A	R14H
23	478C>T	R160C
24	47G>C;202T>C;314C>T	C16S;W68R;T105M
25	47G>C;508G>A	C16S;G170S
26	47G>C;202T>C;314C>T;655G>A;1029A>G	C16S;W68R;T105M;V219M;no change
27	484G>A;667G>A	D162N;G227R
28	484G>A;667G>A;808G>A	D162N;G227R;V270M
29	55G>A;59T>G	A19T;L20R
30	59T>G;1067T>A	L20R;I356K
31	59T>G;445C>A	L20R;L149M
32	59T>G;508G>A	L20R;G170S
33	59T>G;202T>C;1067T>A	L20R;W68R;I356K
34	59T>G;258C>T;1067T>A	L20R;I356K
35	59T>G;508G>A;548C>T	L20R;G170S;P183L
36	59T>G;508G>A;612A>G	L20R;G170S
37	59T>G;508G>A;732C>T	L20R;G170S
38	59T>G;508G>A;858A>G	L20R;G170S
39	59T>G;548C>T;612A>G;1067T>A	L20R;P183L;I356K
40	59T>G;571G>A;1067T>A	L20R;E191K;I356K
41	59T>G;61C>T;508G>A	L20R;G170S
42	59T>G;61C>T;508G>A;980G>A	L20R;G170S;R327Q
43	612A>G	S204S
44	735G>C	L245L
45	760G>A	D254N

三、Lewis 抗原与分泌型

前文介绍过，Lewis 血型基因 *FUT3* 和分泌型 *FUT2* 基因产物作用的前体物，均为 I 型糖链，因此二者存在竞争关系（表 6-14）。当 *FUT2* 基因正常表达时（*SE*），个体不能产生 Le^a 抗原，只有 Le^b 抗原；当 *FUT2* 基因变异（*se*），不能正常表达时，则产生 Le^a 抗原，没有 Le^b 抗原。因此，Le(a+b−)表型个体一般为非分泌型，Le(a−b+)表型个体一般为分泌型。但不是所有非分泌型个体都是 Le(a+b−)表型，也不是所有分泌型个体都是 Le(a−b+)表型。当 *FUT2* 基因变异却能表达弱糖基转移酶活性时（弱分泌型），*FUT3* 和 *FUT2* 基因的竞争平衡就被打破，个体也因此同时存在 Le^a 抗原和 Le^b 抗原［为 Le(a+b+)表型］；当然，当 Lewis 基因 *FUT3* 变异不能正常表达糖基转移酶活性时，无论分泌型还是非分泌型个体，Le^a 抗原和 Le^b 抗原均为阴性［Le(a−b−)表型］。

表 6-14 Lewis 表型与分泌型

FUT3 基因型	分泌型基因型 *SE/SE* 或 *SE/se*	弱分泌型基因型 se^w/se^w 或 se^w/se	非分泌型基因型 *se/se*
LE/LE 或 *LE/le*	Le(a−b+)	Le(a+b+)	Le(a+b−)
le/le	Le(a−b−)	Le(a−b−)	Le(a−b−)

第四节　Rh 血型系统

Rh 血型系统（Rh blood group）是人类目前发现的 30 个血型系统中最为复杂的血型系统，在临床输血中其重要性仅次于 ABO 血型系统。Rh 血型系统包括 50 多个抗原，其中 D 抗原具有很强的免疫原性，大部分 Rh(D)阴性个体在接受 Rh(D)阳性红细胞后可产生抗-D 同种抗体，同时 D 抗原可导致严重的胎儿和新生儿溶血病（HDN）。Rh 蛋白与红细胞形态密切相关，当正常 Rh 蛋白完全缺失时可引起 Rh 缺失综合征，Rh 抗原还与自身免疫性溶血病有关。因此，近十多年的时间里，Rh 血型研究取得了一系列重大突破，积累了大量的资料，并开始进入临床实际应用阶段。

一、历史

Rh 血型的发现始于 1939 年，Levine 和 Stetson 观察到一名孕妇在输入了 ABO 同型丈夫的血液后发生严重的输血反应，随后其新生儿因骨髓成红血细胞增多症和溶血病死亡，实验室检查发现这名孕妇的血清不仅与其丈夫的红细胞发生凝集反应，且与 80% 的 ABO 血型配合的高加索人红细胞发生凝集。第二年，Landsteiner 和 Wiener 用恒河猴（Macacus rhesus）红细胞免疫家兔和豚鼠（guinea pig），发现动物的免疫血清能凝集 85% 的人红细胞，该抗体的反应格局近似于 Levine 和 Stetson 患者的血清抗体。Landsteiner 将该抗体称为抗-Rh 抗体，所针对的人红细胞抗原称为 Rh 因子，并命名为红细胞 Rh 血型。但到 1942 年，Fisk 等证实事实并非如此，他们证实这二种抗体并不是同一抗体，Landsteiner 和 Wiener 观察到的抗体为异种抗体（heteroantibody），针对的是异种抗原，为纪念 Landsteiner 和 Wiener 的发现，命名该抗体为抗-LW 抗体；Levine 和 Stetson 发现的病人抗体为人同种抗体（alloantibody），针对的抗原为人红细胞同种异体抗原，于是更名为抗-D 抗体，但此时"Rh 血型"一词已被广泛使用。现今 ISBT 的正式命名仍为 Rh 血型，编号 004。

1990 年，Rh 血型基因 cDNA 分别在英国和法国的实验室由 Avent 等和 Cherif-Zahar 等同时克隆成功，随后法国 Cartron 领导的实验室进一步明确阐述了 *RHD* 基因和 *RHCE* 基因的结构和染色体定位。2000 年，德国 Wagner 和 Flegel 归纳阐明了 Rh(D)阴性个体 *RHD* 基因缺失的基本原理。进入 21 世纪，Rh(D)阴性的分子基础分别在不同民族中被进一步系统阐明，2000 年 Singleton 等阐述了非洲黑人 Rh(D)阴性的分子背景、2001 年 Wagner 等进行了欧洲人 Rh(D)阴性机制的系统研究、2002年Shao等叙述了中国人Rh(D)阴性的主要分子背景。目前,国际上先后发现了近100种 *RH* 等位基因,许多分子理论开始应用于临床实际工作中。

二、命名

Rh血型系统抗原众多,血清学性质复杂,各抗原表型频率极不平衡,使该系统先后产生了三种不同的命名方法:CDE命名法、Rh-Hr命名法和数字命名法。较常用的为CDE命名法,但是Rh-Hr命名法在谱试剂红细胞描述时较为方便,而ISBT数字命名法进行了相应地补充和规范,因此以下仍对三种命名法作简单介绍。

1. Rh-Hr命名法　由Wiener学派提出,他们认为 *RH* 基因在染色体上只有一个基因座位,但有许多等位基因,一对染色体上的2个等位基因可能是相同的,也可能是不相同的,认为每个Rh抗原是几个抗原因子组合而成,每个因子都能用相应抗血清所识别,并据此提出了Rh-Hr命名法。Rh-Hr命名法抗原名称见表6-15。

表6-15　Rh血型系统抗原及三种命名法对照

数字符号	CDE	Rh-Hr	其他	数字符号	CDE	Rh-Hr	其他
Rh1	D	Rh_0		Rh26	c-like		Deal
Rh2	C	rh'		Rh27	cE		
Rh3	E	rh''		Rh28		hr^H	
Rh4	c	hr'		Rh29			Total Rh
Rh5	e	hr''		Rh30	D^{cor}		Go^a
Rh6	ce	hr	f	Rh31		hr^B	
Rh7	Ce	Rh_1		Rh32		R^N	
Rh8	C^W	rh_1^w		Rh33		Rh_0^{Har}	DHar
Rh9	C^X	rh_1^x		Rh34		Hr^B	Bas
Rh10	ce^s	hr^v	V	Rh35			
Rh11	E^w	Rh_2^w		Rh36			Be^a
Rh12	G	rh^G		Rh37			Evans
Rh17		Hr_0		Rh45			Riv
Rh18		Hr		Rh46			Sec
Rh19		hr^s		Rh47			Dav
Rh20	e^s		VS	Rh48			JAL
Rh21	C^G			Rh49			STEM
Rh22	CE	rh^+		Rh50			FPTT
Rh23	D^W		Wie	Rh51			MAR
Rh39	C-like			Rh52			BARC
Rh40			Tar	Rh53			JAHK
Rh41			Ce-like	Rh54			DAK
Rh42	Ce^s	rh^s	Thornton	Rh55			LOCR
Rh43			Crawford	Rh56			CENR
Rh44			Nou	Rh57			CEST

2. CDE 命名法 由 Fisher 和 Race 提出,认为 Rh 抗原由 3 个基因编码(D/d、C/c、E/e),个体每条染色体上有 3 个基因座位相互连锁,每个基因决定 1 个抗原,因此提出了 CDE 命名法。抗原名称见表 6-15,表 6-16 列出了 CDE 命名法的抗原复合物如何采用 Rh-Hr 命名法表示,实验室常用该命名法表示谱试剂红细胞的 Rh 血型抗原。

表 6-16　CDE 抗原复合物的 Rh-Hr 命名

Rh-Hr	CDE	主要抗原
R^1	CDe	C、D、e
r	cde	c、e
R^2	cDE	c、D、E
R^0	cDe	c、D、e
r'	Cde	C、e
r''	cdE	c、E

3. 数字命名法 由 Rosenfield 等于 1962 年提出,他们将抗原按数字进行编号。红细胞上有某种抗原的用正数表示,缺乏某种抗原用负数表示。如 D 抗原为 1、C 抗原为 2、E 抗原为 3、c 抗原为 4、e 抗原为 5,CCDEE 表型即写为 Rh1,2,3,-4,-5。之后 ISBT 在 Rh 抗原数字命名的基础上作了修改和规范。Rh 系统三种命名对照表见表 6-15。

三、Rh 血型抗原

从 70 多年前发现第一个 Rh 抗原至今,已经观察到 50 种 Rh 血型抗原(表 6-15),但临床密切相关的 Rh 抗原主要包括 D、C、c、E 和 e 抗原等,其中 D 抗原具有很强的免疫原性,仅次于 ABO 血型的 A、B 抗原,因此在临床输血中,要求 D 抗原阴性的患者只能接受 D 抗原阴性供者的血液(红细胞),不能接受 D 抗原阳性供者的血液。通常 D 抗原阳性的个体称为 Rh 阳性,写为 Rh(D)阳性(Rh-positive 或 D-positive);D 抗原阴性的个体称为 Rh 阴性,写为 Rh(D)阴性(Rh-negative 或 D-negative)。C、c、E 和 e 抗原一般称为 Rh 小因子。Rh 抗原为蛋白抗原,其基因直接编码和决定 Rh 抗原的特异性。

1. Rh 蛋白复合体和膜结构 Rh 血型抗原在红细胞膜以复合体的形式存在,Rh 蛋白复合体包括 Rh 蛋白家族和 Rh 附属蛋白,各成分之间以非共价键结合,总密度约为 170kD(千道尔顿)。Rh 蛋白家族包括 RhD 蛋白、RhCcEe 蛋白和 Rh 相关糖蛋白(RhAG 糖蛋白,RHAG 血型系统基因产物),它们共同组成 Rh 复合体的核心部分,通常包括 2 个分子的 RhAG 和 2 个分子的 RhCcEe 和(或)2 个分子的 RhD 蛋白。Rh 抗原表型是 Rh 蛋白家族在红细胞膜同时表达和共同作用的结果,RhD 蛋白表现出 D 抗原活性,RhCcEe 蛋白表现出 C、c、E、e 抗原活性。

Rh 附属蛋白指多个糖蛋白的集合,是在红细胞膜与 Rh 蛋白家族相关的其他糖蛋白的统称,主要包括 LW 糖蛋白、整合素相关蛋白(IAP)、血型糖蛋白 B(GPB)、Fy 糖蛋白和 Band 3 等。这些蛋白与 Rh 蛋白家族共同参与维持红细胞膜结构,同时它们又有各自的免疫学和生理学功能,或表达其他血型抗原。如 LW 糖蛋白表达 LW 血型抗原,LW 抗原数目在 D 抗原阳性红细胞上要多于 D 抗原阴性红细胞上,所以在最初发现 Rh 血型时认为抗-D 和抗-LW 为同一抗体;再如 GPB 和 Fy 糖蛋白与 ABO 及 Duffy 血型直接相关。

Rh 蛋白家族各蛋白均以跨膜形式存在。RhD 蛋白和 RhCcEe 蛋白穿越红细胞膜脂质双层 6 次,形成 6 个胞外环和 6 个胞内环(图 6-7),胞外环形成抗原决定簇,决定 Rh 抗原的特异性。RhD 蛋白 6 个胞外环形成 D 抗原的不同表位,RhCcEe 蛋白的第二个胞外环形成 C 或 c 抗原多态性,第 4 个胞外环决定 E 或 e 抗原多态性。

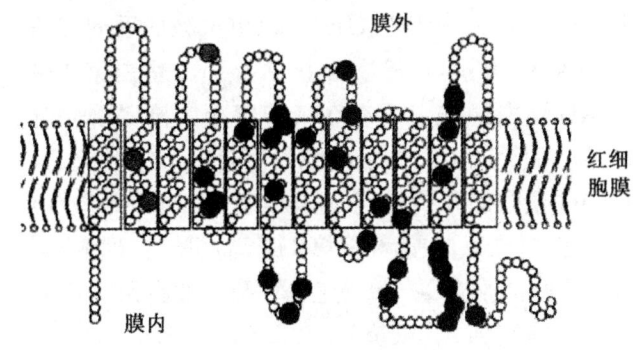

图 6-7　Rh 蛋白跨膜示意图

圆圈表示氨基酸,黑色圆圈表示 RhD 蛋白和 RhCcEe 蛋白的氨基酸差异

2. Rh 抗原分子数 不同表型或基因型的个体,Rh 抗原在红细胞膜上的分子数目不同,但目前

所知大部分数据都是针对 Rh(D)抗原研究获得的。不同个体单个红细胞上 Rh(D)抗原的分子数的差异主要基于二点：一是 C 抗原表达对 D 抗原表达存在明显的影响，当 C 抗原阳性时，D 抗原分子数目要低，当 C 抗原阴性时，D 抗原分子数目要高，如基因型为 DCe/dce 的个体单个红细胞上的 D 抗原分子数少于 Dce/dce 个体；另一个影响 D 分子数的因素是 RHD 基因的基因型，个体两条染色体上都有 RHD 基因时，其红细胞 D 抗原分子数要多于只有一条染色体上存在 RHD 基因的个体。正常 Rh(D)阳性个体单个红细胞的 D 抗原分子数目大约为 10 000～30 000 个，不同基因型个体红细胞 D 抗原强度依次为 $DcE/DcE > DCe/DcE > DCe/DCe > Dce/dce > DcE/dce > DCe/dce$。不同单倍型对红细胞 D 抗原密度可能的影响见表 6-17。一些 D 抗原变异体单个红细胞 D 分子密度较低，一般弱 D 型个体单个红细胞 D 抗原分子约数百个，部分 D 表型个体单个红细胞 D 分子数则普遍多于弱 D 型个体，一般可达数千个分子。

表 6-17 RHD 杂合子个体单细胞 D 分子数

基因型	单个红细胞 D 抗原分子数
DCe/dce	9900～14 600
DcE/dce	12 000～19 700
Dce/dce	12 000～23 200

3. Rh 抗原发育　在红细胞发育过程中，Rh 系统抗原较其他红细胞血型系统抗原出现得早，约 3% 的前期红系祖细胞(BFU-E)和 68% 的后期红系祖细胞(CFU-E)可检出 D 抗原，在 Rh 蛋白家族中 RhAG 蛋白最先出现在红细胞膜上。检测脐血分离培养的 CD34 阳性祖细胞发现，培养 3～5 天后，RhAG 蛋白即开始出现，在第 4 至第 7 天时可检出 RhD 蛋白抗原，在第 9 至第 11 天后可检测到 RhCcEe 蛋白抗原。Gemke 等报道，胎儿约在第 8 周时就可以检测到 Rh 系统 D、C、c、E 和 e 抗原，胎儿在第 10 周至第 40 周期间 D 抗原强度变化不大，新生儿红细胞 D 抗原已基本成熟。目前未发现其他组织存在 Rh 血型抗原。

4. D 抗原表位　D 抗原是 Rh 蛋白家族中研究最多的抗原，已知 D 抗原存在不同的抗原表位(epitope)，这些抗原表位多由 RhD 蛋白在红细胞跨膜的胞外环决定，如表位 3 可能由第 6 胞外环产生，表位 2 可能由第 3、4、6 胞外环共同决定。目前大部分 D 抗原表位获得了相应的单克隆抗体。关于 D 抗原表位，国际上有两种分类方式，其一是 Lomas 等将 D 抗原分成 1～9 个抗原表位；其二是 Scott 等将 D 抗原分成 1～30 个抗原表位，但 30 个表位是在 1～9 表位基础上划分的。两种划分方式并无矛盾，而是相互统一，目前多采用两种方式并用，如表位 1(epD1)采用 1～30 划分方式为 1.1 和 1.2；表位 2 为 2.1 和 2.2 等，对于表位 1～9 中不包含的 D 表位，用 10.1～16.1 表示。有关 D 抗原表位的数据是通过抗原、抗体反应获得的，所以 D 表位实际上是特定抗-D 单克隆抗体的反应数据。

5. D 抗原频率　D 抗原频率在不同民族间存在差异，我国汉族 Rh(D)阳性个体约占人群的 99.7%，因此 Rh(D)阴性表型在中国人中属于"稀有"血型，这在一定程度上对国内临床输血中 Rh 阴性患者用血增加了难度。Rh 阴性在白人中约占 12%～18%，在非洲黑人中约占 5%，我国维吾尔族人 Rh 阴性的频率介于白种人和汉族人之间，约 8%～10%，蒙古人则不到 1%。

四、Rh 抗体与临床

ABO 血型系统的特点是在个体红细胞缺乏 A 抗原或 B 抗原时，其血清中存在高效价的抗-B 或抗-A 抗体，其他多糖抗原血型系统如 Lewis 等，一部分个体在红细胞和分泌液中缺少某抗原时，其血清也可能出现针对该抗原的天然抗体。Rh 血型系统则不同，血清中很少存在天然抗体，产生的抗体多为免疫性抗体，主要为 IgG 类抗体，少数情况下能检测到 IgM 类抗体。Rh 血型天然抗体多见抗-E 抗体，或一些抗-Ce、抗-CE 等抗复合物抗体。Rh 抗体临床意义主要表现在两个方面，一是临床输血，多引起迟发性溶血性输血反应，大部分 Rh 阴性患者在输入大量 Rh 阳性红细胞后产生抗-D，也有一部分 Rh 阴性个体始终不产生抗-D 抗体；二是胎母同种免疫反应，Rh 抗体能导致严重的新生儿溶血病(见"第八章　新生儿溶血病及其检测")。以下分述几种临床常见的 Rh 抗体。

1. 抗-D 抗体　抗-D 抗体多为 IgG 类抗体(实

验室常用的单克隆抗-D试剂除外），少数报道发现IgM类抗-D抗体，体外试验中，一些个体的血清可在盐水中凝集Rh(D)阳性红细胞，一般为高浓度的IgG抗-D引起，只有少数时候是因为IgM类抗-D致红细胞发生凝集反应。抗-D抗体不能激活补体反应，引起的迟发性溶血性输血不良反应多发生在血管外。由于包括中国在内的许多国家都要求临床输血中，Rh(D)阴性患者只能接受Rh(D)阴性供者的血液（红细胞），因此临床上由抗-D引起输血不良反应已不多见。国外认为约85%的Rh(D)阴性个体在输入200ml Rh(D)阳性红细胞后产生抗-D，国内目前没有类似临床观察数据。抗-D抗体能引起严重的新生儿溶血反应，甚至导致胎儿死亡，因此Rh(D)阴性育龄妇女应尽量避免D抗原引起初次免疫反应的情况发生，如输注D阳性红细胞、多次妊娠或流产等，欧美许多国家为预防胎母抗-D同种免疫反应，几乎所有Rh(D)阴性妇女在分娩后均注射抗-D免疫球蛋白（丈夫为Rh阳性时），有些在孕28周和孕34周增加注射，注射剂量根据胎母出血量决定。

2. 抗-c、抗-E、抗-C和抗-e抗体　抗Rh小因子抗体与抗-D一样，能引起临床溶血性输血不良反应，也能引起新生儿溶血病。抗Rh小因子抗体不如抗-D常见，抗-c抗体仅次于抗-D的发生率，引起新生儿溶血病也要比抗-E、抗-C和抗-e抗体严重；抗-E抗体存在天然抗体，且多为蛋白酶反应性抗体，与酶处理的红细胞反应，而与未经酶处理的红细胞不反应，酶反应性抗体多不引起溶血反应；由于95%以上的个体具有e抗原，因此抗-e抗体少见，但自身免疫性疾病患者常见抗-e自身抗体。

3. 抗CcEe复合物抗体　RhCcEe抗原是由RHCE基因编码表达的（详见RH基因），基因产物同时表达C或c抗原和E或e抗原，C/c和E/e为多态性，因此可见一些复合抗原，如ce抗原(RH6)、Ce抗原(RH7)、CE抗原(RH22)和cE抗原(RH27)等。临床观察到的抗这些复合物的抗体不是两种抗体的简单混合物，而是特异性针对这些复合抗原的，如抗-ce抗体不是抗-c和抗-e抗体的混合物。另外，抗-Ce抗体的患者血清中常同时存在抗-C抗体；抗-CE和抗-cE抗体相比要更少见。关于抗Rh复合物抗体的资料目前尚不完善。

五、基因

Rh血型系统包括2个基因，ISBT符号分别为 *RHD* 和 *RHCE*，位于1号染色体短臂(1p34.3~36.1)，*RHD* 基因编码D抗原，*RHCE* 基因编码C、c、E、e抗原，C/c抗原和E/e抗原为 *RHCE* 基因编码的蛋白质，表现出的两种不同的抗原特异性，*RHCE* 基因四种常见的等位基因 *RHCE*、*RHCe*、*RHcE* 和 *RHce* 分别表达C和E、C和e、c和E，以及c和e抗原，Rh血型系统的其他抗原多为 *RHD* 基因和（或）*RHCE* 基因变异产生的。在描述 *RH* 基因单倍型时，一般写为 *DCE*、*DCe*、*DcE* 和 *Dce*，当 *RHD* 基因缺失时，则将 *D* 写为 *d*（表示不存在D抗原），基因型则写为如 *DCE/dCe* 等。

1. *RH* 基因进化　RHAG基因被认为是 *RH* 基因的祖先基因，后者在鼠、猴、狒狒、猩猩及短尾猿等众多脊椎动物中发现高度同源基因，在一些非脊椎动物如线虫类(GenBank U64847和Z74026)和海绵体(GenBank Y12397)中也能检测到其同源基因序列，同源性可达40%以上。推测RHAG基因大约在数千万年以前发生复制，形成RHAG基因的复制物，随后RHAG基因与复制物分别以不同的途径和速率进化，最终RHAG复制物形成 *RHce* 基因。在约数百万年前，灵长类动物的 *RHce* 基因在同一染色体上发生了第二次复制，形成 *RHD* 基因起源基因，并最后进化为现今人类的 *RHD* 基因，从而出现现今人类 *RH* 基因座位的双基因模型。原始的 *RH* 单倍体是Dce复合体，其他7种常见的单倍体均源于该单倍体的基因变异。最常见的Rh阴性单倍体(dce)的形成是由于Dce单倍体中 *RHD* 基因的缺失；DCe单倍体则是由于 *RHce* 基因的第一和第二外显子被 *RHD* 基因的相应外显子替换所致；其余单倍体的形成则是因为 *RHce* 基因点突变（如E/e多态性）或其他罕见的基因重组事件所致。

2. *RH* 基因座、结构和Rh阴性的一般机制　人类 *RH* 基因座位包含 *RHD*、*SMP1*（小膜蛋白1基因，small membrane protein 1）和 *RHCE* 3个结构基因，它是一个基因丛(gene cluster)，但直接编码Rh血型抗原的基因为 *RHD* 和 *RHCE* 基因。3个结构基因在染色体上的顺序为 *RHD-SMP1-*

RHCE(图6-8)。RHD和RHCE基因的开放阅读框架(ORF)在RH座位上方向相反,它们的3'-末端相对,相隔约有30 000bp,其间包括SMP1基因,长约20 000bp。在RHD基因两侧各有一段约9000bp的侧翼序列片段,即所谓的Rh盒子(Rhesus box)序列,RHD基因的5'-端盒子称为上游Rh盒子(upstream Rhesus box)序列,全长为9142bp,RHD基因的3'-端盒子称为下游Rh盒子(downstream Rhesus box)序列,全长为9145bp。上游Rh盒子的3'-端与RHD基因的启动密码子ATG相距约4900bp,这段序列包括RHD基因的调控区;下游Rh盒子的5'-端起于RHD基因终止密码子后104bp处,它的3'-端与目前文献报道的SMP1基因序列的5'-端仅相距15bp;SMP1基因的3'-端则与RHCE基因的3'-端相连,克隆显示SMP1 cDNA的3'-端与RHCE cDNA的3'-端有一段互补序列,重叠长度为58bp;RHCE基因的5'-端同样有一段约4900bp包括基因调控区的序列,人类基因组克隆显示这段序列与RHD基因的5'-端序列几乎完全相同(参考GenBank dj464N22和dj446N24)。

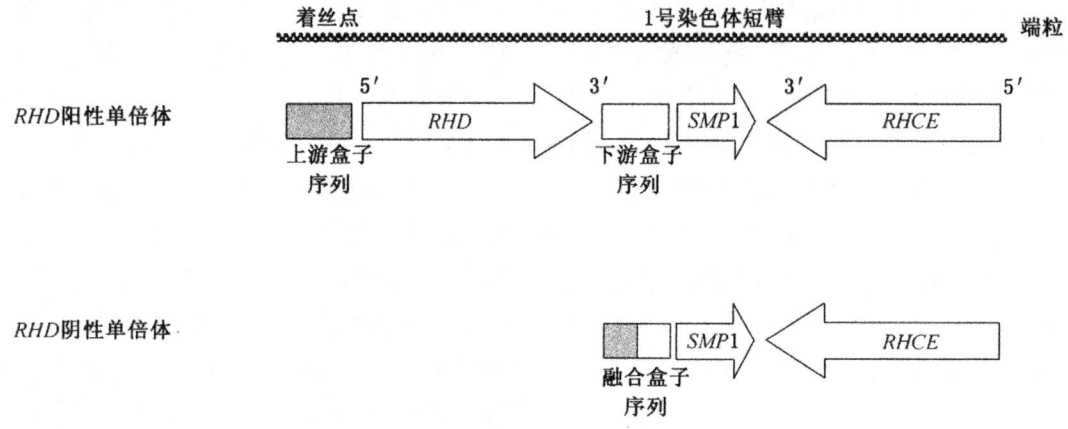

图6-8 RH基因座位基因结构示意图

上、下游Rh盒子在基因座位上方向相同,与RHD基因一致,二者之间存在98.6%的同源序列,并在中间有903bp的完全相同序列,称为接合区。RHD阴性单倍体的RHD基因缺失即发生在两个Rh盒子的接合区之间(图6-9),并形成一个新的Rh盒子"融合Rh盒子"(hybrid Rhesus box)。在通常情况下,每个个体的2条同源染色体上均有RHCE基因,而一般只有表现型为Rh阳性的个体其中1条染色体上才会出现RHD基因(RHD阳性单倍体)或2条染色体上均有RHD基因;表现型为Rh阴性的个体的2条同源染色体则均完全缺失RHD基因。所以RHD阳性单倍体上同时拥有RHD基因和RHCE基因,而RHD阴性单倍体则只有RHCE基因。这是Rh阴性表型形成的一般机制。

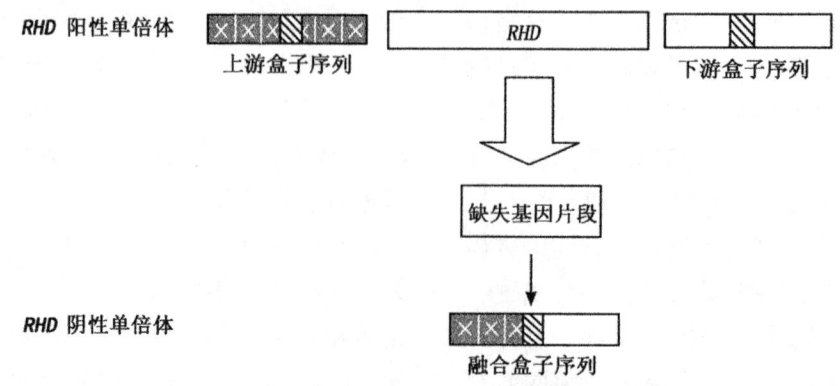

图6-9 RHD阴性单倍体D基因缺失原理示意图

阴影部分表示Rh盒子序列的接合区

RHD 和 RHCE 基因各由 10 个外显子组成（图 6-10），编码区全长均为 1251bp，各编码一个由 417 个氨基酸残基组成的蛋白质，分子量约 30kDa。RHD 基因和 RHCE 基因编码区序列高度同源，仅 43 个碱基不同（图 6-11），同源序列大于 96%，43 个碱基不同造成 37 个氨基酸替换（图 6-7）。RHD 基因和 RHCE 基因的第 8 和第 10 外显子序列完全相同，第 7 外显子序列差异最大。RHCE 基因的 C/c 多态性在于第 1 和第 2 外显子分别存在 1 个和 4 个碱基差异，造成 4 个氨基酸替换，E/e 多态性则仅在第 5 外显子有 1 个碱基差异，形成 1 处氨基酸替换。

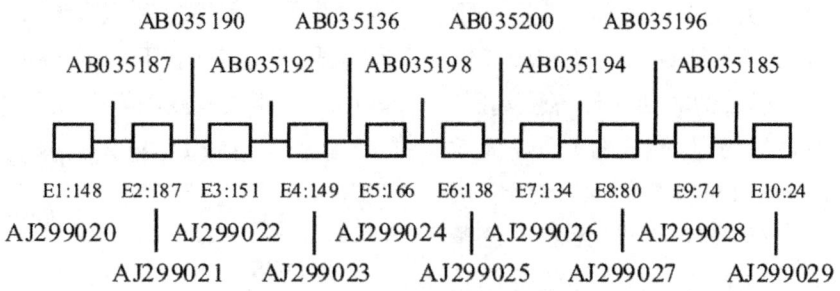

图 6-10　RH 基因结构示意图

方框表示外显子（E1~E10），水平线表示内含子，数字为各外显子、内含子 GenBank 记录号。

```
ATGAGCTCTAAGTACCCGCGGTCTGTCCGGCGCTGCCTGCCCCTCTGGGCCCTAACACTGGAAGC
AGCTCTCATTCTCCTCTTCTATTTTTTACCCACTATGACGCTTCCTTAGAGGATCAAAAGGGGCTC
GTGGCATCCTATCAAGTTGGCCAAGATCTGACCGTGATGGCGGCCATTGGCTTGGGCTTCCTCACC
TCGAGTTTCCGGAGACACAGCTGGAGCAGTGTGGCCTTCAACCTCTTCATGCTGGCGCTTGGTGT
GCAGTGGGCAATCCTGCTGGACGGCTTCCTGAGCAGTTCCCTTCTGGGAAGGTGGTCATCACACT
GTTCAGTATTCGGCTGGCCACCATGAGTGCTTGTCGGTGCTGATCTCAGTGGATGCTGTCTTGGG
GAAGGTCAACTTGGCGCAGTTGGTGGTGATGGTGCTGGTGGAGGTGACAGCTTTAGGCAACCTGA
GGATGGTCATCAGTAATATCTTCAACACAGACTACCACATGAACATGATGCACATCTACGTGTTCG
CAGCCTATTTTGGGCTGTCTGTGGCCTGGTGCCTGCCAAAGCCTCTACCCGAGGGAACGGAGGAT
AAAGATCAGACAGCAACGATACCCAGTTTGTCTGCCATGCTGGCGCCCTCTTCTTGTGGATGTTC
TGGCCAAGTTTCAACTCTGCTCTGCTGAGAAGTCCAATCGAAAGGAAGAATGCCGTGTTCAACA
CCTACTATGCTGTAGCAGTCAGCGTGGTGACAGCCATCTCAGGGTCATCTTGGCTCACCCCCAAG
GGAAGATCAGCAAGACTTATGTGCACGGTGTTGGCAGGAGCGTGGCTGTGGGTACCTCG
TGTCACCTGATCCCTTCTCCGTGGCTTGCCATGGTGCTGGGTCTTGTGGCTGGGCTGATCTCCGTC
GGGGGAGC—CAAGTACCTGCCGGGTGTTGTAACCGAGTGCTGGGGATTCCCCACAGCTCCATC
ATGGGCTACAACTTCAGCTTGCTGGGTCTGCTTGGAGAGATCATCTACATTGTGTTGCTGGTGCTT
GATACCGTGGAGCCGGCAATGGCATGATTGGCTTCCAGGTCCTCCTCAGCATTGGGAACTCAG
CTTGGCCATCGTGATAGCTCTCACGTCTGGTCTCCTGACAGGTTTGCTCCTAAATCTTAAAATATGG
AAAGCACCTCATGAGGCTAAATATTTTGATGACCAAGTTTTCTGGAAGTTTCCTCATTTGGCTGTTG
GATTT
```

图 6-11　RHD 和 RHCE 基因编码区序列比较

图中显示 RHD 基因编码区全长序列，方框中的碱基表示 RHD 基因与 RHCE 基因的碱基差异，灰色背景的碱基同时表示 RHC/RHc 和 RHE/Rhe 等位基因间的碱基差异

3. RH 等位基因　至今国际上在不同民族中共发现了 100 多个 RH 等位基因，这在 Rh 血型研究历程中构成了一道亮丽的风景线。根据不同等位基因的抗原的表达情况，RH 等位基因可分为 5 类：

(1) RHD 变异形成非功能性的等位基因，表现为 Rh(D) 阴性表型；

(2) RHD 变异形成 D 抗原变异体；

(3) RHCE 基因四种常见的等位基因 RHCE、RHce、RHcE 和 RHce；

(4) RHCE 基因变异形成 CcEe 抗原变异体；

(5) RHCE 基因变异形成非功能性的等位基因，不表达 CcEe 抗原。

第 4 和第 5 种情形相对少见,第 3 种情形前文已经介绍,第 2 种情形将在 Rh 变异体中介绍,这里主要介绍第 1 种情形。非功能性 RHD 等位基因(或称为无效 RHD 等位基因,nonfunctional allele)是 Rh(D)阴性表型的特殊机制,当个体的 2 条染色体都携带非功能性的等位基因;或 1 条染色体携带非功能性的等位基因,而另 1 条染色体 RHD 基因完全缺失时,个体表现为 Rh 阴性。人类在漫长的进化过程中,RHD 变异形成的非功能性等位基因,在不同民族间的频率各不相同,形成的 RHD 无效等位基因形式也不相同。在欧洲高加索人种 Rh 阴性人群中,约 1/1500 个体携带 RHD 无效等位基因;而非洲黑人 Rh 阴性人群中 RHD 无效等位基因比例高达 82%。在 RHD 无效等位基因中,高加索人和中国人以 RHD-CE(2-9)-D 等位基因为主,而黑人则以 RHDψ 假基因为主。RHD 无效等位基因形成的主要机制有:

(1)基因交换:由于 RHD 基因和 RHCE 基因在 RH 座位上方向相反,两个同源基因之间发生交换的几率增大,通常 RHCE 基因为供者基因,RHD 基因为受者基因。

(2)碱基变异:包括单碱基或多碱基的突变、缺失、插入或 mRNA 拼接位点变异等。

图 6-12 列出一些常见的 RHD 无效等位基因的例子,中国人中报道的等位基因见表 6-18。对于一些 Rh 抗原变异体的等位基因及 RH 无效等位基因,ISBT 和国际基因命名系统(ISGN)均没有正式的命名,大多数人一般采用 RH 加碱基变异或氨基酸替换的形式表示,对于基因碱基变异的表示方式,ISBT 和 ISGN 亦无正式规范书写模式,表 6-19 列举几种 RH 等位基因及常见一些碱基变异的书写方式,也是美国《Transfusion》和欧洲《Vox Sanguinis》等相关权威医学专业杂志接受的书写方式。

表 6-18 中国人中报道的非功能性 RHD 等位基因

等位基因	在 Rh 阴性人群中的频率
RHD-CE(2-9)-D2	10%
RHD 270A	偶见
RHD 710delC	偶见
RHD 904-905insGGCTT	偶见
RHD 325delA	偶见
RHD IVS2 +1g>a	偶见
RHD 933C>A	偶见
RHD 完全缺失	86%

表 6-19 RH 碱基变异及等位基因表示方式举例

内 容	书写方式
Rh 血型系统基因	RHD 和 RHCE
D 抗原基因	RH1 或 RHD 或 RH*D 或 RHD
RHD 碱基变异:第 67 位 C 突变为 A	67C>A
RHD 碱基变异:第 67 位 G 缺失	67delG
RHD 碱基变异:第 67~69 位 ACT 缺失	67~69delACT
RHD 碱基变异:第 67~68 位插入 T	67~68insT(如果插入发生在重复区,碱基位置则以 3'-端为准)
RHD 碱基变异:第 67 位 AT 重复 4~8 次	67(AT)4~8(67 表示重复序列片段的第一个碱基的位置)
RHD 碱基变异:第 6 内含子 3'末端 G 突变为 A	IVS6-1G>A 或 c.XX-1G>A(XX 表示第 7 外显子 5'-端第一个碱基的位置)
等位基因:RHD 第 270 位碱基突变为 A	RHD 270A
等位基因:RhD 蛋白第 212 位氨基酸 G 被 V 替换	RHD(G212V)
等位基因:RhD 蛋白在第 16 位氨基酸(W)终止	RHD(W16X)
等位基因:RHD 第 3~7 外显子被 RHCE 基因交换	RHD-CE(3~7)-D

第六章 红细胞血型

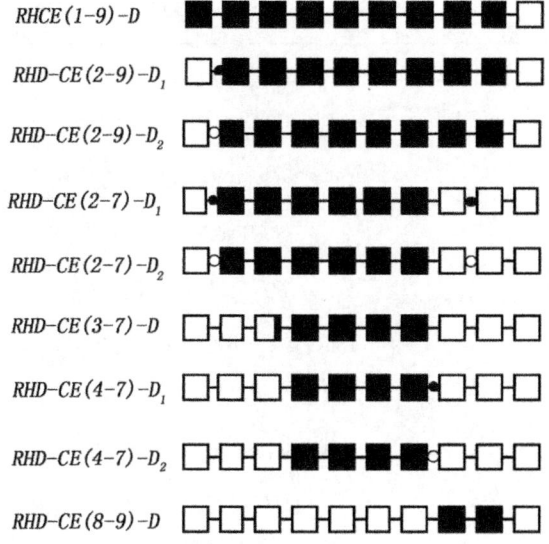

图 6-12 非功能性 RHD 等位基因举例

白色方框表示 RHD 基因外显子,黑色为 RHD 等位基因中的 RHCE 基因外显子,竖向线条显示等位基因中碱基变异的位置,空心圆圈示该位置序列与 RHD 基因相同,实心圆圈表示该位置为 RHCE 特异性序列

六、Rh 变异体

1. 弱 D 型和部分 D 型　大部分 Rh(D)阳性个体通过血清学盐水法鉴定(详见 Rh 血型血清学鉴定)即可判定为 Rh 阳性表型,但是一部分个体需要通过间接抗人球蛋白试验(IAT)方可判定为阳性,这部分个体一般统称为 D 抗原弱阳性表型,其频率在各民族间差异较大,中国人群约万分之一,D 抗原弱阳性表型主要包括弱 D 型和部分 D 型(表 6-20)。

弱 D 型(weak D)的血清学表现为盐水法检测为阴性,间接抗人球蛋白试验检测为阳性。通常弱 D 型个体红细胞上的 D 抗原表位数不变(但有例外,如弱 D15 型),但 D 抗原的分子数或抗原位点数明显减少(表 6-21)。弱 D 型的分子机制通常是由于 RHD 基因编码区发生碱基变异,造成氨基酸替换(表 6-20)。目前已发现有至少 40 多种弱 D 型,中国人中主要有弱 D15 型、弱 D12 型、弱 D6 型、弱 D1 型和弱 D33 型(520 G>A)。

大部分部分 D 型的血清学表现与弱 D 型一样,盐水法检测阴性,IAT 检测为阳性,但有些部分 D 型盐水法检测即为阳性。一些部分 D 型个体红细胞上 D 抗原的分子数或抗原位点数减少,一些 D 型 D 抗原分子数并不明显减少,但所有部分 D 型个体红细胞上 D 抗原的表位数均有缺失(表 6-22)。部分 D 型的分子机制通常是由于 RHD 基因和 RHCE 基因发生重排或交换,造成某个或某些氨基酸被替换(表 6-20),RHCE 基因为供者基因。目前发现部分 D 型有 20 多种型或亚型,中国人中主要有 DVIc 型、DVa(Hus)型、DVa(Kou)型和 DVa(YH)型。

2. DEL　DEL 发现于 20 世纪 80 年代,有人在经间接抗人球蛋白试验确认的 Rh(D)阴性个体中,采用吸收放散技术检测发现,仍有一部分个体存在 D 抗原,于是将放散阳性者称为 D 放散型(D^{el},DEL),放散阴性者称为真实 Rh 阴性(true Rh-negative)。DEL 红细胞表现为 D 抗原的分子数显著减少;D 抗原表位则根据不同基因型的 DEL,表现为可能缺失部分 D 表位,或拥有基本完整的 D 抗原表位。DEL 形成的分子机制与弱 D 型相近,是由于碱基变异所致,现观察到的 DEL 等位基因至少有 9 种,中国人中主要是 RHD1227G>A 等位基因,该等位基因与正常 RHD 基因相比,仅在编码区第 1227 位存在 1 处碱基突变。DEL 型在白人中罕见,在非洲黑人中尚未见,但 DEL 在中国汉族 Rh 阴性人群中常见,约占 20%~30%。

表 6-20　一些弱 D 型和部分 D 型的基因变异

弱 D 型	碱基突变	D 类别	基因变异
型 1	809T>G	D Ⅰ	弃用
型 2	1154G>C	D Ⅱ	1061C>A
型 3	8C>G	D Ⅲa	455A>C,602C>G,667T>G
型 4	602C>G,667T>G,819G>A	D Ⅲb	RHD-CE(2)-D
型 5	446C>A	D Ⅲc	RHD-CE(3)-D
型 6	29G>A	D Ⅲd	186G>T,410C>T,455A>C
型 7	1016G>A	D Ⅳa	186G>T,455A>C,1048G>C
型 8	919G>A	D Ⅳb	1048G>C 至 1193A>T
型 9	880G>C	D Ⅳc	RHD-CE(6-9)-D
型 10	1177T>C	D Ⅳd	RHD-CE(7)-D
型 11	885G>T	D Ⅴa(Kou)	667T>G 至 697G>C
型 12	830G>A	D Ⅴa(Hus)	667T>G 至 800A>T
型 13	826G>C	D Ⅴa(TO)	697G>C 至 712G>A
型 14	544T>A,594A>T,602C>G	D Ⅴa(YH)	667T>G 至 744C>T
型 15	845G>A	D Ⅵa	RHD-CE(4-5)-D
型 16	658T>C	D Ⅵb	RHD-CE(4-6)-D
型 17	340C>T	D Ⅵc	RHD-CE(3-6)-D
型 18	19C>T	D Ⅵd	RHD-CE(2-5)-D
型 21	938C>T	D Ⅶ	329T>C
型 22	1224G>C	DBT	RHD-CE(5-7)-D
型 23	634G>T	DBT	RHD-CE(5-9)-D
型 24	1013T>C	DHAR	RHCE-D(5)-CE

表 6-21　弱 D 型单个红细胞 D 分子数目举例

弱 D 型	单个红细胞 D 分子数	弱 D 型	单个红细胞 D 分子数
型 1	1285	型 9	248
型 2	489	型 10	1186
型 3	1932	型 11	183
型 4	2288	型 12	96
型 5	296	型 13	956
型 6	1053	型 15	297
型 7	2407	型 16	235
型 8	972	型 17	66

表 6-22　部分 D 表型 D 抗原表位

部分 D 型	epD1	epD2	epD3	epD4	epD5	epD6/7*	epD8	epD9
Ⅱ	+	V	+	0	+	+	+	0
Ⅲa	+	+	+	+	+	+	+	+
Ⅲb	+	+	+	+	+	+	+	+
Ⅲc	+	+	+	+	+	+	+	+
Ⅳa	0	0	0	+	+	+	+	+
Ⅳb	0	0	0	0	+	+	+	0
Ⅴa	0	+	+	+	0	+	+	+
Ⅵ	0	0	+	+	0	0	0	0
Ⅶ	+	+	+	+	0	+	+	0
DRF	V	V	+	+	V	V	0	+
DBT	+	0	0	0	0	V	+	0
ROHar	+	0	0	0	0	+	+	0
HMi	+	V	V	+	V	+	0	V

epD 表示 D 抗原表位，epD6/7 表示第 6 和第 7 表位无法通过常规抗原抗体反应检测，epD6/7 表位需要采用同位素标记测定；V 表示结果可变。

3. Rh null　Rh null 表型是一种在多民族中均非常罕见的 Rh 变异体，在中国人中有过报道。Rh null 个体红细胞缺乏 D 抗原，也缺少 C、c、E、e 抗原，表现为抗原全缺乏型。Rh null 可分为两类，一类是无效等位基因型，个体 RHD 基因和 RHCE 基因均为无效等位基因纯合子；另一类是调节型，其 RHD 和 RHCE 基因可能都正常，但 RHAG 基因（见 Rh-gp 血型系统）为无效等位基因纯合子，因而 Rh 复合物不能正常形成。大部分 Rh null 个体的红细胞其形态和功能上存在一定程度的缺陷，并表现为一定程度的贫血症状，但有的个体并不表现出任何异常。Rh null 患者接受具有 DCcEe 抗原的供者红细胞后多会发生溶血反应。

4. D--型　D--型在白人、黑人、亚洲人，包括中国人中均有报道。D--型个体红细胞 D 抗原数明显多于正常 Rh(D) 阳性个体，单个红细胞上的 D 分子数可达 110 000～200 000 个。D--型的分子机制是由于 RHD 和 RHCE 发生重排，常见的是 RHCE 基因的多个外显子与 RHD 基因交换，形成 RHCE-D-CE、RHCE-D-CE-D 或 RHD-CE 等，因此 D--型表现为红细胞缺失 C、c、E、e 抗原。

5. VS 和 V　VS 抗原和 V 抗原主要存在于非洲人，在其他人群中罕见，中国人未见报道。有近一半非洲人存在 VS 抗原和（或）V 抗原，VS+V+约占 30%，VS+V-约占 10%，VS-V+约占 5% 左右。VS 和 V 抗原是由变异的 RHCE 等位基因产生，这种 RHCE 等位基因的第 5 外显子存在 1 处碱基突变 733C＞G，造成第 245 位氨基酸替换（L245V），除表达 VS 和 V 外，常还同时表达弱 e 抗原（e^s），当该等位基因的第 7 外显子同时发生另一处碱基突变造成 Gly336Cys 氨基酸替换时，则不表达 V 抗原，仅表达 VS 抗原。有些非洲人血清中存在抗-VS 或抗-V 抗体，多为 IgG 类抗体，但尚未见引起临床输血反应的报道。

七、Rh 血型血清学检测

Rh 血型系统不同于 ABO 血型系统，血清中并不存在针对性的抗体，因此 Rh 血型血清学鉴定只采用已知特异性的抗体检测红细胞上的未知抗原，临床实验室多使用高效价的特异性的单克隆抗体试剂。由于 Rh(D) 抗原存在强、弱和表位缺失等性质，使检测具有一定的复杂性。

1. C、c、E、e 抗原检测　C、c、E、e 抗原检测分别使用特异性的单克隆抗-C、抗-c、抗-E 和抗-e 试剂，这些试剂多含高效价的 IgM 类抗体，或为 IgM＋IgG 混合抗体，被检红细胞洗涤后直接与相应特异性的抗体反应，肉眼观察有无凝集，判断结果。

2. Rh(D)检测　Rh(D)抗原检测分初筛和确认实验，初筛一般采用盐水法，多使用 IgM＋IgG 混合抗-D 单克隆抗体试剂，与 C、c、E、e 抗原检测一样，肉眼观察凝集反应，有凝集反应者判断为 Rh(D)阳性，无凝集者判断为初筛阴性。对于初筛阴性样本需采用 IAT 进一步确认，IAT 的检测结果须在显微镜下判读，IAT 确认试验为阴性者判断为 Rh(D)阴性，IAT 确认实验为阳性者判断为 D 抗原弱阳性表型，主要是弱 D 型和部分 D 型。

3. 弱 D 型和部分 D 型检测　对于 D 抗原弱阳性表型的样本，须使用多种抗-D 单克隆抗体试剂，通过 IAT 试验进一步检测，这些抗-D 抗体针对不同的 D 抗原表位，抗体种类越多，结果越可靠。如果一部分抗-D 试剂与此红细胞反应为阴性，而另一些抗-D 试剂与此红细胞反应为阳性，可判断为部分 D 型；否则多为弱 D 型。结果判断要注意三个方面的问题：

(1)少数弱 D 型可能存在 D 抗原表位缺失，如弱 D15 型；

(2)要准确鉴别 D 抗原弱阳性样本中的弱 D 型和部分 D 型需使用含有全部或大部分抗-D 抗原不同表位的单克隆抗体；

(3)可采用序列特异性引物 PCR(PCR-SSP)鉴别弱 D 型和部分 D 型；

(4)有些个体或某些型别的部分 D 型红细胞上的 D 抗原密度较高，在盐水法检测时可能被直接判断为 Rh(D)阳性。

4. DEL 型检测　DEL 型红细胞不论在盐水介质中，还是 IAT 检测均为阴性，须采用吸收放散技术(absorption-elution)鉴定，吸收放散实验阳性为 DEL 型，阴性则为真实 Rh(D)阴性。由于吸收放散实验操作比较复杂，结果稳定性和重复性不好，而且人为因素影响大，因此 DEL 鉴定常采用 PCR-SSP 技术，特别是中国人 DEL 型的检测，因为中国人 DEL 型基本上均携带 *RHD*1227A 等位基因。

八、Rh 血型分子生物学技术的临床应用

目前 Rh 血型分子生物学的临床应用主要有两个方面，一是利用 *RHD* 基因缺失原理设计相应的方法检测 Rh 盒子序列，鉴定 *RHD* 基因杂合型；二是采用 PCR 技术进行 *RHD* 基因分型，预测 D 抗原表型。另外，*RH* 基因序列分析有时也用于解决疑难血型标本。

1. *RHD* 基因杂合型鉴定　以往 *RHD* 基因型主要是根据 Rh 表型估计，或通过 *RHD* 基因的量或检测 *RHD* 相邻基因等间接方法鉴定 *RHD* 的杂合性，*RHD* 缺失原理揭示后，多采用限制性片段长度多态性分析(RFLP)技术、突变阻滞检测系统(ARMS)、实时 PCR(Real-time PCR)和双管 PCR 等方法直接测定 *RHD* 基因缺失。但需要注意 Rh 盒子存在碱基变异，常造成检测结果假阳性或假阴性，因而当一种方法检测出现无法解释的结果时，应该采用第二种甚至第三种方法作参考。

2. *RHD* 基因分型　第一个 *RHD* 基因分型方法建立于 1993 年，主要采用 PCR 技术检测 *RHD* 基因 $3'$-非编码区，但随后发现存在较多假阳性现象。为降低假阳性率和假阴性率，人们采用复式 PCR 技术同时检测多个 *RHD* 基因区域。但随着 D 抗原阴性的特殊机制，以及弱 D 型、DEL 表型和部分 D 型分子基础的先后揭示，人们开始根据不同等位基因的频率和序列，检测特定的 *RHD* 基因区域，不仅简化了操作，且将假阳性率和假阴性率降到最低。*RHD* 基因分型技术发展较快，近几年临床实际应用迅速增加，但血清学目前依然是主要的血型鉴定技术，基因分型可用于辅助解决血清学不能解决的问题，归纳起来可用于下列几个方面：

(1)血清学定型结果难以判定时；

(2)D 抗原弱阳性个体的弱 D 型或部分 D 型具体型别的鉴定；

(3)通过羊水预测胎儿的 D 表型；

(4)慢性多次输血患者、大量输血患者、同种免疫或自身免疫性溶血性贫血患者，以及红细胞直接抗球蛋白实验阳性患者的 D 抗原表型的检测和纠正；

(5)鉴定 DEL 表型。

第五节 MNS血型系统

一、抗原

MNS血型系统的复杂性仅次于Rh血型系统，它的发现也归功于Landsteiner和Levine，他们在发现ABO血型20多年后发现了M、N血型抗原，ISBT编号002，与此同时也发现了P血型系统。MNS血型系统包括至少46个血型抗原，主要有M(MNS1)、N(MNS2)、S(MNS3)和s抗原(MNS4)等，主要表型见表6-23，其他抗原见表6-24。M、N抗原频率在欧洲、亚洲、非洲各民族中差异并不突出，M在50%~60%，N在40%~50%，中国汉族人群中M在45%~50%，但中国人s频率大于欧洲白人，S频率远低于欧洲白人，中国人Ss频率较低，SS表型稀有。MNS血型抗原容易被一些蛋白水解酶破坏，如木瓜酶、无花果酶和菠萝酶等，特别是M和N抗原容易被破坏，因此一般不采用酶法检测M、N抗原，而这一特点也常用于鉴别MNS血型抗体。

表6-23 MNS血型系统主要抗原表型

红细胞与下列抗血清反应				表型
抗-M	抗-N	抗-S	抗-s	
+	−			M+
+	+			M+N+
−	+			N+
		+	−	S+
		+	+	S+s+
		−	+	S+
		−	−	S−s−*

* 罕见，主要发现于非洲人中。

表6-24 MNS血型系统抗原

ISBT	抗原	说明	ISBT	抗原	说明
MNS1	M		MNS24	Mit	低频抗原
MNS2	N		MNS25	Dantu	低频抗原
MNS3	S		MNS26	Hop	低频抗原
MNS4	s		MNS27	Nob	低频抗原
MNS5	U		MNS28	En^a	
MNS6	He	低频抗原	MNS29	EnaKT	高频抗原
MNS7	Mi^a	低频抗原	MNS30	"N"	高频抗原
MNS8	M^c		MNS31	Or	低频抗原
MNS9	Vw	低频抗原	MNS32	DANE	低频抗原
MNS10	Mur	低频抗原	MNS33	TSEN	低频抗原
MNS11	M^g	低频抗原	MNS34	MINY	低频抗原
MNS12	Vr	低频抗原	MNS35	MUT	低频抗原
MNS13	M^e		MNS36	SAT	低频抗原
MNS14	Mt^a	低频抗原	MNS37	ERIK	低频抗原
MNS15	St^a	低频抗原	MNS38	Os^a	低频抗原
MNS16	Ri^a	低频抗原	MNS39	ENEP	高频抗原
MNS17	Cl^a	低频抗原	MNS40	ENEH	高频抗原

续表

ISBT	抗原	说明	ISBT	抗原	说明
MNS18	Ny^a	低频抗原	MNS41	HAG	低频抗原
MNS19	Hut	低频抗原	MNS42	ENAV	高频抗原
MNS20	Hil	低频抗原	MNS43	MARS	低频抗原
MNS21	M^v	低频抗原	MNS44	ENDA	低频抗原
MNS22	Far	低频抗原	MNS45	ENEV	高频抗原
MNS23	s^D	低频抗原	MNS46	MNTD	低频抗原

二、基因

MNS 血型系统抗原属蛋白抗原，其基因直接编码表达特异性的 MNS 血型抗原，MN 抗原决定簇存在于血型糖蛋白 A(GPA)上，Ss 抗原存在于血型糖蛋白 B(GPB)上。其他大部分抗原由 GPA 和 GPB 的基因重排或交换、碱基变异形成。MNS 血型基因在所有血型系统中最早克隆成功，包括两个

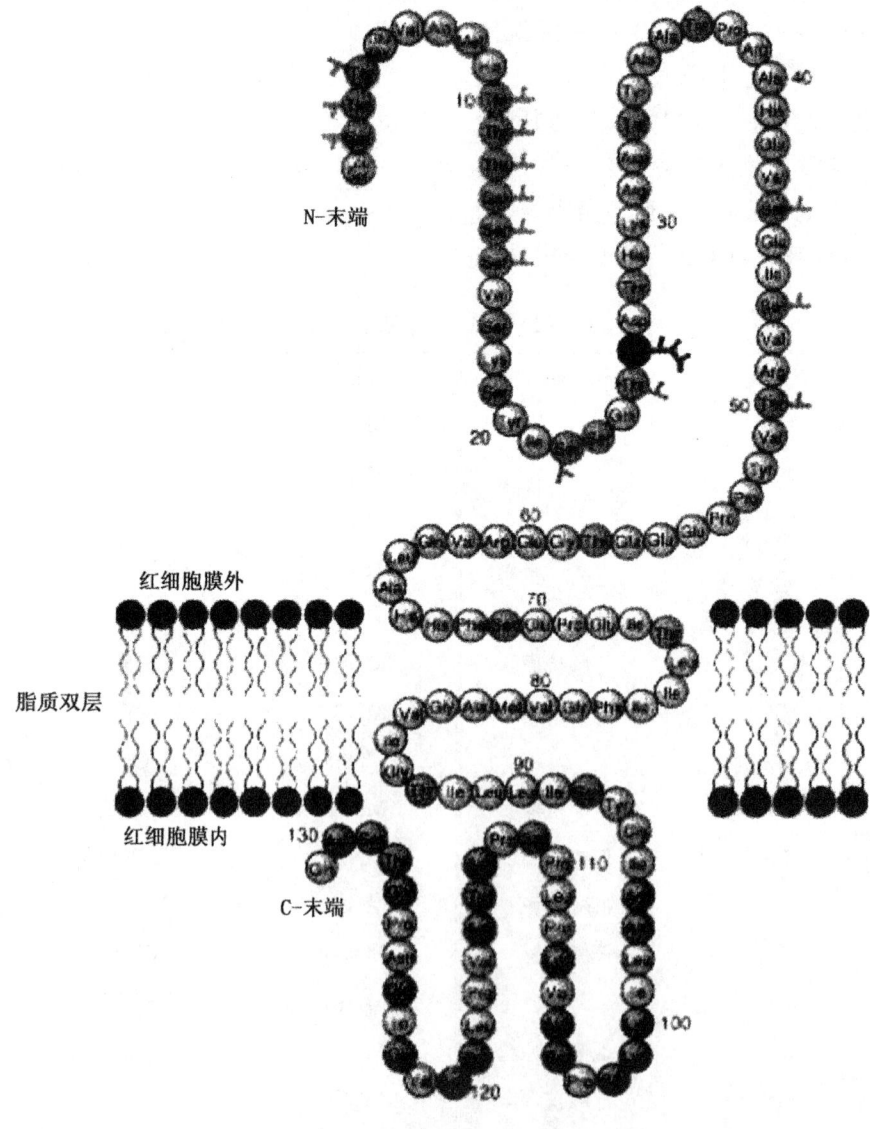

图 6-13 MN 糖蛋白(GPA)跨膜示意图

圆圈表示氨基酸，数字为氨基酸顺序

基因;GYPA 和 GYPB 基因,位于染色体 4q28-31,两个基因紧密连锁,二者同源序列 90% 以上,GYPA 编码糖蛋白 A,GYPB 编码糖蛋白 B。另外,在 MNS 基因座上还有一个 GYPE 基因,编码糖蛋白 E,它与 GYPA 和 GYPB 基因高度同源,三个基因在 MNS 基因座上的顺序为 5'-GYPA-GYPB-GYPE-3'。GYPA 基因约 40kb,含有 7 个外显子,GYPB 和 GYPE 均有 5 个外显子,但 GYPB 有 1 个不编码的外显子,GYPE 基因有 2 个不编码的外显子。现发现 GYPE 可能表达 M 抗原,还可能表达 S 或 s 抗原。血型糖蛋白 A 由 131 个氨基酸组成,一次跨膜(图 6-13),胞外 C 端 62 个氨基酸决定 MN 抗原活性,M 在胞外区第 1、第 5 位的氨基酸分别为丝氨酸(Ser)和甘氨酸(Gly),N 分别为亮氨酸(Leu)和谷氨酸(Gln)。血型糖蛋白 B 由 72 个氨基酸组成,一次跨膜,胞外 44 个氨基酸决定了 Ss 抗原活性,S 和 s 的差别在于胞外第 29 位氨基酸 S 为蛋氨酸(Met),s 为苏氨酸(Thr)。

三、抗体

抗-M 抗体可为天然抗体,但人群中的比率可能较低,抗-M 多为 IgM 类抗体,含有少量 IgG 类抗体。抗-N 抗体较抗-M 抗体少见,亦以 IgM 类抗体为主。输血可产生同种抗-M 和抗-N 抗体,但大多数时候,抗-M 和抗-N 抗体没有临床意义,它们多在 37℃ 时失去活性,极少发现抗-M 或抗-N 引起溶血性输血反应或新生儿溶血病。抗-S 可为天然抗体,但较抗-M 少见,抗-S 免疫性同种抗体可引起溶血性输血反应或新生儿溶血病。抗-s 抗体很少见,不存在天然抗-s 抗体,但与抗-S 抗体一样,抗-s 亦可引起严重的新生儿溶血病或溶血性输血反应。

第六节 其他血型系统

前面分别介绍了 Hh、ABO、Lewis、Rh 和 MNS 血型系统,本节分别简述 P、I、Diego、Duffy、Kell、Kidd、Lutheran 和 Rh-gp 血型系统,这几个血型系统同样具有重要的临床意义,它们或者与其他血型系统的抗原表达相关,或者其同种抗体或自身抗体在临床时有发生溶血性输血不良反应或引起新生儿溶血病,因此在实验室常用的抗体筛选和抗体鉴定试剂红细胞中,常必须包括这些血型系统的一些主要抗原。下文主要叙述这些血型系统的抗原、表型、频率、抗体和临床意义等。30 个血型系统中,还有 17 个血型系统,它们的临床意义尚未系统了解,因此不一一展开,有关这些血型系统的 ISBT 符号、抗原和基因等见"第四章 免疫血液学基础(表 4-1)"。

一、P 血型系统

P 血型系统 ISBT 符号 P1,编号 003,含 1 个抗原 P_1,为多糖抗原,抗原生物化学合成的具体机制尚不清楚,可能与多个基因有关。P_1 抗原与 Globside 血型系统及血型集合抗原 P、P^k 和 LKE 在血型血清学和生物化学特性上相近,因此人们以往将它们统称为 P 血型。一般将红细胞上有 P_1 抗原(P_1+)称为 P_1 型,红细胞无 P_1 抗原(P_1-)称为 P_2 型。表 6-25 列出 P 血型系统常见表型。

表 6-25 P 血型系统表型

红细胞与下列抗血清反应				表型
抗-P_1	抗-P	抗-P^k	抗-LEK	
+	+	−	+	P_1
−	+	−	+	P_2
−	−/W+	−	−	P
+	−	+	−	P_1^k
−	−	+	−	P_2^k

W+ 表示弱阳性

红细胞 P_1 抗原在婴幼儿时抗原密度低于成人,7 岁之后逐渐达到成人水平。P_1 抗原除存在于红细胞表面外,还同时分布于淋巴细胞、粒细胞等造血系统细胞表面。P_1 抗原在不同人种中频率差别较大,在白种人中的频率为 80% 左右,在黑人中为 94%,在亚洲人中只有 30% 左右。

抗-P_1 抗体多为天然抗体,属于 IgM 类抗体,多

数 P_2 型个体血清中存在抗-P_1 天然抗体，为冷抗体型，37℃无活性，因此，临床上少见抗-P_1 抗体引起溶血性输血反应，但抗-P_1 会干扰体外交叉配血试验。因抗-P_1 为 IgM 抗体，不能通过胎盘，因此不会引起新生儿溶血病。

二、Lutheran 血型系统

Lutheran 血型系统 ISBT 符号 LU，编号 005，共有 19 个抗原，为蛋白抗原，主要抗原为 Lu^a 和 Lu^b 抗原（表 6-26），二者由一对对等关系的等位基因编码，等位基因多态性表现在 *LU* 基因 252A>G 单碱基突变。*LU* 基因产物糖蛋白由 597 个氨基酸组成，在第 77 位 Lu^a 抗原为组氨酸（His），Lu^b 抗原为精氨酸（Arg）。一般人群 Lu^b 抗原常见，Lu^a 抗原在白人中约 8%，在中国人中稀有，Lu(a－b－)表型罕见。

大部分抗-Lu^a 和抗-Lu^b 抗体为 IgG 性质抗体，同时混合 IgM 和 IgA 性质的抗体，有报道能引起轻微新生儿溶血病和迟发性溶血性输血反应。

表 6-26　Lutheran 血型系统主要抗原表型

红细胞与下列抗血清反应		表型
抗-Lu^a	抗-Lu^b	
＋	－	Lu(a+b－)
＋	＋	Lu(a+b+)
－	＋	Lu(a－b+)
－	－	Lu(a－b－)

三、Kell 血型系统

Kell 血型系统 ISBT 符号 KEL，编号 006，有 31 个抗原，具有重要临床意义的抗原包括 K 和 k、Kp^a 和 Kp^b，以及 Js^a 和 Js^b 抗原，它们分别由 3 对对等等位基因编码产生（表 6-27）。K 抗原在中国人中罕见，频率约万分之一，白人中约 5%～10%。一般人群中 Kp^a 和 Js^a 抗原频率远低于相应的 Kp^b 和 Js^b 抗原。

表 6-27　Kell 血型系统主要抗原表型

红细胞与下列抗血清反应						表型
抗-K	抗-k	抗-Kp^a	抗-Kp^b	抗-Js^a	抗-Js^b	
＋	－					K+k－
＋	＋					K+k+
－	＋					K－k+
		＋	－			Kp(a+b－)
		＋	＋			Kp(a+b+)
		－	＋			Kp(a－b+)
				＋	－	Js(a+b－)
				＋	＋	Js(a+b+)
				－	＋	Js(a－b+)
－	－	－	－	－	－	K0*

* 见于 Kell-null 型。

Kell 血型抗体为 IgG 性质的抗体，K 与 k 抗原具有较强的免疫原性，因此抗-K 与抗-k 在临床上具有重要意义，常引起新生儿溶血病和溶血性输血反应。一般情况下，不用酶法或聚凝胺法（polybrene）检测 Kell 血型系统抗原或抗体，后者可能影响 Kell 抗原特殊的蛋白结构。

四、Duffy 血型系统

Duffy 血型系统 ISBT 符号 FY，编号 003，共有 6 个抗原，具有重要临床意义的抗原为 Fy^a 和 Fy^b，另外 4 个抗原 Fy^3、Fy^4、Fy^5 和 Fy^6 均为高频率抗原。Duffy 血型抗原为蛋白抗原，Fy^a 和 Fy^b 由一对等位基因编码,主要表型见表 6-28。Fy^a 和 Fy^b 抗原是红细胞膜间日疟裂殖子的受体,若红细胞膜上缺乏 Fy^a 和 Fy^b 抗原,间日疟裂殖子则无法寄生于红细胞中,因此 Fy(a−b−)表型的个体能抵抗间日疟的感染,这种表型个体在非洲人中常见。中国人中 Fy(a+b−)约 85%,Fy(a+b+)约 15%,Fy(a−b+)约 5%,Fy(a−b−)未见。

表 6-28 Duffy 血型系统主要抗原表型

红细胞与下列抗血清反应		表型
抗-Fy^a	抗-Fy^b	
+	−	Fy(a+b−)
+	+	Fy(a+b+)
−	+	Fy(a−b+)
−	−	Fy(a−b−)

抗-Fy^a 和抗-Fy^b 多为同种免疫性抗体,为 IgG 性质抗体,在抗球蛋白试验中反应良好。蛋白酶会破坏 Duffy 血型抗原的抗原性,因此,酶法检测抗-Fy^a 和抗-Fy^b 通常为阴性反应。抗-Fy^a 能够引起中等至严重程度的新生儿溶血病和急性或迟发性溶血性输血反应,抗-Fy^b 引起的同种免疫反应较抗-Fy^a 弱,抗-Fy^b 引起新生儿溶血病少见,多见中等至严重程度的迟发性溶血性输血反应。

五、Kidd 血型系统

Kidd 血型系统 ISBT 符号 JK,编号 009,共有 3 个抗原,为 Jk^a、Jk^b 和 JK3,其中 Jk^a 和 Jk^b 由一对对等等位基因编码产生。JK3 为高频抗原,频率几乎 100%,Jk^a 和 Jk^b 在人群中的频率均约 50%~80%,四种可能的表型 Jk(a+b+)、Jk(a+b−)、Jk(a−b+)和 Jk(a−b−)见表 6-29,其中 Jk(a−b−)表型罕见,Jk(a+b+)常见,约 50%。抗-Jk^a 和抗-Jk^b 绝大部分为 IgG 性质,极少数为 IgM 性质。在盐水实验中,新采集的红细胞标本偶尔可观察的阳性凝集反应,但一般必须用间接抗人球蛋白试验(IAT)检测。Kidd 血型抗体属于补体依赖性抗体,并显示剂量效应,输血不合或妊娠可引起溶血性输血反应或新生儿溶血病。

表 6-29 Kidd 血型系统主要抗原表型

红细胞与下列抗血清反应		表型
抗-Jk^a	抗-Jk^b	
+	−	Jk(a+b−)
+	+	Jk(a+b+)
−	+	Jk(a−b+)
−	−	Jk(a−b−)

六、Diego 血型系统

Diego 血型系统 ISBT 符号 DI,编号 010,共有 20 个抗原,临床主要相关抗原为 Di^a 和 Di^b 抗原(表 6-30,以及 Wr^a 和 Wr^b 抗原。Diego 抗原为蛋白抗原,Di^a 和 Di^b、以及 Wr^a 和 Wr^b 各由一对等位基因碱基变异造成单个氨基酸替换形成。Di^a 抗原频率低于 Di^b 抗原,调查数据显示,Di^a 抗原似乎总是与蒙古人血统有关,大多数蒙古人存在 Di^a 抗原或其变异型,欧洲白人 Di^a 罕见。中国人 Di(a+b+)表型约 4.5%,Di(a−b+)约 95%,Di(a+b−)约 0.5%,Di(a−b−)未见。一般人群 Wr^a 为低频率抗原,约十万分之一,Wr^b 为高频抗原。

表 6-30 Diego 血型系统主要抗原表型

红细胞与下列抗血清反应		表型
抗-Di^a	抗-Di^b	
+	+	Di(a+b+)
−	+	Di(a−b+)
+	−	Di(a+b−)
−	−	Di(a−b−)

抗-Di^a 和抗-Di^b 抗体多为 IgG 类抗体,能引起临床溶血性输血反应和新生儿溶血病,但抗-Di^b 抗体少见。抗-Wr^a 在人群中检出率很高,约 1%~2%,抗体产生原因尚不明确,一部分人为 IgM 类抗体,一部分人为 IgG 类抗体,抗-Wr^b 少见。一些自身免疫性溶血性贫血患者血清中含有抗-Wr^a 和抗-Wr^b 抗体。抗-Wr^a 和抗-Wr^b 能引起新生儿溶血病,少见引起溶血性输血反应。

七、I 血型系统

I 血型系统 ISBT 符号 I，编号 027，含有一个抗原 I，为多糖抗原。I 抗原与血型集合抗原 i 及 I^T 抗原的生化合成相关。I 抗原与 A、B 抗原一样，不仅存在于红细胞表面，而且广泛分布于人体各种分泌液中，如唾液、尿液、血浆等。胎儿和新生儿红细胞几乎检测不到 I 抗原，表达量极低，主要为 i 抗原，约 1 岁之后 i 抗原逐渐减少，I 抗原则逐渐达到成人水平。成人红细胞可与抗-i 抗体呈弱反应，而且还存在 I^T 抗原，I^T 抗原可理解为 i 到 I 的过渡抗原。当成人 i 抗原表达过高时，显示细胞分化不全。尽管一般人红细胞有 I 抗原，但大部分人血清中含有弱自身抗-I 抗体，在某些情况下，如肺炎支原体感染等性况，血清抗-I 抗体效价会增高。抗-I 为冷凝集抗体，37℃无活性，因此一般不会引起溶血性输血反应。

八、Rh-gp 血型系统

Rh-gp 血型系统是 ISBT 近年认可的人类第 30 个血型系统，系统符号 RHAG，编号 030，目前发现有 2 个抗原（Duclos 和 Ola），RHAG 血型抗原为蛋白抗原，为 Rh 血型相关糖蛋白（RhAG 或 Rh50 或 CD241 或 Rh50A）。RHAG 血型抗原由 *RHAG* 基因编码，*RHAG* 基因（*RH50* 或 *RH50A*）位于染色体 6p11-21.1，总长度 32kb，基因的组织结构与 *RHD* 和 *RHCE* 基因基本一样（见第五节），由 10 个外显子组成，编码区与 Rh 血型系统的 *RHD* 和 *RHCE* 基因有 40% 的同源序列。目前关于 RHAG 血型抗原的研究尚少，已知 RhAG 蛋白是 Rh 抗原表达复合体的重要成分，因此 Rh 血型系统抗原的表达受 *RHAG* 基因调控，当 *RHAG* 基因不能正常表达时，可导致 Rh 血型系统抗原不能正常表达，有报道导致调节型 Rh 缺失综合征。

第七节 输血前免疫血液学检查

输血是临床广泛应用的手段，但当患者输入血型不相合的血液时，存在发生溶血性输血反应的风险，有时甚至危及生命。因此为避免同种免疫反应，保证输血安全，临床在输血或输注任何血液成分前须对患者和供者血液进行输血前免疫性检查，寻找"相容"的血液成分。血型有 300 多个抗原，众多且复杂，不可能找到与患者完全一样的供者血液，现代输血主要要求 ABO 血型系统相容、Rh(D) 抗原相容、血清意外抗体或不规则抗体（不符合 ABO 血型系统一般抗-A、抗-B 规律的抗体）相容。

一、目的

输血前检查的目的是为受血者选择"相容"的血液成分，使输入的各种成分在受血者体内能有效存活，即输入的血液成分在受血者体内不发生同种免疫反应导致溶血等，使供血者与受血者的血液在免疫血液学方面"相容"，达到安全、有效输血的目的。

二、输血前检查的内容

(一) 受血者的病史了解，申请单、标本等的检查、核对及处理

1. 病史资料和信息　检查前应最大程度地了解受血者的有关资料，包括受血者姓名、年龄、性别、床位号、种族、临床诊断、输血史、药物史、妊娠史，特别是以往输血反应的记录，包括抗体检查等。这些信息有助于解决有可能出现的血清学问题。

2. 标本的要求　使用正确、合格的血液标本，是保证输血安全的关键点之一。

(1) 所有标本必须是来自受血者和供血者，标签内容和血液申请单上的内容一致。

(2) 标本必须能代表受血者当前的免疫学状况，防止血样被稀释或发生溶血，溶血的标本一般不能使用。

(3) 血清或血浆均可用作检查，但使用血浆标本时，应注意排除纤维蛋白原的干扰。

(4) 若受血者使用肝素治疗，应对其标本用硫酸鱼精蛋白对抗，使之凝结。

(5)若受血者使用右旋糖酐、PVP 等治疗,应注意将红细胞作进一步洗涤。

(6)受血者标本一般要求不超过 2 天,反复输血的受血者还应注意抽取新鲜标本进行交叉配血试验,避免抗体漏检。

(7)每次输血后,受血者和供血者的标本必须密封,于 2~8℃下至少保存一周。

(8)静脉输液后抽取血样,若自输入静脉收集,应先抽取 5ml 丢弃,防止血液被稀释。

(二)受血者和供血者 ABO、Rh 血型鉴定

在各血型系统中,以 A、B 抗原的抗原性最强,D 抗原次之。几乎任何 ABO 血型不合的输血,均产生同种免疫反应;D 抗原不合的输血,约有 2/3 的人可产生抗-D 抗体。因此在输血前必须确认受血者和供血者的 ABO 和 Rh(D)血型,选择相容的供者血液。血型鉴定的基本原则和要求分别见 ABO 血型系统和 Rh 血型系统。

1. ABO 定型常见问题

(1)ABO 血型系统的抗体,最适反应温度为 4℃,但在室温反应良好,所以常规的 ABO 定型试验在室温进行。

(2)新生儿在出生后 4~6 个月之内血浆(清)中 ABO 抗体活性较弱,且含有来自母亲的抗体,因此新生儿血型只做正定型。

(3)ABO 血型鉴定常用试剂有抗-A、抗-B、抗-A_1、抗-H、抗-AB、A_1 型红细胞、B 型红细胞和 O 型红细胞。增加抗-A_1 是为了区分 A_1 和 A_2 型;抗-H 是为了检测亚型,因为大部分 ABO 亚型红细胞上有较多的 H 抗原,与抗-H 反应较强;为避免将弱反应性 A 或 B 型红细胞错误地定为 O 型,可常规应用抗-AB 抗血清;A_1 试剂红细胞可检出 A 亚型个体的抗-A_1 抗体;O 型试剂红细胞,可辨别血清中所含的冷反应性凝集素等。

(4)常用的 ABO 血型定型试剂多为单克隆抗体试剂,我国规定抗-A、抗-B 抗体效价分别为不低于 1:64 和 1:128,亲和力≤15s,冷凝集素效价<1:4,能检出部分 A_2、A_2B 血型。

(5)其他问题:①人为错误:已是 ABO 定型中产生异常结果的主要原因,如标本或试剂出错;器材不清洁;试剂污染或失效;离心过度或不足;阳性反应产生溶血现象或微弱凝集未能识别;漏加试剂;结果记录或判断错误;细胞与血清比例不当等。②异常血浆蛋白:受检者血浆中异常的白蛋白/球蛋白比例、高浓度的纤维蛋白原、患者使用大分子右旋糖酐和羟乙基淀粉溶液等,能致缗钱状假凝集。低丙种球蛋白血症患者因免疫球蛋白水平全面下降,可能使血清定型时不凝集或呈弱凝集反应。③红细胞致敏:免疫球蛋白致敏的红细胞,在含高蛋白介质的试剂中,可发生凝集。④红细胞多凝集现象:红细胞因遗传或获得性的表面异常,发生多凝集现象。⑤近期输血或血浆置换:定型试验前曾输入过其他 ABO 型血,如 O 型红细胞输给 A 型人,使血液标本成为混合血型红细胞悬液,定型时显示"混合外观凝集"现象。血浆置换患者大量非同型血浆使血清中可能含有其他供者的抗-A 或抗-B 抗体,造成反定型错误。⑥药物或防腐剂因素:某些药物如右旋糖酐、静脉注射某些造影剂等,可引起红细胞聚集而类似凝集。另外,患者可能含有针对试剂中防腐剂成分的抗体,导致 ABO 血型定型出现差错。⑦疾病因素导致抗原减弱或血型特异性物质过高:某些白血病患者和难治性贫血患者中,ABO 血型系统的抗原活性可受到抑制,检出困难。一些卵巢囊肿病例,血型物质的浓度很高,可中和抗-A 和抗-B 定型试剂,因此须多次洗涤红细胞,方可得到正确的正定型结果。⑧获得性 B:由于革兰氏阴性菌的作用,红细胞可获得"类 B"的活性。

2. Rh 定型常见问题

(1)Rh 血型鉴定可能出现假阳性的原因:①受检细胞已被免疫球蛋白致敏,或标本血清中含有引起红细胞凝集的因子。②受检细胞与抗血清孵育的时间过长,含高蛋白的定型试剂会引起缗钱状假凝集。③器材或抗血清被污染,造成假阳性。④定型血清中含有事先未被检测的其他特异性抗体,造成假阳性定型结果。⑤多凝集细胞,造成定型的假阳性。

(2)可能出现假阴性的原因:①受检细胞悬液浓度太高,与抗血清比例不当。②漏加或错加定型血清。③定型血清的使用方法错误,没有按说明书进行。④离心后重悬细胞扣时,摇动用力过度,摇散微弱的凝集。⑤抗血清保存不当,导致失效。

(三)不规则抗体筛选和鉴定

1. 目的和原则 抗体筛选是对受血者的血清

的常规检查,以发现有临床意义的不规则抗体(意外抗体)。有临床意义的抗体是指能引起同种免疫性输血不良反应,即在37℃下有活性的特异性抗体。我国部分采供血机构已开展对献血者血清意外抗体的筛选工作,以免供血者的不规则抗体进入受血者体内发生同种免疫反应。抗体筛选试验的原则是将受检者血清与一组已知血型的试剂红细胞反应,以发现37℃有反应活性的抗体。可在交叉配血试验之前进行或一起进行,后者有利于避免病情的延误,保证输血安全。

2. 抗体筛选和抗体鉴定技术　抗体筛选试验所用的筛选红细胞,通常由2~3人份O型红细胞组成,一套筛选红细胞必须至少含有D、C、E、c、e、M、N、S、s、P、Le^a、Le^b、K、k、Fy^a、Fy^b、Jk^a、Jk^{b}等抗原,如同时包括Lu^a、V、C^w、Kp^a、Js^{a}等抗原,则更有利于筛选出更多血型抗体。由于血型抗体的复杂性,抗体筛选试验可能会漏检一些抗低频率抗原的抗体或有剂量效应的抗体(如Rh、Duffy和Kidd血型系统抗体),所以血型抗原越完全、特异性越强的筛选细胞越可靠。

当受血者血清不规则抗体筛选为阳性时,则进一步进行抗体鉴定试验,确定其特异性。与抗体筛选不同,抗体鉴定使用谱细胞(panel cell),谱细胞一般是由8~16个人份的已知血型表现型的O型红细胞组成,除要求含有尽量多的各种不同血型抗原外,还要求不同人份红细胞与被检血清的反应结果尽可能不同,使实验结果能根据反应格局判定出特异性的抗体。具体选择多少人份的谱细胞,涉及概率计算,具体方法见附录。由于血型抗原的复杂性,在抗体鉴定中,一套谱细胞不可能对所有不规则抗体都能进行准确鉴定,所以有时须使用多套不同的谱细胞,鉴定不同特异性的抗体。

3. 抗体鉴定的注意事项

(1)自身细胞检查:观察患者(受血者)血清与自身细胞的反应情况,确定血清内是否存在自身抗体,或自身抗体和同种异体抗体同时存在。如患者血清只与试剂红细胞反应表明只存在同种异体抗体;如患者血清与试剂红细胞和自身红细胞均发生反应,表明存在自身抗体,或自身抗体和同种异体抗体同时存在。如患者体内同种抗体的特异性是针对近期输入的供者红细胞抗原,此时自身血清与自身细胞呈阳性反应,容易错误地分析为自身抗体,因此对直接抗球蛋白试验(DAT)阳性结果的患者应详细了解其近期输血史。

(2)患者体内存在两种或两种以上同种抗体:如患者血清中含有两种或两种以上同种抗体,为保证抗体鉴定的正确性,要求谱细胞中有足够人份的阳性和阴性细胞,从而根据反应格局清楚作出判断,或使用多套谱细胞进行鉴定。

(3)抗体特异性分析要点:①灵活应用盐水、酶法和抗球蛋白试验等各种检测技术,综合分析抗体的特异性;②不同温度下抗体的反应结果;③是否有溶血现象;④在阳性反应的细胞中,反应强度有否不同,是否出现剂量效应;⑤检测自身红细胞上的血型抗原,根据所缺少的抗原分析同种抗体的特异性。

(四)交叉配血试验

1. 要求和内容　交叉配血试验或称输血前配合性试验,其目的是寻找与受血者相容的供者血液,也避免受者血清存在抗体筛选未发现,但供、受者不相容的抗体,进一步保证输血安全。交叉配血试验除了盐水介质法外,须进行抗球蛋白试验,交叉配血试验结果必须是不溶血、不凝集。交叉配血试验通常包括:

(1)"主侧"交叉配血试验:受血者血清对供血者红细胞,检测受血者血清中是否存在与供血者红细胞发生反应的抗体。"主侧"交叉配血试验阳性结果的解释参考表6-31。

(2)"次侧"交叉配血试验:受血者红细胞对供血者血清,检测受血者红细胞是否与供血者血清发生反应。

(3)自身对照试验:受血者红细胞对受血者血清,检测受血者血清中是否存在抗自身红细胞的抗体,同时也提示患者红细胞直接抗球蛋白试验阳性及红细胞缗钱状假凝集的可能。

2. 交叉配血试验中一些特殊问题　在实际交叉配血试验中,很多因素可能干扰配血结果,出现假阳性或假阴性,影响配血的正确性。

(1)有些疾病如多发性骨髓瘤、巨球蛋白血症、霍奇金病,以及其他一些表现为血沉加速的病例中,血清在室温和37℃中能使红细胞出现缗钱状假凝集,造成配血错误。

第六章 红细胞血型

(2)交叉配血试验结果不相容或抗体筛选试验阴性,而交叉配血结果阳性,提示有未检出的同种抗体存在。

(3)离心力不当、水浴箱温度不正确等,造成不正确的配血结果。

(4)红细胞洗涤和悬浮不正确,使抗球蛋白实验出现假阴性。

(5)血清中如含有溶血性抗体,相应红细胞被溶解。如果血清中存在补体而溶血,血清应灭活补体后再进行试验。

表 6-31 主侧交叉配血试验不合原因分析

试验结果	可能的解释	讨论
主侧交叉配合试验:+ 自身对照试验:- 抗体筛选试验:-	1. 患者或供血者的 ABO 定型试验不正确 2. 患者血清中可能存在与供血者红细胞抗原发生反应的抗体 3. 供血者红细胞直接抗球蛋白试验为阳性	1. 重复 ABO 定型 2. 分析可能的血型变异型 3. 重复患者血清抗体筛选试验 4. 选择其他供者血液重复交叉配血试验
主侧交叉配合试验:+ 自身对照试验:- 抗体筛选试验:+	患者血清中的同种抗体与供血者红细胞及筛选细胞上的抗原发生反应	对患者血清进行抗体鉴定,选择抗原阴性供者血液重复交叉配血试验
主侧交叉配合试验:+ 自身对照试验:+ 抗体筛选试验:+	1. 患者血清中可能同时存在自身抗体和同种抗体 2. 患者血清异常,如白蛋白/球蛋白比例异常,或含血容量扩张剂,或被污染等	1. 采用患者红细胞进行自身吸收试验去除血清自身抗体,再进行抗体鉴定试验 2. 若有缗钱状凝集现象,采用盐水稀释,或获取新标本,或更换试剂用品等

(五)标签和发血

在完成各项输血前的免疫学检查并选择到相配合的血液后,标记清楚受血者的姓名、床号、住院号、所在医院、ABO 及 Rh 血型、献血员姓名、编号、血型、交叉配血试验结果等,反复核对准确无误后,签名盖章,将血液或血液制剂及时发出。

三、常规和紧急情况下的发血程序

(一)常规发血

1. 血液申请 当患者需要输血治疗时,医生必须仔细填写用血申请单,血样管上必须清楚标明患者的姓名、住院号、床号,连同配血申请单一起送到血库。申请单信息至少包括申请日期、患者姓名、出生年月日、性别、住院号、床号、目前的诊断、已知血型、已知存在的任何抗体、输血史和输血反应史、女性妊娠史、所需血制品类型和数量、用血原因、需用血的时间、申请医生的签名等。

2. 血液选择

(1)一般情况下,先发放保存时间较长的血,以利于血液库存良性循环。

(2)特殊情况下选择保存期较短的血液,如新生儿换血、定期输血患者、严重肝肾功能障碍患者等。

(3)输血的基本原则是同型输注,但有些特殊情况需要特殊处理:①ABO 亚型患者血清中存在不规则抗-A_1 或抗-B 时,应该选择 O 型红细胞。②弱D型或部分D型比正常的D阳性红细胞的D抗原弱,但输给 Rh 阴性的受血者后,亦可能发生同种免疫反应而产生抗-D,尤其是弱-D 型或部分-D 型红细胞输给已产生抗-D 的受血者体内时,弱 D 或部分 D 型红细胞可能很快会发生溶血。同时,弱 D 型特别是部分 D 型患者若接受 Rh 阳性红细胞,也可能产生抗-D 抗体。因此,作为供血者,弱 D 型和部分 D 型红细胞归类为 Rh 阳性;作为受血者应视为 Rh 阴性。③新生儿溶血病的换血治疗应根据新生儿溶血病的类型,选择适合的血液。ABO 血型新生儿溶血病换血应选择 O 型红细胞+AB 型血浆;Rh(D)新生儿溶血病换血应选择 ABO 与婴儿同型的 Rh(D)阴性血;Rh(D)伴 ABO 新生儿溶血病换血应选择 O 型 Rh(D)阴性红细胞+AB 型血浆。

3. 输血前免疫学检查。

4. 血液发放。

(二) 紧急发血

紧急情况下的发血程序应根据当时的具体情况而定,可按照主治医师的要求,分以下三种情形处理。

1. 完成ABO、Rh(D)血型鉴定,采用盐水试验进行快速交叉配血后发血。

2. 如果时间紧迫,完成ABO、Rh(D)血型鉴定后,直接选择相合的血液发放。

3. 特别紧急时,可直接选择O型、Rh(D)阴性,或O型红细胞发放。

紧急发血必须标明"未经配血",提醒医生在输血时密切观察患者的情况,适时终止输血。发血后应继续进行输血前免疫学检查,寻找配合的血液,根据情况及时发往临床。

第七章

血清蛋白型和红细胞酶型

第一节 血清蛋白型

血清是血液中的"无形成分",由多种蛋白质、有机高分子物质、无机盐和水等成分组成。1955年,Smithies发现人类的结合珠蛋白(Haptoglobin)具有遗传多态性,从而表明人类血清中的蛋白质和血液中的"有形成分"一样,也具有"型"的差别,被称为血清蛋白型。血清蛋白型是指该蛋白所具有的遗传多态性。1962年Harris证明血清中的酶也有"型"之分,称之为血清酶型。由于实际上血清中的酶也是一种蛋白质,故也可称为血清型。

一、血清蛋白型概况

(一)血清蛋白型的发展

血清蛋白型是指某种蛋白质所具有的遗传多态性。由于体液免疫主要是抗体和补体承担,因此人们对免疫球蛋白型的研究较为深入。

免疫球蛋白具有复杂的结构和功能,是血清蛋白质中多态性最多的一种蛋白质。同时,免疫球蛋白又是一个复杂的大家族,其成员之间结构各异,功能不同,组成了集体的保护网络,也增加了各成分之间分析的难度。尤其是正常人的免疫球蛋白很不均一,难以研究分析其抗体结构。但是多发性骨髓瘤及Woldenstrom巨球蛋白血症患者血清中含有大量均一的某种免疫球蛋白,可以以此研究相关抗体。

自20世纪30年代起对γ球蛋白的研究到今,人们已检测出了几百种血清蛋白型。

(二)血清型分类

按照蛋白的性质,可将血清蛋白分为免疫球蛋白、血清酶、血清蛋白、补体等几大类。免疫球蛋白具有两重性:一是其具有抗体活性的蛋白质分子,同时对异种系的动物或同一种系不同个体来说,又是一种抗原物质。据此免疫球蛋白血清型又分为三个层次:即同种型、同种异型和独特型。同种型和同种异型的不同是基于重链和轻链恒定区的差异,独特型是以可变区的差异为基础。

采用电泳(包括淀粉电泳、丙烯酰胺电泳)和免疫学方法(包括免疫扩散、血凝抑制)及免疫电泳相结合等方法,已检出的血清蛋白型有触珠蛋白(Hp)、转铁蛋白(Tf)、低密度脂蛋白等21个系统,137个抗原(表7-1)。人类免疫球蛋白已知有三类同种异型即Gm、Am和Km(Inv),共有30多个因子。

二、免疫球蛋白同种异型

免疫球蛋白(Ig)具有抗体活性,能与相应抗原专一结合,同时又具有抗原特异性。根据血清学特异性可以将Ig分为同种型特异性(isotypic specificity)、同种异型特异性(allotypic specificity)和独特型特异性(idiotypic specificity),简称同种型(isotyp)、同种异型(allotyp)和独特型(idiotyp)。其中同种异型特异性指不同个体间抗原差异,是人群Ig的遗传标志,每个个体上的这种标志称之为因子。

用血凝抑制试验可以检出。新生儿出生时带有来自母体的免疫球蛋白,此期间具有与母亲相同的同种异型。出生后大约 6 个月,新生儿便产生自己的免疫球蛋白,表现出自己的同种异型。因此,在亲子鉴定中检查同种异型一般要求受检者在出生后 6 个月以上。

表 7-1 血清型和血清酶

血清成分	座位符号	等位基因	发现年代	检出方法
触珠蛋白	Hp	13	1995	淀粉电泳或丙烯酰胺电泳
转铁蛋白	Tf	18	1957	淀粉电泳或丙烯酰胺电泳
α_2 球蛋白	Gc	6	1956	免疫电泳
胎盘碱性磷酸酶	P1	9	1961	淀粉电泳或丙烯酰胺电泳
拟胆碱酯酶	E1, E2	5	1962	淀粉电泳或丙烯酰胺电泳
α_1 抗胰酶	Pi	3	1965	淀粉电泳或丙烯酰胺电泳
α_2 巨球蛋白	Xm	2	1966	淀粉电泳或丙烯酰胺电泳
血浆铜蓝蛋白	Cp	3	1967	淀粉电泳或丙烯酰胺电泳
低密度脂蛋白	Ag	10	1961	免疫扩散、血凝抑制试验
低密度脂蛋白	Lp	2	1963	免疫扩散
低密度脂蛋白	Ld	1	1965	免疫扩散
补体成分 3	C3	18	1968	淀粉电泳或丙烯酰胺电泳
补体成分 4	C4	8	1971	免疫电泳
备解素因子 B	Bf	11	1972	免疫电泳
补体成分 6	C6	8	1975	免疫电泳
补体成分 2	C2	2	1976	免疫电泳
免疫球蛋白 G_1	G_1m	4	1956	血凝抑制试验
免疫球蛋白 G_2	G_2m	1	1966	血凝抑制试验
免疫球蛋白 G_3	G_3m	13	1960	血凝抑制试验
免疫球蛋白 κ 链	Km	3	1961	血凝抑制试验
免疫球蛋白 A_2	A_2m	1	1969	血凝抑制试验

(一) 同种型

为同一生物物种所共有,是由免疫球蛋白分子的 C 区一级结构所决定的。

1. L 链的型和亚型　C_L 功能区分为 λ 和 κ 两种类型。

同一抗体分子的两条 L1 链的 C_L 同型,均为 λ 型或 κ 型,无 λ 和 κ 两种混合型。人血清球蛋白 λ 型与 κ 型之比中国人为 1∶2,日本人为 1∶1.5。

人的 λ 型有四种亚型,即 λ_1、λ_2、λ_3 和 λ_4;κ 型无亚型。

2. H 链的类和亚类　根据免疫球蛋白 H 链恒定区(C_H)抗原决定簇不同,可有特异性抗体将其分为五类:γ、α、μ、σ 和 ε,相应的免疫球蛋白分别称为 IgG、IgA、IgM、IgD 和 IgE。根据免疫球蛋白 H 链恒定区抗原特异性差别、二硫键数目及其位置的不同,某类免疫球蛋白再分为亚类。人的 IgG 分为 IgG_1、IgG_2、IgG_3 和 IgG_4 四种亚类;IgA 分为 IgA_1 和 IgA_2 两种亚类;IgM 分为 IgM_1 和 IgM_2 两种亚类。

(二) 同种异型

免疫球蛋白分子由来自双亲等位基因中的一个基因编码。子代抗体产生细胞所分泌的抗体分子,C 区会发生一个或数个氨基酸突变,因其出现在同一种属的不同个体,所以称之为同种异型。分别标记为 Gm, Am, Em 和 Km。在 IgG 的 4 个亚类中,已检出 3 个亚类的同种异型(表 7-2)。

表 7-2　人类免疫球蛋白的同种异型

同种型			同种异型
(类)	(亚类)	(型)	
IgM			
IgG	G1		G1m(1),(2),(3),(17)
	G2		G2m(23)
	G3		G3m(11),(5),(13),(14),(10),(6),(24),(21),(15),(16),(26),(27)
	G4		
IgA	A1		
	A2		A2m(1),(2)
IgD			
IgE			Em
		κ	Km(1),(2),(3)
		λ:	Oz, Kern
			Mcg

(三)独特型

独特型(idiotype)是指一个抗原受体上的独特位点(抗原受体上存在的其特有的结构或决定簇)集合在一起,相应的抗体称之为独特型抗体(anti-idiotype antibody)。独特型主要存在于抗原受体可变区(抗原抗体结合部位),部分分布在抗体分子的支架部分。独特型抗体有两种,α 型是针对支架部分的独特型;β 型是针对抗原受体可变区的独特型。

(四)Gm, Am, Km

目前已知人的同种异型免疫球蛋白有 Gm、Am 和 Km(Inv)三类。

1. Gm 同种异型　Gm[gamma(γ)marker]是 IgG 表现出来的同种异型。Gm 系统中每个因子遗传时像一对等位基因那样分离,基因内交换几乎没有产生其他的组合机会,因此这些位点紧密联锁组成单倍型。如白种人中 Gm[1(a),17(z),21(g)],黄种人中 Gm[1(a),3(f),5(b1),13(b3),14(b4)]是常见的单倍型。γ 链上 Gm 同种异型的抗原性已发现三十种左右,分别表现在 γ_1、γ_2、γ_3 或 γ_4 上,分别称作 Gm_1、Gm_2、Gm_3、Gm_4…Gm_N。

不同种族中存在不同的 Gm 单体型。如高加索人种中 Gm 单体型为 azgu、axzgu、fbu;尼格鲁(黑人)人种为 abzu、abcgzu;蒙古人种中为 azgu、axzgu、astz、afbu。我国除维吾尔族、哈萨克族、东乡族以及宁夏回族自治区的回族中有 Gmfb 单倍型之外,汉族和其他大部分少数民族中只有 axgu、agu、afbu 和 ab^{035}st 等四种单体型。根据检测的 Gm 因子不同,Gm 表型和基因型之间有不同的关系,见表 7-3。

表 7-3　Gm 表型和基因型

检查 afxbg5 因子		检查 afxbgst7 因子	
表型	基因型	表型	基因型
ag	ag/ag, a/ag	ag	a/ag
axg	axg/axg, ag/axg, a/axg	axg	axg/axg, ag/axg
afbg	ag/afb	agst	ag/ast
afb	afb/afb, a/afb	afbg	ag/afb
a	a/a	axgst	axg/ast
afxbg	axg/afb	afbst	afb/ast
		ast	ast/ast
		afxbg	xg/afb
		afb	afb/afb

2. Am 同种异型 Am[gamma(γ)marker]属于 IgA 表现出来的同种异型。Am 抗原存在于 α_2 重链的恒定区,IgA_2 亚型有 A2m(1)和 A2m(2)两种同种异型,受控于两个对偶的等位基因 $A2m^1$ 和 $A2m^2$。A2m(1)在欧洲白种人占优势,A2m(2)在黑人和东方人中占优势。

IgA 缺乏症患者或少数 IgA 含量正常患者因多次输血可产生抗-IgA 抗体。体内含有抗-IgA 抗体的患者输注含有 IgA 抗原阳性的血液或血液制品可发生过敏反应,严重时会导致休克,甚至死亡。

3. Km 同种异型 Km[kappa(K)chain marker]原称 Inv(inhibitor of the reaction with serum from patient virm),这是因为 Inv 因子在 κ 链上而改称为 Km。Km 系统有 3 个抗原,分别由 Km(1,2)、Km(1)和 Km(3)等 3 个等位基因控制。Km(1,2)和 Km(3)基因频率比 Km(1)高。Km(1+2-)型较为少见。由于抗 Km(2)和抗 Km(3)血清来源少,一般情况下只用抗 Km(1)检查 Km 型。

（五）临床意义

人类免疫球蛋白同种异型在临床输血和疾病诊断中有着极其重要的意义。现已发现多种疾病与人类免疫球蛋白的同种异型密切相关,如重症肌无力、慢性活动型肝炎和类风湿性关节炎等,与特定的 Gm 基因标记或单体型相关。Ig 特别是 Am 同种异型的不相容输血及 IgA 缺乏症患者输血可免疫产生抗 IgA 抗体,前者可产生抗 IgA_1,抗 IgA_2[抗 A2m(1)和抗 A2m(2)],这些抗体均能引起引起发热、寒战、头痛、呕吐和过敏性休克等症状的非溶血性输血反应,严重者最后导致死亡。因此 IgA 缺乏症患者必须输注 IgA(−)的血液或血液制品。目前,国外血液中心已普遍筛选 IgA(−)献血者的血液冷冻保存以备 IgA(−)患者或持有同种异型抗体(抗 IgA_1 或抗 IgA_2)的患者所用,保证安全输血。因此开展人群 Ig 同种异型的研究,检出人血清中的抗 Ig,对疾病及输血反应的诊断,预防和治疗具有积极的意义。另外,Gm 和 Km 在确定遗传型时,很容易决定遗传关系。

三、检测方法

常用的血清蛋白型检测方法有电泳（包括淀粉电泳,丙烯酰胺电泳)和免疫学方法(包括免疫扩散,血凝抑制)及免疫电泳相结合等方法。现简单介绍如下:

（一）电泳方法

这是一种根据蛋白质分子在电场中电泳的速度不同来鉴别血清型的方法。电泳速度取决于蛋白质分子的大小、所带净电荷的多少及电场强度。蛋白质所带电荷多少,受缓冲液(buffer)pH 值的影响;电场强度取决于电压大小。在某特定的 pH 值下,赖氨酸、精氨酸残基上的氨基、组氨酸残基上的咪唑基及天冬氨酸、谷氨酸残基上的羟基将发生电离作用,并使蛋白质带净电荷。在电场作用下,带负电荷的分子向正极移动,带正电荷的分子向负极移动,经过一定时间的电泳,可以把各种蛋白质分开。然后经过染色,显示出不同的蛋白质所在的位置,即得到通常所说的电泳图谱。不同血清型的个体,具有各自的图谱,从而达到分型的目的。

在电泳中,淀粉凝胶或丙烯酰胺凝胶起到分子筛的作用,有助于分离分子大小不同的蛋白质。

（二）微量血凝抑制试验

这是一种免疫球蛋白同种异型的分型方法,可以检查 Gm、Km、Am、Em 因子及相应抗体。具体如下:

1. 抗体筛选 被检血清在 U 型反应板上作倍比稀释。用已知 Gm、Km 抗原的抗 D(IgG 型)抗体致敏的 Rh 阳性红细胞作为指示系统。若出现凝集反应,则为阳性,显示有抗 IgG 抗体,反之为阴性。

2. 抗体特异性鉴定 将具有 IgG 同种异型抗体的血清与一组已知免疫球蛋白同种异型的谱血清反应。含有特异性抗体的血清,可被相应的抗原中和,而不能与致敏红细胞发生凝集反应。根据反应格局确定抗体特异性。

3. 抗原分型 若受检血清中含有某种如 Gm(1)型免疫球蛋白,将抑制抗 Gm(1)凝集带有 Gm(1)因子的抗体(抗 D)所致敏的红细胞的能力,使之呈阴性反应,并证明该免疫球蛋白为 Gm(1)。抗原分型试验共分两步:第一部为中和,即将含有某种如抗 Gm(1)血清和带有 Gm(1)因子的免疫球蛋白混合,则抗 Gm(1)被中和。第二步为指示反应结果,抗 Gm(1)被中和后将不能凝集表面带有 Gm(1)免疫球蛋白的红细胞。

四、其他血清蛋白型

(一)触珠蛋白型

1938年Polonovski和Jayle在血清中发现一种具有结合血红蛋白能力的蛋白质,后鉴定其属于α_2糖蛋白(α_2 glycoprotein),称之为触珠蛋白(Hp)。1955年Smithies使用淀粉凝胶电泳发现有三种不同的图谱,被命名为Hp1-1,Hp1-2和Hp2-2。使用丙烯酰胺凝胶电泳方法可检出更多的Hp亚型。当体内发生急性溶血或血管内溶血,自破坏的红细胞释放出的Hb可和血浆中的Hp结合成分子量较大的复合物,这样既可使游离血红蛋白不至从肾小球滤出而阻塞肾小管,又可将Hb送至肝实质细胞或网状内皮细胞进行分解,当Hp被血红蛋白饱和后,过多的血红蛋白才从肾排出,从而出现血红蛋白尿。

Hp的合成受位于第16号染色体上的一个遗传位点控制,该位点上最常见的等位基因有Hp^1和Hp^2。凡Hp^1纯合子个体,其血清中只有1-1型Hp分子;Hp^2纯合子个体,血清中只有2-2型Hp分子;Hp^1和Hp^2杂合子,血清中有上述两种Hp分子。少数个体血清中缺少Hp,即先天性无Hp血症,假设受控于Hp^0。在上海人和广东人中,Hp^0基因频率分别为0.0778和0.006,已发现一些罕见的Hp型有20多种。

(二)低密度脂蛋白型

脂蛋白(lipoprotein)是一组复杂的人类血清蛋白质,由75%～90%的脂质、3%左右的糖及少量蛋白质组成。根据脂蛋白在超速离心中沉降系数的不同,一般分为脂乳糜(lipomi-cron)、低密度脂蛋白(lowdensity lipoprotein,简称LDL)和高密度脂蛋白等三种。低密度脂蛋白大致相当于血清电泳分类中的β脂蛋白。自从1961年Allison等用免疫扩散方法检出LDL的Ag系统抗原以后,使用来源于人或动物的抗血清,通过免疫学方法,又检出LDL的Lp和Ld等抗原系统。

1. **Ag型** 1961年,Allison等在一例多次输血患者血清中发现一种抗体,该抗体与部分人的血清起沉淀反应。该抗原在人血清的低密度脂蛋白组分中,被命名为Ag抗原(取Antigen一词的A和g两字母)。至今已检出a_1、c、d、g、h、i、t、x、y和z等十个因子。Ag系统可能在输血中有一定意义。

2. **Lp型** 1963年Berg采用免疫家兔血清,检查一个新的系统Lp(取LDL-polymorphisms一词中的L和P两字母),相应可以命名为Lp(a),受控于显性遗传基因Lp^a,以后相继检出Lp系统的Lp(x)和Lp(e)抗原。在免疫家兔制备抗Lp血清时,常产生Lp(ae)和Lp(ax)抗体,通过吸收可得到抗Lp(e)或抗Lp(x)。因此在血清学中,可以区分这3种抗原,在遗传学上Lp(e)抗原和Lp(a)抗原之间的遗传关系尚不清楚。

(三)拟胆碱脂酶型

人类血液中有两种胆碱脂酶(cholinesterase),在红细胞上的是乙酰胆碱脂酶(acetylcholinesterase),又称真的胆碱脂酶。在血清中的是拟胆碱脂酶(简称PchE),表现出遗传多态性。在20世纪60年代初,使用纤维素柱电泳、免疫电泳、凝胶电泳等方法,发现血清脂酶的杂合性。1962年Harris对正常人血清,使用淀粉凝胶电泳,发现拟胆碱脂酶的四种带,根据电泳速度不同,分为C_1、C_2、C_3和C_4。后使用双向淀粉凝胶电泳(two-dimensional-starch gel electrophoresis)发现第五个带C_5。现在已知这些不同的型受控于E_1和E_2两个座位。E_1座位的等位基因有E_1^u,E_1^a和E_1^s;E_2座位的等位基因有E_2^+和E_2^-。

(四)转铁蛋白型

转铁蛋白(transferrin, siderophilin)是一种β球蛋白,其主要功能是结合血浆中的铁离子并运输到骨髓、肝脏等器官。正常人血清中转铁蛋白含量0.25～0.43g/L。1957年Smithies使用淀粉凝胶电泳检出运铁蛋白型Tf。主要有B,C,D三种型。泳动速度最快的是TfB,最慢的是TfD,TfC介于B和D之间。已发现的Tf变异体有B_0、B_{0-1}、B_1、B_{1-2}、B_2、B_3、D_1、D_2、D_{chi}、D_{fin}、D_{ind}等,TfD_{chi}速度比TfD_1稍快。Tfd_1主要存在于新几内亚、澳洲土著及非洲黑人中,基因频率为0.06;TfD_{chi}主要存在中国、泰国、日本等东方人中,基因频率0.03左右;TfB_2主要存在于欧洲人中,基因频率0.005;TfB_{0-1}基因频率0.04,主要在中美、北美印第安部落中。

检查Tf型的最好方法是丙烯酰胺凝胶电泳,其他方法有滤纸和醋酸纤维素电泳及同位素^{59}Fe标记的放射自显影(radioautograhy)。

(五) α_2 球蛋白型

1959 年 Hirschfeld 使用免疫电泳方法，发现在 α_2 球蛋白区域中有沉淀反应，根据电泳中的迁移率，该沉淀线条表现出快、慢和中间型 3 种。如果把移动快的和移动慢的血清混合在一起，则与中间型无区别。对这种电泳迁移速度可变的球蛋白，被称为型特异性组分（group-specific component，简称 Gc），分别为 Gc1-1、Gc2-2 及 Gc2-1。Gc 蛋白在肝中合成受控于第 4 条常染色体显性基因 Gc^1 和 Gc^2。一般认为 Gc^1 的基因频率最高，在中国人、日本人、欧洲人和美国白人中相差不多，在 0.7~0.8 左右；在黑人中 Gc^1 频率在 0.90 以上。此外还检出其他罕见遗传基因有 x、y、Chip、Negro、CauCasian、Z 及 Norwegian 7 种。

检查 Gc 型首先使用免疫电泳方法分离血清蛋白组分；然后在凝胶上加抗 Gc 血清，通过免疫反应，产生抗原抗体沉淀物进行观察；最后使用聚丙烯酰胺凝胶电泳或淀粉凝胶电泳可以作 Gc 分型。

(六) 血浆铜蓝蛋白型

血浆铜蓝蛋白型（ceruloplasmin）是一个 α_2 球蛋白，用免疫扩散法（SRID）检测，血清中正常含量为 0.17~0.37g/L。每 1 分子 Cp 可结合 8 个铜原子，显示蓝色条带，因此称其为铜蓝蛋白型。其可结合血浆中 90% 以上的铜，在体外具有氧化酶活力。已检出的等位基因有 Cp^A、Cp^B、Cp^C、Cp^{HN} 和 Cp^{Fast} 等，用淀粉凝胶水平电泳方法可做 Cp 分型。Cp^B 的频率一般为 98% 左右，黑人中 Cp^A 为 5% 以上，韩国人中、Cp^C 为 1.3%。

(七) 碱性磷酸酶型

碱性磷酸酶（AKP）是催化有机单磷酸酯水解的非特异性酶类，其最适 pH 为 8.6~10.3。1954 年 Baker 等发现人类碱性磷酸酶（alkaline phosphatase）的杂合性，来源于肝、骨、脾和肾；肠及胎盘。人血清中的碱性磷酸酶主要来自于骨、肝和肠，在妊娠期是来自于胎盘。

正常人血清用淀粉凝胶一般有 P^{++}、P^+ 和 P^0 等 3 种表型，Lewis、ABO 血型与血清碱性磷酸酶有关联。Bamford 曾调查 800 名白种人，在所有的 105 名 Le(a+) 型即非分泌型个体中，P^0 占 94%，P^+ 占 6%，无 P^{++}；在分泌型即 Le(a-) 个体中，39% 为 P^+，36% 为 PP^{++}。

(八) α_2 巨球蛋白型

1966 年 Berg 等将人血清免疫家兔，得到的兔血清经吸收后含有一种抗体，在免疫扩散试验中与某些人血清起沉淀反应。该抗体被命名为抗 Xm，相应抗原为 Xm(a)，现在已知该抗原在 α_2 巨球蛋白上。在人群中，有 Xm(a+) 和 Xm(a-) 两种表现。Xm 位点在 X 染色体上，在 Xm(a+) 和 Xm(a-) 婚配家庭中，Xm 表现出伴性遗传。而在双亲均为 Xm(a+) 的家庭中，有时女儿往往为 Xm(a-)，对此现象有两种可能的解释，一种解释是 Lyon 提出的 X 染色体随机失活假说，另一种解释是 Xm(a) 抗原形成较晚，在 7~10 岁的女孩中可能尚未表现。

第二节 红细胞酶型

酶是一种具有催化化学反应能力的蛋白质，广泛存在于人体组织、器官、细胞和体液中。若一种酶在不同的个体中表现有遗传差异，且根据这些差异可以把人群分为两个或更多类型，在遗传上把这种酶称为同工酶（生化上定义：是指催化的化学反应相同，酶蛋白的分子结构、理化性质乃至免疫学性质不同的一组酶）。

红细胞具有酶型，其多态性可以归纳为两大类：用电泳方法检出的不同型和酶活力的差异。

实际上这两类并不相斥。这里主要介绍用电泳方法检出的酶的多态性。电泳方法的基本原理是根据酶分子的大小和所带净电荷的不同，在电场作用下的泳动速度不同而被分离，再通过特异性染色技术，显示出相应的酶。这种把电泳和组织染色法相结合用于检查红细胞酶型的方法，又称为酶谱技术。红细胞酶型已被广泛应用于人类遗传学、法医学。

一、红细胞主要酶型

1963 年 Hopkinson 等使用淀粉凝胶电泳的方

第七章 血清蛋白型和红细胞酶型

法,发现第一个红细胞酶型,即酸性磷脂酶有5种表型,受控F常染色体上的3个等位基因。迄今为止人类已在血细胞中发现了的20余种酶表现出遗传多态性(表7-4),这些酶在红细胞和白细胞中的分布不完全一致。检查红细胞酶型,一般是以红细胞为检材,使用物理或化学的方法破坏细胞膜,然后用溶解物或抽提物进行电泳。

表 7-4 主要酶型

酶型名称(简称)	所在染色体	组织分布		主要表型 黄种人所占表型(%)	发现者发现时间
		红细胞	白细胞		
磷酸酯酶(ACP)	2	+	+	B,AB,A 64,32,4	Hopkinson 1963
葡萄糖磷酸变位酶(PGM_1)	4	+	+	1,2-1,2 63,32,5	Spencer 1964
磷酸葡萄糖脱氢酶(PGD)	1	+	+	A,AC,C 85,14,1	Fildes 和 1963Barr
酯酶 D(ESD)	13	+	+	1,2-1,2 42,46,12	Hopkinson 1973
谷氨酸丙酮酸转氨酶(GPT)	10	+	-	1,2-1,2 39,47,14	Chen 和 Glblett 1971
腺苷脱氢酶(ADA)	20	+	+	1,2-1,2 9.7	Spencer 1968
岩藻糖苷酶(FUC)	1	-	+	2,2-1,2	Turner 1975
乙二醛酶(GLO)	6	+	+	1,2-1,2 13.6	Kompf 1975
葡萄糖-6-磷酸脱氢酶(G6PD)	X	+	+	1,2-1,2 L2	

二、红细胞酶型应用

红细胞酶型的多态性,可作为一种遗传标记,用来研究细胞的来源,如双生子的卵性诊断、显性开米拉的分类、肿瘤细胞的来源等研究。在同种异体骨髓移植中,受检者体内检出供体的红细胞酶型,可作为植活的证据。在绘制基因图、检出无效型基因或突变基因工作中,红细胞酶型也是一个有用的工具。受控于X染色体的红细胞葡萄糖-6-磷酸脱氢酶,对于证实Lyon假设,以及解释哺乳动物中的剂量补偿作用曾起重要作用。1949年Barr等在雌猫和雌性哺乳动物的细胞核中发现深色染色质,被称为巴氏(Barr)小体或性染色质,雄性动物无此巴氏小体。1961年Lyon提出X染色体随机失活假说:胚胎发育早期,在女性每个细胞的两条X染色体中,有一条将随机失活,而且该细胞的每一代都保持同一条X染色体失活。因此在女性杂合子中,与X染色体连锁的(突变)基因的表现,实际上是突变型和正常型细胞株的混合物(嵌合体,mosaic)。在男性 G-6-PD 缺乏的个体中,G-6-PD 的水平为正常人的8%~15%;而女性杂合子个体的酶一般在中间以上水平,这是由于一部分 G-6-

PD缺乏基因随机失活造成的。1964年,Beutler等从一名G-6-PD缺乏的女性杂合子个体中,分离出正常的细胞和G-6-PD缺乏细胞;使用其他方法,也取得了细胞嵌合的直接证据。Lyon假说得到进一步证实。

在法医学中,红细胞酶型可用于亲子关系鉴定和个体识别,特别是对于像血痕、血纤维一类的检品,即使不适宜检查ABO以外的红细胞血型和HLA型,也可能检出红细胞酶型。

第八章

新生儿溶血病及其检测

新生儿溶血病（haemolytic disease of the newborn，简称 HDN），原称胎儿有核红细胞增多症，包括母婴血型不合引起的胎儿或新生儿溶血病、遗传性红细胞异常引起的溶血病、由感染引起的红细胞获得性缺陷以及早熟、葡萄糖醛酸转移酶不足造成的黄疸。母婴血型不合引起的胎儿或新生儿溶血病是指母婴红细胞、血小板及粒细胞免疫而引起；遗传性红细胞异常指葡萄糖-6-磷酸脱氢酶（glucose-6-phosphate dehydrogenase，G-6-PD）异常、遗传性球形红细胞症以及血红蛋白合成异常；感染引起的红细胞获得性缺陷指风疹（rubella）、巨红细胞病毒（cytomegalovirus）、细小病毒（parvovirus）等感染而引起。通常新生儿溶血病特指母婴血型不合而引起的溶血病，此病始于胎儿时期，并能造成胎儿死亡。血小板及粒细胞免疫所造成的新生儿溶血病远不如红细胞系统常见，本章主要讨论由红细胞血型免疫系统引起的新生儿溶血病。

第一节 新生儿溶血病的发病机制

新生儿溶血病起源于胎儿从父亲方面继承来的一些母亲所缺乏的红细胞抗原，即母婴血型不合。这种胎儿红细胞对母亲来说是一种异体抗原，当它通过胎盘进入母体后，可以刺激母体产生相应的免疫性抗体。这些抗体分子量比较小，又可以通过胎盘进入胎儿体内，与胎儿红细胞发生抗原抗体反应，从而使胎儿红细胞遭到破坏，出现新生儿黄疸、贫血、水肿、肝脾肿大，甚至死胎、新生儿死亡等溶血病的症状和合并症，见图 8-1。

一、引起 HDN 的血型抗体

IgG 是唯一能穿过胎盘的免疫球蛋白，因此 IgG 性质的抗体理论上均可引起 HDN。ABO 血型系统发生 HDN 最常见，Rh 血型系统次之，其他如 Kell、Duffy、Kidd 较少见。造成 ABO 血型系统 HDN 的抗体主要是 IgG 抗 A、抗 B、抗 AB，这些抗

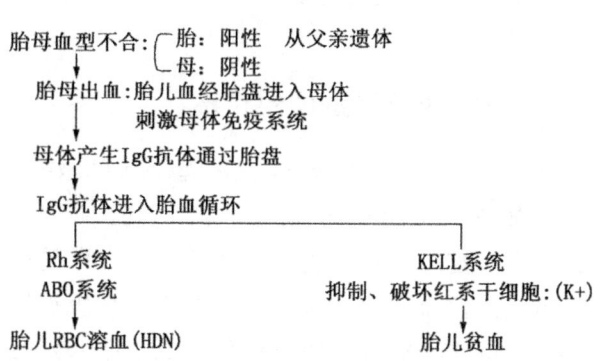

图 8-1 新生儿溶血病发病机制

体常常"天然地"存在于一些 O 型人体内，因此一些 O 型孕妇，无需经历过明显的免疫刺激，即可生下 HDN 婴儿。一般情况下，ABO 血型系统抗体除极少数患者外，均不会引起非常严重的 HDN。Rh 及其他一些血型系统抗体能引起严重的 HDN。引起严重的 HDN 抗体如下：

Rh血型系统抗体：抗D,c,C,C^w,C^x,e,E,E^w,ce,Ce^s,Rh 29,Rh32,Go^a,Be^a,Evans,Riv。其他血型系统抗体：抗K,KP^a,KP^b,JK^a,Js^a,Js^b,Ku,Fy^a,M,N,S,s,U,P,P1,P^k,Di^b,Can,LW,Far,Good,Wr^a,Zd,可引起中等及严重程度HDN。妊娠妇女血液中任何IgG类红细胞抗体，只要胎儿红细胞具有相应抗原，都可能发生HDN。

二、胎儿红细胞对母体免疫系统的刺激

在妊娠期间，由于胎母之间存在着免疫相互作用，可以造成胎儿的受害逐渐加重。

正常情况下，母婴的血液循环系统是相互独立的，胎儿的血液循环通过胎盘与母体进行物质交换。但是在妊娠后期，由于胎盘局部破裂可存在出血现象，称为"经胎盘出血（transplacental haemorrhage）"。胎盘出血造成少量胎儿红细胞进入母亲体内，刺激母体产生免疫反应，这在妊娠后期较易出现。当胎儿红细胞进入母体内超过0.05ml（0.1ml全血）时即可被检出。超过25ml红细胞（50ml全血）的经胎盘出血称为大量经胎盘出血，发生率为1/1000。胎儿出生时会有严重的贫血、血红蛋白可降至100g/L以下甚至少于40g/L。孕妇经胎盘出血可以是慢性出血，也可以是突发性出血。在Rh溶血病的病例中，突发性的经胎盘出血可以导致母亲体内的Rh抗体效价在一周以内升高4～8倍。

三、母体对胎儿抗体的转移

1939年Levine和Stetson发现HDN是由于抗体从母亲经胎盘传送给胎儿引起的；1941年Levine证实了这一观点。由于胎儿只能产生微量的免疫球蛋白，因此母亲的抗体对胎儿是有免疫保护作用的。母体内的抗体通过胎盘输送给胎儿是有选择性的，IgG是唯一能够穿过胎盘的免疫球蛋白，IgM不进入胎儿血液循环，IgA不易通过胎盘，IgG的四个亚类都能通过胎盘，但通过的速率对母胎个体不一样。在怀孕早期IgG通过扩散方式从母体到胎儿，胎儿血清IgG中4个亚类浓度都是低水平。在妊娠20～30周，胎盘细胞膜特异性蛋白质受体选择转运系统成熟并发挥作用，IgG转为主动转运，由母体转运至胎儿，胎儿血清IgG水平明显增高，在妊娠24周时胎儿体内的IgG浓度约为1.8g/L，足月时脐带血中的IgG水平可以比母亲的高20%～30%，约为15.12g/L，母亲约为12.60g/L。转移到胎儿体内的免疫球蛋白主要是IgG_1类抗体，约为母亲体内的1.77倍，而IgG_2类抗体仅为母亲的0.99倍。但是如果母、婴血型不合，则相应的IgG性质血型特异性抗体会在妊娠的大部分过程中和新生儿期间对胎儿和新生儿红细胞产生有害作用。

四、ABO新生儿溶血病

ABO血型系统是抗原性最强的血型系统之一，由其引起的HDN较其他血型系统常见，但ABO新生儿溶血病的发病率及其严重程度也存在一定的差异。据国内统计结果，我国汉族人群中ABO新生儿溶血病的发病率大约只占总分娩数的不到1%（约0.7%）。ABO新生儿溶血病是由于母子ABO血型不合引起的。一般情况下，O型人具有IgG性质抗-A(B)的人数比A型人或B型人具有IgG性质抗-A或抗-B的人明显多，所以ABO新生儿溶血病以母亲为O型，子女为A型或B型的发病率最高。ABO新生儿溶血病在第一胎时也可以发病，这是因为母亲在怀第一胎前曾经接受过类似A型或B型物质的刺激，体内产生高效价的IgG类ABO抗体（抗-A或抗-B）而引起的。IgG类ABO血型抗体量与溶血程度有相关性，但并非绝对，这可能与新生儿A(B)抗原强弱、血型物质的含量、胎盘的屏障作用及IgG亚类不同等有关。

1. 孕妇体内IgG抗-A、抗-B及抗-AB效价 当母亲体内存在能够破坏胎儿红细胞的IgG性质ABO血型抗体时，新生儿并不一定发生溶血病。一般认为当该IgG抗A或抗B效价>64时才有可能发生新生儿溶血病；当母亲体内抗体效价≥256时，新生儿患病的可能性较高。但是并不能以母亲体内IgG性质抗体效价的高低来推断新生儿溶血病的发病率及其严重程度。

2. 新生儿抗原的强弱 胎儿5～6周时其ABO抗原已可以检测出来，但至出生时其抗原发育仍不完全，A型和B型新生儿的A和B抗原数量约为成人的1/3，O型新生儿的H抗原数量约为成人的1/5，婴儿1岁时ABO抗原数量与成人接

近，2～5岁时方可完全达到成人水平；新生儿红细胞上的A、B抗原与抗-A、抗-B反应的亲和力也比成年人弱得多，因此可以说新生儿抗原无论在数量还是在质量上都与成人红细胞有着较大差距。每个新生儿红细胞上只能结合很少IgG性质抗A/抗B及抗AB抗体（相对于每个红细胞上几十万ABO抗原而言），且存在个体差异。红细胞上结合IgG性质抗体数量的差异与新生儿溶血病密切相关。

3. IgG亚类　母亲体内的IgG亚类与新生儿溶血病严重程度强相关。据报道IgG_1和IgG_3型抗体的量与新生儿溶血病的严重程度有线性关系。IgG4则关系不大。

4. 胎盘的作用　IgG性质抗体是通过胎盘绒毛膜上的IgG受体，主动吸收到胎儿血液循环中的。吸收IgG抗体的速度及亚类与IgG受体的数量和种类有关，因此胎盘对新生儿溶血病的严重程度有影响。同时由于胎盘的屏蔽作用，胎儿红细胞及血型物质难以进入母亲体内，因此母亲体内的血型抗体浓度一般不会因为母婴血型不合而快速升高。

5. 血型物质的含量　在某些胎儿的体液中含有可溶性A或B物质，这种物质能中和抗A或抗B，从而保护胎儿红细胞不被破坏，起到阻止ABO新生儿溶血病的发生或缓解其临床表现的作用。

五、Rh新生儿溶血病

Rh血型系统新生儿溶血病是由于母婴Rh血型不合引起的，是母亲体内的Rh免疫抗体作用于拥有相应抗原的胎儿红细胞，引起胎儿及婴儿发生贫血和高胆红素血症。Rh血型系统新生儿溶血病发病率较ABO新生儿溶血病低，但一旦发病比较严重，该病有如下特点：

1. Rh血型系统　Rh血型系统主要有D、C、c、E、e五种抗原，其抗原性的强弱依次为D＞E＞c＞C＞e，其中以D抗原免疫原性最强，因此Rh血型不合溶血病中，以D抗原不合最多见，该系统大部分HDN发生在母亲是Rh阴性血，其抗体种类有抗D，抗cD，抗DE，抗CDE等；抗D引起的HDN也可以发生在Rh阳性的D变异型母亲（Rh阳性的D变异型母亲可以产生抗D）和Rh阴性母亲怀有D变异型胎儿中。由于母婴的C、c、E、e等抗原不合而引起的HDN，发病率较低。抗D引起的HDN比其他任何血型抗体引起的HDN均严重，次之是抗c引起的HDN。抗D引起的HDN约60%需要换血治疗；抗c引起的HDN约一半的患儿需要换血治疗。

2. 第一个Rh不合的新生儿一般不会发生HDN　没有输血、妊娠等明显的免疫过程，孕妇一般不会产生IgG性质Rh抗体。即使在妊娠期间，胎儿红细胞经胎盘进入母体也是少量的，且母亲经免疫产生抗体一般需要2～6个月，这时妊娠过程已经结束，不会对胎儿造成危害。此外妊娠时伴有类固醇及其他因子的增高，可抑制母亲的初次免疫应答。据统计，在怀有第一个Rh阳性胎儿的Rh阴性母亲血液循环中，检出Rh抗体者占2%，并常常出现在35周或更晚。Rh阴性母亲第一胎的病死率为6%，第二胎的病死率为29%，第二胎以后的病死率不会明显增加。

3. 孕产期免疫　妊娠期满，会产生经胎盘出血现象，出血量从微量到10ml甚至更多，另外羊膜穿刺、剖宫产、死胎、流产都会增加胎儿红细胞渗入母亲体内的机会，引起母亲免疫应答，并可能产生相应的抗体。在产后大约6个月内，约7%的Rh阴性妇女产生了可测得的抗体。如果孕妇体内存在Rh抗体，同时胎儿红细胞又存在相应的Rh抗原，这时母婴之间的免疫反应起着十分关键的作用。受胎儿红细胞的刺激，母亲体内的抗体效价将不断升高，尤其到了妊娠后期升高的速度越快。这些高效价的抗体对胎儿会造成严重的损伤，甚至死胎。

4. Rh血型抗体浓度对Rh新生儿溶血病严重程度的影响　IgG性质Rh血型抗体的浓度与Rh新生儿溶血病严重程度成密切相关。这是因为新生儿的Rh抗原已经发育成熟了，结合抗体的能力也很强，因此相应抗体的量成了关键因素。根据经验，在妊娠后期，孕妇体内IgG性质Rh抗体效价≤64时，新生儿预后较好，当抗体效价＞256时，胎儿可能严重受害。

5. ABO不合对Rh免疫作用的影响　孕妇体内Rh抗体效价及其变化情况，除了取决于孕妇本身的个体差异外，还与母婴之间ABO血型是否相合有着较大的关系。当母婴ABO血型不合时，可以减少Rh新生儿溶血病的发生。这是因为胎儿红细胞进入母亲体内后，先被母亲体内相应的 ABO 抗体所破坏，从而减少了 Rh 抗原的免疫作用，这种情况下即使新生儿患病，症状往往比较轻。

6. 外祖母学说　如果没有输血史，Rh 新生儿溶血病极少发生在第一胎。但也有报道该病发生在第一胎，可以用外祖母学说来解释：孕妇为 Rh 阴性，孕妇自己在胎儿时期，其母亲（外祖母）的 Rh 阳性红细胞经胎盘反向流入胎儿体内，发生了初次免疫，当孕妇第一胎妊娠 Rh 阳性胎儿时，进入母亲体内的胎儿红细胞，刺激母亲已致敏的淋巴细胞，引起回忆性免疫反应，并产生足够的 IgG 性质抗体，导致第一胎 Rh 新生儿溶血病的发生。

第二节　新生儿溶血病的临床表现与血清学检查

一、新生儿溶血病的临床症状

新生儿溶血病的主要症状和体征有水肿、黄疸、贫血和肝脾肿大，黄疸严重者可能发展为核黄疸。症状轻重一般取决于母亲抗体的强度、亚类、抗体与红细胞结合程度、胎儿红细胞抗原发育程度、胎儿代偿性造血能力以及免疫功能等诸因素。

（一）水肿

病情严重者多出现水肿，Rh 血型系统 HDN 占 10%～20%，孕妇在孕期体重增加迅速，提示有胎儿水肿的可能性。胎盘与新生儿体重之比一般在 1∶7 以下。水肿儿会发生早产，一般在妊娠 28～34 周就可能娩出，少数足月娩出，并可出现胸腔积液、腹水、心包积液、心脏扩大、皮肤苍白、娩出时面部常因水肿而畸形。这类婴儿预后极差，多数出生后不久即死亡。ABO 血型系统 HDN 此症状较少见。

（二）黄疸

新生儿溶血病的一个特征性症状是进行性黄疸增高。该病患儿刚出生时黄疸接近正常，随后几天不断增高。其原因是患儿红细胞被致敏了的抗体迅速破坏，产生大量游离胆红素。在母亲体内，这些游离胆红素可经胎盘由母亲的肝脏代为代谢处理掉，但是出生后，婴儿肝脏内没有足够的葡萄糖醛酸转移酶来结合游离胆红素，如果此时血浆中的白蛋白也不足以结合游离胆红素的话，游离胆红素就会不断积累，表现为黄疸逐渐加深。黄疸出现越早，病情进展越快，病情越严重。ABO 血型系统的 HDN 比 Rh 血型系统 HDN 的黄疸轻，出现也较晚，在出生后第 2～5 天出现，易被误诊为生理性黄疸。Rh 血型系统 HDN 黄疸出现较早，出生后数小时即可出现，且迅速加深。

（三）贫血

不同病例出现的贫血程度差异较大，重者组织缺氧，心脏扩大，甚至心力衰竭，表现为气促、呻吟、心率快、发绀和肝脾肿大，有核红细胞和网织红细胞增高。有核红细胞可多至正常值的 50 倍，约达 1～10 万/mm^3，并在 3～4 天逐渐消失。由于有核红细胞在稀盐酸中不被破坏，常被误认为白细胞增高。多数 ABO 血型系统 HDN 患儿出生时似正常新生儿，无明显贫血，但出生后红细胞迅速减少。Rh 血型系统 HDN 贫血可发生在出生后 1～2 天内，表现为神萎、嗜睡、少吃、少哭，有的于出生后不久即发生心力衰竭。

（四）肝脾肿大

红细胞受免疫抗体的作用而发生溶血时，以骨髓外造血组织来代偿，肝组织充满造血组织，故引起不同程度的肝脾肿大，其程度与病情严重程度一致。ABO 血型系统 HDN 肝脾肿大较轻，Rh 血型系统 HDN 肝脾肿大可以很明显，尤其是水肿儿。

（五）胆红素脑病（核黄疸）

胆红素脑病又称核黄疸。黄疸严重的婴儿，可继发核黄疸，这是由于脑神经基底核结合游离胆红素所致。表现为发热、嗜睡、吸吮反射弱、痉挛、肌张力弛缓或强硬。病死率高，有 70% 的患儿死于出生后第 2～15 天。存活的婴儿恢复后期可出现运动障碍和智力不全等后遗症。

ABO 血型系统 HDN 与 Rh 血型系统 HDN 比较，无论是黄疸、贫血、肝脾肿大和核黄疸的症状都比较轻。

二、新生儿溶血病的检测

新生儿溶血病检测分产前免疫血液学检测和

第八章 新生儿溶血病及其检测

产后即新生儿检测两部分，前者用以预测新生儿溶血病发病的可能性及严重程度，后者直接确认新生儿患病与否，并对制定治疗方案提供依据。目前两种检测均以血清学试验为主，其他检测手段如分子生物学、流式细胞术、细胞功能试验、B超检查等均作为辅助手段，在判断胎儿血型，经胎盘出血量，提高新生儿溶血病预测准确性，判定胎儿受害情况等方面提供进一步的证据，但这些实验费用较高，操作难度较大，目前还未作为常规检测。

(一)产前检查

1. 产前检查原理　婴儿的血型遗传来自父母双方，因此，通过夫妻血型的检测，可以预测母婴之间是否可能存在血型不合，进而对孕妇或孕前妇女的血液进行免疫学产前检查，从而预测将来出生的婴儿是否具有发生 HDN 的危险，一旦发现有危险，应通过定期检测孕妇血液，预测胎儿可能受到的影响。

2. 相关实验室检查　包括 ABO 血型定型、Rh 血型定型、不规则抗体筛选及对筛检阳性者进行抗体特异性鉴定，并对有临床意义的抗体测定其效价。若怀孕 32 周尚未发现问题可不必再做产前血清学检查。在抗体筛选及特异性鉴定过程中，若同时存在盐水介质下不规则抗体(IgM 性质抗体)，应采用 2-Me 或二硫苏糖醇(DTT)破坏 IgM 性质抗体。IgM 性质抗体虽然不能通过胎盘引起新生儿溶血病，但常常干扰我们对 IgG 性质抗体的检测和效价测定。IgM 相关抗体有抗 Lewis、抗 I、抗 IH 及 IgM 性质抗 A、抗 B。通常第一次测定一般在妊娠第 12～16 周进行，以此作为抗体基础水平。再于 28～30 周做第二次测定，以后每隔 2～4 周重复测定一次，了解抗体增加速度。抗体效价上升快，提示 HDN 的可能性大。曾发生过 RhD HDN 的妇女，在其后妊娠中，HDN 将一次比一次严重，且严重程度与抗体效价呈正相关。如果发现了可以引起新生儿溶血病的不规则抗体，妊娠初期应每月作一次检查，妊娠后期应每周作一次检查。如果前、后两次效价相比升高超过 4 倍或记分增加超过 10 分认为有意义，即胎儿与母亲间可能发生了免疫反应，胎儿可能受害。

3. 产前检查的方法

(1)血型鉴定：有关血型鉴定试验包括：夫妇 ABO 和 Rh 定型，以确定夫妇血型是否相配合，详见表 8-1。

表 8-1　夫妇 ABO 血型是否相合判断表

妻子血型	丈夫配合血型	丈夫不配合血型
O	O	A　B　AB
A	O　A	B　AB
B	O　B	A　AB
AB	O　A　B　AB	/

(2)不规则抗体检测：包括孕妇血清中抗体筛选试验、抗体特异性鉴定试验、血型鉴定以及抗体效价测定。具体如下：

①抗体筛选和抗体特异性鉴定试验：取孕妇血清加筛选红细胞做抗体筛选试验，若为阳性，则用谱细胞确定该抗体的特异性。夫妇 ABO 血型配合时，可直接以患儿及其父亲的红细胞作为试验对象，在不同的介质中进行。以检测母亲血清中有无针对性的不完全抗体，若为阳性反应，提示孕妇血清中存在抗其丈夫红细胞抗体。

②血型鉴定：这里主要是指夫妇 Rh 血型鉴定。若检出某一特异性抗体，则用抗血清加夫妇红细胞以鉴定其红细胞抗原。孕妇血型的鉴定可以帮助确定抗体鉴定的结果，丈夫血型的鉴定可以预测胎儿受害的可能性。若丈夫红细胞上不存在与该抗体相对应的抗原，则胎儿就不受损害。同时孕妇本人也应注意避免输注含有与该特异性抗体相应抗原的红细胞。

③抗体效价测定：主要指 Rh 阴性孕妇的抗体检查。没有输血史且初次怀孕的孕妇，抗体检查应分别在 20，28，34 周进行。经产妇或曾经输过 Rh 阳性血的孕妇，怀孕初期就应作抗体检查。抗体一旦检出，则至少每 4 周复查一次，密切观察抗体效价变化。若抗体效价持续升高超过 2 管或记分增加到 10 分，胎儿可能受害。

(3)抗体效价检测：以 ABO 血型不配合为例做效价检测。ABO 血型系统 HDN 是由 IgG 抗 A(B) 引起，当夫妇 ABO 血型不配合时，检测母亲血清中有无 IgG 性质的抗 A(B) 并测定其效价，即可预测 ABO 血型系统 HDN 发生的可能性。正常人血清中抗 A(B) 通常是 IgM 和 IgG 的混合物，因此测定前必须用 2-Me 等破坏或中和 IgM 抗体，然后将处

理后血清进行倍比稀释,用间接抗球蛋白试验检测。具体方法如下:

①2-ME 处理:0.2mol/L 的 2-ME 应用液 0.2ml 加 0.2ml 血清,混合后加盖,置 37℃水浴 1 小时。

②倍比稀释:将 2-ME 处理过的血清用生理盐水倍比稀释,并加入等量相应 2%~5%红细胞悬液。置 37℃水浴 1 小时。

③观察结果:观察盐水介质下凝集情况,未见红细胞凝集的试管,用生理盐水(或 pH7.4 PBS 液)洗涤三次,并加入抗人球蛋白试剂 1 滴,3400rpm 离心 18 秒,以肉眼观察结果。

④结果判定:以肉眼可见凝集的最高稀释度的倒数为 IgG 抗 A(B)效价。但应注意的是,当 IgG 效价大于 IgM 效价两管(4 倍)时,结果有效。否则,应延长 2-ME 处理时间,重新测定。

(4)羊水检查:羊水检查是估计宫内溶血程度和胎儿全面情况的最好方法。但是羊水检查中使用的羊膜穿刺术存在一定的危险,如感染、并发症、增加母亲免疫等,因此应严格掌握羊膜穿刺术的指征。

1)羊膜穿刺术的指征:①母亲血清中存在一种已确认的能够引起 HDN 的意外抗体,其抗球蛋白试验测其效价是 32 或更高。②无论孕妇体内抗体效价高低,孕妇有血型免疫性抗体引起的 HDN 历史。

2)胆红素样色素的测定:采用分光光度计测定法。随着胎儿月份的增加和 HND 严重程度的增加,羊水会相应地变得更黄,因此检测不同妊娠阶段羊水吸光度,可以帮助判断病情的严重程度,并进行所需要的处理。

3)胎儿 ABO 血型的判断:通过检测羊水中血型物质可以预测胎儿 ABO 血型,从而确定胎儿是否有患 ABO HDN 的可能。

(5)抗体功能性检测:检测致敏红细胞和患者单核细胞之间的反应称之功能性免疫检测,主要有单核细胞单层试验(monocyte mononuclear assay, MMA)、抗体依赖细胞细胞毒试验(amibody-dependent cellular cytotoxicity, ADCC)和单细胞介导的化学发光检测(monocyte-mediated chemiluminescence test)及 CTL 等。但是这些方法很难标准化,取材也比较麻烦,结果并不总是能预测 HDN 严重程度,故至今未成为临床常规方法。

(二)新生儿血样检查

1. 新生儿血样检测的原理 新生儿溶血病患儿血样血清学检测又称新生儿"三项试验",即:直接抗人球蛋白试验(简称直抗试验)、游离抗体试验和释放试验。患儿血清中的游离胆红素(Bi)和血红蛋白(Hb)也常常作为有价值的数据加以测定。

直抗试验和释放试验是检测新生儿红细胞上致敏的血型抗体,是判断 HDN 最为有力的证据。但是二者之间存在着一定的区别。

首先,二者方法不同,直抗试验是直接检查新生儿红细胞上致敏的血型抗体,释放试验是采用特殊的放散方法将新生儿红细胞上致敏的血型抗体放散下来,检测放散液中是否存在血型抗体。若放散液中检测到了血型抗体,同时新生儿红细胞上又存在相应抗原时才认为释放试验是阳性,并可证明新生儿患有 HDN。

其次,通过直抗试验的强度可以预判新生儿溶血病的类型和病情的严重程度。一般情况下,ABO 新生儿溶血病的直抗都很弱,一般不会超过"1+"。而其他血型系统引起的新生儿溶血病,特别是 Rh 新生儿溶血病,其直抗强度通常都超过"1+";而且直抗试验阳性越强,通常新生儿溶血病的病情越重。此外释放试验所使用的红细胞比直抗试验多几百倍,具有比直抗试验更高的敏感度,因此释放试验是新生儿"三项试验"中最有价值的一项。即使是直抗试验阴性,但释放试验阳性,也可明确诊断。

游离试验是检测新生儿血清中是否存在与其红细胞不配合的血型抗体,如果检出抗体并能够和新生儿红细胞反应,游离试验则为阳性。如在 B 型新生儿血清中检测到了 IgG 抗 B,则该新生儿游离试验阳性。

2. 新生儿溶血病的检测方法 主要包括 ABO 血型系统 HDN 和 Rh 血型系统 HDN。

(1)ABO 新生儿溶血病的检查:包括血型鉴定、直抗试验、游离试验和释放试验以及血清胆红素测定。

①血型鉴定:对新生儿红细胞作 ABO 正定型和 RhD 定型。

②直抗试验:必须仔细操作方可得到准确结果。由于新生儿的 A(B)抗原密度比成人低,结合的抗体亦很少,因此许多 ABO HDN 的新生儿血样

第八章 新生儿溶血病及其检测

直抗试验呈弱阳性反应(混合视野外观凝集)甚至阴性。具体方法是首先将患儿红细胞用生理盐水洗三次,配成2%～5%红细胞悬液。然后取抗IgG(或广谱)抗人球蛋白试剂与患儿红细胞悬液等量(通常各取1滴)混匀,同时以生理盐水做阴性对照,3400rpm离心18秒。最后在显微镜下观察结果。盐水对照为阴性,本试验有效。凡有3～4个红细胞的聚集,并均匀分布在红细胞之间为阳性结果,反之,则为阴性。

③游离试验:用间接抗球蛋白方法检测新生儿血清中是否存在与其红细胞不配合的IgG性质抗A(B)。具体方法是首先取患儿血清以2∶1的量分别与2%～5% A、B、O型试剂红细胞悬液混合(通常血清2滴,试剂红细胞1滴),并置37℃致敏45～60分钟。若致敏已发生凝集,证明存在相应抗体,则不必继续往下做。若不凝集,用盐水洗3次后加入抗人球蛋白1滴,3400rpm离心18秒,肉眼观察结果(表8-2)。

表8-2 新生儿血清中游离抗体检验意义

指示细胞			临床意义
A	B	O	
+	−	−	存在游离抗A抗体
−	+	−	存在游离抗B抗体
+	+	−	存在游离的抗AB抗体或同时存在抗A和抗B抗体
−	−	−	无游离抗体
+/−	+/−	+	检查出游离的ABO血型以外抗体

④释放试验:是一种酶增强的抗球蛋白试验。是采用加热放散法将已致敏于红细胞表面的抗体放散下来,并观察放散液与酶处理A、B、O型红细胞在抗球蛋白介质下的反应情况。具体方法是首先取新生儿红细胞(尽量多取红细胞,以提高抗体检出率),用生理盐水洗三次。取压积红细胞,并加入生理盐水6～8滴,置于56℃水浴中,振荡8分钟后立即于3400rpm离心2分钟,吸取上清液(即放散液)以2∶1的比例分别与2%的A、B、O酶处理红细胞悬液(3～5人份混合)混合后置37℃致敏1小时。最后用生理盐水洗3次,加入抗人球蛋白试剂,3400rpm离心18秒,同时镜下观察结果详见表8-3。应用酶处理红细胞,可以提高试验的敏感度。此试验一旦出现阳性结果,即可明确诊断。

表8-3 患儿红细胞抗体释放试验意义

指示细胞			临床意义
A	B	O	
+	−	−	放散出IgG抗A抗体
−	+	−	放散出IgG抗B抗体
+	+	−	放散出交叉反应性抗体或抗A和抗B抗体(或AB抗体)
−	−	−	未放散出抗体
+/−	+/−	+	放散出ABO血型以外抗体

酶处理红细胞的制备和鉴定:取2份0.5%的菠萝酶+1份0.2%半胱氨酸钠盐,混合后等分成3份;分别加入经洗涤压积的A、B、O红细胞各一份;混匀后置37℃ 10分钟,洗3次,配成2%～5%红细胞悬液,并加以检测鉴定。检测结果符合表8-4格局,即为合格。

表8-4 酶处理红细胞的鉴定

	抗A	抗B	抗D*(非盐水介质,IgG抗D)
A细胞	4+	0	4+
B细胞	0	4+	4+
O细胞	0	0	4+

⑤血清胆红素测定:目前临床主要用胆红素测定仪测定。

⑥结果判定:详见表8-5。

表8-5 三项试验确定ABO新生儿溶血病
(排除O细胞阳性情况)

直抗试验	游离试验	释放试验	结论
−	−	−	血清学试验未能证实由血型免疫性抗体引起的HDN
+	−	−	可疑HDN
−	+	−	可疑HDN ABO HDN
−	−	+	确诊HDN ABO HDN
+	+	−	确诊HDN ABO HDN
−	+	+	确诊HDN ABO HDN
+	+	+	确诊HDN ABO HDN

(2) Rh 新生儿溶血病的检查：包括 ABO 和 Rh(D)定型、直抗试验、游离试验、乙醚放散、抗体鉴定、排除合并 ABO 溶血病。

① ABO 和 Rh(D)血型定型：ABO 定型采用常规定型方法。但 Rh(D)定型会有一定困难。这主要是由于新生儿红细胞的直抗试验呈强阳性，一般的 IgG 性质定型试剂不适用。正确的定型方法是：使用恰当的 IgM 性质抗血清，即盐水介质抗体鉴定直抗阳性细胞的 Rh(D)血型，或者对新生儿红细胞进行热放散（不必放散到直抗完全阴性）后再用酶法或抗球蛋白法或盐水法鉴定血型。但是如果该定型试剂没有注明可以用于直抗阳性细胞的血型鉴定，那么鉴定结果会受到一定的干扰，因此应该设立对照实验，如用抗 E 致敏的 Rh(D)阴性红细胞作为阴性对照，检测直抗强阳性的患儿 D 血型。此外还应考虑新生儿红细胞的"遮断现象"。所谓遮断现象是指当新生儿为 Rh(D)阳性并且红细胞完全被母亲的抗 D 所饱和，以致于红细胞上没有 D 位点与盐水介质定型试剂起反应，又称封闭性 D。此时盐水介质抗体检测结果可能出现弱阳性甚至阴性。因此如果母亲为 Rh(D)阴性，且其血清中已检出抗 D，婴儿直抗强阳性且与盐水抗 D 反应产生了阴性或模棱两可的反应时均应考虑想到这种情况，并根据需要将细胞作热放散（不必放散到直抗完全阴性）后再定型。

② 直抗试验：实验方法同 ABO 新生儿溶血病。但是 Rh 新生儿溶血病的直抗试验均非常强，一般 ≥2+，是区别 ABO 溶血病的重要标志。

③ 释放试验：由于 Rh 血型抗体与新生儿红细胞的亲和力较强，热放散效果不佳，一般 Rh 新生儿溶血病的释放试验用乙醚放散，也可采用三氯乙烯、三氯甲烷法等进行放散。放散液与一组谱细胞反应，确定其抗体的特异性。必要时另加相应的 A、B 细胞，排除合并 ABO 新生儿溶血病。也可采用三氯乙烯、三氯甲烷法等进行放散。

④ 游离试验：由于新生儿体内的血型抗体均来自母亲，且母亲血清中的抗体效价一般比新生儿血清中的抗体效价更高，血清量也更多，可以得到更清楚的试验结果，因此 Rh 新生儿溶血病的游离试验最好用母亲血清代替新生儿血清，并与一组谱细胞反应，确定其特异性。当母亲血清中检测出 IgG 抗体，且新生儿红细胞上有相对应的抗原与该抗体发生反应时，方可判定为阳性。游离试验阳性只能确定新生儿血清中存在某种血型抗体，并不能证实新生儿溶血病，要证实 Rh 新生儿溶血病必须参考直抗试验和释放试验。同时，用新生儿自身血清加相应 A、B 细胞，排除合并 ABO 溶血病。

⑤ 排除合并 ABO 溶血病：母婴 Rh 血型不合且同时伴有 ABO 血型不合时，应该在释放、游离试验中加入相应的 A、B 细胞以排除 ABO 溶血病。加入的 A、B 细胞必须加以选择，不能含有能与母亲血清中 Rh 抗体反应的抗原。如：当母亲血清中含有抗-D，则必须选择 Rh 阴性 A 型及 Rh 阴性 B 型细胞分别与新生儿红细胞放散液和血清反应。反应结果按 ABO 新生儿溶血病的判断标准，判断是否存在 ABO 新生儿溶血病。

(3) 其他血型新生儿溶血病检查：其他血型系统 HDN 的检测分析，情况类同于 RhD 和 ABO 血型 HDN 检测，但还应考虑其他 IgG 抗体的免疫学特征，如抗-Kid、抗-Lewis 等是补体依赖抗体，需加入新鲜血清和含抗补体的抗人球蛋白试剂来检测其抗体特异性；KEL 系统血型抗体抗-K1 所致新生儿贫血，是免疫抗体作用于新生儿造血组织和细胞，而不是直接引起红细胞溶血。

第三节 新生儿溶血病的治疗与预防

新生儿溶血病的治疗与预防详见《临床输血学》第八章第四节。在血液选择和交叉配血方面应遵循下列原则。

一、血液选择

1. 血型的选择　ABO 系统血型不合时，采用 O 型红细胞和 AB 型血浆的混合血液换血。Rh 系统血型不合时有两种情况：一种是单纯 Rh 血型不合引起的溶血,采用 Rh 血型与母亲相同,ABO 血型与婴儿同型或 O 型血;另一种是同时存在 Rh 溶血和 ABO 溶血,应采用 Rh 血型与母亲相同的红细胞(Rh 阴性 O 型红细胞)和 AB 型血浆混合血液换血。

2. 选用新鲜红细胞　为了使红细胞立即提供供氧能力,一般选用 5 天以内的新鲜红细胞,或采血后立即冰冻的去甘油冰冻红细胞,确保最大的红细胞 2,3-二磷酸甘油酸(2,3-DPG)水平,减少保存时间长活力弱的红细胞释放出额外胆红素和能导致心率不齐的钾离子。

3. 其他血液成分　换血时可在红细胞中加入血浆或 5% 白蛋白,但血细胞比容应维持在 55% 左右。正常换血时,血小板和凝血因子并不重要。但是早产儿可以发生散布性血管内凝固,包括血小板和凝血因子减少,特别是纤维蛋白原减少引起的出血。因此,这种情况必须输注新鲜冰冻血浆和/或血小板。

4. 母亲血的使用　在无法找到合适的血液时,可以考虑用母亲的血液换血。但是使用母亲的血之前,必须进行必要的处理。首先要尽量去除血浆,避免将更多的抗体带入患儿体内,并加以 AB 血浆;其次应尽可能考虑使用 γ 射线照射或用滤器滤除白细胞,避免输血后移植物抗宿主病(TA-GVHD)的发生。

二、交叉配血

交叉配血原则有三个:

1. 新生儿红细胞直抗阳性时,只需进行主侧配血,分别做盐水、酶、抗球蛋白法。

2. 母婴 ABO 血型配合时,尽量使用母亲血清代替婴儿血清进行交叉配血。当母亲血清中存在冷抗体时可用 2-Me 处理母亲血清破坏 IgM 抗体后再进行交叉配血。

3. 母婴 ABO 血型不配合时,应该用婴儿红细胞放散液代替血清进行交叉配血。

第九章

白细胞血型

第一节 人类白细胞抗原的基本概念

一、概述

白细胞膜上的抗原可分为三类：一类为红细胞血型抗原，如 ABH、Ti^a、Le^a、Le^b、I、i、U、Jk^a、Jk^b、K、k、Di^b 等；另一类为白细胞本身特有的抗原，如中性粒细胞上的 NA、NB、NC、ND、NE、9^a 等系统的抗原以及淋巴细胞上的 Gr 系统抗原等；第三类为与其他组织细胞共有的，也是最强的同种抗原，即人类白细胞抗原(human leukocyte antigen, HLA)。虽然 HLA 比红细胞血型的发现晚了半个世纪，但其研究进展速度却十分惊人。

HLA 抗原受控于主要组织相容性基因(major histocompatibility gene)，研究发现该基因与同种异体组织器官移植以及移植物急性排斥反应有关。随后的研究还发现涉及移植物排斥反应的基因不是一个，而是一组。基因所在染色体上的位置称组织相容性座位(histocompatibility locus，简称 H-座位或基因区)。这组基因位于同一染色体的同一区段并紧密连锁，由该 H-座位所控制的基因复合物，抗原性最强，在移植中所起作用最重要，故称为主要组织相容性系统(major hlistocompatibility system, MHS)或主要组织相容性复合物(major histocompatibility complex, MHC)。通常 MHC 既指基因，也指基因产物 MHS。

不同的脊椎动物都有其特有的主要组织相容性复合物(MHC)，并有不同的命名，比如小鼠的主要组织相容性复合物称之为 H-2 系统，它是人类 HLA 的对等物，人类对组织相容性系统的研究，大多数是借助于对小鼠的研究而进行的。除此之外，猪称 SL-A 系统，牛称 BL-A 系统，狗称 DL-A 系统，豚鼠称 GPL-A 系统，大鼠称 Ag-B 或 H-1 系统，小鼠称 H-2 系统，鸡称 B 系统，兔称 H-1 系统，猕猴称 RhL-A 系统，猩猩称 ChL-A 系统等。

HLA 分子存在于细胞表面，它们是肽受体，用来结合来自细胞内或细胞外的肽，形成 HLA-肽复合物。抗原递呈细胞(antigen present cells, APC)将该复合物递呈给 T 细胞，从而引起一系列免疫反应。异体的 HLA 分子是引起移植物排斥反应的主要移植抗原。而自身 HLA 分子主要作为抗原递呈分子，是激发 T 细胞分化发育和免疫应答必不可少的工具。

HLA 的研究成果不仅使器官移植和骨髓移植成为一项有效的治疗手段，而且给基础免疫学带来了突破性进展。HLA 参与免疫活性细胞的相互作用等，表明 HLA 在免疫反应中的重要意义。所以，HLA 应用被扩展到基础医学、临床医学、预防医学、法医学和社会医学等各个方面。预期该领域的研究将得以进一步发展，为人类最终消灭肿瘤和某些遗传性疾病等作出贡献。

二、HLA 研究简史

1952 年人们发现在白细胞减少症患者的血清

中,存在白细胞凝集素。1954 年 Dausset 收集了 60 份含白细胞凝集素的血清,它们的 85% 来自白细胞或粒细胞减少症患者,而且这些患者 90% 接受过多次输血。这些血清能与 56%～100% 的供血者白细胞发生凝集反应。Dausset 当时猜想白细胞凝集素很可能是一种同种抗体。

1956 年 Snell 等在研究小鼠的移植排斥反应时发现,H-2 系统在移植反应中起重要作用。在 H-2 不相容的移植发生排斥后,人们可在受者体内找到针对供者 H-2 抗原的抗体。反之,若受者体内已存在抗供者 H-2 抗体,移植后则会加速移植物排斥反应。

1957 年 Payne 报告了患者带有白细胞凝集素的比例,认为白细胞凝集素的产生与输血有关,并随输血次数的增加而提高。同一时期,众多研究者发现,白细胞凝集素是引起发热性输血反应的主要原因。这提示白细胞凝集素不是自身抗体,而是免疫产生的同种抗体。

1958 年,Dausset 从多次输血的患者中取得 7 份含有白细胞抗体的单特异性血清,发现它们能与大约 60% 的法国人白细胞反应,而不与 7 例患者自身白细胞发生反应。因此,他将该抗体称为抗 Mac。把 Mac 抗原阳性的血液输给 Mac 抗原阴性患者后,该患者能产生抗 Mac 抗体。家系调查表明 Mac 抗原的遗传符合孟德尔定律。这样,人类第一个白细胞抗原 Mac 被发现了,它相当于现在的 HLA-A2 抗原。

Mac 抗原的发现,使人们对白细胞抗原系统的认识向前迈进了一大步,但要从多次输血患者中取得足够的抗血清显然是不可能的。1958 年 Payne 和 Van Rood 各自发现某些经产妇血清中也含有白细胞抗体,而该抗体的发生率随妊娠次数增多而增高,该发现为研究白细胞血型奠定了基础。1962 年 Van Rood 用统计学方法,并借助计算机技术,建立了 HLA 抗血清集群分析方法,成功地检出 HLA-Bw4 和 Bw6 抗原。至此通向白细胞血型分型的道路已被开拓。

1964 年 Baim 等发现两个无关个体的白细胞在体外一起培养时,会发生增殖反应,淋巴细胞转化为淋巴母细胞,这个现象被称为混合淋巴细胞反应(mixed leukoeyte reaction,MLR)。它可以作为两个个体的组织相容性配合程度的指标,故又被形容为"试管中的器官移植"。后来在 MLR 的基础上建立了混合淋巴细胞培养(mixed lymphocyte culture,MLC)分型,预致敏淋巴细胞分型(primed lymphoeyte typing,PLT)和细胞介导的淋巴细胞毒(cell mediated lymphocytotoxicity,CML)等技术,它们也被用来检出 HLA 基因产物。

在此期间,白细胞分型的血清学方法也有了很大进展。除了白细胞凝集试验外,细胞毒试验开始被引入。Walford 首先把兔血清作为细胞毒试验中的补体来源。Terasaki 又把这一技术微量化,建立了微量淋巴细胞毒试验(microlymphocytotoxicity test,LCT),此技术 1970 年后成为一项国际通用的标准技术。

第二节　HLA 抗原分子结构和基因结构

一、HLA 抗原的分子结构

1987 年 Bjorkman 等首先借助 X 射线衍射法弄清了 HLA-A2 的三维空间结构。其后,已有多种 HLA-Ⅰ类分子的三维空间结构得到阐明。除了 HLA-Ⅰ类分子以外,Sterln 等通过构建 HLA-DR1 和抗原肽的单链融合分子,首次阐明了 HLA-Ⅱ类分子的晶体结构。Fremont 等也用类似方法阐明了小鼠 MHC-Ⅱ类分子 I-E 的三维空间结构。

(一)HLA-Ⅰ类分子

所有的 HLA-Ⅰ类分子均由 1 条穿越细胞膜的重链(又称 α 链,44kDa)和 1 条可溶性的 β 微球蛋白分子轻链(又称为 β 链,12kDa)通过非共价键连接成的双聚体(55kDa)。α 链由位于第 6 号染色体上的 HLA 基因编码,β 链由位于第 15 号染色体上的非 HLA 基因编码,属于免疫球蛋白超家族成员。HLA-Ⅰ类分子的结构可分为四个区:胞外氨基端多肽结合区,胞外免疫球蛋白(Ig)样区,跨膜区和胞内区，见图9-1。使用X射线衍射晶体分析技术，揭示了结晶的HLA-Ⅰ类分子看上去像驼鹿的角，见图9-3，在角枝上有1个凹槽状结构，称为结合槽，该槽宽1.2nm，长约3nm，是由重链分子在细胞外的α₁和α₂活性区形成的一个肽链内的双聚体，两条平行的螺旋状肽链组成槽的边缘。在所有表达的HLA-Ⅰ类分子中，大约60%氨基酸序列是保守的。HLA抗原特异性取决于α₁和α₂区氨基酸的序列，提示每种HLA分子具有独特的结合槽。结合槽两端是"封闭"的，具有高度保守的氨基酸序列。α₁和α₂活性区的长度约为100个氨基酸。每条重链从其氨基端的前导肽开始合成，在运送到细胞表面后该前导肽被去除，因此，在成熟的蛋白上并不表现。胞外Ig样区又称重链的α₃片段，包括90个氨基酸残基，与免疫球蛋白的恒定区具有同源性。Ⅰ类分子与Tc细胞表面CD8分子的结合部位在α₃片段。Ⅰ类分子的β链又称β微球蛋白，也结合于该区，并且它不插入细胞膜而游离于细胞外。β微球蛋白与α₁、α₂、α₃片段的相互作用对维持Ⅰ类分子天然构型的稳定性及其分子表达有重要意义。跨膜区氨基酸残基形成螺旋状穿过细胞膜的脂质双层，将Ⅰ类分子锚定在膜上。胞浆区位于胞浆中，可能参与调节HLA-Ⅰ类分子与其他膜蛋白或细胞骨架成分的相互作用，也与细胞内外信号传递有关。以上为HLA-Ⅰ类分子膜型的结构，在人类体液中还存在另一种HLA-Ⅰ类分子，称可溶性HLA(sHLA)-Ⅰ类分子。其结构与膜型HLA-Ⅰ类分子相似，只缺乏跨膜区和胞内区。

使用化学方法从天然存在的HLA-Ⅰ类抗原分子与肽结合的复合体中，分离出结合的肽，通过分析这些肽的序列，发现这些肽来源于细胞外的病毒蛋白，如人类白血病毒(HTLV)，获得性免疫缺陷症病毒(HIV)，肝炎病毒(HBV和HCV)以及细菌等。HLA-Ⅰ类分子结合的肽链一般有9~11个氨基酸，大部分为9个氨基酸，比如HLA-A1分子结合的肽的配位体有几十种之多，这些肽的氨基酸序列不同，但第3和第9位置上的氨基酸必定是天门冬氨酸和酪氨酸，它们组成HLA-A1分子的基元序列，又称为锚定残基(anchor residues)。锚定残基就是抗原肽中与肽槽结合的氨基酸残基，是物种的基本免疫学特征。每种HLA分子有特定的基元序列，如HLA-A2配位体第2和第9位置上是亮氨酸和缬氨酸；HLA-B8基元序列是第3、第5和第9位置上的赖氨酸、赖氨酸、亮氨酸；HLA-B27基元序列是第2和第9位置上的精氨酸和苯丙氨酸。

(二)HLA-Ⅱ类分子

HLA-Ⅱ类分子抗原分子是膜糖蛋白，由1条α多肽链(35kDa)和1条β多肽链(28kDa)通过共价链连接组成。α和β链又可分为4个区域：细胞外活性区，即肽结合区(α₁和β₁)以及免疫球蛋白样区，跨膜区和胞浆区。每条链从其氨基端的前导肽开始合成，在运送到细胞表面后该前导肽被去除，因此在成熟的蛋白质上并不表现。X射线衍射法分析表明HLA-Ⅱ类分子与Ⅰ类分子有类似的空间结构，见图9-4，肽的结合槽，又称裂隙(cleft)，是由α₁和β₁区域组成，相当于Ⅰ类分子的α₁α₂区；与Ⅰ类分子不同的是，Ⅱ类分子结合槽两端是开放的，说明它们结合的肽要比Ⅰ类分子结合的肽长，大约可容纳14个氨基酸残基。Ⅱ类分子的多态性主要集中在α₁和β₁片段，这种多态性决定了肽结合部位的生化结构，也决定了与肽类结合以及T细胞识别的特异性和亲和力。Ig样区由α₂和β₂片段组成，两者均含有链内二硫键，并属于Ig超家族。在抗原呈递过程中，Th细胞的CD4分子与Ⅱ类分子结合的部位即该Ig样非多态区域。跨膜区和胞浆内区结构与Ⅰ类分子α链的相应区域结构相似，见图9-2。

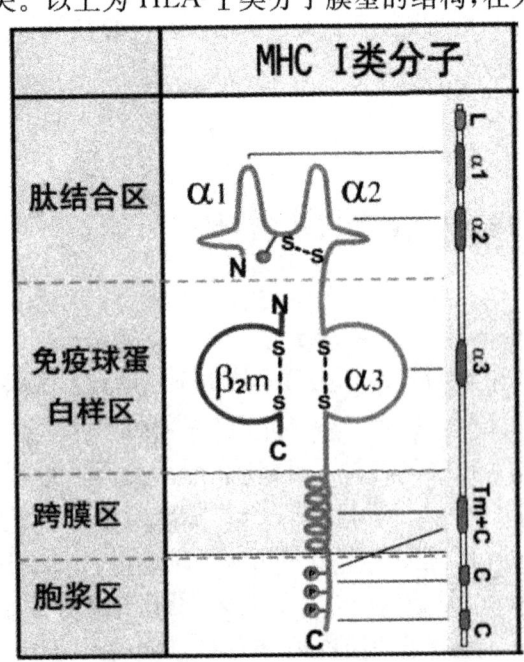

图9-1　MHC Ⅰ类分子结构示意图

第九章 白细胞血型

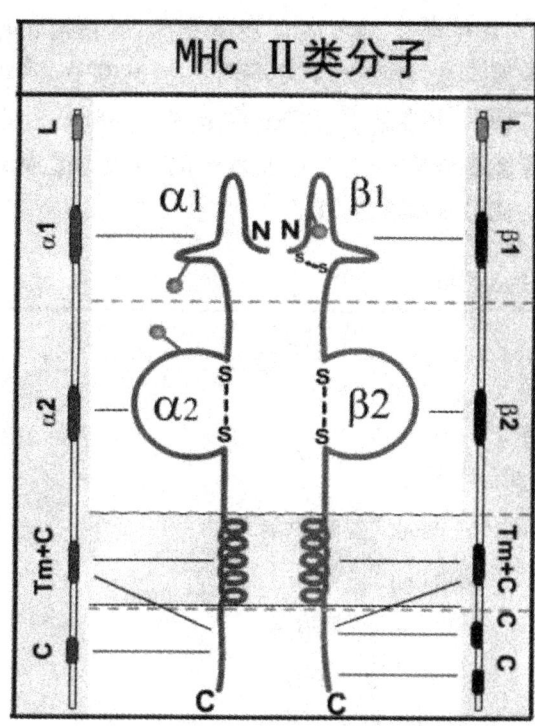

图 9-2 MHC Ⅱ类分子结构示意图

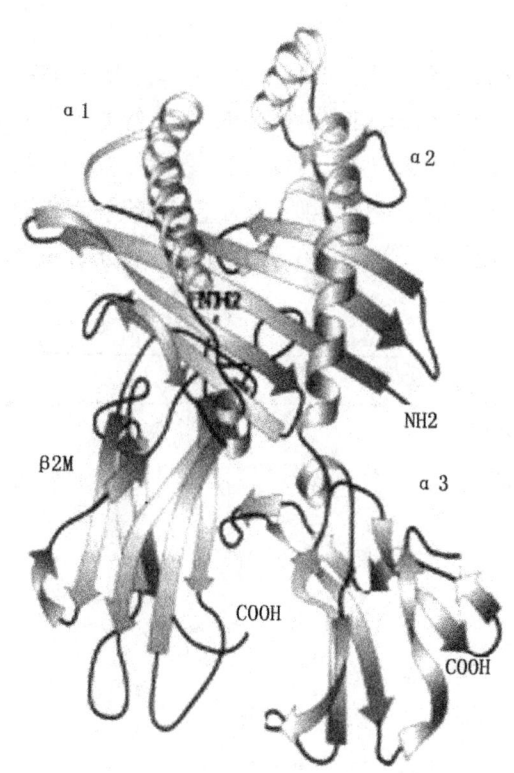

图 9-3 HLA-Ⅰ类胞外区三维结构

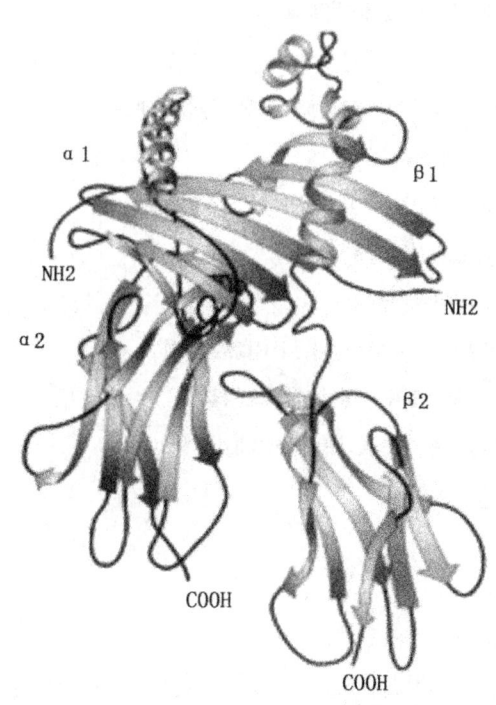

图 9-4 HLA-Ⅱ类胞外区三维结构

使用化学方法从天然存在的 HLA-肽结合的复合体中,分离出其结合的肽,通过分析这些肽的序列,发现这些肽来源于细胞内的蛋白和酶,如核糖体蛋白、细胞色素 C、氧化酶Ⅱ、HLA-Ⅰ或Ⅱ类分子。HLA-Ⅱ类分子结合的肽链一般多于 11 个氨基酸残基,有 3~4 个锚残基,如 DR17 锚残基位置在第 1、4、6、9 位置上,相应氨基酸是亮氨酸,天冬氨酸、精氨酸和酪氨酸。

二、HLA 基因结构

HLA 基因位于人第六号染色体的短臂上 P21.31 区段。目前发现在 3.6Mb 区域内包含 224 个基因座位,其中已发现了 128 个功能性基因,有产物表达,约占人类基因组的 0.1%。HLA 基因区域一般分为三类:(1)HLA-Ⅰ类基因;(2)HLA-Ⅱ类基因;(3)HLA-Ⅲ类基因。其中 HLA-Ⅲ类基因主要编码补体系统蛋白,包括:C2,C4A,C4B,BF,TNF,热休克蛋白基因等。传统上,只把编码补体基因称为Ⅲ类基因。本章重点介绍 HLA-Ⅰ类和 HLA-Ⅱ类基因。HLA 基因结构见图 9-5。HLA 相关基因名称见表 9-1。

(一)HLA-Ⅰ类基因

HLA-Ⅰ类基因位于染色体最远端(端粒侧),大约有 2000kb,主要有 HLA-A,B,C,E,F,G,H,J,K,L 等基因座位,除此以外还有 HLA-Ⅰ类假基因、基因片段 HLA-S、-X,以及 MHC Ⅰ类链相关基因(MHC class Ⅰ chaingene C,MIC)等共 21 个基因座位。HLA-Ⅰ类基因排列顺序从中心侧开始依次为 HLA-B、-C、-E、-A、-G、-F 等。其中 HLA-A、-B、-C 位点所编码的分子被称作经典 HLA-Ⅰ类（classical HLA-Ⅰ，HLA-Ⅰa）分子，特点是基因具有高度表达多态性和广泛表达在各种有核细胞表面。而 HLA-E、-F、-G 位点所编码的分子被称作非经典 HLA-Ⅰ类分子（non-classical HLA-Ⅰ，HLA-Ⅰb），这些基因的多态性程度不高，等位基因相互间差异不大，相应的氨基酸序列变化更小，产物分布较局限，F 基因尚未报道有多态性，HLA-E,G 基因可能在胎母免疫中起重要作用，另外，E 基因也参与调节 T 细胞功能。

表 9-1 HLA 基因片断中的基因命名

命 名	原 名	分子特性
HLA-A	—	Class Ⅰ α-链
HLA-B	—	Class Ⅰ α-链
HLA-C	—	Class Ⅰ α-链
HLA-E	E,'6.2'	与 Class Ⅰ 6.2-kB Hind Ⅲ 片断有关
HLA-F	F,'5.4'	与 Class Ⅰ 5.4-kB Hind Ⅲ 片断有关
HLA-G	G,'6.0'	与 Class Ⅰ 6.0-kB Hind Ⅲ 片断有关
HLA-H	H,AR,'12.4'	与 Class Ⅰ 5.4-kB Hind Ⅲ 片断有关
HLA-J	cda12	与 Class Ⅰ 5.9kB Hind Ⅲ 片断有关
HLA-K	HLA-70	与 Class Ⅰ 7.0-kB Hind Ⅲ 片断有关
HLA-L	HLA-92	与 Class Ⅰ 9.2-kB Hind Ⅲ 片断有关
HLA-DRA	DRα	DRα 链
HLA-DRB1	DRβⅠ,DR1B	DRβ 链，决定 DR1,DR2,DR3,DR4,DR5 等特异性
HLA-DRB2	DRβⅡ	与 DRβ 序列相似的假基因
HLA-DRB3	DRβⅢ,DR3B	DRβ3 链，决定 DR52,Dw24,Dw25,Dw26 特异性
HLA-DRB4	DRβⅣ,DR4B	DRβ4 链，决定 DR53 特异性
HLA-DRB5	DRβⅢ	DRβ5 链，决定 DR51 特异性
HLA-DRB6	DRBX,DRBσ	DR1,DR2,DR10 单倍型中发现的 DRB 假基因
HLA-DRB7	DRBψ1	DR4,DR7,DR9 单倍型中发现的 DRB 假基因
HLA-DRB8	DRBψ2	DR4,DR7,DR9 单倍型中发现的 DRB 假基因
HLA-DRB9	M4.2β exon	DRB 假基因，独立片断
HLA-DQA1	DQα1,DQ1A	表述为 DQα 链
HLA-DQB1	DQβ1,DQ1B	表述为 DQβ 链
HLA-DQA2	DXα1,DQ2A	DQα 链有关的序列，无法表述
HLA-DQB2	DXβ,DQ2B	DQβ 链有关的序列，无法表述
HLA-DQB3	DVβ,DQB3	DQβ 链有关的序列，无法表述
HLA-DOA	DNA,DZα,DOα	DOα 链
HLA-DOB	DOβ	DOβ 链
HLA-DMA	RING6	DMα 链
HLA-DMB	RING7	DMβ 链
HLA-DPA1	DPα1,DP1A	表述为 DPα 链

续表

命　名	原　名	分子特性
HLA-DPB1	DPβ1, DP1B	表述为DPβ链
HLA-DPA2	DPα2, DP2A	与DPα链有关的假基因
HLA-DPB2	DPβ2, DP2B	与DPβ链有关的假基因
TAP1	RING4, Y3, PSF1	ABC(ATP Binding Cassette) transporter
TAP2	RING11, Y1, PSF2	ABC(ATP Binding Cassette) transporter
LMP2	RING 12	Proteasome-related sequence
LMP7	RING10	Proteasome-related sequence
MICA	MICA, PERB11.1	Class Ⅰ链相关的基因
MICB	MICB, PERB11.2	Class Ⅰ链相关的基因
MICC	MICC, PERB11.3	Class Ⅰ链相关的假基因
MICD	MICD, PERB11.4	Class Ⅰ链相关的假基因
MICE	MICE, PERB11.5	Class Ⅰ链相关的假基因

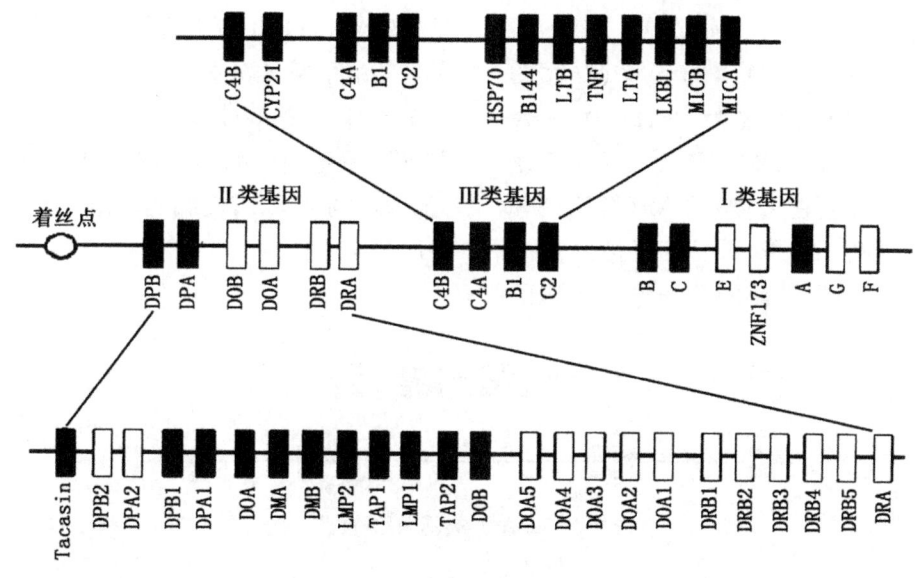

图 9-5　HLA 基因结构

经典的 HLA-Ⅰ类抗原分子由非共价键连接的 2 个多肽链——α 链和 β 链组成，α 链由第 6 号染色体上Ⅰ类基因编码，β 链由第 15 号染色体上的基因编码。所有编码 HLA-Ⅰ类 α 链的基因具有相似的基因结构，均含 7 个内含子和 8 个外显子，其大小约为 3.5kb，见图 9-6。第 1 外显子编码主导序列，第 2、3、4 外显子编码 α 链的 $α_1$、$α_2$、$α_3$ 区，第 5 外显子编码连接多肽和膜贯通蛋白，又称跨膜区蛋白，余下的第 6、7、8 外显子主要编码细胞内区域肽和非翻译区域蛋白。HLA-Ⅰa 的多态性主要由编码 $α_1$、$α_2$ 区的第 2、3 外显子决定。HLA-Ⅰ类 a 分子分为膜结合型 HLA-Ⅰ类分子(mHLA-Ⅰa)和可溶性 HLA-Ⅰ类分子(sHLA-Ⅰa)。由 mHLA-Ⅰa 分子分泌到体液中形成 sHLA-Ⅰa，其调节可能受 DNA、RNA 和蛋白质 3 个水平的作用。在 DNA 水平上由于编码跨膜区的第 5 外显子受到基因自身的调控或变异，导致不表达或丢失跨膜区的基因信息；在 RNA 水平由于 mRNA 的拼接，导致成熟的 mRNA 失去编码跨膜区的外显子 5 的转录部分，使翻译的多肽失去连接细胞膜的跨膜区；另外蛋白质的水解或细胞的破裂导致 mHLA-Ⅰa 脱落到体液中形成 sHLA-Ⅰa 分子。

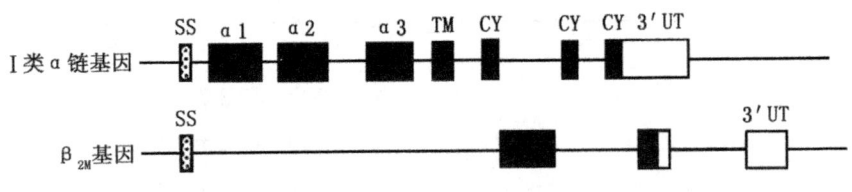

图 9-6　HLA-Ⅰ类基因结构图

总之，HLA-Ⅰ类基因的多态性非常高，到 2010 年，已发现 HLA-A 等位基因（alleles）有 1001 个，HLA-B 有 1605 个，HLA-C 有 690 个，HLA-E 有 9 个，HLA-F 有 21 个，HLA-G 有 46 个，新的等位基因还在不断地被发现。除了 HLA—A、B、C、E、G 基因外，HLA-Ⅰ类区还有大量高度同源性的基因，包括假基因、断裂基因及基因片段，它们与 A、B、C 基因有许多相同的顺序，造成 HLA-A、B、C 基因分型的困难。

（二）HLA-Ⅱ类基因

HLA-Ⅱ类基因靠近染色体的着丝点，大约 1000kb 左右，从中心侧开始依次为 DP、DNA（A 代表编码 α 链的基因）、DMA、DMB（B 代表编码 β 链的基因）、LMP（大分子蛋白酶体）、TAP（抗原处理相关蛋白）、DOB、DQ 和 DR 基因亚区域。其中 HLA-DR、DQ、DP 位点所编码的分子称为经典的 HLA-Ⅱ类分子，而 LMP、TAP 和 DM 为与抗原加工和提呈有关的基因，这类基因编码的分子称为非经典 HLA-Ⅱ类分子。

HLA-Ⅱ类抗原分子是由第 6 号染色体上Ⅱ类基因编码的 α 链与 β 链以非共价链形式结合的异源二聚体分子。α 和 β 基因分别编码 α 链与 β 链，α 基因和 β 基因相邻，每个座位上的基因结构高度类似。编码 α 链的Ⅱ类基因有 5 个外显子，大小约 6kb。第 1 外显子编码主导序列和第 1 活性区（α_1 区）的最初的几个氨基酸，第 2、3 外显子编码 α 链的 α_1、α_2 区，第 4 外显子编码连接多肽和膜贯通蛋白的一部分，第 5 外显子主要编码细胞内区域和非翻译区域蛋白。编码 β 链的Ⅱ类基因有 6 个外显子，大小约为 8kb，其编码的顺序与 α 链相同，见图 9-7。

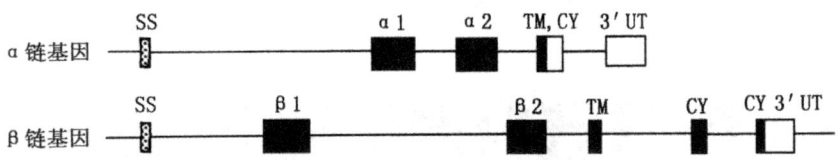

图 9-7　HLA-Ⅱ类基因结构图

DR、DQ 和 DP 的 HLA 特异性由 β 基因所决定，确切地讲是由 β1 区的第 2 外显子决定。在 DR 基因亚区域中，存在 DRB1、DRB2、DRB6、DRB7、DRB8、DRB3、DRB4、DRB5、DRB9 和 DRA 等基因。DRA 基因编码 DR 抗原的 α 链，包括 DR51、DR52、DR53 抗原的 α 链。DRB1 基因编码 DR 抗原 β 链，DRB3、DRB4、DRB5 基因编码 DR51、DR52、DR53 抗原的 β 链。但 DRB5 只编码 DR2（DR15、DR16）抗原 β 链的一部分。DRB2、DRB6、DRB7、DRB8、DRB9 均为假基因。DRB9 存在于任何一种杂合体中，但杂合体不同其存在方式也不同。总之，DR 基因结构的一个特点是每种单体型带有不同数量的 DR 基因，而且排列的相对位置也不一样。目前至少检出 5 种单体型，DR1 单体型表达 DR1、DR10 和 DR103 血清学特异性，偶见表达 DR15 特异性。DR51 单体型表达 DR15、DR16 和超型特异性 DR51，偶尔有 DR1 特异性。DR52 单体型表达 DR3、DR11、DR12、DR14、DR1403、DR1404 和 DR52 特异性。DR8 单体型只表达 DR8 特异性。DR53 单体型表达 DR4、DR7、DR9 及 DR53 特异性。DRA 和 DRB1 出现在所有单体型上。DRB5、DRB3 和 DRB4 分别决定 DR51、DR52 和 DR53 特异性，它们可能是一个单独的等位基因系统，因为它们基本上不出现在同一条单体型上，

第九章 白细胞血型

显示出等位基因的遗传方式,见图9-8。

到2010年止,已发现DRA等位基因3个,DQA1等位基因35个,DQB1等位基因108个,DRB1等位基因785个,DRB3等位基因52个,DRB4等位基因14个,DRB5等位基因19个,DRB6等位基因3个,DRB7等位基因2个。

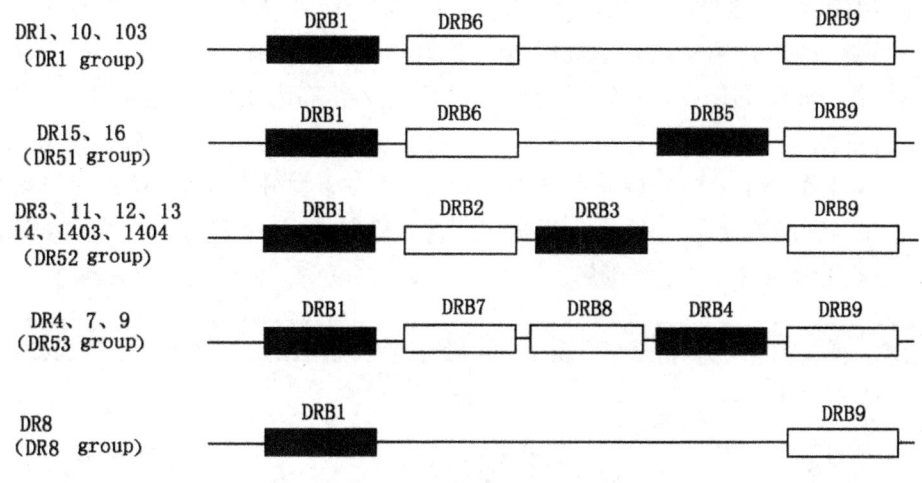

图9-8 HLA-DRB基因多态性

第三节 MHC的生物学功能

一、主要组织相容性复合物

1956年Snell等将控制同种组织或肿瘤移植中急性排斥反应的基因称为主要组织相容性基因;将控制慢性排斥反应的基因称为次要组织相容性基因。HLA抗原是人类主要组织相容性复合物(MHC)抗原。它们与同种异体移植中的排斥反应有密切关系(见表9-2)。

表9-2 MHC的性质

性质	Ⅰ类抗原	Ⅱ类抗原
同种移植物排斥作用的大小	++++	++
诱发产生体液抗体	++++	++++
MLR的刺激作用	+	++++
GVHD	++	++++
CML的靶细胞	++++	+
Ir基因功能	+	++++
靶细胞溶解的限制作用	++++	+
抗原递呈的限制作用	+	++++
组织中的分布	所有体细胞	B细胞、巨噬细胞等
小鼠H-2基因	K,D,L	Ir
人类HLA基因	A,B,C	DR,DP,DQ
化学结构	重链45kDL(MHC)编码 轻链12kDL(非MHC)编码	α链35kDL(MHC)编码 β链28kDL(MHC)编码
物种间的交叉反应	常见	少见

注 MLR为混合淋巴细胞反应;GVHD为移植物抗宿主反应;CML为细胞介导的淋巴细胞溶解;Ir为免疫反应

1. HLA-Ⅰ类抗原　HLA-Ⅰ类抗原在大多数有核细胞的膜表面表达,体液中也存在可溶性sHLA-Ⅰ类抗原。HLA-Ⅰ类抗原在免疫系统中起识别自我和非我的功能,负责递呈内源性多肽(病毒或自身)给CD8细胞,因此在免疫系统抵抗病毒和肿瘤中起重要作用。研究HLA-Ⅰ类分子的产生,对研究免疫系统中抗原递呈的机制十分必要。现在知道,新的HLA-Ⅰ类分子α链在内质网合成并与β2-M结合后,先与钙连接蛋白(calnexin)组成三聚体,以防未结合多肽的"空载"分子被降解。

被Ⅰ类分子结合的多肽是在胞液中加工的。目标多肽在蛋白酶体和MHC编码的LMP2和LMP7分子的协同作用下降解成大小合适的多肽,随后在ATP依赖抗原加工相关转运蛋白TAP(transporter associated antigen processing)的协助下,进入粗面内质网。此时,TAP-多肽复合物与已结合β2-M的HLA-Ⅰ类分子接触,TAP移交多肽给HLA-Ⅰ类分子并使HLA-Ⅰ类抗原达到稳定结构。稳定的HLA抗原穿过高尔基体被运送到胞膜表面(图9-9),并提呈给CD8细胞。

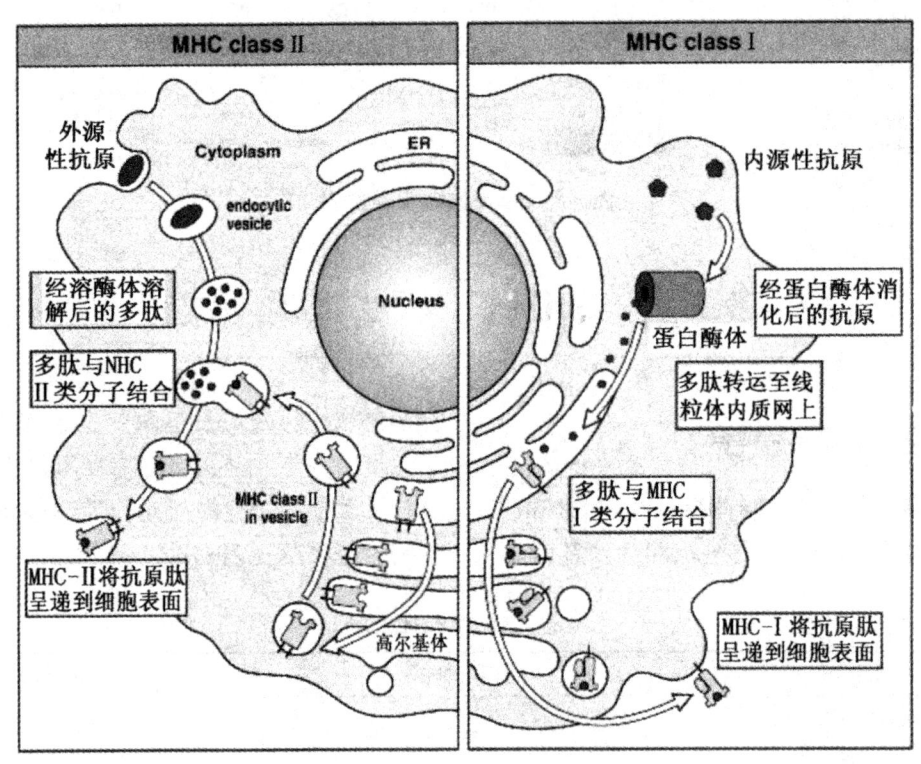

图9-9　MHC抗原呈递过程图解

2. 与HLA-Ⅱ类分子结合的多肽来源于传统的内吞降解途径。新的HLA-Ⅱ类分子α链和β链进入粗面内质网装配,形成HLA-Ⅱ类分子α-β二聚体,在钙连接蛋白的保护下,迅速地与恒定链(invariant chain)结合形成稳定的三聚体结构。这种结构有助于保护Ⅱ类多肽结合槽,防止结合无关多肽。这个三聚体经过高尔基体后进入早期核内体。此时内吞的多肽被降解成小片断,HLA-Ⅱ类分子的恒定链被切割,多肽结合槽中剩下恒定链片段(CLIP片段)。HLA-Ⅱ类分子已做好与多肽结合的准备。随后,在早期溶酶体时期,在HLA-DM分子和低pH的作用下,多肽取代CLIP片段与HLA-Ⅱ类分子结合。与此同时,HLA-Ⅱ类抗原的结构也变为高度稳定。结合了多肽的Ⅱ类抗原,被转移至胞膜表面表达,提呈给CD4 T细胞。特殊情况下,内吞的细菌和寄生虫继续增殖,它们抵抗pH下降,阻挠它们的多肽与HLA-Ⅱ类分子结合。此时,次要途径启动,胞液途径的多肽也可进入内吞途径与HLA-Ⅱ类分子结合。尽管主要、次要途径递呈到胞膜上的抗原都较少,但足以引起免疫系统的重大反应。

同种异体组织移植时,若供、受体移植抗原不同,尤其是主要组织相容性抗原不匹配,将会诱发受体产生明显的移植排斥反应。虽然MHC-Ⅰ类和Ⅱ类分子均是主要移植抗原,但这两类抗原在移植中所起的作用是不相同的。体外实验表明,供、受体Ⅱ类分子不同时,供体Ⅱ类抗原能直接刺激受体 CD4 T 细胞增殖和淋巴因子分泌。这一反应是免疫应答的中心,因为 B 细胞抗体的生成及 CD8 细胞发育和分化,都有赖于 CD4 细胞的活化以及淋巴因子的分泌。而Ⅰ类分子不同以及次要组织相容性抗原不同,就会诱发 CD8 细胞增殖和分化成熟,导致排斥移植物。

总之,MHC-Ⅱ类抗原的错配启动了免疫应答,而Ⅰ类抗原错配是导致免疫效应阶段被攻击的靶子。因此,临床上器官和骨髓移植时,要首先选择与受体 HLA-Ⅱ类匹配的供体,其次选择Ⅰ类抗原相配的供体,HLA-Ⅱ类抗原的匹配比 HLA-Ⅰ类抗原的匹配更为重要。

二、约束免疫细胞间的相互作用——MHC 的限制作用

在诱发免疫应答过程中,无论是 T 细胞和 B 细胞、T 细胞和巨噬细胞、还是 T 细胞之间的相互作用,或是 T 细胞对靶细胞的攻击,都涉及细胞间的识别。即 T 细胞对细胞表面抗原的反应时,不仅是对抗原识别,而且也必须识别细胞上的 MHC 分子。否则,反应就不会产生,这就是 MHC 的限制作用。

近来研究表明,机体对外来抗原的识别、提呈和产生免疫反应有赖于由 TcR、肽链和 MHC 组成的三分子复合体(trimolecular complex)。HLA-Ⅰ类分子结合肽来源于胞浆蛋白酶水解成的结合于蛋白酶复合体上的小片段,称为内源性通道。识别 MHC-Ⅰ类分子的是 CD8 细胞。而Ⅱ类分子的结合肽链大多来源于细胞膜和细胞外抗原,通过细胞吞饮,经核内体和溶酶体中蛋白酶水解成小片段,其长度较Ⅰ类分子结合肽大,约为 20 个氨基酸左右,称为外源性通道。识别 MHCⅡ类分子和抗原的是 CD4 辅助 T 细胞。两种分子在细胞膜近端部分接触,CD4/CD8 分子与Ⅱ/Ⅰ类分子连接后,可引发细胞内酪氨酸激酶的激活,在调节 T 细胞的活化和免疫应答反应中发挥重要作用。

目前认为,MHC 的限制作用的本质是:T 细胞识别抗原要有两种识别,一种是 TcR 与 MHC 沟槽中的特异性多肽结合,而此多肽的基序只能与某一型号 MHC 分子结合,不是与所有 MHC 分子结合;另一种是 TcR 识别抗原槽两侧的同种异型部位的 α 螺旋结构。由此限制了 TcR 只能识别自身 MHC 分子递呈的抗原。

三、自我识别作用与异体移植的排斥作用

在生命的进化过程中,机体内各个细胞必须共存与合作,同时又要防止被同一物种的其他个体吞并。MHC 的限制作用可看作为同一个体细胞之间自我识别的暗号。没有自我识别,每个细胞和每种组织会被隔离而无法维系生命。研究显示,MHC-Ⅰ抗原与维持机体的个体性、完整性和各组织间的内聚性有关;而Ⅱ类抗原主要是调节细胞间协作,使免疫系统的功能更加协调。

四、HLA 抗原的不表达问题

近年研究表明,胎儿组织最外层的滋养层细胞不表达 HLA-A、B、C 抗原,使它成为一个生理屏障,防止母体对胎儿产生移植免疫状态,这可以解释为什么胎儿能够作为一个同种移植物而存活。与此类似,精液中也不表现 HLA-A、B、C 抗原,这可能保护精子免受妇女体内的细胞免疫攻击。

一些肿瘤细胞也有失去 HLA 抗原的倾向。具有高度侵犯性的绒毛膜癌,起源于胚胎的绒毛膜上皮,但可通过静脉转移累及母体许多器官。已证实这些癌细胞上不带有 HLA-A、B、C 抗原,可能由此而造成母体不排斥胚胎的绒毛膜癌细胞。肿瘤细胞不表达或低表达 HLA 抗原,从而逃脱了 T 淋巴细胞对它的攻击。

五、HLA 与生殖

在 1976 年 Yamazaki 发现一个品系的小鼠倾向于寻找另一特定品系的小鼠作配偶,即所谓配偶优势。后来证明配偶优势与 MHC 关联,这是因为小鼠选择配偶与嗅觉受体有关,而编码这些嗅觉受体的基因与 MHC 连锁,致使配偶之间寻求 MHC 不相同的最大化。1995 年瑞士生物学家 Claus Wedekind 的实验证实,人类在择偶过程中也有寻求配偶间 MHC 不同最大化的趋势。另外有研究显示,夫妇间的 MHC 差异对早期流产发生也有影响。MHC 对择偶的影响机制目前还不清楚,但说

明 HLA 在非免疫学方面也可能成为一种标记。

六、免疫反应基因

1972 年 McDevitt 等人使用纯系小鼠试验，首先发现了小鼠 H-2 基因（即小鼠的 MHC）连锁的免疫反应（Ir）基因。该基因控制的免疫反应，可以通过迟发性过敏反应、体外 T 细胞增殖作用以及对一些人工合成多肽产生抗体的能力等方面观察到。由于 HLA 是小鼠 H-2 的对等物，因此人们预测 HLA 区域中可能存在 Ir 基因或免疫抑制（Is）基因。1983 年 Sasazuki 等人通过 T 细胞体外增殖反应，发现了一个与 HLA 连锁的、对链球菌细胞膜（SCW）反应的免疫抑制基因。该基因对 SCW 呈低反应，是一个显性基因，与 HLA-DQ1 之间存在连锁不平衡，可能位于 HLA-D 区域。此外，大量疾病与 HLA 关联，提供了存在 Ir 或 Is 基因的间接证据。

第四节　HLA 的命名

一、HLA 系统命名委员会

世界卫生组织命名委员会属下的 HLA 系统命名委员会负责 HLA 系统的国际命名管理。其具体职责是：

1. 命名新的 HLA 区域基因；
2. 命名新的等位基因；
3. 命名表达水平有变化的等位基因；
4. 命名血清学特异性；
5. 资助出版命名报告及管理等位基因序列数据库。

1968 年，第三届国际组织相容性试验专题讨论会后，在 WHO 和国际免疫学联合会的指导下，成立了由遗传学、免疫学和组织分型方面专家组成的命名委员会，对 HLA 特性作统一命名。以后历届国际组织相容性试验专题讨论会结束后，该命名委员会即对 HLA 特异性作一新的命名报告。每一次 HLA 系统命名会议都以上一次会议为基础。第一次会议时，以多克隆抗血清为标准，命名主要根据统计计算，结果欠准确，能命名的基因和等位基因也少。1970 年第二次会议报告只命名了 4 种特异性，但出现了参考实验室，命名标准从抗血清转移到标准细胞，现在的标准是 DNA 序列。1972 年会议报告出了临时命名，即在数字之前加 w；认识到宽特异性和窄特异性，并用小数点的形式命名分解物；第一次认识到遗传学的重要性。1975 年会议报告把 HLA 定位于第 6 号染色体，规定使用连接号进行命名，比如 HLA-A1。1977 年会议报告以混合淋巴细胞培养技术为根据命名 DR，Van Rood 发现的 4a,4b 被命名为 Bw4 和 Bw6。通过分子生物学技术，HLA-D 基因被克隆，确认了双链结构，1984 年会议报告命名了 DR、DP、OQ 基因，DR 基因包括 DRA 和 DRB 基因。1987 年会议报告认识到血清学确认的单特异性可用 DNA 测序技术分出亚型，例如 B27 分为 B*2701 和 B*2702。随着新的 DNA 序列不断发现，1989 年第 8 次会议认识到这些数据需要存放于专用数据库，而此数据库也需要不断升级，命名委员会因此成为数据库的管理者。最近的 5 次会议中，DNA 克隆子的测序及启动子和操纵子的测序成为 HLA 系统命名的必要条件，而血清学方法几乎被遗忘。如果没有 DNA 测序，新的血清学特异性是不会被认可的。（http://www.anthonynolan.org/HIG/）

二、HLA 抗原命名原则

1. 代表染色体上一段区域或一个系统的符号。在 1975 年以前为 HL-A，1975 年第六届讨论会后改为 HLA。

2. 基因座位的符号以 A、B、C、D 等英文大写字母表示。

3. 每一座位上的特异性符号以 1、2、3 等数字编号。由于历史原因，HLA-A 和 B 座位上的特异性序号不重复，比如 A 座位上有 1、2、3、9、10、11 等，而 B 座位上有 5、7、8、12、13 等，其他座位上的特异性编号从 1 开始。

4. 专题讨论会承认的特异性，给予临时定名，在特异性编号之前加字母 w，在得到 WHO 命名委员会认可后去取 w。

5. HLA-C 座位的 Cw1-Cw10 等的特异性已得到公认,但是为了避免与补体系统命名混淆,仍保留字母 w,即以 Cw 为所有 C 座位特异性命名。

三、新等位基因的命名

新等位基因的命名,即接受新等位基因序列的条件:

1. 如果序列来自 cDNA 或者 PCR 产物并且在测序前被再次克隆,那么必须对多个克隆子测序。

2. 应对新等位基因进行双向测序。

3. 如果 PCR 产物被直接测序,那么至少单独进行两次 PCR 扩增,然后再分别测序。

4. 如果是杂合子,其中有一个新等位基因,这个新等位基因必须分离出,再单独测序,利用 SBT 方法检测出的新等位基因不能被正式命名。

5. 提交的新等位基因序列,不应包括引物序列。

6. 只要有可能,应用 DNA 分型技术验证所提交的新等位基因,例如 PCR-SSOP 或 PCR-SSP,验证所用的探针或引物以及相应的试剂应加以说明。

7. 必须获得数据库的编号。新等位基因序列通过网上提交:

EMBL:www. ebi. ac. uk/Submissions/index. html

GenBank:www. ncbi. nlm. nih. gov/Genbank/submit. html

DDBJ:www. ddbj. nig. ac. jp/sub-e. html

8. 提交全长序列是最理想的但不是必需的;提交序列的最低限度是:一类基因必须包括第 2、3 外显子;二类基因包括第 2 外显子。

9. 如果新等位基因位于内含子或不表达基因区域,则必须提供全长序列,其中要包含这个表达或不表达区段。对于提交非全长的新等位基因序列,如果其已知相关的等位基因外显子相同,同样需要全长序列。

10. 只要有可能,应准备发表一篇相应的论文,并通过电子邮件或传真向数据库提交论文的复印件。

11. 从肿瘤组织标本中获得的新序列,不被承认。

12. 在提交的材料中要包括标本的 HLA-A、-B、-DRB1 基因型,另外,如果标本是杂合子,其另一个等位基因也要鉴定。

13. DNA 或其他材料,特别是细胞株,应在公共的保存场所,至少在被发现的实验室保存备用。命名委员会应保存有关文件。

14. 向 WHO 命名委员会提交新基因序列可以使用网址:www. ebi. ac. uk/imgt/hla/subs/submit. html。研究者要填一份序列有关的调查表并提供一份新序列与已知相关等位基因比较的资料。如果序列不能通过网上提交,研究者要直接通过邮箱:hla@alleles. org 联系可能的提交方法。

四、HLA 抗原血清学特异性的书写

HLA 血清学分型的书写方式是:①先书写 HLA;②以大写字母 A、B、C、DR、DQ、DP 表示位点;③HLA 与位点字母之间以"-"相连;④该位点的血清学特异性以数字表示,除 HLA-A、B 以外,其他位点的特异性命名都从 1 开始顺序排列,HLA-A、B 的特异性命名的数字则互不重复,例如有 HLA-A1、A2、A3,没有 HLA-B1,B2,B3,有 HLA-B7,B8,没有 HLA-A7,A8;⑤HLA-B 的 4、6 特异性书写为 Bw4、Bw6,每例均需标出此特异性;⑥HLA-C 的特异性书写为 Cw,以避免与补体组分命名相混淆;⑦由细胞学技术及预处理淋巴细胞试验(prime lymphocyte test,PLT)确定的 DLA-DP 特异性以 Dw 和 DPw 表示;⑧各位点之间以";"隔开,各抗原特异性之间以","隔开;⑨血清学命名是建立在抗原的血清学特异性基础上的,多数情况下某一基因的产物单一,血清学特异性也单一,如 HLA-A2,HLA-B37。但有些抗原可以进一步裂解,如 HLA-A10 可以裂解为 HLA-A25 与 A26,裂解前称宽特异性,裂解后称窄特异性。如不能确定裂解物的特异性,则可只注明宽特异性 A10,如可以确定裂解物的特异性,则在其后以括弧注明原来的宽特异性,如 HLA-A25(10)或 HLA-26(10)。例如,一个人的 HLA 型别可以书写为:HLA-A2,25(10);B13,60(40),Bw4,6;Cw5,7;DR4,17(3);DQ2,8(3);DPw1,3;HLA-A2,11;B60(40);Cw4。检定了哪几个位点的特异性,就书写哪几个位点的特异性,如只检定了 A、DR 位点特异性,便写为 HLA-A2;DR4,11(5)。已命名的 HLA 抗原见表 9-3。

表 9-3　HLA 抗原特异性命名

A 位点	B 位点		C 位点	D 位点	DR 位点	DQ 位点	DP 位点
A1	B5	B50(21)	Cw1	Dw1	DR1	DQ1	DPw1
A2	B7	B51(5)	Cw2	Dw2	DR103	DQ2	DPw2
A203	B703	B5102	Cw3	Dw3	DR2	DQ3	DPw3
A210	B8	B5103	Cw4	Dw4	DR3	DQ4	DPw4
A3	B12	B52(5)	Cw5	Dw5	DR4	DQ5(1)	DPw5
A9	B13	B53	Cw6	Dw6	DR5	DQ6(1)	DPw6
A10	B14	B54(22)	Cw7	Dw7	DR6	DQ7(3)	
A11	B15	B55(22)	Cw8	Dw8	DR7	DQ8(3)	
A19	B16	B56(22)	Cw9(w3)	Dw9	DR8	DQ9(3)	
A23(9)	B17	B57(17)	Cw10(w3)	Dw10	DR9		
A24(9)	B18	B58(17)		Dw11(w7)	DR10		
A2403	B21	B59		Dw12	DR11(5)		
A25(10)	B22	B60(40)		Dw13	DR12(5)		
A26(10)	B27	B61(40)		Dw14	DR13(6)		
A28	B2708	B62(15)		Dw15	DR14(6)		
A29(19)	B35	B63(15)		Dw16	DR1403		
A30(19)	B37	B64(14)		Dw17(w7)	DR1404		
A31(19)	B38(16)	B65(14)		Dw18(w6)	DR15(2)		
A32(19)	B39(16)	B67		Dw19(w6)	DR16(2)		
A33(19)	B3901	B70		Dw20	DR17(3)		
A34(10)	B3902	B71(70)		Dw21	DR18(3)		
A36	B40	B72(70)		Dw22			
A43	B4005	B73		Dw23	DR51		
A66(10)	B41	B75(15)		Dw24	DR52		
A68(28)	B42	B76(15)		Dw25	DR53		
A69(28)	B44(12)	B77(15)		Dw26			
A74(19)	B45(12)	B78					
A80	B46	B81					
	B47	B82					
	B48	Bw4					
	B49(21)	Bw6					

五、基因产物的命名

出于对 WHO 在其他染色体上基因产物命名原则的认同,HLA 命名委员会对 HLA 基因产物的命名也采用希腊字母。2010 年 4 月以前,HLA 等位基因的命名方法只能满足两位数的等位基因亚型的命名。随着 DNA 检测技术的提高,新的等位基因不断被发现,原来的命名方法已不适应新基因的发现速度,因此 HLA 命名委员会讨论确定在 2010 年 4 月后执行新的 HLA 命名方法,以应对超过100个等位基因亚型的命名。

HLA新的命名方法如下：①以HLA前缀开始，用"-"与基因座位分隔；②基因座位以大写字母表示，如A、B、C(C位点的抗原特异性仍写作Cw，与补体系统区别)、DR、DQ、DP等，其中DR、DQ、DP基因以A、B分别表示α、β链基因，以数字表示该基因的功能区，如DRB1*04:01和DRB1*04:02，表示DR位点β链第一功能区。基因座位后面接"*"号；③基因分型用数字表示，共四部分，各部分之间用":"分隔；④第一部分表示与血清学特异性相对应的基因分型；⑤第二部分表示等位基因亚型，是外显子发生碱基取代导致蛋白编码的改变；⑥第三部分表示外显子发生的碱基同义突变；⑦第四部分表示基因内含子的碱基取代；⑧在末端可加尾缀，表示基因在表达上的差别，如："L"表示基因的低表达；"S"表示只出现在sHLA分子上，不在细胞膜上表达；"N"表示无效基因；"C"表示基因产物只在细胞质中存在；"A"表示对基因能否表达有怀疑；"Q"表示突变可能会影响表达的水平，截止到2010年4月还没有基因被添加"C"或"A"的尾缀，见图9-10。

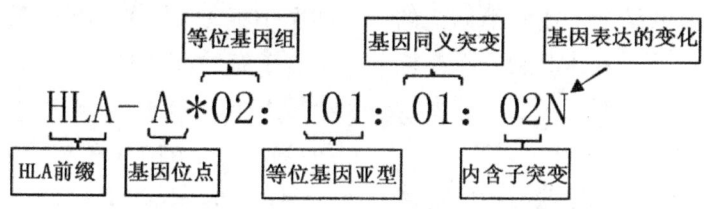

图9-10　HLA命名规则

有时日常工作中，不管使用何种检测技术，都会出现基因型模棱两可或不能确定的检测结果。为工作方便，这类结果可采用简便的写法以缩短书写内容：

1) 如果HLA一类基因座位上的2,3外显子或HLA二类基因座位上的2外显子编码的肽链相同，则可用"P"表示不确定的部分，如：

$A*02:01:01:01/A*02:01:01:02L/A*02:01:01:03/A*02:01:02/A*02:01:03/$

$A*02:01:04/A*02:01:05/A*02:01:06/A*02:01:07/A*02:01:08/A*02:01:09/$

$A*02:01:10/A*02:01:11/A*02:01:12/A*02:01:13/A*02:01:14/A*02:01:15/$

$A*02:01:17/A*02:01:18/A*02:01:19/A*02:01:21/A*02:01:22/A*02:01:23/$

$A*02:01:24/A*02:01:25/A*02:01:26/A*02:01:27/A*02:01:28/A*02:01:29/$

$A*02:01:30/A*02:01:31/A*02:01:32/A*02:01:33/A*02:01:34/A*02:01:35/$

$A*02:01:36/A*02:01:37/A*02:01:38/A*02:01:39/A*02:01:40/A*02:01:41/$

$A*02:01:42/A*02:09/A*02:66/A*02:75/A*02:89/A*02:97:01/A*02:97:02/$

$A*02:132/A*02:134/A*02:140$，可写作"$A*02:01P$"

2) 如果HLA一类基因座位上的2,3外显子或HLA二类基因座位上的2外显子相同，则可用"G"表示不确定的部分，如：

$A*02:01:01:01/A*02:01:01:02L/A*02:01:01:03/A*02:01:08/$

$A*02:01:11/A*02:01:14/A*02:01:15/A*02:01:21/A*02:09/A*02:43N/A*02:66/A*02:75$

$/A*02:83N/A*02:89/A*02:97:01/A*02:97:02/A*02:132/A*02:134/A*02:140$，可写作"$A*02:01:01G$"

可用斜体形式表示HLA等位基因，用非斜体形式表示相应的蛋白。

第五节 HLA抗原在人体中的分布

人体中的HLA抗原以两种方式存在,一是存在于细胞膜表面;二是以可溶性形式存在于体液中。可以使用如下方法检测HLA抗原:

1. 检查细胞膜上HLA抗原的方法

(1)血清学方法:凝集反应,淋巴细胞毒试验,吸收放散试验及这些试验相应的抑制试验。

(2)使用放射性同位素(如^{125}I)、荧光素或铁蛋白标记抗体后,观察与抗原的结合。或使用标记的抗球蛋白抗体,以间接抗球蛋白技术检测HLA抗原,亦称为"三明治(sandwich)"方法。

2. 检查可溶性HLA抗原的方法

(1)抑制试验:可溶性HLA抗原能与相应抗体特异性结合,并使该抗体的细胞毒活力降低。

(2)使用凝胶扩散或放射免疫分析方法,检查HLA抗体被可溶性HLA抗原的结合状况。

一、细胞表面的分布

HLA是一种糖蛋白,约占淋巴细胞膜上蛋白质总量的1%。每个淋巴细胞表面约有HLA抗原位点数$10^4 \sim 10^5$个。用生物化学方法证明HLA-A、B、C座位的抗原分子在细胞膜上是相互独立的,且每种特异性抗原约有7000个。如只考虑HLA-A、B抗原,每个淋巴细胞上约有28 000个分子。用单克隆抗体证明纯合子细胞上的抗原位点数比杂合子多。外周血、淋巴结、胸导管和脾脏的淋巴细胞表面的HLA抗原数相差不多。定量吸收试验证明,B淋巴细胞上的HLA抗原数比T淋巴细胞多,而T淋巴细胞上的HLA抗原数比胸腺细胞多。每个淋巴细胞上的β_2-M位点数约为$10^6 \sim 10^7$个,高于HLA抗原数,说明细胞膜上存在不与HLA抗原结合的β_2-M。

二、血细胞上的分布

HLA-A、B、C抗原存在于T细胞、B细胞、粒细胞(中性、嗜酸性、嗜碱性)、单核细胞、血小板和网状细胞上。用较灵敏的技术可检到红细胞上有微量的HLA抗原存在,如红细胞的Bg抗原实际上就是HLA抗原,Bga=HLA-B7,Bgb=HLA-B17,Bgc=HLA-A28。

HLA-DR抗原主要存在于B淋巴细胞和单核细胞上;用单克隆抗体可证明向母细胞转化的激活T细胞上也存在DR抗原。

血小板上的HLA抗原的来源尚不清楚,因为并非所有的HLA-A、B、C抗原都表现在血小板上。如血小板上HLA-B12的量,与个体是纯合子还是杂合子有关,即便同为B12杂合子的不同个体,血小板上B12抗原的数量也可相差30倍。一般认为,血小板上的HLA抗原是从血浆中吸附的可溶性HLA抗原,如HLA-A2阴性个体的血小板与HLA-A2阳性个体的血浆孵育24~48小时,可获得HLA-A2阳性血小板。HLA-B8、B40抗原在血小板上的量较少。

HLA抗原出现在造血干细胞(CFU-S)上,但随着细胞的逐渐成熟,这些抗原将失去。如成熟的粒细胞上HLA抗原较少,而成熟红细胞上几乎没有HLA抗原。外周血和淋巴结中的淋巴细胞具有高浓度的HLA抗原,这是因为这些细胞居于成熟的中间阶段。所有居于中间阶段的细胞,有可能因进一步成熟而先后失去HLA-DR和HLA-ABC抗原;反之,成熟细胞转变为中间阶段的细胞,则可重新获得失去的抗原。如T淋巴细胞转化为母细胞时,表现出有HLA-DR抗原。

HLA抗原在细胞成熟过程中被丢失的现象,提示这些抗原对发育完善细胞的存在和功能并非必要,HLA抗原的生物学功能可能只限于未成熟细胞;如果HLA抗原要作为一种细胞标记,必须考虑到该细胞的发育阶段中HLA抗原存在与否。

三、组织细胞上的分布

经胰蛋白酶处理的皮肤成纤维细胞可被HLA抗体溶解,说明成纤维细胞存在HLA抗原。经培养的成纤维细胞上的HLA抗原,可用补体结合试验等方法检出。内皮细胞上也具有HLA抗原。

精子带有HLA抗原,在抗原数量上只为体细胞的一半,且表达为单型抗原形式。

在其他组织细胞上的 HLA 抗原只表现出数量上的差别,脾脏细胞带有大量 HLA 抗原,其他依次为肺、肝、肠、肾和心脏。脑组织无吸收 HLA 抗体的能力,表明没有 HLA 抗原;胎盘有大量的 HLA 抗原,而滋养母细胞(trophoblasts)却不带有 HLA 抗原,这有助于说明为什么胎儿可作为同种移植物存活于母体中而不被排斥。

HLA-A、B、C 抗原存在于所有的肾脏过客(passenger)白细胞、肾血管的内皮细胞和肾管状细胞上,但在肾小球细胞上不存在。HLA-DR 抗原存在于过客淋巴细胞、过客单核细胞和肾血管内皮细胞上,而在肾管状细胞和肾小球细胞上几乎没有。

HLA-D 抗原是根据刺激淋巴细胞转化而检出的。T、B 淋巴细胞、单核细胞、上皮细胞、内皮细胞和精子都具有刺激作用;而粒细胞、成纤维细胞、血小板则缺少刺激能力。HLA-DR 抗原的分布和 HLA-D 抗原分布类似,这些抗原相应的抗体,可特异性地抑制刺激作用。

四、组织培养细胞上的分布

经组织培养的淋巴细胞和成纤维细胞都具有 HLA 抗原,其密度为外周血淋巴细胞的 10～20 倍,且它们与 HLA 抗血清的反应与外周血淋巴细胞有差异,往往表现为更加灵敏。如 HLA-A1 细胞可改变为与抗 HLA-A3 或抗 HLA-A11 抗体均反应;HLA-A2 变为与抗 HLA-A28 及抗 HLA-A9 均反应。

Sasportes(1971)等报告,成纤维细胞培养 30 代后,HLA 抗原逐渐不能检出;而 Brautbat 等(1973)报告相反的结论,他们认为成纤维细胞培养近 40 代,HLA 抗原的表现没有变化。这可能与检查方法有关,前者用直接的细胞毒试验,后者用定量吸收试验。这些资料也许能说明细胞在衰老过程中,伴随着细胞膜的变化而会影响到这些细胞的生理。

组织培养的胎儿细胞,受精卵经 6 周培养就可检出 HLA 抗原,培养 15 周后的胎儿皮肤、脑、胸腺、肺、脾、胃、肠、肾上腺和肾脏的培养细胞,均能与 HLA 抗血清反应。从胎儿组织中提取的 HLA 抗原,能特异性地抑制 HLA 抗体,并且与其 HLA 表型一致,用该方法可鉴定胎儿的 HLA 型。

一些肿瘤细胞倾向于丢失 HLA 抗原,这也许是癌细胞为逃避 T 淋巴细胞的攻击而选择的改变。培养的肿瘤细胞也有这种倾向,如从 Burkitt 淋巴瘤分化的 Duadi 细胞不表现 HLA 抗原。

五、体液中的分布

人血清中的可溶性 sHLA 抗原活性主要存在于高密度脂蛋白(high density lipoprotein)成分中,与 β2-M 结合,含有 2%～4% 的糖。Billing(1977)等用抑制试验测定了正常人血清中的 HLA 抗原,发现几乎查不出 HLA-B12 和 HLA-B13 抗原;HLA-A1 和 HLA-B22 抗原较少;HLA-A3、A10、A11、A30、B8、B15、B35 和 B40 抗原抑制效价在 1:1～1:2;HLA-A2、B5 和 B7 的抑制效价可达 1:4;只有 HLA-A9 抗原在血清 1:8～1:32 稀释后仍可抑制相应抗体。Tait(1981)等建立使用血清进行 HLA 分型的方法。在正常人和某些肾脏患者的尿中也有 HLA 抗原。已提取并纯化的 HLA-A9 抗原,分子量为 38 000,与 β2-M 结合,含有糖基。在精液、初乳和乳汁中也检出有 HLA 抗原。

第六节　HLA 的遗传学与多态性

一、HLA 的遗传特点与有关名称的含义

（一）HLA 表型、单型、基因型的含义

HLA 抗原由染色体上的等位基因编码,通常可用已知的分型试剂或定型细胞检出某个个体的 HLA 抗原特异性,用此方法检出的抗原特异性型称为表型(phenotype),但抗原表型不能反映出该个体的染色体上等位基因组合的格局。HLA 等位基因在单个染色体上的组合称为单型或单体型(haplotype),如这种组合从 I、II 类基因扩展到 III 类基因时,常称之为扩展单型(extended haplotype)。由两个单型组成某一个体的 HLA 基因型

(genotype),即该个体内两条染色体上的HLA等位基因组合格局。单型和基因型只能通过家系内各成员的表型分析才能确定。每一个体的表型可有多种组合方式,即不同的基因型所决定。了解个体的单型和基因型在同种器官移植和法医上的亲子鉴定中有重要意义。

(二)HLA的遗传特点

1. 单型遗传 根据家系内各成员的HLA表型分析表明,HLA遗传方式是以单型为单位由亲代传给子代,即具有连锁遗传的特点。子代可随机地从亲代双方各获得一个HLA单型,组成子代新的基因型,参见图9-11。在同一家庭内的同胞兄弟姐妹中两个单型完全相同的概率为25%,一个单型相同的概率为50%,两个单型完全不同的概率为25%。因此,在临床同种器官移植选择合适的供者、受者对,从家庭内寻找供、受者HLA抗原匹配的概率要比无血缘关系的供者要大得多。但值得注意,在亲代单型传给子代时,两条单型之间可能会发生交换,这在我们以往的实践中已碰到过多例,在HLA分型时也需注意。

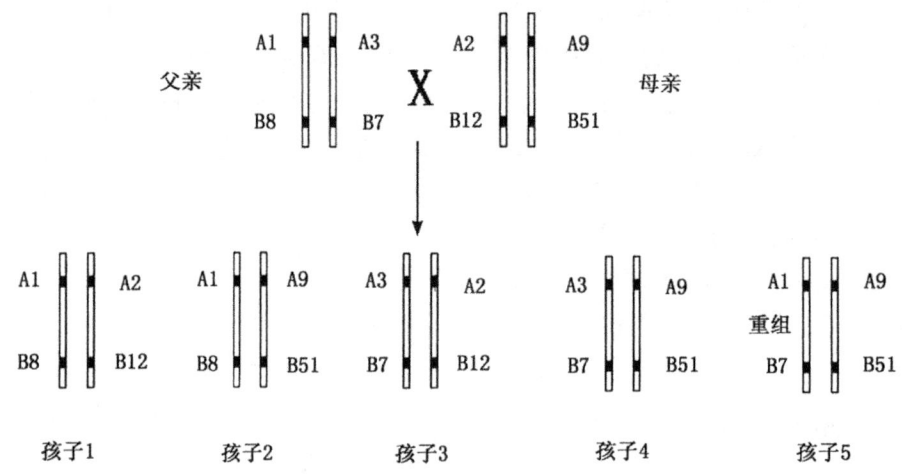

图9-11 HLA遗传关系示意图

2. 共显性遗传 指每对等位基因所编码的抗原都表达于细胞膜上,无隐性基因,也无等位基因排斥现象。如一个体的两条HLA单型组合不同,则其每个HLA座位上有两种等位基因,并且全部都反映在表型上。

3. 连锁不平衡 指单型基因非随机分布的现象,比如某些基因(如白种人中的A1与B8,中国南方人中的A2与B46)经常在一起出现,其单型频率(实际数值)与理论值(为各种等位基因频率之乘积,如A1的基因频率×B8的基因频率)要显著增高。同样一些单型基因的连锁组合频率又比其理论值小。这种非自由组合现象称为连锁不平衡(linkage disequilibrium,LD)。

如对某家庭HLA分型得到这样的结果:

父亲:A1,A3;B7,B8

母亲:A2,A9;B5,B12

孩子1:A1,A2;B8,B12

孩子2:A1,A9;B5,B8

孩子3:A2,A3;B7,B12

孩子4:A3,A9;B5,B7

孩子5:A1,A2;B7,B12

孩子1的A1、B8抗原来自父亲,所以推测父亲单型应为A1、B8/A3、B7。孩子1的A2、B12来自母亲,所以推测母亲单型为A2、B12/A9、B5。这样推测出的单型与孩子2、3、4的表型是一致的。但是在孩子5身上发生了问题,A2和B12来自母亲当无疑问,按理说应从父亲方面得到A1、B8,但实际上是A1-B7,所以唯一的解释是父亲的精细胞在减数分裂时,两条单型之间发生重组,产生新的单型A1-B7。在一个家庭的同胞之间,HLA有1/4几率全相同或全不同,有1/2几率为半相同(即有一条单型相同)。孩子和父母之间总是半相同。

在这里我们注意到一个问题,如果在这个家庭中没有观察到孩子5的重组,再假设我们对HLA的遗传座位还不充分了解,这时完全可以下结论说A1-B8,A3.B7,A2.B12和A9-B5这四种组合体是受控于一个单独座位上的4个等位基因,而不是受控于两个座位的单型。这个例子表明,只有发现重组才是证明两个互相独立座位的唯一可信的证据。

二、HLA 的多态性

HLA 系统是迄今为止发现的多态性最高的基因系统。目前,已发现的 HLA 等位基因共 4743 种(2010年)(http://www.ebi.ac.uk)。HLA 基因结构的主要特征为高度的多态性,其表现在三个方面:

1. 基因组成、表达产物的类型方面,以大量功能各异的基因座位显示多样性。除了上述经典 HLA 基因外,尚有:①血清补体成分编码基因,包括编码 C2、C4A、C4B、Bf 4 种补体成分的基因座位,又称 HLA-Ⅲ类基因。②抗原加工呈递相关基因,包括位于 HLA-Ⅱ类基因区域中的 3 组基因:TAP1/TAP2 抗原加工相关转运物基因,产物参与内源性抗原肽向内质网腔的转运。2010 年已确认 TAP1 等位基因 7 个、TAP2 等位基因 4 个。LMP2/LMP7:低分子量多肽基因,产物参与内源性抗原的酶解。DMA 和 DMB 基因,产物参与外源性抗原肽的递呈,2010 年已分别检出 4 个和 7 个等位基因。③肿瘤坏死因子(TNF)和热休克蛋白(ASP70)基因位于 HLA-Ⅲ类基因区。

2. 复等位性 HLA 复合体以丰富的复等位基因显示个体差异和种群结构上的多态性。同一基因座位,如存在 3 个或 3 个以上的等位基因,则具有复等位性,可造成各个体在等位基因拥有状态上存在差别。因为一个个体的每一座位最多只能有两个等位基因,这样对一群体而言,不同人的等位基因占有状态不同,不同人群构成的群体,也就具有等位基因占有状态的多态性(polymorphism)。严格来说,多态性和前面提到的多样性,是从不同水平进行描述。多样性指 HLA 基因复合体内基因座位数量与结构不同,而多态性通常指同一座位等位基因或不同座位不同等位基因占有状态的变化(表9-4)。

表 9-4 HLA 系统的多态性

基因座位	A	B	C	DR	DQ	DP
等位基因数*	1001	1605	690	878	143	166
表型数	211	781	56	106	22	29
6 个位点组合 单倍型数				2.31×10^{16}		
基因型数				5.34×10^{32}		
表型数				1.91×10^{7}		

* 不包括宽特异性 Bw4、Bw6、DR52、DR53,但每个位点均包括 1 个空白基因$\times10^{16}$

3. 基因转录和调节 在 HLA 基因转录上游调节区,顺式作用元件因等位基因不同出现结构变异。和真核细胞基因的转录和表达一样,HLA 基因转录受转录起始点 $5'$-端上游调节区(upstream regulatory region, URR)的调节,这种调节通过两种成分完成。一类是顺式作用元件(cis-acting element):指 URR 中一组稳定的 DNA 共有序列或称基序(motif),发挥着启动子、增强子或抑制子的正反调节作用,这些基序称为小盒子(box)。另一类调节成分,称反式作用因子(trans-acting),是一类能和各小盒基序发生作用的 DNA 结合蛋白,或称核因子(nuclear factor)。不同的小盒子需经不同核因子与之结合后才能发挥作用。这种结合往往具有专一性,一旦小盒基序中核苷酸序列发生突变,将使它们的反式作用因子的结合受阻,难以启动相应顺式作用元件的调节功能,最终导致整个基因转录表达受阻或下调。小盒基序中这种核苷酸的改变,可能以等位基因固定下来,形成多态性。

一些等位基因在群体中不是以相同的频率出现;相反,某一座位的各种等位基因在群体中出现的机会往往相差很大,且具有明显的人种和地区差异。如 HLA-A2 等位基因在我国北方和南方汉族群体中的频率分别是 0.32 和 0.29,但 A1 却只占 0.047 和 0.025,而在澳洲土著人中整个 A2 的基因频率接近于零,而 A1 在西班牙吉卜赛人中却高达 0.281。说明因人种和地区不同而出现的 HLA 基因频率的变化,可能是长期进化的结果,可作为不同种群特征性的基因标记。

MHC 多态性意义在于当环境改变或某些疾病流行时,总能有一部分个体与之相适应而生存下来,保证种群不致灭绝,因此 MHC 多态性是其生物学功能的真正体现,是进化和自然选择的结果。

同时 HLA 抗原在不同人群中分布的差异还表现在具有显著连锁不平衡的单型类型和分布不同。不同等位基因在不同人群分布不一致,其意义在于:

第一,凭借高频率抗原,比较容易在非血缘关系人群中找到带有相同 HLA 基因的移植供受对,特别是有些频率甚高的等位基因还会相互组成单型,提高了寻找 HLA 相同者的概率。

第二,不同等位基因产物所选择和呈递的抗原肽是不一样的,结果可能造成持有不同等位基因的个体对同一病原菌所启动的免疫反应有差异,直接导致对疾病的抵抗力不同。如果这一关键性等位基因在某一人种或地区频率特别高,有可能成为某些疾病在某些人种和地区高发的原因。如鼻咽癌在华南好发,可能与当地人 B46 等位基因较高有关。

第三,分析 HLA 等位基因群体频率的变化,有利于了解人种和地理族(ethnic group)的演化和迁移规律。如我国有些 HLA 等位基因由北向南递减,如 A1、A3、B8、B44、DR7;有些则由北向南递增,如 A11、B46、DR6、DQ7 等。根据 HLA-A、B 座位基因频率的变化,我国 15 个 HLA 实验室通力协作构建了我国主要民族树系图及其与周边民族的关系,据此,中华民族被分成南北两群:北方汉族、回族和满族为一群;南方汉族、苗族和布依族为一群。

三、多态性的进化来源

DNA 链的碱基取代、插入、缺失,或染色体内片段重排、转换、倒位、重复等突变,均可造成新等位基因产生。如完全不考虑自然选择作用,突变基本是随机发生的,平均来说,新等位基因只传给下一代中的一半后代。Fisher 推算过,在一个大的稳定群体里,如果平均两个孩子代替两个亲代,并在下一代成为亲体,15 代以后,这个新基因完全由于机会而存在的概率只有 1/9。如群体增大,保留机会就大;反之则小。因此,大部分新基因在若干代后,或多或少被随机除去,但还有一部分被保留下来。对于保留的原因,一般有两种解释:

1. 选择论 新基因有害,被自然淘汰;如具有选择优势,被保留。

选择方式:

(1)差别选择,指不同表型个体彼此在生活力或有效的生育力上有差别,而杂合型往往处于优势,即杂合子要比纯合子更能适应特定的环境,因此造成等位基因以一定频率处于稳定平衡状态,即平衡多态现象,只要杂合优势赖以生存的环境不变,这种平衡就会无限维持下去。

(2)依赖频率的选择,当某基因型为罕见时比常见时更为适应环境,那么多态现象就以等位基因的中间频率出现。

(3)在进化中,一个等位基因由于具有选择优势而逐步取代另一基因,最终就作为常见类型而遗传固定下来。

许多疾病与 HLA 相关联,提供了存在差别选择作用的间接证据。而实验也证明了不同 HLA 分子在与抗原片段结合时对其锚着残基所结合的氨基酸类型具有不同的选择性。

2. 中性论 随机漂变假设。认为构成多态性的等位基因,在选择上都是中性或近于中性,因而其频率和分布是随机的遗传漂变结果,且新突变基因并不影响原先基因产物的功能。多数情况下,经过突变后的几个世代就从群体中除去,但同时又产生许多新等位基因,除去与产生之间有一种平衡。

目前倾向于差别选择论,但还无法下最后定论,不能排除中间情况,也许随着研究的深入,其中的机制会趋于明了。

四、HLA 的家庭研究

家庭调查不但可证明群体调查得到的 HLA 抗原关联的资料,而且同样能够估计抗原频率、基因频率、单型频率和连锁不平衡参数等数值,此外还能提供 HLA 系统的分离、重组以及重组率等方面的信息,这些信息在群体调查中是无法得到的。

第九章　白细胞血型

HLA 各座位上的基因,是以单型形式连锁遗传的。对某个体做 HLA 分型得到的是表型结果,只有通过家系调查才能知道其单型。

群体中抗原关联分析表明,等位基因(alleles)之间一般表现为负相关,因为一个等位基因的出现将排斥另一个等位基因的出现。但是对于拟等位基因(pseudoalleles),有时也会在群体中表现出负相关。所谓拟等位基因,是指在同一条染色体上的紧密连锁的基因,这些基因中只有一个被表现,其余则保持"沉默"。等位性(allelism)和拟等位性(pseudoallelism)之间的不同在于,前者为单独座位上具有若干个等位基因,而后者为若干座位上具有一些等位基因。

家庭研究是证明等位性的有效方法。因为一个个体带有两条同源 6 号染色体,所以具有 HLA 系统中某一座位上的两个等位基因,在父母传给孩子时,只有一条染色体也就是只有一个等位基因传给孩子。证明等位性的基本原理是证明属于同一座位的两个等位基因,决不会同时从亲代传给子代。作为等位性的必然结果,决不会在一个单型上出现具有两个等位基因的双联体(doublet),或在一个个体的表型上出现具有三个等位基因的三联体(triplet)。增加研究家庭数,可以使等位性证据更可靠。

五、中国主要人群的 HLA 抗原分布

HLA 在各民族中间存在差异。我国由 56 个民族组成,虽都属于蒙古人种。但从 HLA 等类型分布看,中华民族可能存在分别由长江流域和黄河流域起源的两大民族类型。南北两大民族类型的地理界线,在北纬 30°左右。北方类型包括北方汉族、藏族、蒙古族、朝鲜族、鄂伦春族、回族、维吾尔族、哈萨克族和锡伯族等;南方类型包括南方汉族、彝族、苗族、白族、景颇族、侗族、壮族、佤族、高山族、瑶族和傣族等。每个类型内的各民族之间的血缘关系,一般比两个类型民族之间的血缘关系更接近。当地的少数民族与当地的汉族较为接近。

居住在我国"丝绸之路"附近的维吾尔族、哈萨克族等民族,含有高加索人的血型基因,但其种族类型仍属于蒙古人种,是中华民族的一员。日本人和朝鲜人的 HLA 类型与我国北方人接近。

六、世界主要种族人群的 HLA 抗原分布

HLA 抗原在不同种族中的分布有较大差异,某些抗原又具有人种特异性。比如 A36、A43、B42、DR18 等抗原几乎只存在于黑人中,故被称为"黑人抗原";A11、A2、B46、B54、B59、B67 等"黄种人抗原"主要存在亚洲人中;B21、B41 等抗原主要存在白种人中。

HLA 抗原在不同种族中分布的差异,除了表现在基因频率方面外,还表现在具有单型的显著连锁不平衡。同一抗原在不同民族中的连锁情况可以不同。比如 B44 抗原,在白种人中与 Cw5 和 A29 呈连锁不平衡;在黑人中与 A29 和 Cw4 呈连锁不平衡;而在我国及日本人中,它与 A33 连锁不平衡。

第七节　HLA 分型技术

HLA 分型的方法主要有三种:血清学方法、细胞学方法和 DNA 方法

一、血清学方法

(一)主要方法——微量淋巴细胞毒试验

微量淋巴细胞毒试验是由美国洛杉矶加州大学的保罗·泰萨奇教授(Dr. Paul·Terasaki)于 1964 年发明。1970 年被美国国立卫生院(NIH)确定为国际通用标准技术。

淋巴细胞上有 HLA 抗原,HLA 细胞毒抗体(IgG 和 IgM)能够结合到带有相应抗原的淋巴细胞膜上,在补体存在的情况下,结合的补体能够在淋巴细胞膜上打孔,使细胞死亡,再通过染色的方法观察试验结果。由于细胞膜的完整性丧失,通透性增加,加入的染料可以进入死亡的细胞并使其着色,而活细胞能够排斥染料而不被着色。如果淋巴细胞不带有相应的抗原,则无此反应,见图 9-12,表 9-5。

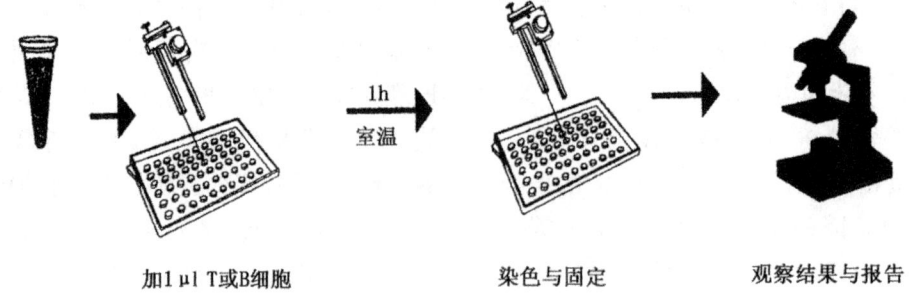

图9-12 微量淋巴细胞毒实验

表9-5 微量淋巴细胞毒方法的判定

NIH方法	阳性反应	阴性反应
HLA抗体+淋巴细胞（抗原抗体反应）		
补体依赖性细胞溶解		
细胞染色+固定		

目前常用的染料有曙红（又称伊红）和荧光液（CFDA和EB）。在倒置相差显微镜下，活细胞不被曙红着色而呈明亮色，细胞有很强的折光性，细胞体积不增大。死细胞能够被曙红着色，细胞呈现浅灰色，细胞体积略增大，无折光能力。如果使用荧光染色，在荧光显微镜下活细胞呈绿色（CFDA与细胞膜结合呈现绿色），死细胞呈现红色（EB可通过破损细胞膜进入细胞内与DNA结合，呈现红色）。

在T、B淋巴细胞膜上都存在HLA-A，B，C抗原。所以HLA-A，B，C分型可以使用T淋巴细胞或总淋巴细胞（包括T，B淋巴细胞），如果HLA-A，B，C分型的抗体试剂同时存在DR抗体，为避免DR抗体的干扰，则只能使用T淋巴细胞。近年来，HLA单克隆抗体的出现，可以避免DR抗体的影响。HLA-DR，DQ抗原只存在于B淋巴细胞膜上，所以HLA-DR，DQ分型时需要从总淋巴细胞中分离出B淋巴细胞进行鉴定。

（二）结果判断的方法和计分标准

结果的判断是通过观察反应板孔内细胞死亡的比例，给出相应的计分。目前常用的计分标准如表9-6。在反应结果模棱两可时，即死亡细胞占20%左右，得到确切的计分是很困难的。美国国立卫生院（NIH）建议，只有在死亡细胞大于30%时才能定为弱阳性反应；大于50%时才能定为阳性。

表9-6 读数计分标准

死亡细胞(%)*	计分	意义
0~10	1	阴性
11~20	2	阴性可疑
21~40	4	阳性可疑
41~80	6	阳性反应
>80	8	强阳性反应
	0	未试验或无法读数

* 指高于对照的死亡细胞百分数

二、细胞学分型

两个无关个体的淋巴细胞在体外混合培养时，会发生两种淋巴细胞间相互刺激，使淋巴细胞向淋巴母细胞转化,并发生分裂增殖反应,即混合淋巴细胞反应。后来研究发现这是因为 HLA-D 抗原不同引起的。如果淋巴细胞不发生增殖,说明两种淋巴细胞同型;反之,则不同型。这个试验也可以用于在体外检测(判断)器官移植供受者之间是否会发生排异反应。细胞学分型主要有三种方法:混合淋巴细胞反应、预处理淋巴细胞反应和纯合细胞分型技术。

(一)混合淋巴细胞培养(mixed lymphocyte culture,MLC)

分为双向 MLC 方法和单向 MLC 方法。在双向 MLC 实验中,双方细胞都有刺激作用和应答能力,而且 HLA-D 不配合程度越大,刺激增殖程度越强。在单向 MLC 中,用丝裂菌素 C、照射等方法处理一方细胞,使其失去应答能力而保持刺激能力。一般是将已知 HLA-D 淋巴细胞细胞用丝裂菌素 C、照射等方法处理,然后与未知的淋巴细胞培养 5~7 天,再加入放射性胸腺嘧啶,用同位素闪烁仪测定放射量。

(二)预处理淋巴细胞培养(primed lymphocyte typing,PLT)

主要用于 HLA-DP 的分型试验。它的原理是:将甲细胞(刺激细胞,型为 DP1,2),用丝裂菌素 C 照射等方法处理,然后与乙细胞(应答细胞,型为 DP1,3)混合培养 10~12 天,使应答细胞产生识别 DP2 的能力,并出现增殖反应,继续培养后又回到小淋巴细胞,即已被致敏的记忆细胞,又称为预处理淋巴细胞(PL)细胞。当该细胞再次遇见 DP2 细胞时,将在 20~24 小时内产生很高水平的增殖-免疫应答。根据这种方法可以制备各种已知 DP 型的免疫记忆淋巴细胞,形成一个格局(Panel)。在检测未知型的淋巴细胞时,根据混合培养后淋巴细胞的增殖情况,检测出未知淋巴细胞的型。

(三)纯合细胞分型(homozygous typing cell,HTC)

纯合细胞分型原理:假定带有 AA 抗原的 HTC 作为刺激细胞(用丝裂菌素 C、照射等方法处理),带有未知抗原的受检细胞作为应答细胞,在单向混合培养中,如果未发生增殖,试验呈阴性反应,则受检淋巴细胞含有 A 抗原。因为 HTC 为阴性时才能确定抗原,因此也称为阴性分型方法。

方法评价:HLA 细胞学检测方法由于试验繁琐复杂,耗时长,试验的重复性欠佳等不利因素,限制了该方法的使用。以前该方法主要应用于 HLA-Ⅱ类抗原的分型和器官移植前供、受者之间组织相容性符合程度的检测。随着 DNA 检测技术的发展和血清学方法的改进,现在在 HLA 的分型工作中已不采用细胞学方法。细胞学方法目前主要用于不同个体之间组织相容性的研究中,一般也不作为临床的常规检验。

三、核酸检测方法(DNA 方法)

1985 年,Saiki 发明了 PCR 技术,为 HLA 的基因分型研究提供了新的方法。HLA 基因分型技术首先应用于 HLA-Ⅱ类分型,现在,HLA-Ⅰ类分型也从血清学的方法转向 DNA 分型。以 DNA 为基础的 HLA 分型方法具有许多优点,如:DNA 分型中使用的寡核苷酸试剂是人工合成的 DNA,其来源没有限制;同一个 DNA 分型试剂,可以供全世界范围的实验室使用,其分型结果具有可比性;一旦新的等位基因被发现,可以立即设计合成探针或引物;HLA 基因分型方法是以 DNA 为检材的,只需要 0.2~5ml 的全血,较易获得,样本保存方法简便,标本采集以后,不必立即进行检测,试验不受时间的限制;DNA 分型可以检出所有的等位基因,血清学方法不能做到这一点。

HLA 基因检测方法,根据试验原理和试验设计的不同,以及生产试剂厂家的不同,其试验步骤的差距很大,没有一个比较详细和通用的试验步骤。所以本章只能介绍各种 DNA 检测方法的原理和优缺点。具体的实验方法请参照试剂生产厂商提供的说明书。

目前,以 DNA 为基础的 HLA 分型技术主要有 SSO(SSOP)、SSP、RFLP、SSCP、SBT 等。

1. 限制性内切酶分析法(restriction fragment length polymorphisms,RFLP),是最初开展的分子生物学分型技术,因试验操作繁琐,内切酶位点的限制,电泳带型常常复杂和难以分析判断等因素,近年已被改良。

大部分限制性内切酶识别的序列为 4~6bp,识别的序列常为回文结构。选择识别碱基对序列少的内切酶,DNA 切点多,产生的 DNA 片段小,会影响检测结果。近年发现一些内切酶序列为 8bp,可以产生大片段,大约为 25~1000kb,大大改善检测结果。

目前使用的 PCR-RFLP 技术是先通过 PCR 扩增基因组 DNA,然后用限制性内切酶消化扩增产物,形成了不同的酶切后的电泳图谱,借助计算机分析 DNA 片断,确定 HLA 等位基因。

此方法的优点是简便、快速,可以检出新的突变基因,适合于少量标本的检测;缺点是如果内切酶水解不完全,纯合子个体可被误判为杂合子,另外,现在还不能找到适合于所有的 HLA 等位基因的内切酶切点。

2. 特异性寡核苷酸探针分析法(sequence specific oligonucleotide probe,SSO 或 SSOP)

SSO 技术的原理是根据 DNA 多态性区域的差异来合成所需的探针,采用化学或生物标记物标记。被检 DNA 经 PCR 扩增后与一套寡核苷酸探针在一定的条件下杂交,反应结果通过检测标记物判读。

SSO 一般将 PCR 扩增产物固定于杂交膜上或其他载体上,然后与各种探针在不同的条件下杂交,即所谓的"正向杂交"。如果将各种不同的探针按照一定的格局固定于杂交膜上或其他载体上,再与扩增后的 DNA 产物杂交,就可以做到一次性杂交即可以准确检测多个位点的等位基因,这就是"反向杂交"。目前反向杂交的 SSO 方法应用比较普遍,是 HLA 基因定型的常规方法之一,它具有检测标本通量大、试剂来源广泛、价格便宜、结果准确可靠、省时、省力等优点。目前市场上有多种 HLA-SSO 检测试剂盒,其中以纸条方法、流式方法和基因芯片为主。

本方法的缺点:

(1)由于大部分的 HLA 等位基因不具有可以鉴定该基因的独一无二的 DNA 序列,所以通常一种探针和几个等位基因杂交,这就需要多种探针来鉴定单个等位基因,一般需要一组 30 个左右的探针作低分辨率基因分型,相当于血清学分型水平。

(2)如果污染其他 DNA,容易造成假阳性结果。

(3)根据不同的技术,整个实验过程最多可能需要数日。

3. 序列特异性引物分析法(sequence specific primer,SSP),是国际 HLA 专题讨论会推荐的方法,适合于单一供受者的分析。

PCR-SSP 也是目前 HLA-DNA 分型最常用的技术之一。因其具有快速、简便、特异性好和灵敏度高而最先应用于临床。HLA 基因序列已基本清楚,通过分析各位点基因序列,可以设计出的一系列等位基因特异性(ASP)、型特异性(GSP)或序列特异性(SSP)引物,通过 PCR 直接扩增出各种有序列差异的等位基因特异性片断。此技术要求 PCR 扩增时引物的 3′端具有等位基因特异性,否则扩增便不能有效进行。这是由于 PCR 中所使用的 Taq DNA 聚合酶具有 $5'\to3'$ 聚合酶活性和 $5'\to3'$ 外切酶活性,缺乏 $3'\to5'$ 外切酶活性,不能修正引物 3′端的单个碱基错配。为了达到扩增多个具有序列特异性等位基因的目的,人们设计出具有序列特异性的相应引物,使引物与模板完全配合的扩增效率将远远大于几个甚至单个碱基不合的扩增,而且只要有 1 条引物的 3′末端序列与模板有 1 个碱基的不配合,就不能扩增出特异性产物。检测结果是通过电泳来判读,不同的引物能否扩增出相应的 PCR 产物,以此来确认 HLA 等位基因。该方法特别适用于样本数量很少的基因分型。目前市场上已有现成的试剂盒供应。具体的实验方法参见试剂盒说明书。

此技术的关键是特异性引物的设计,引物必须具有独一无二的序列,能特异性扩增某一 HLA 等位基因。设计 SSP 时应注意将这些特异性序列放在 3′端,这样才能保证在退火阶段引物能与模板 DNA 完全匹配。此外应考虑 PCR 产物的大小,应以能被凝胶电泳检出为宜。

为了充分掌握反应条件,在反应混合物中还应加入内对照引物,用来指示 PCR 反应是否正常。

4. 以测序技术为基础的检测方法(sequence based test,SBT)

虽然人类具有多少 HLA 等位基因目前还不得而知,但是一般认为其数量巨大,近年发现新基因的速度逐年提高。如果要做到 HLA 检测不漏检,必须设计合成大量的特异性探针或特异性引物或使用各种不同的内切酶作 HLA 的 DNA 分型。为此人们转向测定基因顺序来鉴定 HLA 基因型,基因测序可以提供更精确的信息,并可以发现新的等位基因。

SBT 方法不是严格意义上的测序技术,它是直接检测基因组 DNA 而不是检测经克隆后得到的单链 DNA。由于 HLA 是两条同源染色体上等位基因,使用 SBT 技术同时检测两条 DNA 链上的核酸序列,因此当出现单核苷酸不同时,就不能确认此核苷酸在哪条链上。由于该技术不用先进行分子克隆,可以直接检测 PCR 扩增产物,因此简化了实验、提高了准确性,是 HLA 等位基因分型的理想方法。SBT 技术缺点是要求实验室条件高,试剂昂贵。如果确认新基因时还必须使用分子克隆后,再进行单链 DNA 测序。

5. 单链构象多态性(single strand conformation polymorphism,SSCP)

PCR-SSCP 最早在 1989 年由 Orita M 用于癌基因的点突变和人基因组多态性的研究。Hoshino S 首先将该技术用于 HLA-DP1 和 DPB1 的分析。该方法的原理是:将样品的 DNA 通过 PCR 扩增,获得足够的 DNA 扩增产物,然后用变性剂将 DNA 双链解开。由于各等位基因间的核苷酸序列不同,DNA 经变性后单链内的核苷酸可以形成互补链,并折叠形成具有一定空间构象。具有相同长度的 DNA,如果其核苷酸序列不同导致的空间构象不同,则在不含有变性剂的中性聚丙烯酰胺凝胶中电泳泳动速率也不同。根据电泳图谱可判断被检的等位基因。

SSCP 既可以检测基因的碱基缺失,也可以检测碱基替换;既可以检测已知的点突变,也可以检测新的点突变。只要各等位基因的扩增产物中一个碱基不同,就能够通过高分辨率的聚丙烯酰胺凝胶电泳识别出来。Summers 等将该方法应用于临床骨髓移植配型,发现 SSCP 的结果与 RFLP、SSOP 的结果一致,并且试验简便、快速、经济。Young 等发现 SSCP 中的区带数及泳动速率与聚丙烯酰胺的制备和电泳参数等因素有关,所以不同标本的 PCR-SSCP 只有在同一实验系统中才能相互比较。该方法常用于 HLA 的研究中,很少用于常规检测中。

除了以上介绍的几种方法,还有一些不太常用的方法如:DNA 指纹方法、多重 PCR、巢式 PCR、不对称 PCR 等。

第八节 HLA 抗体、抗体检测及抗体的交叉反应组

一、HLA 抗体

HLA 抗体是由免疫产生的,多为妊娠、输血或器官移植等刺激产生的。HLA 复杂的分子结构以及 HLA 基因的高度同源性,导致 HLA 分子含有不止一个抗原表位,可以刺激产生不同的同种抗体。即使同时刺激产生的同种抗体也可以同时与多个 HLA 抗原发生免疫反应。导致 HLA 分子多个表位的原因可能为:两种不同 HLA 型的分子蛋白结构上只有一个或几个氨基酸不同,或者两种不同 HLA 型的分子蛋白结构在空间结构上相似。

HLA 系统的交叉反应是造成 HLA 血清学试验结果错综复杂的主要原因。HLA 交叉反应主要发生在同一 HLA 位点的不同抗原之间。

1. 交叉反应与免疫应答　如把表型为 HLA-A2,A3;B7,B12 的供者淋巴细胞注射给 HLA-A2、A3;B8,B12 的受者,虽然供受者间只有 B7 抗原不同,可受者产生的抗体不仅与 B7 细胞反应,还能与 B27、B22 细胞反应。如果用 B27 或 B22 细胞吸收的话,不但抗 B27、抗 B22 活力被去除而且抗 B7 活力也将全部被去除。这表明 B7、B27 和 B22 之间存在交叉反应。

另一种表现为,如用 B40 抗原免疫带有 B7 抗原的受者,受者很难产生抗 B40 抗体。同样 HLA-A2 个体很少产生抗 A28 等。这显然是由于发生交叉反应的抗原之间结构上的类似性,使受者无法识别而不产生免疫应答。

在含有交叉反应抗体的血清中,往往有一个效价高的、针对免疫抗原的主要抗体,而交叉反应性抗体活性一般较弱,在血清适当稀释后可被消除。而在对一些弱抗体血清浓缩时,原先未检出的交叉反应抗体也可以显示出来。若干个交叉反应抗原组成交叉反应组。

2. 人种间的交叉反应(interracial crossreacti-

vity) 人种间的交叉反应是指来自某一人种的抗血清,可在其他人种中检出本人种中不存在的特异性。比如白种人不具有 A34,A36,B42 等特异性,但是白种人中的抗血清却能在黑人中检出这些特异性。类似地白种人的抗 B8 血清往往含有抗 B59 抗体,而白种人中并无 B59 抗原,B59 抗原主要在东方人中出现。

3. 对交叉反应的解释 有关交叉反应的解释,涉及到抗原抗体的相互作用模型。1965 年 Hirschfeld 等提出两种解释:

(1)由于两个等位表位(allelic epitopes),即两个等位抗原的化学结构上的类似性,使同一抗体可以和两种抗原结合。

(2)具有不同表位(epitope),即特异性不同的两个抗原分子之间存在共同的决定簇(determinants),这个决定簇即抗原因子(antigenic factors),因此一种抗体可以和两种抗原发生特异性反应。1973 年 Legrand 等使用 HLA 抗体的 Fab 片段作为遮断因子(blocking factors)进行试验,发现针对同一个交叉反应抗原组的不同抗体,与细胞膜上的不同位点(sites)反应,提示 HLA 抗原本身是由不同抗原因子组成的一个复合物。这些试验证明了 Ivanvi 和 Dausset 在 1966 年提出的假设:具有一个相同表位的分子,比如同样是具有 A2 特异性的分子,它们的组成是不相同的,即可以带有一个或更多不同的抗原因子。1972 年,Kourilsky 等使用帽盖形成(capping)试验证明,对应同一交叉反应抗体组中的不同抗体的抗原位点,共同存在于一个分子上。因此得出这样的概念:HLA 抗血清是由不同抗体组成的一个混合物;HLA 抗原是由在同一分子的、一定数量的、高度关联的抗原因子所组成,这些抗原因子具有不同的免疫原性。从遗传学的角度说:存在一个由一定数量突变位点(mutational sites)所组成的基因,该基因控制一条肽链并表现出若干个抗原因子。不同的抗原因子组成一个"抗原",这些抗原因子在随机人群中如此高度相关,以至于可以说是存在"基因内"的连锁不平衡。这样,HLA 抗原之间的各种程度的交叉反应性,可以解释为由于共有不同数量的抗原因子。

目前认为,HLA-Ⅰ类抗原的多态性来源于基因之间的交换、重组,所以 HLA-Ⅰ抗原共享许多共同的多肽片段,引起交叉反应(见图 9-13～图 9-15)。

4. 超型和特异性分解 由于 HLA 的多态性和交叉反应,使同种免疫产生的抗体非常复杂,一方面发现包含多种特异性的超型(supertype)特异性,另一方面又发现原先被认为单价抗血清检出的特异性被分解为两个或更多的特异性。

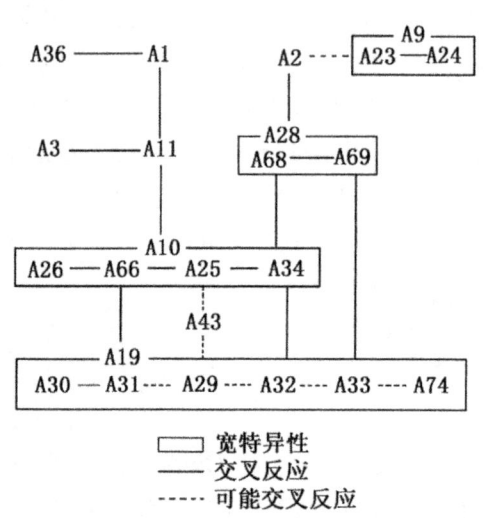

图 9-13 HLA-A 交叉反应

在 ABO 血型中,发现抗 A1 抗体之后,A 型人被分为 A1 和 A2 两种亚型,可是至今尚无抗 A2 血清。这种方法也被用来研究 HLA 特异性的分解。比如发现一些单反应的抗 B40,后来被称为抗 B60,这样 B40 便被分解为 B60 和 B61。根据图 9-14 反应格局,凡与抗 B60 反应阴性者可以指定为 B61。当然如果一个体同时带有 B60 和 B61 抗原,只能通过家庭调查才可能鉴定。

二、HLA 抗体检测

(一)抗体筛选

HLA 血清学分型试剂获得的途径是 HLA 抗体筛选。抗体筛选采用微量淋巴细胞毒试验。被筛选的血清来源于经产妇血、胎盘血及有输血史或其他可能产生 HLA 抗体者的血液。其中经产妇特别是多次妊娠者的抗体阳性率高,胎盘血是"废物利用",故常为人们选用。

用新鲜、冰冻或培养的混合淋巴细胞、T 淋巴细胞筛选 HLA-Ⅰ类抗体,用 B 淋巴细胞筛选Ⅱ类抗体。一般采用双盲法筛选,用 40 人份以上随机淋巴细胞,即被筛选血清分别与 40 人份以上随机淋巴细胞作微量淋巴细胞毒试验,凡有阳性反应的血清便留下来进一步作抗体特异性鉴定。当然也可以用一组已知 HLA 特异性的淋巴细胞来做抗体筛选。

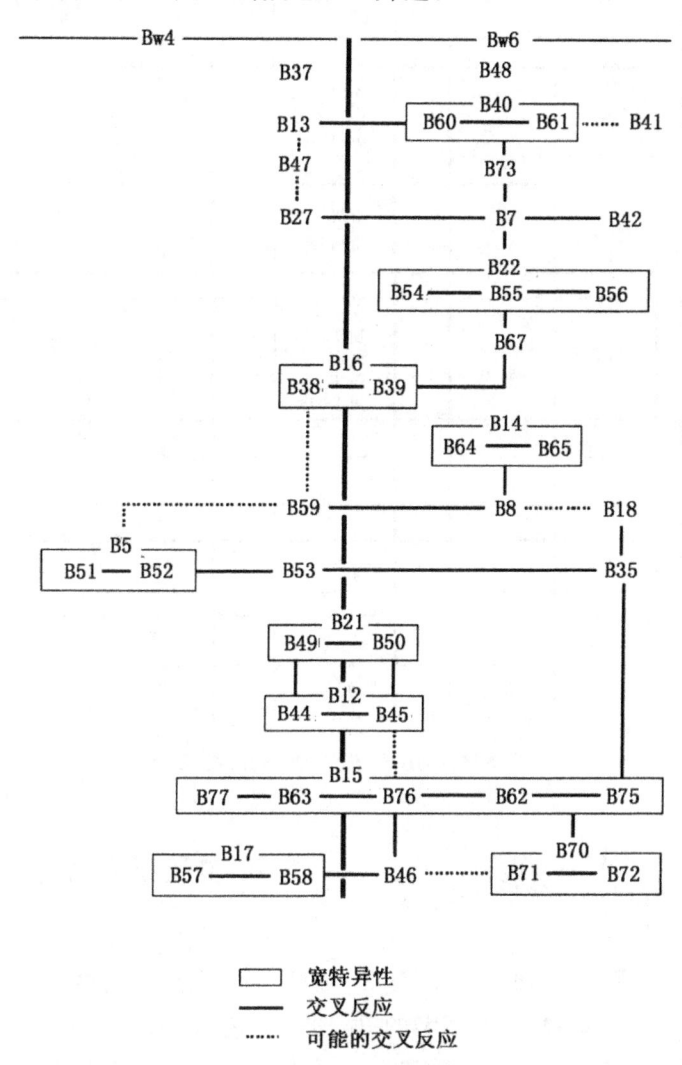

图 9-14　HLA-B 交叉反应

（二）抗体鉴定

HLA-Ⅰ类抗体鉴定细胞,即已知 HLA 特异性淋巴细胞,其表型要准确可靠,需经不同厂家的试剂血清检定无误或几个实验室认可。每种抗原最好选 3 份以上的细胞。鉴定方法采用微量淋巴细胞毒试验,被检血清分别与每份已知 HLA 特异性的淋巴细胞反应。由于淋巴细胞的 HLA 特异性已知,分析反应的格局便可判定被检血清所含抗体的特异性。

HLA-Ⅱ类抗体鉴定:先用 200 人份随机混合的血小板(2×10^4 个血小板,含白细胞不超过 1 个)吸收除去其中的Ⅰ类抗体。因为 HLA-Ⅱ类抗体筛选是用 B 淋巴细胞,B 淋巴细胞上也有Ⅰ类抗原,故抗体筛选阳性的血清中既可能含有Ⅱ类抗体,也可能含有Ⅰ类抗体或二者皆有,故Ⅱ类抗体鉴定前需先除去其中的Ⅰ类抗体。血小板只具有Ⅰ类抗原,不具有Ⅱ类抗原,用血小板吸收便可去除被检血清中的Ⅰ类抗体而保留Ⅱ类抗体。吸收后的血清应不与 T 淋巴细胞反应,反之说明吸收不完全,要重新吸收。抗体鉴定的方法、结果分析等同Ⅰ类抗体鉴定,只是鉴定细胞采用已知 HLA 特异性的 B 淋巴细胞。

三、组织相容性试验

组织相容性试验适用于肾、肝等实体器官移植配型、造血干细胞移植配型以及输注血小板前的配

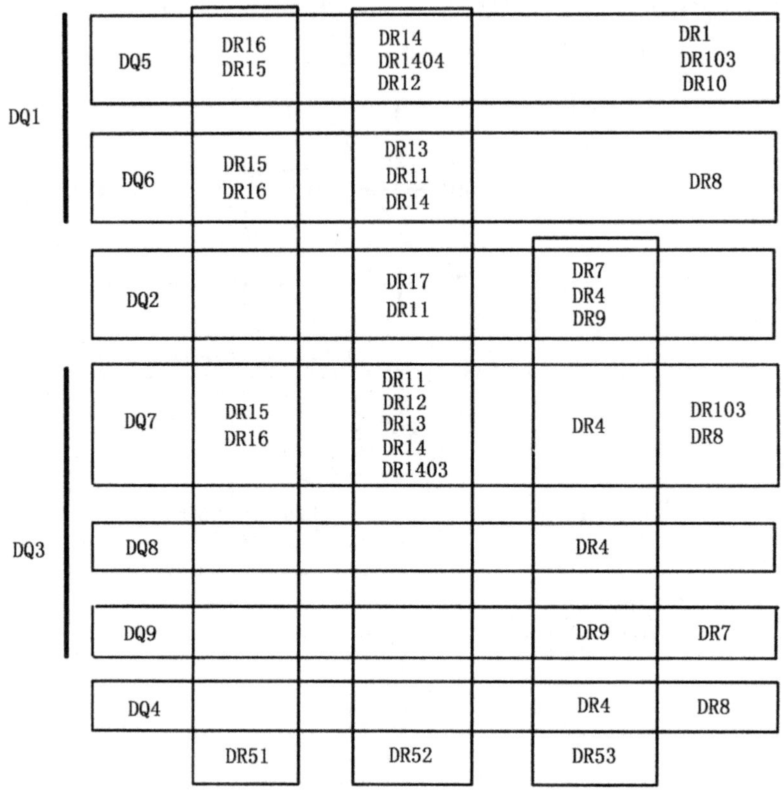

图 9-15　HLA-DR 与 DQ 对应关系

型,包括以下方面:

1. 对受者和供者作 HLA 分型,分析受者与供者 HLA 是否相合。以前常用血清学方法,现在主要用 DNA 方法。实体器官移植一般要求做到 HLA 的中低分辨率的基因检测,即 HLA 基因型的前两位;造血干细胞移植要求 HLA 的高分辨率检测,即 HLA 基因型的第二部分。

2. 挑选具有不同 HLA 抗原的淋巴细胞并组成一组,检查受者体内是否存在相应的 HLA 抗体,以阳性反应占整组反应的百分比来表示的,如 10% 表示被检血清与 100 份不同淋巴细胞中的 10 份呈阳性反应。本试验又称群体反应抗体检测(Panel reactive antibody,PRA),作为判断器官移植预后的参考指标,例如心脏移植前 PRA>10% 则预后欠佳。

3. 交叉淋巴细胞毒试验。

4. 受者与供者混合淋巴细胞反应试验,用于检查受者与供者 HLA-D 区是否相合,该项检测不常用于临床移植配型。

四、交叉配合试验

交叉配合(Cross Matching)试验是检测受者体内是否存在抗供者的特异性抗体。不管是否已经进行过各种 HLA 分型试验,交叉配合试验对选择移植物都有一定的参考价值。

1. 微量淋巴细胞毒试验　用供者的淋巴细胞作靶细胞,与受者的血清进行补体依赖淋巴细胞毒试验(CDC);阳性反应说明受者体内含有抗供者的特异性抗体,移植后很有可能发生超急性排斥反应。若要进一步检测受者的抗体是抗Ⅰ类抗原还是抗Ⅱ类抗原,可以将供者的淋巴细胞进一步分离出较纯的 T 细胞和 B 细胞再分别进行检测;若要排除患者自身抗体的影响,可以用患者自身的细胞与自身的血清作平行对照。

交叉配合试验是移植前必须做的一个检验项目。对一些曾经接触过移植抗原的受者,例如有输血史的患者、经产妇、有不成功移植史患者,尤其要进行审慎的检验。

2. 流式细胞仪检测　将供者淋巴细胞与受者血清共同孵育后,用荧光标记的抗人 Ig 对结合有抗体的细胞染色,在流式细胞仪上进行荧光标记的测定。该法比微量淋巴细胞毒法的灵敏度高100倍,有条件的单位可以优先考虑使用。

3. 混合淋巴细胞培养　将供者与受者的淋巴细胞做双向混合培养,或者灭活供者的淋巴细胞做单向混合培养,细胞反应的程度与供、受者相容的程度呈负相关。

4. 细胞介导的淋巴细胞毒试验　检测受者对移植物发生细胞介导的淋巴细胞毒作用(cell-mediated lymphocytotoxicity,CML)的可能性。将受者淋巴细胞与灭活的供者淋巴细胞做常规单向混合淋巴细胞培养实验,收获致敏的受者淋巴细胞后,再与 ^{51}Cr 标记的植物血凝素(PHA)刺激的供者淋巴细胞做 CML 试验;^{51}Cr 释放的程度与供受者相容程度呈负相关。

5. HLA 抗体在器官移植上的意义　移植物体内含有高水平循环抗 HLA 抗体称为致敏。根据抗体水平的高低可分为未致敏(PRA＜10%)、轻度致敏(PRA＞10～50%)、中度致敏(PRA＞50～80%)、高度致敏(PRA＞80%)。早期研究表明致敏抗体与肾移植超急性排斥反应有关,以后发现致敏抗体还与移植物功能延迟、急性排斥反应和移植物存活期降低有关。目前的研究结果显示,致敏的主要原因为:术前输血、妊娠史、移植。近年来,随着抗体筛选技术的发展和新型免疫抑制剂的使用,器官的免疫性失功发生率明显降低。

致敏对移植效果的影响:

(1)致敏与超急性排异。免疫因素导致的超急性排异在 20 世纪 80 年代就有报道,首次移植为 8%;第二次移植为 14%;第三次移植高达 20%。尽管致敏不是引起超急性排异的唯一原因,但是确实有关,尤其是高度致敏。

(2)致敏与急性排异。若发生中度致敏(PRA＞50%),移植后 6 个月内会有 46% 患者发生急性排异,而非致敏者只有 38%。

(3)致敏与移植物功能延迟。致敏患者最常见的临床问题是移植物功能恢复延迟。

6. HLA 抗体筛选的临床作用

实体器官移植前应定期检测患者血清中有无 HLA 抗体,抗体的水平和抗体的特异性。

(1)HLA 抗体阳性,PRA＞50% 的患者,存活率明显低于 PRA＜10% 的患者。如果 PRA＞80%,一般认为是移植的禁忌证,除非找到 HLA 完全相配的供者。

(2)由于抗体水平的波动性,应对等待移植的患者定期检测,一般为一次/月。尤其对于有再次免疫刺激的患者更应该注意。

(3)根据受者体内的 HLA 抗体水平,选择移植的器官和移植手术时间。

(4)确定抗体特异性,避免选择了具有相应靶抗原的供体器官。

(5)HLA 配型可以克服致敏对存活期的影响,特别是对于高致敏患者。

(6)HLA 抗体阳性患者,移植前必须要做交叉配型。

(7)移植后要检测 HLA 抗体水平,这有助于判断机体的免疫状态,帮助及时调整治疗方案。

第九节　HLA 在医学上的应用

一、HLA 与输血

(一)发热反应

多次输注含有白细胞的血液成分,患者会产生 HLA 抗体,当再次输注时,会发生白细胞的抗原抗体反应,临床表现为发热。发热反应是常见的输血反应,因 HLA 引起的发热反应大约在 55%～75%。减少发热反应的有效途径是使用白细胞过滤器,去除输注血液中的白细胞。

(二)输血引起的肺损伤

输血引起的肺损伤也叫非心源性肺水肿,20 世纪 50 年代首次报道。输注含有血浆的血液成分都会引发此症,甚至输注冷沉淀、人源性丙种球蛋白也会发生反应。

此症多发生于输血后 30～60 分钟,最晚会在 2 天后。典型症状包括:发热、干咳、哮喘、呼吸困难、紫绀等,有时伴有血压下降、休克、肾功能衰竭,甚至死亡。胸片显示在心脏周围出现模糊轮廓,进一步会发展成为白肺。

国外调查显示在白种人中每输注1万袋血液制剂有2例发生此反应,国内情况不详。其死亡率在50%以上,是一种严重的输血反应。

反应机理:输入含有白细胞抗体(抗-HLA抗体或白细胞凝集素)全血或含有血浆的血液成分,这些抗体与患者白细胞发生抗原抗体反应,导致白细胞凝集后存留于肺微循环内,形成肺浸润并激活补体,中性粒细胞在肺血管内聚集滞留,释放蛋白酶、酸性脂质和氧自由基等,使肺血管内皮细胞受损,血管通透性增强,液体外渗进入肺间质和肺泡,导致肺水肿或呼吸性窘迫综合征。多数情况来自献血者体内存在的白细胞抗体,少数来自受血者。

(三)移植物抗宿主病(GVHD)

移植物抗宿主病是最严重的输血反应之一,主要因为来自于供血者的T细胞在受血者体内成功移植成活,并侵蚀、破坏宿主的细胞、组织。主要症状为:皮炎、腹泻、淋巴腺肿大、肝肿大、溶血性贫血等。GVHD也是骨髓移植的并发症,近20年来输血后的GVHD发病率有增加的趋势,输注全血、红细胞、血小板及新鲜血浆均会发生GVHD。发病的易感人群包括:①免疫系统发育不完全的新生儿;②免疫系统缺陷的病人;③因药物治疗引起的免疫系统功能不良的病人,如急性白血病等。日本的因输血后发生GVHD报告中指出,大部分的病人都输过新鲜血(一天内),在输血后10天开始出现皮疹,15~20天后出现肝功能异常和骨髓造血功能异常,有些病人出现肾衰竭、胃肠出血及DIC,30~40天后死亡,该病的死亡率很高,达到99%以上。

(四)HLA与血小板输注

参见"第十章 血小板血型"。

HLA引起输血反应的更多内容,参见《临床输血学》。

二、HLA与器官移植

(一)肾移植

HLA配型是否相合是影响器官存活的主要因素。许多研究表明,HLA-A、B、DR三个位点配型完全相同与完全不相同者,肾移植10年存活率相差30%以上。根据美国国家器官管理局(UNOS)对57 303例肾移植存活率的调查发现,影响存活率的前五个因素依次为:

①移植中心,代表技术能力因素;②供者疾病,代表供体质量因素;③HLA配型,代表供受者的HLA抗原抗体配合因素;④PRA检测,代表患者HLA抗体免疫能力因素;⑤供者年龄,代表供体年龄因素。

目前世界上,最长肾脏移植存活时间为40年;最长骨髓移植存活时间为26年;最长肝脏移植存活时间为24年;最长心脏移植存活时间为21年;最长胰脏移植存活时间为16年;最长肺脏移植存活时间为9年。

移植器官的类型不同,对HLA配型的要求也不同。如HLA配型对肝移植的影响就没有其他器官移植大,各种移植对HLA配型要求从高到低的排序为:骨髓移植(外周血干细胞移植),脐血移植,肺脏移植,肾脏移植,肝脏移植,心脏移植等。

HLA配型策略:HLA各个位点对于临床器官移植的意义是不一样的,一般说来,HLA-A、B位点与移植后的急性排斥反应有关,B位点的重要性大于A位点;HLA-DR、DQ位点与慢性排斥反应有关,DR位点相对重要一些。1987年美国成立器官管理委员会——UNOS(united network for organ sharing),其职责是在全国范围内进行器官分配,并强制进行HLA-A、B、DR和ABO血型相配合原则。采取这样的管理制度可使完全相合的肾移植半寿期达到20年。由于HLA的多态性,只有20%的受者可以找到完全相合的供体,对于80%的不配合者,可参考交叉反应表和氨基酸配型,以及交叉反应组对移植的影响,"可允许误配"和"具免疫源性误配"的规律,氨基酸残基配型,细胞因子对移植影响等因素,综合匹配供受者对。通过运用这些组织配型上的原则,可以大大提高器官移植的成功率。

(二)骨髓(造血干细胞)移植

骨髓移植,也就是造血干细胞移植。一般来说,根据来源的不同,造血干细胞移植可分为骨髓移植、外周血造血干细胞移植和脐血移植。目前看

第九章　白细胞血型

来，造血干细胞移植是治疗某些疾病，如白血病等恶性肿瘤，再障、AIDS、骨髓纤维化等非恶性肿瘤，以及一些遗传性血液病等有效手段。

（三）骨髓移植供者的来源

1. 来源于同胞兄弟姐妹。理论上同胞之间 HLA 完全相同的几率为 1/4。由于国家计划生育政策的影响，使同胞兄弟姐妹数量减少，目前很难在兄妹中寻找相合的造血干细胞供者。

2. 来源于无关供者。国际上估计两个没有血缘关系的个体，其 HLA-A、B、DR 位点相合的几率为万分之一。中华骨髓库的数据表明，汉族人群中两个无关供者之间的 HLA 相合几率可能在千分之一至万分之一之间。提供无关供者的造血干细胞，可能是我们将来开展造血干细胞移植的主要途径。因此建立骨髓库可以有效解决造血干细胞供给难的问题。

3. 来源于脐带血。用于移植的脐带血，对 HLA 配型要求低。一般要求 HLA 相合的等位基因大于等于 4 个。脐血的优点是排异反应小，来源丰富；缺点是每份脐血的量太少，需要液氮保存，费用高，目前只用于儿童的移植。

（四）中国造血干细胞捐献者资料库

中国的造血干细胞捐献者资料库也称"中华骨髓库"英文缩写 CMDP，它是 1992 年经卫生部批准建立的，由中国红十字会统一管理。由于技术、资金、管理的原因，早期资料库的建设非常缓慢，甚至一度停滞。2001 年在政府有关部门的支持下，中国红十字会重新启动了骨髓库的工作。它的管理中心在北京，在全国下设 30 个省级分库，主要负责骨髓库的宣传、招募工作；以及三十几个 HLA 检验实验室，主要负责血样的 HLA 检验工作。目前已建成一个 100 万人份的数据库，计划在国家"十二五计划"结束时达到 200 万人份的有效库容。

世界其他国家和地区的骨髓库：

1. 美国国家骨髓库（NMDP），库容量为 550 万志愿者。分支机构：130 个移植中心，92 个供者中心，10 个供者招募中心，8 个脐带血库，113 个采集中心（其中 83 个也是移植中心）。移植量：160 例/月，2000 例/年。平均每个月增加 2.7 万个志愿者，每年增加 30 万个志愿捐献者。

2. 日本骨髓库（JMDP），库容量为 19 万志愿者。分支机构：供者登记中心 352 个、移植中心 175 个、采集中心 133 个。总部情况：设有四个部门（总务部、宣传部、供者协调部、患者协调部）。日本骨髓库中的供者寻找相合率为 82%，移植量：70 例/月，近 1000 例/年，共移植了 5500 例。

3. 欧洲骨髓库　库容量约为 370 万人次。任务：(1) 协调供者、采集、移植的中心。(2) 管理供者的相关资料。(3) 患者的检索。

4. 台湾慈济骨髓库　有志愿者 27 万人，共移植 844 例（对内 253 例，对外 591 例），查询 13 003 人次。总部：台北花莲。

5. 世界骨髓库（BMDW）　根据世界骨髓供者联网（BMDW）的统计，截至 2003 年底有 54 个国家或地区的 48 个骨髓库和 21 个国家的 37 个脐血库参加该组织。到 2010 年 4 月止，登记在册的志愿者 13 877 975 人（http://www.bmdw.org）。世界骨髓库总部位于荷兰莱顿市。

三、HLA 与疾病关联

HLA 与疾病相关的研究始于 20 世纪 60 年代，70 年代形成高潮。至今有关 HLA 与疾病相关的文章上万篇，据不完全统计，大约有 500 多种疾病与 HLA 密切关联。研究 HLA 与疾病关联的方法主要有家系调查和群体调查。家系研究是通过对家系（族）成员 HLA 结构与疾病关联发生情况分析来探究 HLA 与疾病的关联程度及其遗传传递特征。群体调查是通过统计分析研究 HLA 与疾病的关联程度，即比较病人组与正常对照组中某种 HLA 抗原的频率。常用的计算指标为相对危险率（Related Risk，RR）。以 HLA-B27 与强直性脊柱炎的相关性举例（表 9-7）。

表 9-7　HLA-B27 与强直性脊柱炎

	抗原		合计
	（＋）	（－）	
病人组	49(a)	2(b)	51
对照组	98(c)	651(d)	749
合计	147	653	800

$RR = [(2a+1)(2d+1)]/[(2b+1)(2c+1)]$，或 $RR = ad/bc$

表 9-7：$RR = 162$，表明有 B27 的人比没有 B27

的人患强直性脊柱炎的风险为162倍。

HLA系统中有多个基因参与调节人体的免疫功能,因此许多疾病特别是免疫系统的疾病都与HLA有一定的关系(表9-8)。

表9-8 HLA与疾病关联

疾病	关联基因	基因频率(%) 患者	基因频率(%) 正常	危险系数
强直性脊柱炎	B27	95	3.4	87.4
Reiter综合征	B27	79	6	37.0
急性眼色素层炎	B27	52	9	10.4
牛皮癣	Cw6	87	33	13.3
疱疹性皮炎	DR3	85	26	15.4
乳糜泻	DR3	79	26	10.8
胰岛素依赖性糖尿病	DR3/4	91	57	7.9

(一)研究HLA与疾病相关性的临床意义

1. 用于疾病的诊断或辅助诊断 目前能通过检测HLA直接进行疾病诊断的病例并不多,其中最理想的是B27与强制性脊椎炎(AS)的关联。90%~95%AS患者中带有HLA-B27阳性基因,而正常人群中HLA-B27基因频率只有3.4%。调查估计,如果B27阳性,患AS的概率为96.5%,B27阴性,患AS概率为4.92%。

2. 研究疾病的遗传因素 随着医学的发展,直接由染色体缺陷造成的疾病越来越受到重视,更为可能的是遗传与环境共同作用的结果。

3. 疾病分型 HLA与疾病的关联分析为划分疾病的亚型提供了很好的依据。如糖尿病分为青少年型和成年型。从发病年龄和对胰岛素依赖看,有人认为是两种病;从症状上看又像是一种病。通过HLA研究,证实青少年糖尿病与HLA有关,从而证明它们不是发病年龄上的差别,而是不同的疾病。又如寻常型牛皮癣与HLA相关,脓包性牛皮癣与HLA无关。

4. 疾病的预测、预防及预后 带有B27基因的人要特别注意预防肠道菌的感染。鼻咽癌与B46有关联,B46抗原阳性的病人预后不好。B46基因多见于广东人。

(二)研究HLA与疾病关联时要注意的问题

1. 患病组有同源性。如对多发性硬化病的病因并不完全清楚,因此观察组的患者不一定病因相同。

2. 种族也有同源性。不同的种族HLA基因频率不同,连锁不平衡也不同。

3. HLA等位基因众多,需要对大量的基因座位进行比对。

4. HLA可能与多个HLA基因座位有关联,有时很难确定具体的HLA基因。

5. 随着技术的进步,DNA分析发现有些HLA位点与疾病的关联存在亚型上的差异。

6. 不同的基因产物相互作用导致的与疾病关联。

7. HLA基因与非HLA基因相互作用。

8. HLA与疾病的关联还与当时的环境、种族习惯等有关。

(三)与HLA相关的疾病类型

1. 非免疫性疾病。

2. 自身免疫性疾病。这类病占据相当大的比重,如强制性脊椎炎、关节炎、红斑狼疮等。

3. 肿瘤,如甲状腺癌、肝癌等。

4. 内分泌疾病,如青少年型糖尿病、干燥综合征、萎缩性胃炎等。

5. HLA与妊娠相关的疾病,如妊高征、不孕和习惯性流产等。

6. 肾脏疾病,如肾病综合征、急性链球菌性肾小球肾炎等。

四、HLA与法医

HLA具有高度多态性,遗传关系确定,遗传性状单一、变异率小等特点,可以满足个体识别和亲子鉴定的要求。但是 HLA 作为亲子鉴定的检测位点也有许多缺点。

目前,随着 DNA 技术的发展,现在国际上采用 STR 技术进行个体识别和亲子鉴定。但是,HLA 并没有被淘汰,在特定条件下有很好的效果,是常规法医物证检测的备选基因座位。亲子鉴定内容参见第十二节。

第十节 粒细胞血型

Charles Doan 最先发现了某些人的血清会使其他人的白细胞凝集,但不明其机制。直到 1960 年,Lalezari 在研究中性粒细胞减少症的新生儿时,发现了粒细胞特异性抗体和抗原。然而人类对粒细胞血型抗原、抗体的研究和认识一直远远落后于红细胞和血小板,主要原因之一是粒细胞体外研究很困难。粒细胞是含有细胞浆的有核细胞,胞浆内充满着被液态膜包裹的溶酶体颗粒。这种特性使粒细胞一旦受到损伤时,很易自溶和自发凝集,因此很难对粒细胞进行采集、体外处理、保存及进一步的研究工作。

近年来,随着技术的进步,以及人们愈来愈认识到粒细胞血型抗原和抗体在基础医学和临床治疗等工作中的意义,粒细胞血型得到了快速发展,尽管进展不像红细胞或淋巴细胞那样迅速,但取得的成绩已令人相当振奋。

一、粒细胞抗原

粒细胞表面抗原一般可分为两大类,一类为粒细胞特异性抗原;一类为与其他组织共有的抗原。

(一)粒细胞特异性同种抗原

粒细胞特异性抗原是指仅分布于粒细胞表面上的抗原,这些特异性抗原除分布在中性粒细胞表面上,也有可能分布在嗜酸性粒细胞和嗜碱性粒细胞的表面上,只是至今很难用实验方法检测,因此统称为粒细胞特异性抗原,而不称中性粒细胞特异性抗原。

Lalezari 在 1960 年报告了中性粒细胞特异性抗原后,很多研究者在所发现的抗原命名时,以"中性粒细胞特异性抗原"的英文词的首个字母 N 为字头,紧接着第二个大写字母标出控制该抗原的基因座位,再标出那个位点的等位基因的特异性数码,例如 NA1,NA2 和 NB1 等,但是也有一些其他位点的抗原命名没有按照这种规定进行。

ISBT 的粒细胞工作组于 1998 年对已确认的粒细胞同种特异性抗原建立了新的命名原则,粒细胞抗原被称为 HNA(人类中性粒细胞同种抗原,"Human Neutrophils Alloantigens"),以表明它们是在中性粒细胞上表达,抗原的糖蛋白定位以数字编码。表 9-9 列举了目前在白种人群体中所发现的,并已获确认的中性粒细胞特异性抗原。

表 9-9 人类中性粒细胞特异性抗原

抗原	定位	多态性	旧命名
HNA-1	FcγRⅢb	HNA-1a	NA1
		HNA-1b	NA2
		HNA-1c	SH
HNA-2	GP50	HNA-2a	NB1
HNA-3	GP70—95	HNA-3a	5b
		HNA-3b	5a
HNA-4	CD 11b(MAC-1)	HNA-4a	MARTA
HNA-5	CD 11a(LFA-1)	HNA-5a	OND

(二)粒细胞表面与其他组织共有的抗原

粒细胞表面存在与其他组织共有的同种抗原。研究人员一直试图查明粒细胞上是否存在红细胞血型抗原,但由于检测技术的问题,得出的结论并不一致。目前已证明粒细胞表面没有 A、B、H 抗原。粒细胞表面上存在 HLA-Ⅰ类抗原,但数量要比淋巴细胞上的少。粒细胞上也存在与单核细胞或血小板共有的抗原。粒细胞表面上存在的与其他组织共有的抗原见表 9-10。

表 9-10 与其他组织共有的粒细胞抗原

	位点	抗原	抗原频率	基因频率
与血小板及淋巴细胞共有	5	5a	33	0.18
		5b	97	0.82
	HLA	Class-I		
		Class-II		
	Lewis			
	P 系			
与红细胞共有	Kx			
	Ge			
	Ii			

二、粒细胞抗体

由粒细胞抗原免疫产生的粒细胞抗体，能破坏具有相应特异性的粒细胞。多数的粒细胞特异性抗体是 IgG，但也有一些是 IgM 或 IgM 同 IgA 的混合抗体。没有发现粒细胞特异性抗体的免疫球蛋白类型或亚类与其临床作用间有联系。

在多数情况下，粒细胞与 IgG 抗体结合，不管是特异性还是非特异性结合，都能导致粒细胞在肝和脾的网状内皮系统所清除。粒细胞的细胞毒素通常是 IgM，也可能是 IgG，但是结合补体的粒细胞抗体少见。

三、粒细胞抗原和抗体的临床意义

（一）粒细胞同种抗体导致的临床问题

粒细胞同种抗体可破坏粒细胞而导致中性粒细胞减少症或粒细胞减少症，常有以下临床情况：

1. 同种免疫新生儿中性粒细胞减少症　类似于同种免疫的新生儿溶血病。妊娠时，因胎儿和母亲的粒细胞抗原的特异性不同，产生胎母间的粒细胞免疫，母体内刺激产生的 IgG 粒细胞抗体通过胎盘，对胎儿的中性粒细胞造成破坏。胎儿在出生后，可发生感染症状，严重者可死亡。

2. 输血反应　受血者和供血者间的粒细胞如果发生抗原抗体反应，可引起受血者的非溶血性输血发热反应，受血者在输血后感到不适，有面色潮红、心悸、心动过速、头痛、寒战、血压升高、发热、躁动不安等症状，严重者有致死性的肺部反应，有的会出现非心源性肺水肿，一旦发现此类输血反应，应该立即进行鉴别诊断和临床治疗。

（二）粒细胞自身抗体导致的临床问题

1. 原发性自身免疫性中性粒细胞减少症　有些患者会产生抗粒细胞的自身抗体，能引起原发性自身免疫性粒细胞减少症。这类患者的唯一血液学异常是中性粒细胞减少，且没有其他可能引起中性粒细胞减少的疾病或因素。患者血清里的粒细胞抗体可与自身粒细胞反应，当抗体消失后，患者粒细胞水平恢复正常。

2. 继发性自身免疫性中性粒细胞减少症　很多自身免疫性疾病能导致继发性中性粒细胞减少，这些疾病包括自身免疫性贫血、系统性红斑狼疮、类风湿性关节炎、传染性单核细胞增多症，各种免疫缺陷病及甲状腺病等，出现中性粒细胞减少的机制还不太清楚，不同情况的机制可能各异。

（三）药物诱发性免疫性粒细胞减少症

现已发现，苯妥英钠、奎宁、奎尼丁、马普替林等很多药物，能产生药物依赖性抗体而诱发免疫性粒细胞减少症。这些药物如何诱发免疫并破坏粒细胞的机制，目前正在探讨。

第十一节 STR与医学应用

一、STR

人类99.9%的遗传密码DNA都是一样的,但是每隔大约1千个核苷酸就可能出现DNA变异。这种DNA的变异以多种方式出现,有的是单个核苷酸的突变,有些是重复序列次数的变异,其中最常见的是短串联重复片段(short tandem repeat, STR),又叫微卫星DNA,在人类基因组中,平均每15kb就有一个STR位点。STR的核心组成大约为2~5bp,在染色体上的特定区域多次重复,等位基因碱基长度一般在500bp以下。每个人的STR位点重复次数是不同的,存在着多样性,这种遗传性状的多样性称之为"多态性(polymorphisms)"。多态性是指在一随机婚配的群体中,染色体同一基因座位有两种以上的遗传特性,如图9-16。HUMTH01,它的DNA核心组成为AATG,在下列的基因片段中AATG重复了9次,所以它STR的基因型为9,由于每个人均有两条同源染色体,所以,每个STR位点的基因型为两个。

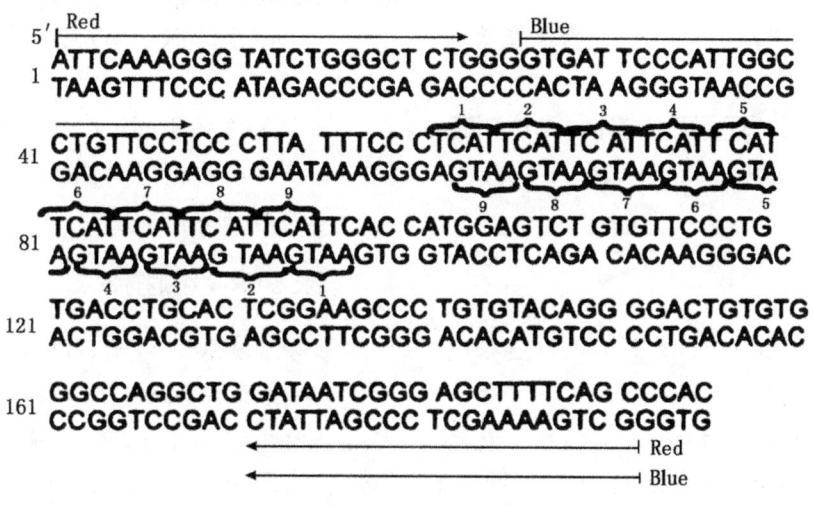

图9-16　HUMTH01基因座位STR的核心序列

STR这种遗传特性广泛分布于人类所有染色体中,目前在人类23对染色体中发现的STR基因座位有上万个。STR的形成机理可能与DNA的断裂和自我修复有关。相对于DNA其他序列,STR结构在染色体减数分裂时较不稳定,容易产生突变,大约每个STR基因座位发生突变的概率为1/1000。除了突变外,99.9%的STR都能很稳定地从亲代遗传到子代。对于特定的STR位点,经过长期传代,会出现多种不同的基因型。分析这些高变化的STR对于研究致病基因的定位,人类基因图谱的研究,遗传连锁研究,人类个体识别和亲子鉴定等具有很大的帮助。

尽管STR基因座位众多,但得到应用的只有几十个,这主要因为STR在遗传多态性、实验可靠性、检测的方便快捷等方面具有优势,因此有人把它喻为染色体上的路标。人类目前实际利用的STR基因多为4个核心序列,这主要考虑到它在PCR扩增中的高保真性,另外还要考虑STR基因座位的杂合度、规律性的拷贝、容易区分的等位基因和易于进行自动分析等因素。

二、STR等位基因构成

一个STR等位基因由5′、3′引物区,5′、3′侧链区及中心区(重复单位)构成,等位基因长度为这几个区域碱基数之和。引物区为保守区,不同个体碱基序列一般没有差异,只有中心区才具有多态性。不同STR位点的重复单位可相同或不同,同一STR位点每一重复单位碱基数及组成一般相同,有时也有差异,见图9-17。

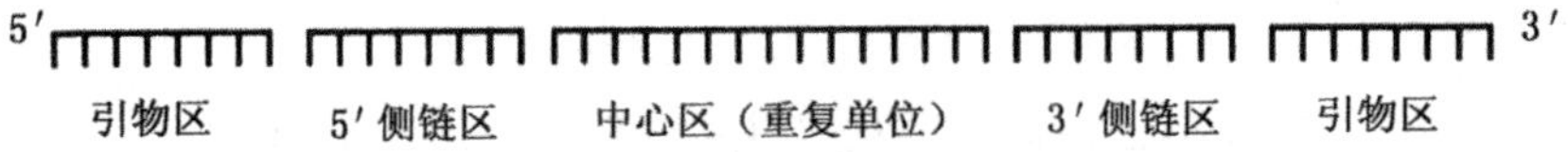

图 9-17　STR 等位基因结构

三、STR 等位基因命名原则

国际法医血液遗传学会 DNA 分会 STR 等位基因命名原则：

1. 每个 STR 位点等位基因命名与重复序列（重复单位）重复次数相同，小数点后数字表示不完整重复序列 bp 数。
2. STR 重复序列方向为 $5'\rightarrow3'$，编码蛋白时以蛋白编码链为准，无关时则以最先公开发表资料使用链为准。
3. 第一个重复序列为 STR 等位基因重复的基本单位。

未按国际标准命名 STR 等位基因，无法同标准命名等位基因进行数据比较，法医应用受到限制。

四、STR 分类

1. 简单 STR(simple repeats STR)，重复单位完全一样，个别等位基因有差异。
2. 复合 STR(compound repeats STR)，重复单位不同，有两个以上，重复单位之间 bp 数相同。
3. 复杂 STR(complex repeats STR)，除上述二种 STR 之外的所有 STR。

五、应用于法医 DNA 检测的理想 STR 应具备的条件

1. 四联体（核心重复单位 4 个 bp）。重复单位过短如二联体，在扩增时易出现酶滑脱现象，即聚合酶对模板 DNA 的错读，形成影带，干扰基因型的判定。重复单位过长则等位基因变异性增大。
2. 等位基因数 8～10 个，基因频率分布均匀。Dp（个体识别率）>0.9，或 H（杂合度）>0.8。
3. 等位基因长度 90～500bp，分子量越大，分型越不准确，分子量越小，越易检出降解 DNA 片段，对法医检验越有利。
4. 各基因座位位于不同的染色体上，避免发生连锁，遗传信息传递独立。
5. PCR 扩增成功率高，结果稳定，重复性好，灵敏度高。

六、STR 基因座位利用评估

1. 符合孟德尔遗传规律。
2. 突变率<0.2%。
3. 染色体定位确切。
4. 与其他 STR 位点是否连锁。
5. HWE 平衡（在随机婚配群体中，各等位基因频率保持平衡稳定）。
6. Dp（个体识别率）、PE（非父排除率）及等位基因频率。
7. 同一个体不同组织检测相同。
8. 检品保存时间对检验结果的影响。
9. 其他因素的影响。

七、STR 检测技术

1. 检品来源　由于 STR 检测所需的检材量很少，一般在 ng 级水平，所以任何带有 DNA 的细胞或组织都可以用于 STR 检测。主要的检材有：血斑、毛发、牙齿、骨骼、肌肉、精斑、尿液、口腔上皮、唾液等。这些检材既可以是鲜活的，也可以是长期保存的检材，甚至是一定降解程度的 DNA 检材。
2. DNA 提取　DNA 提取是检测的成功关键，一般提取方法有三种：有机法、Chelex100 和盐析法。DNA 提取的原则一是要保证 DNA 一级结构的完整；二是要去除 PCR 扩增的抑制物。
3. PCR 扩增　根据选定的 STR 基因座位设计引物，有单位点扩增和复合扩增，目前多利用荧光标记多重 PCR 扩增，可以在一个试管中同时检测多个 STR 位点。
4. 电泳技术　早期的电泳技术主要用琼脂糖或聚丙烯酰胺凝胶电泳，通过染色如溴化乙锭、银染色以及放射性标记物等。目前主要利用荧光素标记通过激光激发引物上携带的各种荧光，扫描仪检测，通过计算机分析处理数据，从而实现了自动化检测。

5. 检测结果的判读 STR 多态性表现在核心序列的重复次数的不同,因此同一 STR 位点扩增出的 DNA 片段长度不同,通过不同的 DNA 片段长度就可以计算出重复次数,即 STR 的基因型。比对不同检材的 STR 基因型,即可以进行各种实际应用。

八、STR 的应用

1. STR 与个体识别 STR 检验是法医第二代 DNA 遗传标志,第一代遗传标志为 VNTR(Variable Number of Tandem Repeats),第三代 DNA 遗传标志为利用测序法检测的 DNA 序列多态性。STR 是人类和灵长目所特有的,在细菌等外来生物中未观察到 STR 分型。STR 基因序列等技术资料可以在 genebank 中查到,目前市场上也有相应的试剂盒供给,如 Applied Biosystems 公司生产的 AmpF STR Identifiler 试剂盒,16 个 STR 位点包括:CSF1PO、FGA、TPOX、TH01、VWA、D3S1358、D5S818、D7S820、D8S1179、D13S317、D16S539、D18S51、D21S11、D19S433、D2S1338、amelogenin(性别基因),其个体识别率为 $1:2.1 \times 10^{17}$,针对如此高的分辨率,在理论上,除了同卵双胞胎,世界上没有两个人具有相同的 STR 型。另外 Promega 公司等也有很好的试剂盒。由于 STR 检测的自动化和高分辨率、高灵敏性,目前在刑侦和司法鉴定中得到了广泛的应用,如比犯罪嫌疑人的排查、失踪人员调查、灾难性事故中遇难人员的身份核实、人类的基因身份证、亲子鉴定、犯罪人员数据库、战场上士兵的身份核实等。

2. STR 与亲子鉴定 亲子鉴定(Paternity Testing)又叫亲权鉴定,是指通过检测遗传标志,计算亲子关系指数及亲子关系相对机会,否定或认定亲子关系。目前亲子鉴定首选 STR 检测。

1)亲子鉴定的基本原理:①在肯定孩子的遗传基因来自于生父,而假定父亲不带有这个基因,则排除他是孩子的生父。②在肯定孩子的遗传基因来自于生父,而假定父亲也带有这个基因的情况下,不能排除他是孩子的生父。这时我们需要计算他是孩子生父的可能性有多大。

在一个家庭中,STR 遗传规律可概括为:①孩子不可能带有双亲均无的基因;②孩子必定得到双亲每方中一对等位基因中的一个;③除了在双亲都带有相同基因的情况下,孩子不可能带两个相同基因(纯合子);④某个基因在双亲中的一方或双方为纯合子时,孩子必定带有这个基因。根据亲子鉴定的原理,排除亲子关系的准确性为 100%,认定亲子关系的准确性永远达不到 100%。

2)亲子关系的概率计算

父权指数(Paternity Index)又叫亲子关系指数,是指假定父亲具备必须等位基因成为生父的机会(X)与随机男人具备必须等位基因成为生父的机会(Y)的比率。

$PI = X/Y$

其中 $X = f \times C$

$Y = f \times g$

f:表示生母给孩子必须等位基因机会。

C:表示假定父亲必须等位基因机会。

g:表示随机男人必须等位基因机会,等于必须等位基因频率。

各个不连锁位点总的 PI 等于各个位点 PI 的乘积。

$PI 总 = PI1 \times PI2 \times PI3 \times PIn$

亲子关系概率(relative chance of paternity, RCP)又叫父权相对机会、亲子关系相对机会或 W 值,表示假定父亲是生父的机会。

$RCP = [PI 总 /(PI 总 + 1)] \times 100\%$

传统观点认为 RCP 大于 99.73% 可以认定亲子关系。现在的 STR 技术一般可以做到 99.99% 以上。由于 STR 位点突变率较高,在亲子鉴定时不能根据一个 STR 位点不相符而否定亲子关系,一般需要 3 个以上位点同时排除亲子关系时才可靠。见表 9-11、表 9-12。

表 9-11 亲子鉴定排除案例

基因位点	父亲	孩子	母亲	p	q	公式	PI
D8S1179	14,16	10,16	13,13				不符
D21S11	29,29	31.2,33.2	29,31				不符

续表

基因位点	父亲	孩子	母亲	p	q	公式	PI
D7S820	8,10	8,10	11,11				不符
CSF1PO	12,13	10,13	12,12				不符
D3S1358	16,16	14,15	15,16				不符
THO1	7,8	7,9	9,9				
D13S317	8,10	10,11	10,12				不符
D16S539	9,9	10,12	10,11				不符
D2S1338	19,23	18,24	23,23				不符
D19S433	13,14	14,15.2	12,14				不符
VWA	18,18	14,17	16,17				不符
TPOX	8,11	8,11	8,9				
D18S51	17,17	13,15	13,15				不符
Amelogenin	X,Y	X,X	X,X				性别
D5S818	10,13	9,11	10,13				不符
FGA	25,25	22,22	22,24				不符

表 9-12 亲子鉴定认定案例

基因位点	父亲	孩子	母亲	p	q	公式	PI
D8S1179	13,13	13,11	11,14		0.2391	1/(q)	4.1824
D21S11	30,29	29,30	30,33		0.2609	1/(2q)	1.9164
D7S820	11,8	8,10	10,12		0.128	1/(2q)	3.9063
CSF1PO	9,11	11,10	10,10		0.2534	1/(2q)	1.9732
D3S1358	16,17	17,18	18,17	0.2029	0.0845	1/(2(p+q))	1.7397
THO1	9,7	7,8	8,7	0.286	0.0508	1/(2(p+q))	1.4846
D13S317	13,8	8,9	9,9		0.256	1/(2q)	1.9531
D16S539	12,9	9,11	11,11		0.3046	1/(2q)	1.6415
D2S1338	23,19	19,19	19,19		0.1853	1/(2q)	2.6983
D19S433	15,13.2	13.2,14	14,13		0.0388	1/(2q)	12.8866
VWA	17,17	17,18	18,17	0.2246	0.2222	1/(p+q)	2.2381
TPOX	8,9	9,8	8,9	0.4926	0.151	1/(p+q)	1.5538
D18S51	16,17	17,16	16,13		0.0531	1/(2q)	9.4162
Amelogenin	X,Y	X,Y	X,X				性别
D5S818	12,9	9,11	11,11		0.0628	1/(2q)	7.9618
FGA	23,24	24,23	23,22		0.1957	1/(2q)	2.5549

PI 总:11848401.7175
RCP:99.999992%

3. STR 与异体造血干细胞移植　异体造血干细胞的移植是治疗严重血液病患者的有效方法。移植成功的标志是植入的造血干细胞是否在受者体内成活，并产生新的血细胞。早期检测技术对移植效果判断及治疗方案的制定具有重要意义。我们知道造血干细胞是有核细胞，必然带有供者的基因组 DNA，尽管供、受者的 HLA 型要求一样，但是 STR 型不同。因此，我们可以应用 STR 检测技术进行检测。移植以前，检测患者白细胞的 STR 型应与体细胞同型，移植后，如果异体造血干细胞植入成活，血液中应出现与供者 STR 同型的有核细胞—白细胞。如果患者血液中没有与供者 STR 同型的白细胞，则移植可能失败。

4. STR 应用于双生子的检测　对双生子的研究，在人类遗传学中具有一定意义。根据双生子的发育，分为同卵双生子和异卵双生子。一般而言同卵双生子具有完全相同的遗传物质，它们之间的差异主要是环境的作用。异卵双生子等同于兄弟姐妹，他们之间的差异主要是遗传的作用。判断同卵还是异卵双生子有许多方法，如血型鉴定等，现在我们可以利用更先进的 STR 技术进行鉴定。同卵双生子具有相同的遗传物质，因此他们的 STR 型是相同的；异卵双生子遗传物质不相同，STR 型也不同。同样，对于多胞胎也可以区分出是否来源于同一受精卵或不同受精卵。

5. STR 在致病基因研究中的应用　由于众多 STR 基因座位把人类 23 对染色体作了很好的标记，我们通过研究 STR 与致病基因的连锁关系来寻找致病基因，或将致病基因在染色体上精确定位。如在亲代和子代中都出现某种疾病，我们就可以通过家系调查，来排查疾病与某个 STR 位点连锁关系，从而确定是否具有遗传性，以及致病基因与那个 STR 位点连锁，可以确定致病基因在哪条染色体上。目前许多致病基因都是通过这种方法确定了遗传关系。

第十章

血小板血型

第一节 血小板血型抗原

血小板有复杂的免疫结构,包括多种抗原成分,它们对血小板的功能和性质有着重要的影响。随着单克隆抗体技术的普遍发展和基因检测技术的应用,人们对血小板的抗原结构及相关疾病有了日益深入的了解。

血小板表面复杂的血型抗原是由遗传决定的,通常分两类:一类是除了表达于血小板表面外,也表达于其他血细胞表面或组织,称为血小板相关抗原。相关抗原主要包括红细胞血型系统的抗原以及人类白细胞抗原(HLA);另一类为血小板特异性抗原,以前认为这类抗体只存在于血小板和巨核细胞表面,由特有的抗原决定簇组成,表现出血小板独特的遗传多态性。现已发现这些抗原还广泛存在于其他细胞上但数量很少,习惯上我们还称之为血小板特异性抗原。

一、血小板相关抗原

1954 年 Gurevitch 和 Nelken 用凝集法和吸收试验证明血小板表面存在红细胞 ABO 系统的 A 抗原和 B 抗原,但抗原量比红细胞上的少。现已证明血小板表面存在 ABO、Lewis 和 P 系统的抗原,但缺失 Rh、Duffy、Kell、Kidd 和 Lutheran 系统的抗原。

血小板表面的 A、B 抗原主要有两个来源:大部分是血小板本身所固有的即从巨核细胞分化而来的;小部分是从血浆中吸附的。在体外试验中,将 O 型血小板与 A 或 B 型血清孵育,血小板就会带上 A 或 B 抗原,由此证明血小板上的 A 抗原和 B 抗原部分是从血浆中吸附的。但两种不同来源的抗原的分子结构有区别,前者分子中 N-乙酰半乳糖胺或 D-半乳糖与末端半乳糖以 β1~4 糖苷键结合,后者则以 β1~3 糖苷键结合。

不同个体的血小板上的红细胞抗原量差别很大,即使是同一个体的血小板上的红细胞抗原量也不同。A_2 亚型的个体,其血小板上检测不到 A 抗原,因此可以作为 O 型血小板使用,甚至可以输注给具有高效价抗 A 或(和)抗 B 的血小板输注无效症患者。

血小板上除了存在红细胞血型系统的抗原,还存在着 HLA 系统的抗原。血小板膜上存在 HLA-A 和 HLA-B 位点的抗原,HLA-C 位点抗原有少量表达,未发现有 HLA-DR、DP、DQ 等位点的抗原。但在细胞因子的刺激下,血小板表面会表达 HLA-DR 抗原。一般而言,血小板 HLA 抗原的免疫原性比白细胞弱,但由于其数量多,因此可占外周血 HLA-Ⅰ类抗原总量的 70% 左右。

血小板上的 HLA 抗原大部分是血小板固有的,小部分是血浆中可溶性 HLA 抗原吸附到血小板上的。用氯喹或 0℃ 的冷酸溶液处理血小板,能够除去血小板表面的 HLA 抗原,这是将酸处理血

第十章 血小板血型

小板用于治疗血小板输注无效症的重要依据。通过这种方法,也可以辨别血小板的不配合输注是否由于 HLA 抗体而引起的。

二、血小板特异性抗原

血小板上除了红细胞抗原和 HLA 抗原外还有血小板特异性抗原。血小板特异性抗原是通过相应抗体的检出而被发现的,它是血小板膜结构中的一部分。最初在实验中发现有些抗血清可以与血小板结合,但既不是红细胞抗体也不是 HLA 抗体,因而证实了特异性的血小板抗体的存在。血小板特异性抗原多在细胞黏附分子超家族和整合素上,主要有三种类型的血小板膜糖蛋白携带 HPA 分子:富含亮氨酸的糖蛋白带有 HPA-2 和 HPA-12 抗原,CD109 携带 HPA-15 抗原,其他的血小板特异性抗原均位于整合素(integrin)上。整合素是一类质膜受体糖蛋白家族,它们涉及到细胞与间质以及细胞与细胞之间的黏附作用,包括胚胎发育、止血、血栓形成等。大部分的血小板特异性抗原定位于细胞膜糖蛋白 GPⅡb/Ⅲa,GPⅠa/Ⅱa,GPⅠb/Ⅸ上(图 10-1)。

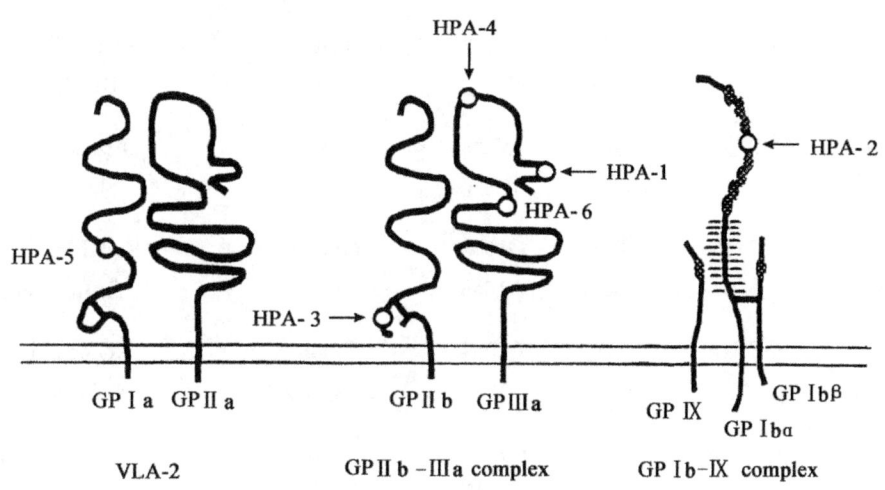

图 10-1 与血小板特异性抗原相关的糖蛋白示意图

以前发现的血小板特异性抗原大多以发现者的名字或以最先提供抗血清的患者名字命名的。为了避免血小板抗原名称的混淆,1990 年国际血液学标准化委员会、国际输血协会(ICSH/ISBT)联合组成了血小板命名委员会(PNC),负责血小板的命名工作,并采用了国际系统命名法。在系统前冠以人类血小板抗原(human platelet antigen)的英文缩写 HPA。以发现的时间先后进行编号,高频率抗原(public antigen)以下标"a"表示;低频率抗原(private antigen)以下标"b"表示,用"w"表示没有对应等位基因的抗原。等位基因频率随种族不同而不同。例如,HPA-1b 在欧洲祖先人群中的表达率为 15%,但在亚洲人祖先人群中只有不到 1%。

目前已被国际输血协会在分子水平上确认的血小板特异性抗原已有 30 多个,见表 10-1。每一种抗原都有两种不同的表型,表达互不影响,因此这些抗原的遗传模式均为常染色体双等位基因共显性遗传。目前所发现的血小板特异性抗原的多态性都是由单一核苷酸的改变或几个碱基的缺失引起个别氨基酸的不同而形成的。

以前使用血清学方法确定血小板特异性抗原须遵照如下原则:

1. 除 MHC 以外在血小板膜上存在的所有血小板特异性蛋白抗原。

2. 这些同种抗原可以用相应的人血清鉴定出来,在一部分人群中存在,而在另一部分人群中不存在。

3. 抗原分子结构清楚。

目前鉴于分子生物学方法的迅速发展,PNC 又提出确定血小板特异性抗原须满足如下 5 条标准:

1. 必须阐明该同种抗原的遗传学基础,提供相应基因的基因组 DNA 序列资料或 cDNA 序列资料。

2. 必须使用特异性蛋白免疫分析方法阐明基

因突变和相应蛋白之间的关联。

3. 至少有 2 个参比实验室证实血清学和分子生物学的鉴定结果。

4. 必须提供该抗原的群体资料，如果提供家系资料将更有价值。

5. 应尽可能提供血样以建立细胞株。

表 10-1　血小板特异性抗原血型系统

抗原	曾用名	糖蛋白	基因频率	DNA 多态性	蛋白质多态性	参考文献
HPA-1a	Zw[a], Pl[A1]	GPⅢa	0.9945	T176	Leu33	Van Loghem et al(1959)
HPA-1b	Zw[b], Pl[A2]		0.0055	C176	Pro33	Shulman et al(1961)
						Van der Weerdt et al(1963)
HPA-2a	Ko[b]	GPⅠbα	0.9339	C524	Thr145	Van der Weerdt et al(1961)
HPA-2b	Ko[a], Sib[a]		0.0661	T524	Met145	Van der Weerdt Thesis(1965)
HPA-3a	Bak[a], Lek[a]	GPⅡb	0.5786	T2622	Ile843	Von dem Borne et al(1980)
HPA-3b	Bak[b]		0.4214	G2622	Ser843	Kickler et al(1988)
HPA-4a	Yuk[b], Pen[a]	GPⅢa	0.9928	G526	Arg143	Friedman et al(1985)
HPA-4b	Yuk[a], Pen[b]		0.0072	A526	Gln143	Shibata et al(1986)
HPA-5a	Br[b], Zav[b]	GPⅠa	0.9611	G1648	Glu505	Kiefel et al(1998,1989)
HPA-5b	Br[a], Zav[a], Hc[a]		0.0389	A1648	Lys505	Santoso et al(1989)
HPA-6a	Ca[b]; Tu[b]	GPⅢa	0.985	A1564	Gln489	Kekomaki et al(1993)
HPA-6b	Ca[a]; Tu[a]		0.015	G1564	Arg489	McFarland et al(1993)
HPA-7a	Mo[b]	GPⅢa	1.000	G1317	Ala407	Kuijpers et al(1993)
HPA-7b	Mo[a]		0.000	C1317	Pro407	
HPA-8a	Sr[b]	GPⅢa	1.000	T2004	Cys636	Kroll et al(1990)
HPA-8b	Sr[a]		0.000	C2004	Arg636	
HPA-9a	Max[b]	GPⅡb	1.000	A2603	Met837	Noris et al(1995)
HPA-9b	Max[a]		0.000	G2603	Val837	
HPA-10a	La[b]	GPⅢa	1.000	A281	Gln62	Peyruchaud et al(1997)
HPA-10b	La[a]		0.000	G281	Arg62	
HPA-11a	Gro[b]	GPⅢa	1.000	A1996	His633	Simsek et al(1994)
HPA-11b	Gro[a]		0.000	G1996	Arg633	
HPA-12a	Iy[a]	GPⅠbβ	1.000	A141	Glu15	Kiefel et al(1995)
HPA-12b	Iy[b]		0.000	G141	Gly15	
HPA-13a	Sit[b]	GPⅠa	1.000	T2531	Met799	Santoso et al (2002)
HPA-13b	Sit[a]		0.000	C2531	Thr799	
HPA-14bw	Oe[a]	GPⅢa	—	1909—1911 AAG 缺失	Lys611 缺失	Santoso et al(2002)
HPA-15a	Gov[a]	CD109	0.5375	A2108	Tyr682	Kelton et al(1990)
HPA-15b	Gov[b]		0.4624	C2108	Ser682	Smith et al(1995)

续表

抗原	曾用名	糖蛋白	基因频率	DNA多态性	蛋白质多态性	参考文献
HPA-16bw	Duv^a	GPⅢa	—	C497 T497	Thr140 Ile140	Jallu et al(2002)
HPA-17w	Va^a	GPⅢa		662C	Thr195	
	Pl^T	GPV				
	Vis	GPⅣ				
	Pe^a	GPⅠbα				
	Dy^a	38kD				
	Mou^a	GP 未知				

第二节 血小板血型的临床意义

一、血小板抗原的同种免疫

1. 血小板上HLA抗原的同种免疫

怀孕和输血是引起血小板HLA同种免疫的主要原因，目前还没有发现天然产生的HLA抗体。1978年首次报道了输注血小板后产生HLA同种免疫的情况，63个患者输注了随机血小板，其中60%的患者在第一次接触血小板抗原10天内没有产生HLA抗体，有输血史或妊娠史的患者再次接触血小板抗原至少4天没有产生同种免疫，这说明并不是每个患者在输血后都能产生HLA抗体。HLA的同种免疫与输注血液成分的类型和剂量，患者的疾病情况，输血史和妊娠史有关。刺激机体产生HLA抗体的主要免疫原是血液制剂中混有的淋巴细胞上的HLA抗原。血小板表面HLA抗原的免疫原性比较弱，刺激机体产生HLA抗体的可能性较小，用纯化的已知HLA型的血小板免疫人，很少使人产生HLA抗体，而输注红细胞、血浆、血小板等含有白细胞或白细胞碎片的血液制剂时产生HLA抗体的几率大大高于输注纯化血小板时的几率，输注去除淋巴细胞的血液成分，可以有效的减少HLA免疫。患者产生HLA抗体后，如果不再接触相应的抗原，HLA抗体会不断消耗并消失。

2. 血小板上红细胞血型抗原的同种免疫

进行ABO血型不合的血小板输注，血小板寿命将缩短，可能会引起血小板输注无效症。若浓缩血小板的血浆中含有高效价的抗A、抗B抗体，也可引起溶血性输血反应。尽管发生反应的比例很低，但仍应尽量进行ABO同型的血小板输注。

3. 血小板上HPA抗原的同种免疫

血小板特异性抗体可以引起新生儿血小板减少症和输血后紫癜等输血反应，但发生几率很低，在临床上一般不需要进行血小板特异血型的同型输注。只有在特殊情况下，如多次发生血小板输注不合或发现高效价的血小板特异性抗体时才进行血小板特异性血型的配型。

血小板的同种免疫是影响血小板输注效果的重要因素。为了避免同种免疫，就需要采取相应的措施：①避免HLA抗体的产生，一般的方法是使用白细胞滤器过滤所输的血液制剂或使用具有去除白细胞功能的细胞单采机来制备血液制剂，美国FDA和AABB规定去白细胞血液产品中白细胞残留量应小于5×10^6/L。②减少患者接触各种抗原的机会，尽量使用单一供者来源的血小板（单采血小板）。③采用紫外线照射血小板，紫外线可以阻止血小板中的树突状细胞与患者的T淋巴细胞反应进而阻断HLA抗体产生的途径。这种方法尽管有效，但是由于比较繁琐，效果也不比其他方法好，目前并没有广泛应用。

二、同种免疫引起的血小板减少症

当人体接触到抗原时就会针对该抗原产生抗体并发生抗原抗体反应。血小板血型抗原也可以使机体产生免疫，当再次接触同一抗原时，已产生的血小板抗体就会与外源性血小板（有时为自体血小板）发生抗原抗体反应，致敏的血小板可在网状内皮系统内被清除，导致临床上的血小板减少症。

血小板GPⅡb/Ⅲa受体是体内几乎所有激动剂（如ADP，肾上腺素，凝血酶，胶原，血栓素A2）诱导血小板聚集所必需的。因此，受体异常会导致血管损伤部位血小板栓不能形成，引起出血过多和瘀斑。GPⅡb/Ⅲa受体也是血浆中纤维蛋白原摄入血小板α颗粒中所必需的，血块退缩反应需要血小板具有完整无损的GPⅡb/Ⅲa受体。每个血小板上大约有4万个GPⅡb/Ⅲa分子，2000个GPⅠa/Ⅱa分子，因此发生在GPⅡb/Ⅲa分子上的抗原抗体反应更容易引起血小板的破坏，在临床上症状更严重一些。

由血小板血型抗原引起的血小板减少症主要有5种，分别为：血小板输注无效症、输血后紫癜、新生儿同种免疫血小板减少症、被动免疫引起的血小板减少症及移植引起的血小板减少症。

（一）血小板输注无效症

血小板输注无效症（platelet transfusion refractoriness，PTR）的特征是多次输注血小板均未取得满意效果。有些病人可能有一次输注血小板效果不好，而以后几次效果不错。只有在2次及2次以上输注血小板效果都不好，才能诊断为血小板输注无效症。

有多种原因可以导致血小板输注效果不佳，可以分为免疫因素和非免疫因素两类。

主要的免疫因素是HLA同种免疫反应，这在有妊娠史的女性中常见。其他免疫因素如HPA同种免疫反应，ABO血型不合，血小板自身抗体和药物相关的血小板抗体等均可导致输入的血小板寿命显著缩短，迅速破坏，血小板计数不仅不升高，有时反而会下降，陷入血小板输注无效状态。同种免疫血小板输注无效由HLA抗体引起的约占80%，其次才是HPA或ABO抗体。不过，因为输注去白细胞的血液成分以及采用更积极的疗法治疗恶性血液病和其他癌症，其发生率已经下降。

目前由非免疫性的临床因素引起血小板寿命缩短逐渐成为血小板输注无效的主要原因，例如，感染及用抗生素和抗真菌药物治疗、发热、败血症、弥散性血管内凝血（DIC）和脾肿大也可引发血小板输注后计数不升高的无效状态。

（二）输血后紫癜

输血后紫癜（post-transfusion purpura，PTP）这种临床综合征是血小板输注后发生同种免疫反应的又一副作用，但一般很少发生。PTP通常表现在输全血或血小板后，只有少数病例是在输血浆或滤白红细胞时出现的。发生输血后紫癜的患者95%是有妊娠史和（或）输血史的老年妇女。在输血后1周左右（5~10天），病人会发生突发性血小板减少和紫癜，出现瘀点、瘀斑和黏膜出血等临床症状，严重者有内脏及颅内出血，可持续2~6周。患者体内可检测出高效价的血小板特异性抗体并且存在着自身血小板的破坏。当血小板计数低于$10\times10^9/L$时皮下或刀口会出血，如不及时处理会造成患者死亡，死亡率大约在5%~10%。

PTP的发病机理尚未明了，对于为什么机体产生的同种抗体还能破坏不带有相应抗原的自身血小板。这个问题目前有三种假设：①抗体致敏形成的血小板抗原抗体复合物与自身正常血小板结合而发生血小板破坏。②可溶性的血小板抗原吸附于正常的血小板上，与血小板抗体反应后导致血小板的破坏。这种患者多为HPA-1a阴性的女性，多次输注HPA-1a阳性血小板会产生血小板特异性抗体即抗HPA-1a抗体，当再次输注含有相同抗原的血小板时，就会发生血小板上的抗原抗体反应，使输注的血小板破碎，形成GPⅢa碎片。GPⅢa与Ⅱb有很强的亲和性，其碎片会吸附到患者正常的血小板上，使之也被吞噬破坏，造成血小板减少而引发一系列临床症状。③血小板抗体与自身和外源性血小板有交叉反应，致使自身血小板破坏。

HPA-1a是引起该病的主要抗原，在我国HPA-1a阴性仅占0.5%，很多情况下是多种抗体的共同作用。

实验室检查除见血小板减少外，骨髓巨核细胞也表现为增生活跃。血清学检查如血小板间接Coombs试验、血小板荧光或同位素标记的抗球蛋白检测等都可确定抗同种抗体的存在,但抗体效价不能反映疾病病程、血小板数或出血的严重程度。

为了预防和减少血小板输注无效和输血后紫癜的发生,应积极提倡应用血小板交叉配合试验为患者选择合适的血小板供体,从而达到有效的治疗目的。对输血后紫癜最有效的治疗手段是血浆置换疗法,可迅速清除循环中抗同种抗原的抗体,出血现象可在数小时内好转,血小板数在几天内恢复至正常水平。静脉注射大量免疫球蛋白也是PTP的一种有效疗法,能使血小板数迅速回升而减少出血。较大剂量的皮质激素短程治疗也能迅速改善临床症状,减少出血,但不能缩短病程。

(三)新生儿同种免疫血小板减少症

新生儿同种免疫血小板减少症(neonatal alloimmune thrombocytopenia,NAIT)是妊娠后期或新生儿期发生的血小板减少症,也称血小板血型引起的新生儿血小板减少症。遗传自父亲的基因使胎儿和母亲的血小板血型不合,母体接触了胎儿的血小板后产生了同种抗体,这种抗体能通过胎盘进入胎儿体内,与胎儿血小板反应导致胎儿或新生儿的血小板破坏和减少,其发病机制类似新生儿溶血病。

这种临床综合征是1957年由Moulinier首先发现的。该病的发病率为1/2000~4000。其中75%是因HPA-1血型不合引起的,20%是由HPA-3引起的。HLA和ABO血型不合不会引起该症。

NAIT经常发生于第一胎,婴儿出生时即有严重而广泛的瘀点和瘀斑,或出生后几小时到几天后发病。患儿可出现内脏和中枢神经系统出血、脑水肿等血小板减少的症状,实验室检查血小板显著减少,死亡率13%。

由于该病的死亡率极高,因此及时诊断和治疗很重要。NAIT主要是通过血小板抗原的鉴定和血小板抗体的检验来进行实验室诊断。颅内出血一般发生在怀孕20周甚至更早的时候,因此应对20~22周的胎儿进行产前检查。胎儿的颅内出血标本可以检测血小板的数量,从而决定是否需要输注相合的血小板以降低出血的危险性。同时还应分析新生儿和双亲的血小板血型,随时监测母亲体内的血小板特异性抗体的情况。

该病的治疗措施主要是给患儿输入相合的血小板以纠正患儿的血小板数,可用母亲的血清与供者血小板进行交叉配合试验。如找不到相合的血小板,可以输注经洗涤的母亲的血小板。也可以给患儿进行换血治疗以纠正患儿的血小板减少。预防上主要是对母亲进行血浆置换以降低母亲体内的抗体含量,减少对胎儿或新生儿的影响。

(四)被动免疫血小板减少症

被动免疫血小板减少症(passive alloimmune thrombocytopenia,PAT)是在输注血液制剂(主要为血浆)几个小时后出现的血小板减少症,主要是由于患者输入了被免疫的供血者提供的含有血小板特异性抗体的血浆。在输血后立即发病,大约一周可自行缓解。一旦发现献血员有此情况应暂停献血,主要是妊娠后期有抗体的献血者。

(五)移植相关的同种免疫血小板减少症

移植相关的同种免疫血小板减少症(Transplantation-associated alloimmune thrombocytopenia,TAT)是1989年Panzer最先报道的。一名32岁患有慢性髓性白血病的男患者在骨髓移植后18个月出现了严重的血小板减少症,经检测发现患者体内含有抗HPA-1a抗体。进一步研究发现,患者自身残存的淋巴细胞产生了抗供体血小板血型的抗体,与供体骨髓分化产生的血小板发生了反应。此外,也有关于造血干细胞移植后发生了因HPA-3引起的血小板减少症的报道。1999年West等人报道了2例肾移植和1例肝移植患者手术5~8天后出现了血小板减少症,这些主要都是因为供体器官中残存的淋巴细胞产生了抗宿主血小板的抗体。一般来说,移植后因血小板血型引发的血小板减少症很罕见,免疫球蛋白疗法和脾切除术能使血小板数正常化。

三、血小板的自身免疫作用

由于血小板的自身免疫作用可产生特发性血小板减少性紫癜(idiopathic thrombocytopenic purpura,ITP),这是一种自身免疫性疾病。患者体内存在抗自身血小板的抗体,它使血小板大量破坏,表现为出血症状,这是免疫性外周血小板破坏增加而引起的最常见的出血性疾病。这种抗血小板自身抗体可与血小板上的相关抗原结合,成为血小板相关免疫球蛋白(platelet associated IgG,PAIgG),

也可游离于血清中。自身抗体的存在可使PAIgG升高。在多数病例中，患者PAIgG升高的水平与血小板减少的程度有关联。

绝大多数的自身抗体是IgG，极少数为IgM或IgA，在血清中可以结合补体。血小板自身抗体不仅可与自身和同种血小板结合，而且也可与巨核细胞结合。因此，不仅可以引起血小板破坏，也可影响血小板的生成。

针对血小板表面GPⅡb/Ⅲa,GPⅠb/Ⅱa,GPⅠb/Ⅸ的抗体可能是引发ITP的主要原因。目前还不清楚免疫系统为什么生成这些抗体，但过程似乎与血小板糖蛋白抗原的细胞内加工有关，类似于外界抗原刺激T细胞。这种抗体连接到巨噬细胞的Fc-γ受体，导致它在网状内皮系统特别是在脾脏被清除。

基于ITP的发病机制，临床上给ITP患者输注血小板不仅没有疗效，而且有可能因血小板表面各类血型抗原的同种免疫作用导致输血后紫癜等反应的发生。因此，临床上通常应用皮质激素等免疫抑制剂和脾切除术作为ITP的主要治疗方法，并通过大量血浆置换及大剂量静脉注射免疫球蛋白等方法达到降低血小板抗体效价、减缓血小板破坏、升高血小板计数和纠正出血的目的。国外已使用硫唑嘌呤、环磷酰胺、达那唑和长春花碱等免疫抑制剂来治疗顽固性的病例，获得较好的疗效。

第三节　同种免疫与血小板输注

一、血小板同种抗体和血小板输注效果

血小板输注效果的判定主要以血小板的回收率为指标。血小板的回收率与以下因素有关，如发热、感染、DIC、出血、脾肿大等，重要的还有患者体内是否存在血小板同种抗体。将^{51}Cr标记的正常人的血小板注射体内3~10分钟后，约有35%的血小板进入脾脏，因此血小板的回收率应以输入血小板总数的65%计算。正常人输入的血小板约3~4天进入半衰期，有抗血小板同种抗体或自身抗体(ITP)的患者输入的血小板寿命显著缩短，往往在输注1小时后血小板回收率为0甚至负数。因此血小板的同种免疫是影响血小板输注效果的重要因素。

二、血小板同种抗体特异性

由于方法学及血小板谱抗原等问题，血小板特异性抗体的检出非常罕见。单价特异性的抗血小板同种异型抗体是研究血小板血型的珍贵材料。大量的研究资料表明：反复输注血小板的患者血清中血小板特异性抗体单独存在的频率较低(2%~3%)，一般常与HLA抗体共存(18%左右)，因此必须首先识别及去除血清中存在的HLA抗体，才能分析血小板抗体的特异性。以前人们使用淋巴细胞毒试验(LCT)来鉴别有无HLA抗体存在并用淋巴细胞来吸收血清中的HLA抗体，后来使用磷酸氯喹或冷酸法去除血小板表面的HLA抗原，能简便地鉴定血清中HLA抗体与血小板抗体是否共存的问题。用已知抗原特异性血小板谱抗原（类似于红细胞的谱细胞）及吸收试验等技术可确认患者血清中血小板同种抗体的特异性。由于血小板同种异型在临床输血上日益重要，因此提倡进行血小板抗体筛选及特异性鉴定。具有抗HPA-1a抗体的患者必须选择HPA-1a阴性(HPA-1b)的血小板进行输注，或选择血小板交叉配合试验相合的血小板进行输注，才能避免血小板同种免疫反应的发生。

三、血小板配合性输注的要点

在确定了血小板输注的适应证后，就要选择相合的血小板进行输注。

(一)ABO血型的选择

对于手工制备的浓缩血小板，由于混入的红细胞数量较多(一般大于5ml/U)，为避免溶血反应，必须进行交叉配血，也不能进行ABO不同型的输注。而对于一份单采血小板，混入的红细胞大约在0.5ml，即使血小板制品的ABO血型和受血者不同，一般也不会引起ABO不合造成的溶血反应，但在输注量较大时偶尔也可发生溶血，且血小板上也

有ABO系统的血型抗原,因此应尽量进行ABO同型输注且不须交叉配血。在临床输血实践中有时也可以考虑ABO异型输注,如浓缩血小板供应不足,或当需要HLA相容时。ABO不同型的输注需要做副侧交叉配血,且应将浓缩血小板中的血浆大部分移除,仅留下少许血浆悬浮血小板。

(二)Rh血型的选择

血小板上没有Rh抗原,理论上可以不考虑Rh血型问题,但是血小板制剂中混有的Rh阳性红细胞足以使Rh阴性受血者致敏,因此需要考虑Rh血型的红细胞问题。对于RhD阴性的患者,特别是无妊娠史的女性,应尽可能的选择RhD阴性血小板进行输注,以防止患者体内产生抗D抗体。若条件不允许而必须输注RhD阳性的血小板时,应注射Rh免疫球蛋白(抗D抗体)。患有血液系统疾病的RhD阴性男性或无怀孕可能的妇女接受RhD阳性血小板,不必注射Rh免疫球蛋白。对于已被Rh抗原免疫过或产生过Rh抗体的患者,可以直接输注Rh阳性的单采血小板,不要输注手工分离的血小板。

(三)血小板特异性抗原及HLA型配合

输血、妊娠或器官移植后有些患者可产生抗HLA或血小板抗原的抗体,这些抗体缩短了血小板的生存时间,因而这些难治性病例接受随机献血者的血小板常不能达到效果。对于这些患者应采用血小板抗体筛选及血小板交叉配合试验来选择血小板特异性抗原与HLA抗原配合的血小板输注,能避免同种免疫的发生而获显著疗效。

为了防止血小板同种抗体的产生及提高血小板输注疗效,除了提倡作血小板抗体筛选及输血前血小板交叉配合试验外,还应建立已知HLA型、血小板特异性血型的血小板供者档案,并制成去白细胞的血液制剂,以达到安全有效的进行血小板输注的目的。

第四节 血小板血型抗原抗体检测方法

一、血清学检测方法

血小板抗原及其对应的抗体在临床输血实践中具有十分重要的意义,因此出现了很多关于检测血小板抗体、鉴定血小板抗原以及进行血小板交叉配合试验的方法,比如血凝试验、免疫荧光试验、酶联免疫吸附试验、淋巴细胞毒试验和固相血小板免疫血清学试验等方法。这些方法各有特点,但大多数因为敏感性、特异性或重复性不理想,操作困难,需特殊仪器和试剂,有生物毒性的危险,不能做大量试验或不能同时测定血小板表面的PAIgG和游离于血清中的血小板抗体,因此无法在一般的血站或实验室中应用。

血小板粘附免疫荧光试验(platelet adherence immunofluorescence test,PAIFT)又称血小板悬浮免疫荧光试验(platelet adherence immunofluorescence test,PSIFT),其原理是将已知血小板粘附于一种特殊的玻璃孔中,与被检血清反应后洗净,以荧光素标记的兔抗人IgG免疫球蛋白避光静置反应后在荧光显微镜下观察结果。该方法是较早的检测血小板抗体的敏感方法,1986年国际血小板血清学研讨会将其作为标准的参考方法,并规定任何新的血小板抗体检测方法均应与其进行比较。

固相微板技术又称固相红细胞粘附技术(solid phase red cell adherence technique,SPRAT),原理是:将新鲜的或干燥的血小板细胞包被在微孔板孔中,当血小板附着于孔底时,加入患者血浆或血清。如果其中有特异性血小板抗体,则该抗体直接与血小板结合。洗涤去除未结合抗体,然后加入包被了抗人IgG的指示红细胞,离心后则该指示红细胞上抗人球与血小板特异性抗体结合,红细胞则均匀地铺在孔底。如果被检血清中无血小板特异性抗体,则指示红细胞在微孔尖底部形成沉淀。弱反应型特异性抗体形成二者之间的结果。该固相分析可以检测血小板膜上HLA、ABO和IgG类HPA抗体。应用氯喹和酸溶液可以有选择性减弱或破坏HLA抗原,而使血小板特异性抗原保持完整。但由于氯喹和酸处理血小板后,HLA抗原偶尔还存在一些,故分析结果时应加以注意。

修饰的抗原捕获ELISA分析(modified antigen capture ELISA,MACE),试验中首先将患者血清、血小板和有关试剂孵育,使血清中存在的抗体与血小板膜抗原结合;然后将血小板细胞裂解;将裂解液加入已包被了鼠源抗血小板糖蛋白抗体的单克隆抗体的微孔中;洗涤后加入酶联抗人 IgG 抗体,检测血小板糖蛋白上结合的人血清血小板特异性抗体。测量加入酶底物后的颜色变化,可以间接检测血清中特异性血小板抗体的量。本方法用来检测血小板抗原特异性抗体。

单克隆抗体固着血小板抗原分析(Monoclonal Antibody Immobilized Platelet Antigens MAIPA)试验较为复杂,但同 MACE 一样,由于血清中抗体是与完整的血小板细胞反应,而不是附着在固相中,避免了部分特异性抗原决定簇丢失现象发生,因此 MAIPA 和 MACE 就较固相吸附试验具有优势。MAIPA 试验程序概括为:血小板与血清孵育、离心、洗涤,再与鼠抗血小板糖蛋白单克隆抗体孵育,离心洗涤后,加入裂解液使血小板裂解。该裂解的血小板是人血清抗体-血小板,抗血小板单抗(鼠源)免疫复合物。将裂解的血小板加入已包被了羊抗鼠 IgG 抗体的微孔中。该羊抗鼠 IgG 结合免疫复合物上的鼠源抗血小板单抗,也由此免疫复合物间接地结合了人血清中抗血小板抗体。然后加入酶标记的羊抗人 IgG 抗体,检测血清中的血小板抗体。如果被检人血清中抗血小板抗体与鼠单克隆抗体识别的是同一抗原决定簇,或者是很相似的抗原决定簇,那么将它们竞争位点结合,就会出现假阴性反应。

二、基因分型方法

基因分型技术不需特异性抗体和血小板,可用全血、尿沉淀物、口腔黏膜细胞和羊水细胞作为基因组 DNA 的来源,因此该技术将在各血型参比室广泛使用。除 HPA-14bw 基因外,其他所有 HPA 基因多态性都表现为 SNP,因此检测 SNP 的方法基本上都适用于 HPA 基因分型。目前已报告的 HPA 基因分型方法至少有 6 种以上,其共同特点是以聚合酶链反应为基础,所不同的只是在于 PCR 引物设计以及检测 PCR 产物的方法,现介绍如下。

1. PCR-SSP 方法 此技术采用序列特异性引物(SSP)。SSP 的 3′端具有独一无二的序列,在退火时只能与某特定等位基因结合,因此能够特异性地扩增 HPA 基因,然后通过凝胶电泳检测 PCR 产物。根据是否得到 PCR 产物以及产物的片段大小来判断 HPA 的基因型。在目前采用的 HPA 基因分型方法中,简便快速应首推 PCR-SSP 分型方法。

2. PCR-RFLP 方法 如果 HPA 的 SNP 序列改变涉及到限制性内切酶的识别位点,不同基因型个体的 DNA 被酶切后将得到长度不一的片段,被称为限制性片段长度多态性(RFLP)。使用 PCR 扩增 HPA 基因片段后,用特定的限制性内切酶水解,然后用凝胶电泳分离被酶解的 DNA 片段。根据这些片段的分布格局指定相应的基因型。此方法较 PCR-SSP 法增加了内切酶水解步骤,如果酶解不完全将得到错误结果。此外,并非每个 HPA 等位基因都有适当的酶切点。

3. 其他方法 ①PCR-SSOP 方法。此方法首先是使用 PCR 扩增某一段 HPA 基因,然后通过与顺序特异性寡核苷酸探针(SSOP)的杂交来鉴定 HPA 型。由于检测结果与探针的序列以及试验条件密切相关,需要严格控制杂交温度和时间,容易产生假阴性或假阳性结果;②SSCP 方法 在单链构象多态性鉴定方法中,通过比较单链 PCR 产物电泳迁移率来检测 SNP。此方法适合于大量筛选和检测可能的新 SNP 位点,不适合常规 HPA 基因分型;③FRET 方法 此方法采用荧光共振能量转移原理,使用荧光标记的 SSP 引物,测定在 PCR 反应过程中荧光强度的变化,然后根据熔解温度曲线指定 HPA 的基因型。如果在 PCR 反应中加入荧光标记的探针,该探针能够和 PCR-SSP 产物特异性地结合,通过测定荧光强度的变化也可以确定 HPA 基因型,此法又被称为 TaqMan 分析。FRET 方法的优点是敏感度高,可自动记录分析结果,但需要使用特殊的即时 PCR 扩增仪以及某些荧光标记引物专利产品,费用较高。

第十一章

血液成分制备

血液成分制备技术的发展是与临床成分输血的需求相伴而行的。自从 1818 年 Blundell 第一次把血液输给严重出血的产妇并得到良好治疗效果开始，人们逐渐认识到输血在临床治疗中的重要作用，但一直输注全血。直到第二次世界大战期间，伤员急救需要大量的血液，而全血在当时只能保存 7~10 天，血液供应非常紧张，以至不得不把全血分离成血细胞和血浆两部分。然而人们发现，血浆输注具有良好的抗休克作用，于是在抢救伤员时被广泛应用，从而带动了血液成分的分离、保存和应用的发展。战争结束后血液分离技术转为民用，特别是 20 世纪 70 年代初期，塑料工业的发展和大型冷冻离心机的发明，为血液成分分离提供了良好的技术保障，成为输血史上的一次重大革命。现在临床医生已经普遍认识到成分输血的优越性，血液成分临床应用比例也在逐年增加，国内发达地区成分输血率已接近 100%。成分输血比率已被当作医疗技术水平是否先进的标志。

全血在体外保存时各种成分的变化说明了"全血不全"的本质，即全血中的各种成分随着血液保存时间的延长，其生物活性、生理功能等都在不同程度地衰减，输注后起不到应有的作用。

血液依据形态可分为血细胞成分和血浆成分，不同成分的性质以及功能不尽相同。其中，血细胞成分主要包括红细胞、白细胞和血小板；血浆成分主要包括水、无机盐、白蛋白、球蛋白以及各种凝血因子等。为了更有效地发挥血液不同成分的作用，国际通行的做法是将全血在采集后分成不同的血液成分，并根据其储存特点分别加以保存。目前，采用物理方法制备各种血液成分的分离技术和质量水平控制已经标准化，临床应用剂量与适应证也已经成熟，并正向纵深领域发展。1992 年，美国又提出成分输血的未来发展方向，就是干细胞的提取、保存、移植和继承性免疫治疗以及利用生物工程技术制备各种血液成分。21 世纪成分输血将进入一个崭新的发展阶段。

第一节 全 血

本节将介绍用于临床输注或用于制备血液成分的全血的采集、贮存、运输以及这些过程当中的注意事项。

一、全血的采集

19 世纪末，人们开始尝试人与人之间的输血。但是，由于无法阻止血液凝固，当时的输血都是通过直接输血法来完成，即献血者与受血者的静脉用管子直接相连，或使用器具将从献血者静脉采集的血液立即输入受血者体内。这种输血受场地、人员及器材的限制，一直影响着输血作为有效抢救和治疗手段的广泛应用。输血真正地成为一门科学并应用于临床，主要是因为解决了以下几个方面的问题。

(一)抗凝剂的发明

很早,人们就发现钙离子在血液凝固过程中具有重要作用,血液中的钙离子如果被结合,则不能发生血液凝固。在试验中人们选用硫酸铵、硫酸钠、磷酸钠、草酸铵等作为血液抗凝剂,并取得良好效果。1915年,国外首先开始采用对人体毒害作用很小而又能有效抗凝的枸橼酸钠作为血液抗凝剂,后来逐渐得到广泛应用。但是,单纯使用枸橼酸钠抗凝,红细胞在一周后便开始溶血。在第一次世界大战和第二次世界大战期间,Mollison 在英国发明了酸化枸橼酸盐添加葡萄糖作为红细胞保存液,枸橼酸盐的作用是抗凝,葡萄糖则用于维持红细胞代谢,这种抗凝剂大大延长了红细胞体外保存时间。国内对这种既能抗凝,又能保护红细胞的溶液称为血液保养液,简称保养液。但对其进行高压灭菌时,其中的葡萄糖会焦化。在加入枸橼酸后,溶液pH值降至 5.0 时,便解决了这个问题,同时使血液保存时间延长到 21 天,这就是 ACD 保养液的基本配方。此后,又发现低 pH 值对保持细胞内 ATP 的活性有利,而对 2,3-DPG 的保存活性不利,通过研究发现,添加磷酸盐使溶液 pH 值升到 5.6 后,可以有效改善 2,3-DPG 的活性,如此就产生了 CPD 保养液。随着对红细胞保存液研究的深入,人们又发现加入腺嘌呤可以进一步提高 ATP 的活性,保证红细胞的存活。如此广泛深入的研究结果,有力地推动了血液保存技术的发展和输血工作的开展,使得全血与红细胞的保存时间达到 21~35 天。常见保养液的配方见表 11-1。

表 11-1 常用保养液的组成成分(g/L)

	ACD-A	CPD	CP2D	CPDA-1
枸橼酸三钠·$2H_2O$	22.00	26.30	26.30	26.30
枸橼酸·$2H_2O$	8.00	3.27	3.27	3.27
无水葡萄糖	24.50	25.50	51.10	31.90
磷酸二氢钠·H_2O		2.22	2.22	2.22
腺嘌呤				0.275

(二)采血器具的变化

血液凝集的问题解决后,人们面临的另一个重要问题是如何安全地将血液采集到无菌、无热原的密闭容器内,并且能方便地贮存、运输和输注。1918年,美国人 Oswald Robertson 设计了玻璃采血容器和整套采血器具,并沿用了几十年。玻璃瓶采血的弊病很多,例如在采集、贮存和运输过程中容易破碎,所用的胶塞、乳胶管和玻璃瓶等不是一次性使用,容易发生细菌污染、热原反应和病毒传播的危险等,而且无法安全、方便地制备血液成分,造成血液资源浪费。

1950 年,美国人 Carl Walter 发明了塑料采血容器,它的推广使用开辟了安全输血和血液成分分离的新阶段。我国于 20 世纪 60 年代开始研究塑料采血容器,到今天已彻底淘汰了玻璃采血容器,全部采用多联采血袋,有力推动了我国成分输血事业的发展。

二、全血的性质

(一)全血

全血是指从健康人体内采集并添加了保养液的一定量的血液制品。

由于全血未经任何加工处理,且保持非凝固状态,其含有的各种血液成分与人体内循环的血液基本相同,故称为全血。但是,它只能在有限的时间内保持这种状态。实际上,由于人体内外环境的差别,血液在离体后随着时间的延长,各种血液成分的性质必然发生变化。通常在血液采集后几小时或几天内,凝血因子Ⅴ、Ⅷ,血小板和粒细胞等的活性会很快丧失,其原因就在于全血采集时所用的保养液都是围绕保存红细胞而设计的,而且保存温度 2~6℃也是为保存红细胞设计的。血小板、白细胞和凝血因子等的最佳保存条件都与红细胞不同,血小板的最佳保存温度是 20~24℃,并且要水平震荡;白细胞的最佳保存温度与血小板相同;凝血因子的最佳保存温度是-20℃以下冷冻保存。因此,在 4℃长期保存的这些成分,其活性与生理功能会很快丧失。

对于红细胞而言,所谓的最佳保存条件也无法保证其长期存活,随着保存时间的延长,红细胞的活性也在不断减弱,如氧亲和力的下降。

今天,无论是西方发达国家还是我国,通常都把全血作为血液成分制备的原料。

(二)全血的采集

采集全血的塑料袋根据最终血液成分分离的需要可分为单袋、三联袋、四联袋甚至更多的联袋,单袋仅用于采集全血,不利于血液成分的分离。联袋中至少包括一个采血袋,一个以上转移袋和一个添加剂袋。由于多联袋是一套密闭的管道,可用于在一般环境下分离血液成分。

(三)全血保存期

全血保存期是指血液输注到受血者体内 24 小时时,红细胞存活率大于 70% 的体外保存时间。例如,ACD 全血保存期为 21 天,即说明用 ACD 保养液,2~6℃保存 21 天时的全血,输给受血者 24 小时时,红细胞在受者体内存活率大于 70%。

不同保养液保存全血的有效时间见表 11-2。

表 11-2 不同保养液全血保存期

保养液的种类	ACD-A	ACD-B	CPD	CPDA-1
全血保存期限(天)	21	21	28	35

(四)全血采集注意事项

1. 消毒要求 血液采集必须严格按照无菌操作规程进行。穿刺的部位保持清洁,消毒应彻底、有效,减少血液污染的可能性。

2. 血液外观 采集的血液应无凝块,无溶血,采血量应为标示量的±10%。

3. 血液采集速度 用于制备血液成分的全血采集速度应严格控制,200ml 全血采集时间应小于 3 分钟,400ml 全血采集速度应小于 6 分钟。

4. 成分制备 如果采集时供者的血流不畅,采集的全血不能用于制备血小板、冷沉淀和进行白细胞过滤。

第二节　红细胞成分制备

一、浓缩红细胞

1. 制备与性质 浓缩红细胞是指从全血中分离出大部分血浆后,剩余的红细胞制品。浓缩红细胞比容通常为 0.65~0.80,其中仍含有大部分的白细胞、血小板和少量血浆。浓缩红细胞可以在血液有效保存期内任何时间制备。

2. 保存和运输 浓缩红细胞的最适保存温度为 2~6℃,以 ACD-B、CPD 作为保养液的浓缩红细胞保存期分别为 21 天、28 天,以 CPDA-1 作为保养液的保存期为 35 天。运输温度为 2~10℃。

3. 制备注意事项

(1)肉眼观察应无黄疸、气泡、重度乳糜;

(2)200ml 全血分离的浓缩红细胞的容量为 120ml±10%;

(3)400ml 全血分离的浓缩红细胞的容量为 240ml±10%;

(4)制备好的浓缩红细胞应重新摇匀。

由于浓缩红细胞制品粘度较大,并含有较多的白细胞和一部分血浆等原因,目前临床已经很少使用。

二、悬浮红细胞

悬浮红细胞也称红细胞悬液、添加剂红细胞,是临床常用的红细胞制品。

1. 制备与性质 悬浮红细胞是指从全血中分离出尽可能多的血浆后,在剩余红细胞中添加一定量的红细胞添加剂而制成的红细胞制品。

红细胞添加剂的种类很多,常用的有 MAP(甘露醇-腺嘌呤-磷酸盐)、SAGM(生理盐水-腺嘌呤-葡萄糖-甘露醇)和 CPDA-1 等。

2. 保存和运输 红细胞悬液的最适保存温度是 2~6℃,添加 MAP、SAGM 和 CPDA-1 的红细胞保存期为 35 天。运输温度为 2~10℃。

3. 制备注意事项

(1)肉眼观察应无黄疸、气泡、重度乳糜;

(2)容量应为标示量±10%;

(3)血细胞比容应为 0.50~0.65;

(4)制备好的红细胞应重新摇匀。

三、少白细胞红细胞

白细胞在临床输血实践中已经被证明是弊大

于利。例如，有反复输血史或妊娠史的患者，再次输血时，有些患者会出现严重的非溶血性发热反应。因此，在各种血液成分制备过程中，应采取各种手段尽量去除其中的白细胞成分。各种血液成分中含有的白细胞数量不同（表11-3），目前通常采用的去除白细胞的方法有：去白膜法、红细胞洗涤法、过滤法和射线辐照法。

表11-3 血液制品中的白细胞数量

血液成分种类	容量（单位）	白细胞数量
新鲜全血	2	$2.6\pm0.7\times10^9$
浓缩红细胞	2	$2.4\pm0.8\times10^9$
悬浮红细胞	2	$2.3\pm0.6\times10^9$
洗涤红细胞	2	$6.9\pm2.9\times10^8$
浓缩血小板（单采）	—	$6.0\pm4.0\times10^7$
浓缩血小板（手工分离）	2	$2.1\pm2.0\times10^8$
新鲜冰冻血浆	—	$2.0\pm1.0\times10^7$

（一）去白膜红细胞

1. 制备与性质　去白膜法通常是在全血离心后分离血浆的同时，尽量将白膜层随血浆一起转移，或将大部分血浆转移后，剩余少量血浆和白膜层一起转移。再向压积红细胞中加入红细胞添加剂制备成少白细胞红细胞悬液。红细胞比容为0.45～0.60。

2. 保存和运输　去白膜红细胞的最佳保存温度2～6℃，运输温度2～10℃。

由于该方法主要依靠离心并手工分离白膜层，尽管可以去除一部分白细胞，但残留白细胞仍相对较多，一般无法达到对少白细胞红细胞制品残留白细胞的质量要求，而且损失的红细胞较多。因此，该方法目前已较少采用。

（二）洗涤红细胞

洗涤红细胞是指在无菌条件下，将保存期内的红细胞悬液或浓缩红细胞等用生理盐水洗涤，以去除绝大部分的非红细胞成分，并将红细胞悬浮于生理盐水中所制成的红细胞制品。

1. 制备与性质　洗涤红细胞制备方法主要有单袋盐水洗涤法、联袋盐水洗涤法和机器自动洗涤法三种。

单袋盐水洗涤法是将单袋生理盐水通过管道穿刺与血袋连接，在红细胞中加入适量生理盐水，离心分离上清液。经过两到三次重复操作后，最终得到洗涤红细胞制品。其优点是设备简单，成本较低。缺点是红细胞袋多次开放，容易渗漏，需要无菌环境。

联袋盐水洗涤法是通过无菌导管接合技术将事先预制的生理盐水联袋与红细胞袋连接，形成一个密闭系统，再通过离心分离上清液的方法去除白膜层。其优点是可以在普通环境操作，操作相对简单。缺点是对生理盐水袋强度要求较高，否则会在多次离心中破损。另外，其成本比单袋盐水高。

机器自动洗涤法是将生理盐水袋与红细胞袋连接后，由专门的红细胞洗涤机器自动完成离心洗涤过程。优点是操作简单，试剂节省，安全性好。由于是机器自动控制识别白膜层，白细胞去除效果和红细胞回收率能够得到保障。缺点是机器成本较高，目前在国内很少使用。

洗涤红细胞可以去除几乎全部血浆和大部分白细胞。产品质量指标要求为：血浆清除率≥98%，白细胞清除率≥80%，红细胞回收率≥70%。

2. 保存和运输　由于洗涤红细胞制品在使用器材和制备条件上的不同，各国对产品的保存和运输的要求也不尽相同，但通常以安全有效为原则。洗涤红细胞在制备时一般是在开放系统中进行，容易被污染。另外，经过生理盐水的多次洗涤，红细胞悬液中残存的血浆基本被除去，保养液也随之除去，最终是以生理盐水悬浮，这样的条件不利于红细胞的长期保存。因此，各国规定洗涤红细胞的保存时间最长不超过24小时。例如，美国将洗涤红细胞的储存温度规定为1～6℃，保存期为24小时，运输温度为1～10℃。欧盟规定洗涤红细胞的储存温度为2～6℃，低温条件制备的保存时间不超过24小时，室温制备的不超过6小时。我国规定洗涤红细胞的储存时间为24小时，储存温度为2～6℃。

从安全角度考虑，洗涤红细胞应在洗涤后尽快应用于临床。

3. 制备注意事项

（1）肉眼观察应无黄疸、气泡或溶血；

（2）1单位红细胞悬液制备的洗涤红细胞的容量为125ml±10%；

（3）2单位红细胞悬液制备的洗涤红细胞的容量为250ml±10%；

(4) 制备好的红细胞应重新摇匀。

(三) 滤除白细胞红细胞

滤除白细胞红细胞也可简称为滤白红细胞、去白红细胞，是指全血或者红细胞悬液在一定压力作用下通过白细胞过滤器，从而达到白细胞与其他血液成分分离的目的。其原理是利用血细胞大小及变形性、电荷性质以及生物特性的不同，通过控制过滤器的孔径、电荷和材料的吸附能力等分离白细胞。

1. 制备与性质　根据过滤血液成分的不同，白细胞过滤器可分为红细胞型过滤器和血小板型过滤器；根据过滤时间不同，白细胞过滤器又可分为储存前、储存后和床边型三种。无论何种过滤器，操作都非常简单，只需将要过滤的全血、红细胞悬液或血小板浓缩液的血袋与过滤器连接，使上述血液成分在重力作用下通过过滤器，即可达到滤除白细胞的目的。

过滤法去除白细胞的优点是去除率高，可以达到 99.99% 以上，可使血液制品中的白细胞残留少于 2.5×10^6。缺点是除了增加一部分的费用外，个别过滤后的红细胞会出现溶血。同时，由于过滤器中会残留一部分红细胞和血浆，导致血液制品回收率降低。

2. 保存和运输　经过白细胞过滤的血液成分，其性能并未发生巨大改变，因此保存和运输条件与过滤前完全相同，保存期也没有改变。

3. 制备注意事项

(1) 血液成分的过滤应完全依靠自身重力完成，添加外力会加剧红细胞溶血；

(2) 需要过滤的血液应采血顺畅，无凝集，无溶血；

(3) 过滤操作最好在血液采集后 24 小时内完成；

(4) 全血过滤后的红细胞膜脆性增加，在分离血浆或其他血液成分时，应适当降低离心力。

(四) 射线辐照红细胞

射线辐照红细胞是应用放射线可以杀死白细胞，而不会损伤红细胞的原理，用一定剂量的射线，对全血、浓缩红细胞或红细胞悬液进行照射，有效杀灭其中的淋巴细胞。临床使用这种血液成分的主要目的是预防输血相关性移植物抗宿主病。

1. 制备与性质　辐照需有专用设备，即可有效杀灭淋巴细胞，又能防止使用者受到伤害。用于辐照红细胞的射线有 γ 射线和 X 射线两种。γ 射线的放射源主要采用 ^{137}Cs 和 ^{60}Co，它们都是通过损伤淋巴细胞的 DNA 而使其灭活，从而达到对免疫低下患者的保护作用，提高红细胞输注的安全性。

辐照对于有核细胞的杀死率为 100%，血液其他成分几乎没有变化。

2. 保存和运输　辐照后的红细胞最好尽快输用。美国 AABB 规定辐照后的红细胞保存时间自辐照之日起不超过 28 天。保存温度 1~6℃，运输温度 1~10℃。

3. 制备注意事项

(1) 使用血液辐照仪应保证足够的辐照剂量。美国 FDA 把辐照中心靶剂量定为 25Gy，其他部位的剂量不低于 15Gy。

(2) 尽管放射源 ^{137}Cs 或 ^{60}Co 的半衰期都较长，但它们始终处于衰变过程中，因此要定期对血液辐照仪进行校正，调整辐照时间，以保证辐照效果。

四、冰冻解冻去甘油红细胞

红细胞低温保存法为英国人 Smith 首先发明。1953 年，Mollison 首次冻融红细胞成功。此后，该方法逐渐得到推广应用。人们意识到，红细胞冰冻是长期保存红细胞的一种理想方法。红细胞代谢速度取决于保存温度，温度越低，其代谢活动越缓慢。如果能将温度降至红细胞代谢接近停止，则可以降低红细胞能量的消耗，避免有毒代谢产物堆积，达到长期保存红细胞的目的。但是由于在 0℃ 以下水分子会形成晶体，晶体的棱角将刺破红细胞膜造成红细胞溶血。另外，在冷冻和解冻过程中，由于水分子的冷冻和解冻速度与电解质不同，致使盐溶液浓缩，这种局部高渗会造成红细胞损伤。所以必须在红细胞冷冻之前，添加冷冻保护剂。常用冷冻保护剂主要有两种：一种是小分子细胞内保护剂，如甘油和二甲基亚砜（DMSO）；另一种是大分子细胞外保护剂，如羟乙基淀粉和蔗糖。目前临床最常用的红细胞冷冻保护剂是甘油。

常用的红细胞冷冻方法包括高浓度甘油慢速冷冻和低浓度甘油快速冷冻两种。慢速冷冻法所使用的是 56% 甘油保护剂，冷冻条件为 −80℃；快速冻法则使用 18%～20% 的甘油保护剂,冷冻条件为 -196℃。两种冷冻方法比较见表 11-4。

表 11-4　不同浓度甘油冷冻红细胞方法比较

	高浓度甘油法	低浓度甘油法
最终甘油浓度(W/V)	40%	20%
冰冻温度	-80℃	-196℃
冰冻速率	慢	快
冰冻速率控制	不需要	需要
冰冻设备	冰箱	液氮
储存温度	-80℃	-120℃
运输	干冰	液氮

1. 制备与性质　在无菌条件下,将全血、浓缩红细胞或红细胞悬液等制成压积红细胞,向其中加入红细胞冷冻保护剂,充分平衡后,将红细胞放入 -65℃ 以下的冰箱保存。需要解冻时,将冷冻红细胞放入 40℃ 水浴中融化,采用高浓度氯化钠溶液、羟乙基淀粉溶液和生理盐水梯度浓度洗涤法,去除红细胞内外的冷冻保护剂和游离血红蛋白。也可采用糖液洗涤法,即利用高浓度蔗糖可以使红细胞聚集,同时使细胞内甘油渗出的特点,结合生理盐水洗涤以达到去除甘油和游离血红蛋白的目的。最终红细胞用生理盐水、血浆或红细胞添加剂悬浮。两种方法的结果比较接近,实践中均可采用。

冰冻解冻去甘油红细胞的红细胞回收率 ≥80%,游离血红蛋白 ≤1g/L,残留白细胞 ≤1%,残留血小板 ≤1%,甘油残存量 ≤10g/L,体外溶血率 ≤50%。

冰冻解冻去甘油红细胞通常用于稀有血型血液和自体血液的保存。

2. 保存和运输　-80℃ 条件下的红细胞可以冷冻保存 10 年,解冻去甘油后的红细胞储存温度为 2～6℃,保存期为 24 小时。

冰冻红细胞的运输分为两种方式:一种是冷冻运输,温度为 -20℃ 以下,在给患者使用前解冻去甘油。另一种时解冻去甘油后再运输,温度为 1～10℃。为保证红细胞的输注效果,最好采用第一种方法。

3. 制备注意事项

(1)红细胞在冷冻前一定做好登记和标记。由于解冻后的红细胞不能再次冷冻,因此在解冻前必须选择正确的红细胞再解冻,否则易造成血液浪费;

(2)冷冻与解冻洗涤操作必须严格按照操作规程进行,减少红细胞损失;

(3)冰冻红细胞最好在血液采集后 6 天内完成;

(4)冰冻红细胞最好按照 1 单位红细胞进行冰冻;

(5)冰冻解冻去甘油红细胞容量根据最终悬浮红细胞溶液的不同而有所差别,如果用生理盐水悬浮,则与洗涤红细胞标准相同。

第三节　血小板成分制备

血小板是血液有形成分中比重最轻的一种细胞,约为 1.030。根据血小板与红细胞较大的比重差,用离心法可以从全血中提取较纯的血小板制品。血小板制备方法主要有两种,一种是手工分离法,即通过离心从全血中人工分离血小板制品;另一种方法是用血细胞分离机从单一献血者体内采集可供一次输注治疗剂量的血小板。

一、手工血小板制备

手工制备血小板也称作浓缩血小板,是指将采集 6 小时以内,保存在 20～24℃ 条件下的全血中的血小板分离并悬浮于一定量血浆中的血小板制品。制备方法包括富血小板血浆(platelet-rich plasma, PRP)法和白膜(buffy coat)法。

PRP 法是通过先轻离心(soft spin)后重离心(hard spin)的方式来完成;白膜法是通过先重离心后轻离心的方式来完成。对于 PRP 法而言,第一次的轻离心使得约 20% 的血浆和 20%～30% 的血小板残留在红细胞中,第二次重离心又使得 5%～10% 的血小板丢失。所以,PRP 法仅能收集到全血中所有血小板的60%～75%。同时，还浪费一部分血浆，最终血小板制品中含有较多的白细胞。白膜法可以收集到85%的血小板，第二次轻离心又可以使血小板与红细胞、白细胞彻底分离，血浆浪费较少，且第二次轻离心更有利于血小板悬浮，所制得的血小板功能好于PRP法制得的血小板。

1. 制备与性质

PRP法：将新鲜采集的全血经轻离心后，分离富血小板血浆（PRP），再将PRP重离心，制成血小板浓缩物（platelet concentrate，PC）和乏血小板血浆（platelet-poor plasma，PPP），PC中保留20～50ml血浆。

白膜法：将新鲜采集的全血经重离心后，分离大部分血浆（保留20ml左右），再将剩余少量血浆和白膜层与红细胞分离。将含有少量血浆的白膜层轻离心，分离上层富血小板血浆，即为浓缩血小板。

浓缩血小板制品中血小板含量：400ml全血制备$\geq 4.0\times 10^{10}$；200ml全血制备$\geq 2.0\times 10^{10}$。

红细胞残留量：200ml全血制备$\leq 1.0\times 10^{9}$；400ml全血制备$\leq 2.0\times 10^{9}$。

2. 保存和运输

（1）制备浓缩血小板的全血应保存于20～24℃，并在采集后6小时内制备；

（2）浓缩血小板的最适保存温度为20～24℃，同时以20～30次/分钟、振幅5cm的强度振荡保存；

（3）血小板保存液一般为ACD-B、CPD、CPDA-1；

（4）以普通采血袋盛装的浓缩血小板保存期为24小时，以专用血小板储存袋盛装的可保存5天；

（5）运输条件与保存条件一致，应保持20～24℃条件下振荡保存。

除温度外，影响血小板保存的还有以下因素：

pH值的变化直接影响血小板保存质量。悬浮血小板pH值降低会导致血小板形态改变，使血小板由圆盘状变成球状，如果pH值低于6.0，这种改变是不可逆的。

血小板悬液在储存期间的pH值改变是由于血小板在缺氧状态下，糖酵解旁路被激活，导致乳酸和二氧化碳产生。如果袋内的二氧化碳能够释放出来，从而减少碳酸在血袋内的堆积，就可以避免pH值的大幅度下降。另外，如果氧气能够进入血袋内，也可以有效维持悬液的pH值。新型专用血小板储存袋具备了气体交换功能，大大延长了血小板的储存时间。

血小板储存袋的组成成分和表面积大小等因素，也是通过影响气体交换从而改变pH值的。

振荡保存对于维持气体交换、避免血小板聚集形成团块具有重要作用。同时，轻微均匀振荡还可以维持良好的血小板形态。

3. 注意事项

（1）制备浓缩血小板的血液必须是采血顺畅，尽量减少组织损伤，并且两个单位全血采集要在6分钟之内完成。采血过程中应不断轻轻摇动采血袋，使抗凝剂与血液充分混匀，防止血液凝固，以免影响血小板回收率；

（2）从采集血液到血小板制备完成，均要求在22℃±2℃条件下进行，严禁把血液在4℃储存。同时，严格控制离心速度和离心时间；

（3）肉眼观察制备好的浓缩血小板，应呈淡黄色云雾状，无纤维蛋白析出，无黄疸、气泡、重度乳糜；

（4）容量：保存期为24小时的浓缩血小板为25～30ml/200ml或400ml全血制备；保存期为5天的浓缩血小板为25～35ml/200ml全血制备，50～70ml/400ml全血制备；

（5）血小板的整个采集与分离过程应严格遵循无菌操作原则，防止血液污染。

二、血液细胞分离机单采血小板

血液细胞分离机单采血细胞成分的原理前面已经做过介绍，血小板的采集也是利用比重的不同而离心分离。但是，单采血小板的献血者除了要求符合国家规定的普通献血体检标准外，还要求准确测定献血者血红蛋白含量，要求男子≥ 120g/L，女子≥ 110g/L；外周血血小板计数$\geq 150\times 10^{9}$个/L，血小板直方图表现为血小板在2～20fl内，大小一致；血细胞比容应≥ 0.36。

1. 制备与性质

采集程序与参数选择：严格执行各种型号血细胞分离机的操作规程，正确选择细胞分离机上的血小板采集程序并设定相应的参数。最终产品血小板体积和血小板计数都应符合国家相关标准。

采集完成后,应对血小板制品轻轻摇动3~5分钟,或静置使血小板解聚并混匀,再放入血小板保存箱中振荡保存。

单采血小板制品的血小板含量≥2.5×10^{11}个/袋,白细胞混入量≤5.0×10^{8}个/袋,红细胞混入量≤5×10^{9}个/袋。

2. 保存和运输 与手工浓缩血小板相同。

3. 注意事项

(1)献血者在单采血小板前应进行脂血检查,脂血过高者不能进行单采;

(2)献血者在采集前72小时内不能服用阿司匹林类药物;

(3)保存期为24小时的单采血小板容量为125~200ml;保存期为5天的单采血小板容量为250~300ml。

三、少白细胞血小板制备

血小板中混入的白细胞是导致HLA免疫、非溶血性发热反应、经血传播传染病和输血相关移植物抗宿主病等不良反应的主要因素。因此,临床输注少白细胞血小板对于改善血小板输注效果具有重要意义。去除白细胞的方法很多,目前以离心法和过滤法比较常见。选择不同的方法去除白细胞的效果也不相同。见表11-5。

表11-5 血小板中去除白细胞方法比较

方法	白细胞去除率(%)	血小板回收率(%)	白细胞残留($\times 10^9$)
Erypur 过滤法	97	63	0.03
Imugard 过滤法	89~99	89~96	<0.001~0.15
PL-100 过滤法	>99	85	NP
Leukotrap 离心	76~93	78~90	0.05~0.08

(一)离心法去除浓缩血小板中的白细胞

手工法制备的血小板含有的白细胞量很大,如果采用离心法去除,一般是以$450\times g$离心10分钟,将制品中的白细胞和红细胞沉降下来,再将上层血小板移出。

机采血小板也可以通过离心法去除污染的白细胞。一般是以$178\times g$离心3分钟,取上层悬液即为少白细胞血小板。

离心法去除白细胞的优点是操作简单,成本低廉。缺点是仅能去除其中70%~95%的白细胞,且血小板损失量大,一般血小板回收率为70%。

(二)过滤法去除白细胞

过滤法去除血小板中的白细胞在国外得到广泛应用。根据材料的不同,滤器可分为以下几种,如:以棉絮为主要原料的Immugard IG500,以醋酸纤维素为原料的Cellselect Erypur,以聚酯为原料的Sepacell PL100等。滤除白细胞的原理是以吸附为主。实践证明过滤法去除白细胞率可达98.8%±0.9%,血小板回收率为99.0%±0.7%。

目前,血小板中白细胞过滤以床边型滤器为主,具有操作简便、白细胞去除率高、血小板回收率高等优点,可以有效避免同种免疫的发生,改善血小板输注效果,降低病毒性传染病的传播,是一种比较理想的去除血小板中白细胞的方法。

另外,机采血小板中的白细胞含量低于手工血小板,新型血小板单采机更具有白细胞过滤功能,血小板制品中白细胞的含量少于10^6。

(三)洗涤血小板

洗涤血小板的目的是为了清除其中的血浆。一般用生理盐水、盐缓冲液加ACD-A或枸橼酸盐组成的洗涤液洗涤血小板。洗涤后血小板回收率为90%,血浆去除率达95%,而白细胞无显著性改变。洗涤后的血小板应在4小时之内输注,但应注意血小板的解聚。

洗涤血小板可以清除血浆中的对患者有害的抗体和引起输血反应的物质。例如:有的患者不能接受钾离子输入时,必须洗涤去除血浆及血钾;已知献血者血浆中含有HPA-1a抗体或白细胞抗体;受血者体内含有临床意义的IgA抗体,需通过洗涤去除血浆中的IgA抗原。血小板洗涤后还能减少发热、荨麻疹和过敏反应。

四、富血小板血浆

该方法是早期分离血小板的技术，目前已经很少采用，但一些基层血站仍然沿用该方法向临床提供血小板制品。

（一）制备方法

一般采用轻离心的方法使红细胞沉降，而血小板由于比重较轻大部分存在于上层血浆中，即为富血小板血浆（PRP）。

（二）富血小板血浆的特点

该方法的血小板回收率大约是总量的70%，含有较多的白细胞，且大多为淋巴细胞。由于没有浓缩，一次输注大量的富血小板血浆，会给患者带来较大的代谢负担，对心肺功能障碍及老年患者应慎重使用。

第四节 白细胞制品

白细胞输注能够给患者带来副作用已越来越得到医学界的广泛认同。目前，国内外已很少将白细胞作为血液成分供应给临床。即使输注，也大多是使用单一的粒细胞成分。

（一）手工制备白细胞

新鲜采集的全血，于(22 ± 2)℃保存不超过6小时，经过一次重离心先分离血浆，再将含有少量血浆的白膜层分离。含有白膜的血袋经过轻离心，分离上层血浆即得到浓缩白细胞。

手工法制备的浓缩白细胞，200ml全血制备的仅含粒细胞0.5×10^9，为了达到治疗要求，必须多人份混合才够一个治疗剂量，病毒污染的机会增多，白细胞抗原刺激产生的同种免疫反应增多。另外，由于含有较多的淋巴细胞，对免疫低下的患者可能导致输血相关的移植物抗宿主病。鉴于以上弊病的存在，目前，手工分离浓缩白细胞的方法已经被血细胞分离机单采粒细胞所代替。

（二）血细胞分离机单采白细胞

1. 制备与性质

单采白细胞的献血者除符合国家规定的献血者体检标准和血液检验标准外，要求准确测定献血者血红蛋白含量，男≥120g/L，女≥110g/L。外周血白细胞计数$(4\sim10)\times10^9$/L，血小板计数≥150×10^9/L，血小板直方图表现为血小板在$2\sim20$fl内，且大小较一致，血细胞比容≥0.33。

根据献血者的情况可选择是否给予皮质类固醇或粒细胞集落刺激因子，以增加外周血中白细胞数量。

单采粒细胞制品中，中性粒细胞含量≥1.0×10^{10}，红细胞混入量≤5×10^9个/袋。

2. 保存和运输

粒细胞制品在采集后应尽快使用，不适于储存。保养液为枸橼酸钠和红细胞沉淀剂混合液体的，在(22 ± 2)℃环境下静置，保存期为24小时。运输条件为(22 ± 2)℃。

3. 注意事项

（1）献血者采血前应进行脂血检查，脂血过高者不能单采；

（2）如果需服用皮质类固醇药物刺激白细胞产生，则要求献血者不能有胃肠疾病；

（3）采集完成后，应立即放入(22 ± 2)℃条件下保存，不应震荡；

（4）献血者采血前不应服用影响献血的药物。

第五节 造血干细胞制备

现代输血的含义已经从狭义的输全血发展到广义的输各种血液成分。造血干细胞移植作为新一代成分输血的内容之一，越来越受到人们的关注。造血干细胞存在于骨髓、外周血和脐带血中，它的移植包括自体移植和异体移植。由于受到采集和使用等方面的限制，目前广泛采用的移植干细胞,大多来源于外周血。

一、外周血干细胞采集

(一)外周血干细胞的动员

正常情况下,干细胞处于骨髓、外周血、脾脏及干细胞池的动态平衡之间。在干细胞不同的成熟阶段,集落形成单位(CFU)是造血细胞存在的指标。骨髓中干细胞的浓度约为外周血的10倍以上。为保证外周血干细胞移植的有效剂量,必须把造血干细胞从骨髓动员到干细胞池中,动员的方法主要有三种:①骨髓抑制性化疗。如环磷酰胺(CY)化疗后出现短暂的骨髓抑制,外周血干细胞出现反弹性增加,巨系祖细胞(CFU-GM)峰值高于化疗前10~18倍。②注射造血细胞生长因子诱导。粒系集落刺激因子(G-CSF)和粒系-巨噬集落刺激因子(GM-CSF)能使巨系祖细胞增高60倍。据有关报道,健康献血者分别在1、3和5天注射粒系集落刺激因子$2\mu g/(kg\cdot d)$,注射24小时后巨系祖细胞在外周血中增加20倍,第5天增加15倍。6位献血者无一例有副作用。③化疗与细胞生长因子联合诱导。例如采用CY和GM-CSF联合使用,可使巨系祖细胞增加60~550倍。就目前而言,联合诱导无疑是获得足够干细胞的最有效方法。

(二)外周血干细胞的采集

1. 采集方法与性质

正常人外周血干细胞含量只有骨髓中的1/10~1/100,在采集前,需要进行干细胞动员。目前用作动员剂的主要有抗肿瘤药物如:环磷酰胺、柔红霉素等,各种重组人造血生长因子如:G-CSF、白细胞介素-3、干细胞因子(SCF),其他类动员剂如:硫酸葡萄糖、皮质激素等。

凡是具有采集外周血干细胞程序的血细胞分离机都可按其设定的程序进行采集。

由于患者个体差异和病情等因素的影响。获得造血功能重建所需的干细胞数目差异较大,下列数据仅供参考。

(1)单个核细胞数(MNC)一般需要$(6\sim8)\times10^8$/kg体重;

(2)粒细胞-单核细胞集落生成单位(CFU-GM)一般需要$(15\sim50)\times10^4$/kg体重;

(3)多向造血祖细胞(CFU-GEMM)需要$10^4\sim10^6$/kg体重;

(4)$CD34^+$细胞需要$(0.5\sim5)\times10^6$/kg体重。

2. 保存和运输 造血干细胞保存的方法很多,目前较多采用的是超低温冷冻保存法。采用二甲基亚砜(DMSO)作为细胞冷冻保护剂,于$-196℃$液氮中保存,降温速度为$1\sim3℃$/分钟。

二、外周血干细胞的纯化

恶性淋巴细胞疾病和某些实体肿瘤患者,在施行自体外周血干细胞移植治疗中,存在因肿瘤细胞污染而复发率增加的可能。异体外周血干细胞移植中,由于存在的淋巴细胞,可能导致GVHD。因此,纯化干细胞对于提高移植成功率非常重要。目前发现$CD34^+$细胞中几乎含所有的集落形成细胞(CFU-GM,BFU-E,CFUmix,GFU-BC)、具有多分化潜能的干细胞和未分化的前驱细胞。$CD34^+$细胞在正常骨髓中占有核细胞的1%~5%,占外周血稳定期的0.01%~0.1%,动员期的0.5%~5%。

三、脐带血干细胞

脐带血干细胞是移植造血干细胞的又一重要来源。与外周血干细胞相比,具有含量更丰富、细胞更原始、增殖能力更强等优点。同时,脐带血中含有大量细胞刺激因子,对于细胞再生和分化具有重要价值,是干细胞移植不可多得的宝贵资源。目前在我国尚处于研究阶段。

脐带血干细胞来源广泛,采集、分离方便,缺点是总量较少,只能用于儿童的干细胞移植。其分离、制备与保存方法与外周干细胞相近,本文不做深入介绍。

第六节 血液非细胞成分的制备

一、血浆制品的制备

目前常用的血浆制品,根据其制备方法和来源的不同,大体可分为新鲜液体血浆、新鲜冰冻血浆、普通液体血浆和普通冰冻血浆四种。血浆的制备通常是伴随着其他血液细胞成分的制备而进行。

(一)血浆制品的制备

1. 新鲜液体血浆 全血采集 6~8 小时以内分离的血浆称为新鲜液体血浆。制备红细胞悬液、浓缩血小板或浓缩白细胞时分离出的血浆,经过再次离心,去除其中的细胞成分,即可获得新鲜液体血浆。

2. 新鲜冰冻血浆 新鲜采集的全血尽快分离出血浆,并在离体 8 小时之内冷冻的血浆称为新鲜冰冻血浆。为保证血浆中凝血因子不被破坏,分离的新鲜血浆应在专用的血浆速冻冰箱中快速降温至 −20℃ 以下。

3. 普通液体血浆 采集后保存 8 小时之后至保存超过 5 天之内的全血,经自然沉降或离心分离的血浆,称为普通液体血浆。

4. 普通冰冻血浆 将普通液体血浆放入 −20℃ 以下冰箱内储存即称为普通冰冻血浆。另外,新鲜冰冻血浆保存 1 年以后,以及制备冷沉淀后剩余的血浆再冰冻也称为普通冰冻血浆。

目前,临床上已经很少使用新鲜液体血浆和普通液体血浆。

(二)各种血浆制品的保存及特点

各种血浆制品均含有正常人血浆中稳定的蛋白成分,此外,新鲜液体血浆和新鲜冰冻血浆中还含有不稳定的凝血因子,如:第 V 和第 Ⅷ 因子。这些不稳定的凝血因子的活性在 −20℃ 条件下可保持 1 年,在 −65℃ 以下可保持 7 年。我国规定的标准是 −30℃ 以下保存不超过 1 年。冰冻血浆在使用前应在 37℃ 水浴中融化,并避免纤维蛋白析出。融化后的血浆应尽快输注,避免不稳定的凝血因子失活。融化后的血浆不能再冷冻保存。普通冰冻血浆可在 −20℃ 保存 5 年,使用前的融化及输注方法与新鲜冰冻血浆相同。

由于绝大部分经血传播疾病的病原体都存在于血浆当中,因此,输注血浆传播疾病的危险与全血相近。另外,输注血浆同样存在免疫问题,血浆中除含有少量的白细胞抗原外,不少血浆蛋白也具有不同的抗原表型。因此,在不同个体间输注血浆制品有可能产生同种免疫,导致免疫性输血反应。

二、冷沉淀制备

冷沉淀是新鲜冰冻血浆在 1~5℃ 融化时生成的白色沉淀物。它是由 Pool 博士于 1964 年发现的。冷沉淀在 37℃ 时重新呈溶解状态,其中主要含有第 Ⅷ 因子、纤维蛋白原、血管性假血友病因子(Von Willebrand 因子,vWF)、第 ⅩⅢ 因子和纤维结合蛋白等物质。

(一)冷沉淀的制备

1. 制备冷沉淀的原料血浆通常为 200ml 以上的新鲜冰冻血浆。

2. 将新鲜冰冻血浆于 4℃ 水浴中融化,待血浆完全融化后,在 0℃ 条件下以 $2000 \times g$ 离心 10 分钟。冷沉淀沉降于血袋底部。

3. 分离上层血浆,保留 20~30ml 血浆于冷沉淀中,即为冷沉淀制品。

4. 制备好的冷沉淀迅速放入速冻冰箱冷冻,于 −20℃ 以下冰箱中保存。

5. 输注前于 37℃ 水浴融化,并于 4 小时内输注。

(二)制备注意事项

冷沉淀中的主要成分第 Ⅷ 因子是一种不稳定的凝血因子,受制备过程的影响很容易活性降低或失去活性。为了保证临床输注效果,在制备过程中应注意以下几点:

1. 制备冷沉淀的原料血要求采集顺利,血液与抗凝剂充分混合,无凝血现象。

2. 新鲜冰冻血浆中应尽量减少血细胞残留。因为在血浆冷冻时,血细胞会发生破裂并释放促凝血活性物质,激活凝血系统,消耗第 Ⅷ 因子。

3. 原料血浆与制备好的冷沉淀最好采用速冻冰箱冷冻,而不要使用-20℃冰箱。

4. 制备过程应尽量保持冷链的连续性,减少血浆与冷沉淀制品在室温中的停留时间。

5. 冷沉淀的融化一般应在输注前进行,最好不要在血站融化。融化好的冷沉淀应尽快输活性降低。

6. 冷沉淀的融化温度应控制在30~37℃,不宜超过37℃。

(三)冷沉淀制品的特性

国内冷沉淀制品的容量规定为(25±5)ml,每单位(200ml 新鲜冰冻血浆制备)含第Ⅷ因子≥80IU,纤维蛋白原≥150mg。冷沉淀制品在-20℃冰箱中保存,自制备新鲜冰冻血浆之日起不超过1年。

注意:冷沉淀和其他血液成分一样,有传播传染病的危险。特别是对于长期反复输注的患者,感染风险很大。

许多学者正在研究中纯度和高纯度的第Ⅷ因子制剂,因其在制备过程中有除菌、过滤或其他病毒灭活的处理,可以有效控制传染病的传播。从根本上解决第Ⅷ因子浓缩剂的纯度、产率和安全性的问题,是最近提出的单克隆抗体免疫亲和层析技术和DNA基因重组技术,这不仅使制品超纯化,而且无病毒传播的危险。基因重组第Ⅷ因子已经在国外应用于临床,有良好的止血作用,其在人体内的半存活期与中纯度制品相似。

第十二章
血液及其成分的保存、运输和领发

全血及血液成分保存方法与条件的选择,对于保证血液质量至关重要。我们在"血液成分制备"一章中已经简单介绍了血液保养液的种类和不同血液成分的适宜保存温度等内容,本章将详细介绍常用保养液的作用机理,各种血液细胞的保存方法,以及血液成分运输与发放管理等相关知识。

第一节 全血的保存

一、全血在(4±2)℃时的保存

1. 血液抗凝剂 血液抗凝剂是防止血液凝固、避免红细胞被破坏的化学物质,如枸橼酸钠、肝素、二乙胺四乙酸二钠(EDTA·Na$_2$)等。

(1)枸橼酸钠:1914 年由 Hustin 发现,1918 年用于血液保存,是长期以来国际上常用的抗凝剂。抗凝原理是枸橼酸或其盐与钙离子结合生成可溶性的螯合物,使钙非离子化,抑制了凝血瀑布(coagulation cascade)中的几个依赖钙离子的步骤,从而防止了血液凝固。

枸橼酸钠的最低抗凝浓度为 0.2%,在血液保存液里的浓度是 1.32%~2.63%,一般在保存液里最终浓度为 0.4%~0.6%。它是目前各国普遍采用的抗凝剂,单纯枸橼酸钠抗凝血不宜长期贮存。

(2)肝素:肝素是一种酸性粘多糖,其作用是阻止凝血酶的生成,从而达到抗凝目的。10mg(1000单位)肝素可使 100ml 血液数天不凝固,但用肝素抗凝的血液必须在 48 小时内输注,因肝素化血中没有葡萄糖,故不能长时间贮存。

常规采血不主张使用肝素抗凝剂。过去作心肺旁路手术和新生儿换血时用肝素,然而肝素化血的缺点是肝素能激活脂蛋白脂酶(lipoprotein-lipase),使循环中的游离脂肪酸增加,脂肪酸可在蛋白结合位点上同胆红素竞争,故在新生儿换血中,虽然有避免枸橼酸盐引起低钙血症的优点,但也存在着胆红素消除稍有减少的缺点,故在使用中应权衡利弊。

(3)EDTA·2Na:是一种强力抗凝剂,与钙离子的结合能力比枸橼酸钠强 10 倍。含有 1.5g EDTA·Na$_2$ 的 5%葡萄糖溶液在 4℃保存 500ml 血液的有效期为 28 天,输入人体后血浆钙不变,无不良反应。

以上几种抗凝剂目前都已为临床所采用,肝素用于实验室及外科体外循环手术,EDTA·2Na 用于血小板分离和保存以及血液保存液的配制。全血的抗凝剂,目前主要是枸橼酸钠。

2. 葡萄糖和腺嘌呤

(1)葡萄糖:它是红细胞代谢的主要能量来源。正常情况下,90%是通过糖的无氧酵解,约有 10%是通过磷酸戊糖途径生成 ATP,提供红细胞能量维持其寿命。但由于红细胞内没有线粒体,与其他细胞比较,1 分子葡萄糖生成的 ATP 数量相对较低,因此代谢产物乳酸就会积累较多。葡萄糖的用量随保存时间长短而不同,一般在血液中浓度应为0.5%～1%,以0.5%为宜,不宜过多;过多会引起红细胞膨胀而对红细胞的保存不利。

(2)腺嘌呤:Simon 于 1962 年发现:在 ACD 保存液中加入少量腺嘌呤,可以提高血液在 4℃贮存期间的 ATP 水平和活性。红细胞对腺嘌呤的需要是特异的,它可以将腺嘌呤转变成磷酸腺苷(AMP),并进一步磷酸化生成 ATP,为红细胞新陈代谢活动提供高能化合物,从而大大延长血液在 4℃时的保存时间。

3. 抗溶血剂　蔗糖、山梨醇和甘露醇等均有加固细胞膜的作用和缓解红细胞溶血的功能而不影响代谢。目前国际上使用较多的是甘露醇,它的用量很小,一般在 1%以下。

4. 改善红细胞的放氧能力　ACD 或 CPD 保存的血液保存到 1 周和 2 周后,其红细胞放氧能力均降到 50%,对于即刻需要纠正缺氧的患者,输注保存时间长的血液是不适宜的。

红细胞的放氧能力是由血红蛋白的解离度决定的。影响因素有 CO_2 分压、O_2 分压、pH 和 2,3-DPG 含量等。当 2,3-DPG 含量减少时,氧解离曲线向左移,那么血红蛋白与氧亲和性增加,其结果是组织氧供给不足。解决的方法如下:

(1)保存液中加 $NaHCO_3$ 所产生的 CO_2。可由内在的 $Ca(OH)_2$ 来消除,避免了 pH 降低,有利于 2,3-DPG 的生物合成。

(2)加二羟丙酮,可以增加 2,3-DPG 含量。

(3)加维生素 C,增加还原性,进而维持有关酶的活性。

(4)加丙酮酸盐、通过辅酶Ⅰ系统增加 1,3-二磷酸甘油酸(1,3-DPG),然后变成 2,3-DPG。

5. 保存温度　红细胞代谢随温度的降低被明显的抑制,为此,如果低温保存,乳酸生成速度下降,pH 下降速度也变缓慢。红细胞保存的温度尽可能地在不使红细胞冻结的最低温度保存,因为温度升高,红细胞破坏的过程明显加快。此外,为了红细胞代谢正常,血袋要排放整齐,避免重叠堆积。

6. 保存容器　现在使用的保存容器是聚氯乙烯(PVC)袋,氧和二氧化碳可以缓慢地通过袋壁,在保存过程中由细胞代谢所产生的乳酸和重碳酸盐反应生成碳酸,进而分解成 CO_2 和水,CO_2 被排出袋外,pH 值下降被抑制,红细胞保存环境被改善。这对血小板保存有更大的好处。后来生产的聚乙烯烃袋有更好的气体通透性,已应用于血小板的保存。

二、血液保存液

从 1916 年出现了第一个由枸橼酸盐葡萄糖组成的血液保存液,到 1943 年第二次世界大战期间,把酸化了的枸橼酸盐-葡萄糖溶液用于临床,形成了 ACD 保存液,再到 1957 年 CPD 血液保存液(枸橼酸盐-磷酸盐-葡萄糖)的发明,最后到 20 世纪 70 年代,世界上大多数国家已用 CPD-A(枸橼酸盐-磷酸盐-葡萄糖-腺嘌呤)取代 CPD 保存液。

三、血液在贮存中的变化

血液在贮存中可发生一系列的变化,有些变化是可逆的,有些变化则是不可逆的。红细胞在 4℃时保存,因保存液不同而有效期分别为 21 天、28 天和 35 天。随着保存时间的延长,红细胞膜上的脂蛋白和脂质逐渐丧失,红细胞内钾离子降低,钠、钙离子升高,红细胞从正常的双凹形变成球形或桑椹形,脆性增加,易发生溶血。白细胞的寿命只有 5 天,其中粒细胞死亡最快,淋巴细胞次之,单核细胞最后。血小板的寿命更短,24 小时内至少有 50%丧失功能,48 小时更为显著,72 小时后其形态虽然正常,但已失去止血功能。不稳定的凝血因子如Ⅷ因子保存 24 小时后活性下降 50%,Ⅴ因子保存 3～5 天也损失 50%。所以输注 4℃保存 5 天后的全血,只留下红细胞、血浆蛋白和稳定的凝血因子。全血在 4℃保存中的主要生理生化变化如下:

1. 全血的变化　从表 12-1 中可以看出,随着保存时间的延长,血浆 pH 值逐渐降低,血浆 K^+ 和血浆游离血红蛋白逐渐增加。ATP 在 CPD 保存液中维持较好,到 28 天时,约减少 1/3。红细胞内的 2,3-DPG 也随着保存时间的延长和 pH 值的降低而下降。ACD 保存的血液贮存 5 天后,红细胞的放氧能力能降低 50%左右,对氧的亲和力增加;2,3-DPG 在血液贮存 7 天后下降约 50%,到 14 天时几乎完全消失。CPD 保存液因 pH 值较高,2,3-DPG

浓度在10天内是正常的。CPDA-1保存液虽然能使红细胞的活力显著延长，但不能防止2,3-DPG的减少，2,3-DPG只能在12～14天内维持正常水平。

表12-1 全血在4℃保存中的主要生理生化变化

项目	保存液	保存天数				
		0	7	14	21	35
血浆pH	ACD	7.00	6.79	6.73	6.71	
	CPD	7.20	7.00	6.89	6.84	
红细胞存活率(%)	ACD	100	98	85	70	
	CPD	100	98	85	80	
	CPDA-1	100	98	90	85	79
ATP(%)	CPD	100	96	83		
	CPDA-1	100	96	83	70	57
2,3-DPG	ACD	100	60	23	10	
	CPD	100	99	80	44	
	CPDA-1	100	99	80	44	5.0
血浆Na^+(mmol)	ACD	172	158	150	146	
	CPD	175	163	155	152	
血浆K^+(mmol)	ACD	10.0	20.0	29.0	35.0	
	CPD	3.9	11.9	17.2	21.0	
	CPDA-1					27.3
血浆Hb(mg/L)	ACD	100	220	350	530	
	CPD	17	78	125	191	
	CPDA-1	82				461

在受血者血液循环中，输入的红细胞可再生ATP和2,3-DPG，因此能保证红细胞在受血者体内的能量代谢和血红蛋白的功能正常。严重缺乏2,3-DPG的红细胞，通常在输入受血者体内3～8小时2,3-DPG水平恢复到一半，要完全恢复2,3-DPG水平和血红蛋白的功能约要24小时。从理论上讲，给大量输血或耐受不了组织缺氧的患者输入2,3-DPG水平低的贮存血是无益的，应该给这些患者输注保存不超过7～10天的血液。红细胞的放氧能力是由血红蛋白的解离度决定的，影响因素有pH、氧分压以及与2,3-DPG的水平，不同条件下氧解离曲线如图12-1所示。

在肺中氧分压(PO_2)高，血红蛋白和氧结合成氧合血红蛋白；在组织中PO_2较低，氧合血红蛋白释放氧。血红蛋白的氧饱和度在不同的PO_2水平下不同，这种关系可用氧解离曲线来说明，虽然曲线形状固定，但其位置可根据红细胞2,3-DPG水平、pH和其他因素的变化而向左移或向右移。位移的程度以P_{50}值来体现。P_{50}值是血红蛋白为50%饱和时的氧分压。P_{50}值高意味着曲线向右移，在同样的PO_2情况下有更多的氧可释放。左移意味着P_{50}值较低，在同样的PO_2情况下比正常释放较少的氧。2,3-DPG的含量也影响氧释放的能力。当2,3-DPG水平高时，在某一PO_2下释放更多的氧。相反，当红细胞2,3-DPG水平低时，在同样PO_2下释放较少的氧。2,3-DPG的水平受pH值影响，红细胞在ACD保存液中(pH5.03)，因pH较低，库存1周后2,3-DPG下降50%；而在CPD保存液中(pH5.63)，因pH较高，库存2周后2,3-DPG约下降20%。

2. 贮存期(shelf life) 见前一章第一节。

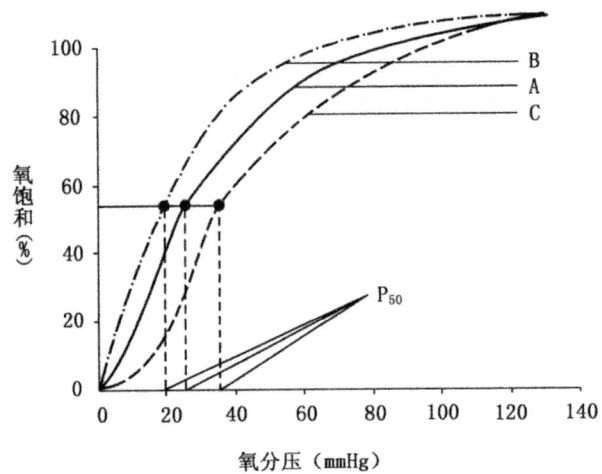

图 12-1 不同条件下氧解离曲线（1mmHg＝0.133kPa）
A. 正常　B. 左移　C. 右移

第二节　红细胞的保存

一、浓缩红细胞保存

1. ACD 或 CPD 保存液采集的全血当日分出血浆，剩下的红细胞（红细胞压积 0.65～0.80）可在 (4±2)℃保存 21 天或 28 天。

2. 采用 ACDA 或 CPDA 保存液采集的全血，分出血浆后的浓缩红细胞（红细胞压积 0.65～0.80）可在 (4±2)℃保存 35 天。

3. 采用 CPDA-2 保存液（比 CPDA-1 多 1 倍腺嘌呤和 0.4 倍葡萄糖）的红细胞可以保存 35～42 天。CPDA-2 是较理想的浓缩红细胞保存液。

二、悬浮红细胞保存

全血除去大部分血浆后，不仅使大部分维持红细胞能量代谢的添加剂如腺嘌呤和葡萄糖随血浆移出，并且使剩下的红细胞变得非常黏稠。给患者输注时，流速慢，医务人员不愿接受。由于分浆后体系中蛋白质减少，贮存时也易发生溶血。为改善红细胞的状态，可加入无蛋白质的红细胞保存液，制备成红细胞悬液。

1. 含胶体的红细胞悬液（胶体代浆血）

（1）浓缩红细胞加羟乙基淀粉（分子量 3 万）溶液在 (4±2)℃贮存可保存 14 天。

（2）浓缩红细胞加磷酸腺嘌呤及庆大霉素，在 (4±2)℃可保存 35 天。

2. 晶体盐红细胞悬液（晶体盐代浆血）

（1）浓缩红细胞加生理盐水，只能保存 24 小时。

（2）浓缩红细胞加 NaCl、腺嘌呤、葡萄糖（SAG）溶液，在 (4±2)℃保存 35 天后，红细胞存活率为 82.6%。它是采用塑料三联袋或四联袋采血，主袋含有 CPD 保存液，其余为含有 SAG 保存液的血袋及一或两个空袋组成。全血分出血浆和血小板后，把 SAG 保存液移到含有浓缩红细胞的主袋中，完全在密闭系统内操作防止细菌污染。但用高血细胞比容（达到 0.90）的浓缩红细胞制备的红细胞悬液在贮存中溶血增加。

3. 氯化钠-腺嘌呤-葡萄糖-甘露醇（SAGM）保存液　为防止高血细胞比容浓缩红细胞制备的红细胞悬液溶血增加，在 SAG 保存液中加入甘露醇作抗溶血剂，即形成了 SAGM 保存液。红细胞悬液在 (4±2)℃保存 35 天后，体内存活率为 83.4%，溶血率下降 0.4%，这种保存液在我国部分地区已经采用。

4. 氯化钠-腺嘌呤-葡萄糖-蔗糖（SAGS）保存液 此法是由中国医学科学院输血研究所建立的。用蔗糖代替甘露醇，保存效果与 SAGM 基本一致，但溶血率低于 SAGM 保存液。

5. MAP 红细胞保存液 在 SAGM 保存液中保存的红细胞如果抗凝不理想时，长期保存可有纤维蛋白生成，为防止产生这种现象，在 SAGM 保存液中加入少量磷酸盐，即形成 MAP 保存液。

6. 用低渗 NH_4Cl 溶液延长红细胞的保存期 保存液成分有葡萄糖、甘露醇、枸橼酸盐、腺嘌呤和 NH_4Cl，保存 2 周的红细胞 ATP 含量可升高到 165%，11 周降到原水平，11 周到 18 周时红细胞的体内存活率是 70%～80%，溶血率在 0.3%～7.1%之间，血液保存期为 120 天。但用血之前要先进行洗涤再输用。

7. SAGM-麦芽糖保存液 利用五联袋采血，主袋为 CPD 保存液，第 1 子袋为空袋，第 2，第 3，第 4 子袋装有 SAGM-麦芽糖溶液。采血后把血浆分到第 1 子袋，把第 2 子袋的溶液加入到主袋中，悬浮红细胞置于 4℃保存 4 周后离心，再把上清液移入空的第 2 子袋，然后将第 3 子袋的保存液再注入主袋，置 37℃保温 1 小时后，在 4℃保存 4 周，同样操作能保存 12 周。

8. 红细胞复苏液 随着保存时间的延长，红细胞 2,3-DPG 和 ATP 会有明显下降，目前已出现一种多功能复苏液，即将含有丙酮酸盐、肌苷、葡萄糖、磷酸盐、腺嘌呤及 NaCl 的溶液加入到保存末期的浓缩红细胞中，37℃保温 1 小时，可达到红细胞复苏的目的。复苏后的红细胞 ATP 和 2,3-DPG 恢复到正常水平，有正常携氧和放氧能力，并提高了输血后存活率。这种红细胞用前要去除复苏液，24 小时内输用或甘油化冰冻保存。

第三节 保存血的肉眼观察和临床应用

血液因保存时间、温度以及保存液的不同会发生各种变化。其中有的变化对血液质量影响不大，有的严重影响血液质量，使血液变质，如输给受血者会发生严重反应甚至使受血者死亡。所以在使用前如何用肉眼鉴定血液质量是血库人员的主要职责。鉴定过程应在充分的自然光线或日光灯下进行（必要时可用放大镜检查），如血浆与红细胞尚未分层，可静置 10 小时，待血浆析出再作检查。如血液未澄清（在运输情况下）又急待使用，则需在无菌的条件下从袋内取出少量血液作离心检查。

（一）正常血的肉眼观察

全血流入血袋内多呈暗红色，有时呈鲜红色。静置后，红细胞即沉降，每袋血液的沉降速度不同，一般 72 小时沉降基本完成。通常血浆占全血体积的 3/5，有形成分占 2/5。在充分的阳光或灯光下检查，血浆多呈草黄色或淡黄色，血液贮存的前几天血浆不透明，10 天内变为半透明，多在 15 天以内由不透明变为半透明。这种透明度的变化是由于血浆内的白细胞、血小板、冷不溶物等有形物质沉淀的结果。血浆层内不应有肉眼可见的血块、絮状物或漂浮物。但有时出现不同程度的均匀乳黄色或乳白色脂肪颗粒样漂浮物，在加温到 37℃时溶解呈透明状，若为细菌污染则加温后仍不透明。在红细胞层的上表面能见到一层薄薄的均匀细致的灰白色白膜层（buffy coat），主要由白细胞和血小板组成，随着保存时间的延长，由于外力的作用而形成各种形状，如荷叶状、放射波浪状、雪花状、龟裂状等。这些表现，易被怀疑是细菌污染所致，但做细菌培养并未有细菌生长。

在正常情况下，红细胞和血浆层的分界极为整齐清楚，红细胞呈暗红色，不含肉眼可见的血凝块或其他异常物质。在采血过程中，由于血袋摇动或血液进入血袋的冲击力量，往往可在血液的表面形成大小不等的气泡。在正常情况下，这些气泡漂浮在血浆表面，1 周后逐渐消失。在保存中如气泡日渐增多，则有污染产气杆菌的可能。

血液发出前要仔细检查，观察是否有红细胞微小凝块，即冷凝集现象。冷凝集的血尽量不用，如确需使用应输前加温，一般 37℃ 5～10 分钟，经保温的血液若有溶血发生则应放弃使用。

（二）异常血的肉眼观察

1. 血液颜色 一般库存血红细胞为暗红色，如果颜色变成暗紫色（高锰酸钾溶液颜色），则常常是细菌污染造成红细胞溶血的结果。这种血不能输用，必须进行细菌培养。

2. 血浆层与红细胞层分界不清　发生溶血的初期，血浆层底部首先变为红色或白膜层出现玫瑰色的小环。溶血加重后，红色血浆部分则越来越多，并向上部扩展，最后全部血浆变为红色。若溶血导致血浆中血红蛋白超过标准则不能输用。

3. 大量血块存在　血凝块的形成往往是采血时保存液与血没有充分混匀的结果，轻者可形成肉眼见到的小凝块，严重时可形成整个大块。血凝块往往沉降在血细胞层内，可使整齐的表面变成凹凸不平。库存血亦可能发生大小不等的纤维蛋白絮状凝块，漂浮于血浆层表面或悬浮在血浆层中。多量或大块的血凝块或纤维蛋白块的存在，均表明血液质量不佳。不仅输入困难，也可能发生输血反应。原来血液没有凝块，保存后产生了血凝块，则应怀疑是细菌污染所致。

4. 血浆层呈乳糜或明胶化　库存血中可见到血浆层呈乳糜色，严重时类似发黄的淡牛奶。这是血浆内含过多脂肪造成的，献血前4小时进食大量含脂肪食物容易发生这种现象。严重的乳糜血不宜给患者输注，以免发生过敏反应。库存血如发生血浆明胶化现象，可能是细菌污染所致，不能发出使用。

第四节　血液的冷冻保存

当前发达国家已将冷冻血作为一种特殊血液制剂常规供应临床。冷冻血液保存研究的成功，是血液保存方法上的重大突破，为解决血液长期贮存、保障供血和对稀有血型患者输血以及自身输血创造了条件。

一、血细胞的低温损伤机制

低温损伤是冷冻保存血细胞的重要问题之一，解决好这一问题不仅有利于细胞保存，而且还有助于杀伤有害细胞。许多学者对此进行研究，提出各种学说，但仍无最后定论，目前在下面几个问题上意见比较一致。

1. 盐变性学说　Lovelock等人提出，水结冰时使细胞内外产生的高浓度电解质作用于细胞膜，引起脂蛋白复合物的变性和部分类脂质的丢失，增加了细胞膜对离子的通透性，并使细胞膜上形成一些小孔，融化时水进入细胞内引起渗透休克，这是慢速冷冻细胞损伤的主要原因。

2. 冰晶的机械作用　在快速冷冻时，细胞内形成许多冰晶，冰晶作用于细胞膜并使细胞膜上产生小孔，使得细胞膜不可逆地丧失半透性，这是快速冷冻时细胞损伤的主要原因。

3. 化学损伤　Levitt提出冷冻时在细胞脱水和溶质浓缩过程中，蛋白质组分异常靠近，最终使蛋白质分子中硫氢基（SH）和二硫键（SS）发生不可逆的反应，导致蛋白质变性而引起细胞死亡。

4. 细胞的融化反应　细胞在融化过程中的变化比冷冻过程复杂，对于最好的融化程序，目前尚有争议，但从一些最佳复原生物材料实践来看，慢速冷冻的标本应慢速融化，而快速冷冻的标本则应快速融化。

二、冷冻保护剂

1. 保护剂的特征　小分子保护剂能自由地通过细胞膜，具有高溶解度及对细胞的低毒性，它们能与水形成氢键，从而有很高的溶解热。加入保护剂后，可降低溶液的冰点，并增加未冻水量，如果被溶的盐数量一定，未冻水中盐的浓度降低，使细胞处于盐浓度较低的环境中。

有效的保护剂、合适的浓度与最佳升降温速率相结合，成功地保护了血细胞。大分子保护剂的作用与小分子类似，但不能穿过细胞膜。另外大分子还可能影响冰的形成。

2. 冷冻保护剂的种类　冷冻保护剂根据其能否穿透细胞膜的性质可分为两种，即细胞内保护剂和细胞外保护剂。

细胞内保护剂有甘油、DMSO、葡萄糖、乙二醇、丙三醇、甲醇、乙醇、乙酰胺、甲酰胺等。

细胞外保护剂有乳糖、麦芽糖、木糖、聚乙烯吡咯烷酮（PVP）、右旋糖酐、白蛋白、羟乙基淀粉（HES）、聚乙二醇（PEG）、甘露醇等。

三、低温血液保存与玻璃化

玻璃化就是指生物材料在由液态向固态转化过程中没有相变热产生，也就是没有晶体生成。实际上这很难达到，研究认为冷却速率达到10℃/秒，颗粒小于5～10nm才不致使生物材料受到冷冻损伤。

玻璃化是保存生物材料最有效的方法，要想最后解决组织和器官的低温保存，必然通过玻璃化这条途径。要想提高生物材料的冻存成活率，也必须研究生物材料的玻璃化问题。添加冷冻保护剂或快速冷冻的目的就是使生物材料中的水处于容易达到玻璃化状态。

四、红细胞甘油化、冷冻、融化和去甘油的方法

当前在临床上应用的冷冻红细胞制备方法基本上有两种。一种是慢速冷冻法，即使用高浓度甘油处理红细胞，最终使甘油在红细胞中的浓度大约为40%（W/V），冷冻条件可以在无须严格控制冷却速率的情况下进行，冷冻和贮存使用－65℃以下冰箱即可，解冻需慢速融化。去除甘油试剂可用糖液聚集法或不同浓度梯度氯化钠洗涤法。

另一种制备方法是快速冷冻法，即使用低浓度甘油处理红细胞，使红细胞中最终甘油浓度大约为20%（W/V），然后将甘油化的红细胞置于液氮中（－196℃）迅速冷冻，再将冷冻后的红细胞放在液氮蒸气中（－156℃）贮存。解冻时需快速融化。去甘油方法可用不同浓度梯度氯化钠溶液，由高渗逐渐过渡到等渗。

五、冷冻红细胞的制备方法

冷冻红细胞的制备方法前面已经提及，分为快速冷冻和慢速冷冻两种方法。前者需要大容量液氮罐及制氮气设备，目前在我国尚难以推广使用。后者不需复杂昂贵的设备，只需大容量冰箱（－65℃）以下即可，在我国目前条件下比较适用。慢速冷冻法按解冻后洗脱甘油的方法不同，又分为盐液离心洗涤法和糖液聚集洗涤法两种基本方法，虽然方法不同，但原理是相同的，两者均先采用高渗溶液使融化的高渗红细胞渗透压达到平衡，接着进行分次洗涤，最后用含有葡萄糖的等渗 NaCl 悬浮。

1. 慢速冷冻糖液聚集洗涤制备法　此方法由美国人哈金斯（Huggins）发明，1963年应用于临床。

（1）制备方法（国内改进）

ACD 或 CPD 全血（200ml）

↓ 离心移出血浆

浓缩红细胞（90～120ml）

↓ 加等体积甘油化试剂

甘油化红细胞（室温平衡半小时）

↓ 置－80℃冰箱或干冰中贮存

冷冻红细胞

↓ 37～40℃水浴中融化

解冻红细胞

↓ 加入等体积 50%的葡萄糖溶液后，分别再用 10%蔗糖溶液 500ml 洗脱3次。分别去除上清

去甘油红细胞

↓ 加 100ml 0.9% NaCl 悬浮后，离心去上清，再加 100ml 0.9% NaCl 重新悬浮

悬浮红细胞

↓ 测上清血红蛋白合格后

临床输用

（2）甘油化：分浆后所得的浓缩红细胞转移到专用洗涤塑料袋中，袋内装有一由塑料管密封的电磁搅拌器。在电磁搅拌器的搅拌下缓缓加入等体积的甘油试剂。

甘油试剂配方：

甘油（g/v）　79.2%

葡萄糖（g/v）　8.0%

果糖（g/v）　1.0%

EDTA·2Na　0.3%

（3）洗脱甘油：国外均采用5%果糖洗脱甘油，因果糖价格昂贵，我国用比较经济的蔗糖代替果糖。

（4）糖液聚集洗涤法去甘油原理：在 pH5.2～6.1 的范围内，血浆中的丙种球蛋白与红细胞膜的

脂蛋白之间可形成一种可逆性的复合物,当加入非电解质溶液时,如果糖、葡萄糖、蔗糖等,由于离子强度减小,离子间引力也减小,与脂蛋白结合的球蛋白之间又可结合,使红细胞聚集成团块沉下来,就可以除去含甘油上清液;当加入电解质如生理盐水,可使球蛋白之间的结合断开;或升高pH值也可使丙种球蛋白与红细胞膜脂蛋白之间的结合断开,使红细胞重新悬浮,见图12-2。

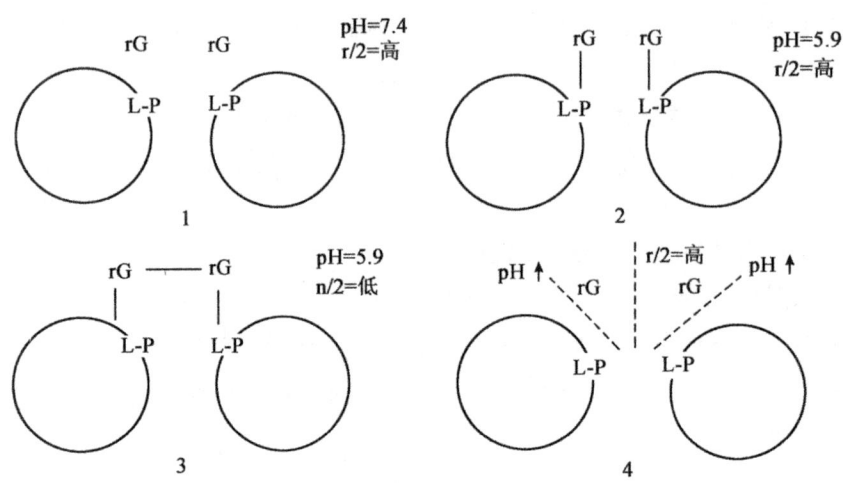

图 12-2　红细胞聚集和解聚示意图

1. 细胞和球蛋白在正常情况下存在于其中;
2. 在 pH=5.2～6.1 时,红细胞脂蛋白和球蛋白之间形成复合物;
3. 当降低离子强度时,与脂蛋白结合的球蛋白之间又可结合;使红细胞复合物共同沉淀聚集成团块沉淀下来;
4. 聚集的红细胞可通过加电解质或提高 pH 值重新悬浮

2. 慢速冷冻盐液洗涤制备法　使用不同浓度梯度的 NaCl 溶液先由高渗逐渐过渡到等渗,可用大容量离心机反复离心或用连续离心机分离、洗脱,达到去甘油的目的。此方法比糖液洗涤法经济,红细胞回收率高,并且质量好,现在为大多数国家所采用。我国目前多采用大容量离心机分次离心洗涤,同样可以达到质量要求。

(1) 制备方法

ACD 或 CPD 全血(200ml)

↓ 离心移出血浆

浓缩红细胞(90～120ml)

↓ 加入 160ml 57.1% 甘油化试剂

甘油化红细胞

↓ 室温平衡半小时,置 -80℃ 冰箱或干冰中贮存

冷冻红细胞

↓ 37～40℃ 水浴中解冻

解冻红细胞

↓ 加入 40ml 9% NaCl,再加 0.9% NaCl 250ml 离心去上清,再加 0.9% NaCl 400～500ml 离心去上清,再用 0.9% NaCl 洗涤一次

去甘油红细胞

↓ 加 100ml 0.9% NaCl

悬浮红细胞

↓ 检测血红蛋白合格

临床输用

(2) 甘油试剂配方

甘油	(g/v)	57.1%
乳酸钠	(M)	0.14%
氯化钾	(mM)	5.0%
磷酸氢二钠	(mM)	5.0%

3. 快速冷冻红细胞制备方法　美国纽约血液中心 Rowe 首先建立。

(1) 制备方法

ACD 或 CPD 全血

↓ 离心移出血浆

浓缩红细胞
↓ 加入等体积甘油化试剂
甘油化红细胞
↓ －196℃冰冻，液氮蒸汽中贮存
冷冻红细胞
↓ 45℃水浴中3分钟内完全融化
解冻红细胞
↓ 利用细胞分离器或标准离心机分次洗涤，加16%甘露醇生理盐水 300~350ml 离心去上清
一次洗涤红细胞
↓ 加0.9%NaCl或0.2%葡萄糖的生理盐水 1000~2000ml 离心去上清
去甘油红细胞
↓ 加等体积的0.9%NaCl或含有0.2%葡萄糖的生理盐水悬浮
悬浮红细胞

(2)甘油试剂配方

甘油	(w/v)	28%
甘露醇	(w/v)	3%
氯化钠	(w/v)	0.65%

六、冷冻红细胞的质量标准

使用的甘油化及洗涤方法的不同，其质量标准也略有不同。由于制备技术不断改进，质量标准在不断提高，现普遍采用的冷冻红细胞质量标准如下：

1. 红细胞回收率在80%以上。
2. 输入人体24小时后红细胞存活率在70%以上。
3. 洗涤后红细胞悬浮液上清血红蛋白不超过1g/L。
4. 甘油含量在1g/L以下。
5. 体外溶血试验上清液血红蛋白增加不超过50%。
6. ATP、2,3-DPG和红细胞脆性接近正常。
7. 血液细菌培养应无细菌生长。

七、冷冻血的特点和临床应用

1. **优点** 保存期可长达10年。能部分调节血液供求不平衡现象，特别为稀有血型输血者提供了方便，争取到了抢救时间。平时贮备，一旦需要可立即解冻洗涤，满足患者需要。对于自身输血者，可用此方法预先贮存，需要时解冻洗涤输用。

经过洗涤的红细胞，由于去除了绝大部分白细胞、血小板和血浆蛋白，减少了输血不良反应的发生。对于血液病、阵发性睡眠性血红蛋白尿、肾功能异常以及心功能不全的患者，输用更为有利。特别对缺乏IgA而有IgA抗体的患者以及患有严重过敏性输血反应的患者，是理想的制品。

冷冻血的2,3-DPG含量与冷冻前区别不大，接近正常。输入人体后，氧的释放能力比常规方法保存的要好，可以立即纠正缺氧，这对于胸外科手术和新生儿换血有利。

冷冻血由于去除了细胞代谢产物、抗凝剂及可能的病原体，即使大量输注也可避免酸中毒、高钾血症以及减少传染病的传播。由于去除了抗A抗B抗体，O型血真正成为万能血。

2. **缺点** 工艺较为繁琐，需要一定设备。

冷冻红细胞在国外已普遍在临床使用，我国1975年也已开始使用，经过20多年的临床输血证明安全有效，满足了特殊患者的需要。冷冻血是不可代替的血液制品。

第五节　血小板的保存

近年来临床对血小板的需求量越来越多，只靠临时分离血小板已远不能满足需要，只有进行贮存才是解决问题的途径。血小板本身脆弱，离体几小时就会发生变形、破裂、损伤，输注后在体内寿命会缩短。

一、血小板零上温度保存

1. **保存液** 目前认为ACD、CPD或CPDA-1、CPDA-2、CPDA-3仍然是较好的浓缩血小板保存液。它们对血小板的活力和功能均无损害。虽然在ACD或CPD保存液中血小板易聚集，但是解聚

后血小板功能仍好。EDTA 抗凝的血小板在体内很快被脾脏破坏,且对血小板功能有损伤,因此 EDTA 不宜作血小板抗凝剂。

2. 温度 保存温度对血小板活性影响很大,以 20~24℃为宜。若将其保存在(4±2)℃8 小时后,血小板发生不可逆转的微管周围带环消逝,导致从盘形到球形的变化,容易产生聚集和破坏,输后体内寿命就会缩短。若保存超过 24 小时,则血小板损伤明显而不能输用。造成血小板损伤的原因主要是温度较低所致。专用血小板采血袋盛装的浓缩血小板在 20~24℃时,能保存 3~7 天。

3. pH 值 血小板保存的最适 pH 值是 6.6~6.8,pH 小于 6.0 或大于 7.4 时,血小板不能存活,发生从盘形到球形的变化。

4. 贮存容器 血小板脆弱和具有亲水性,与湿润或粗糙的玻璃接触便粘附于其表面,并伸展变形,稍久便发生损伤失去功能。用塑料袋代替玻璃瓶进行采血和血小板保存可以使保存效率明显提高。至今用于保存浓缩血小板的塑料袋已经过两代改进。第一代产品是由聚氯乙烯(PVC)加入增塑剂邻苯二甲酸二(2-乙基)乙脂(DEHP)制成,Fenwal PL-146 和 Cutter CL-3000 是该类型塑料袋的代表。用此类袋保存血小板在 22℃可保存 3 天,3 天以后 pH 常下降到 6.0 以下。

第二代产品是透气性能更好的聚烯烃(Polyolefin)塑料袋,如 Fenwal PL-732 或更薄的 Cutter CLX™,可贮存浓缩血小板 5~7 天。以上两种塑料袋没有增塑剂。

血小板在保存过程中不断地进行新陈代谢,产生乳酸,使 pH 值下降,不利于保存。在第一代 PVC 塑料袋保存比在第二代聚烯烃袋中产生的乳酸要高,这是两种塑料袋的气体的通透能力不同所致。聚烯烃膜能使氧通透到袋内,使 CO_2 逸出袋外的能力要比 PVC 膜高 2.3 倍。PVC 塑料袋由于通透气体能力低,血小板贮存 3 天以后,乳酸生成量增加,使 pH 下降,血小板只能保存 3 天。而聚烯烃塑料袋通气性能好,能贮存 5~7 天。在贮存过程中,血小板利用进入袋内的氧进行需氧代谢,如果通过袋壁的气体交换不能满足血小板对氧的需求,血小板代谢就从需氧代谢改为无氧代谢。无氧代谢使糖酵解增加而产生过多的乳酸,使 pH 下降,此外 CO_2 的生成而不能逸出袋外也会导致 pH 下降。故以使用通透能力好的塑料袋贮存血小板为佳。

5. 离心力 制备浓缩血小板用 Sorvall RC-3 离心机,离心力是 3000×g,离心时间为 20 分钟,制备的浓缩血小板在室温贮存 3 天后与新鲜血小板的比较差别不大,用 4000×g 离心 10 分钟对血小板有害。浓缩血小板制成后必须在室温静止 1~2 小时,使其解聚,然后进行贮存。用 Sorvall RC-3 离心机在室温中用 1000×g 的离心力,离心 9 分钟可得到全血中 89%±1%的血小板。

6. 保存方法 浓缩血小板的制备要在无菌密闭的联袋系统中或用血细胞分离机进行。开放或半开放操作制备的浓缩血小板,因其有污染的可能,故不能保存,必须在 24 小时内使用。

血小板的保存对血浆容量也有一定要求。(4±2)℃时保存,一单位血小板血浆容量需(30±5)ml,22℃贮存则需 50~70ml。在 4℃贮存时要使静止为好,摇动反而有害,22℃保存则需要振荡,摇动速度以 20~30 次/分为宜。振荡方式对血小板质量也有影响,滚动式比水平式摇动产生的异常形态的血小板要多,以水平振荡为好。血小板贮存中,PO_2 下降,乳酸和 PCO_2 水平升高,使 pH 下降,振荡可减慢这一过程。

血小板于 22℃振荡可保存 5~7 天,4℃时保存 24 小时。4℃时保存的血小板输到人体内,能即刻发挥止血功能,所以适合于有活动性出血的患者,特别适合于大出血患者的急救。4℃保存现已基本上不采用。22℃保存的血小板输到体内后,其止血功能慢慢恢复,对预防出血尤为有效。

二、血小板的冷冻保存

血小板的冷冻保存已有 20 多年历史,然而至今尚未广泛应用。因为血小板冷冻保存后损失较大,体内存活率较低。一般冷冻血小板融化洗涤后,止血效果只有新鲜血小板的 55%左右。目前常用的冷冻保护剂有甘油和二甲亚砜(DMSO)。血小板冷冻保存方法有以下两种:

1. 用 DMSO 作保护剂冷冻保存 将 12%的 DMSO 36ml,在 30 分钟内慢慢加入到 30ml 的浓缩血小板袋中。将袋子放置在 -80℃冰箱中保存,控制降温速度为 2~3℃/min。将冷冻贮存的血小板放入37℃水浴中1～2分钟进行解冻,解冻后在室温放置30分钟。用含有16ml ACD的2%DMSO血浆100ml洗涤血小板浓缩液,以4500×g的离心力离心5分钟除去上清液,将沉淀血小板用自身血浆30ml悬浮,室温放置4小时后,即可输用。

本法保存的血小板体内回收率是46%±11%,为新鲜血小板体内回收率的70%,体内寿命是8.5天。新鲜浓缩血小板90%±4%呈卵圆形,少量呈球形;而冷冻血小板50%～60%呈卵圆形,20%～30%呈球形。

冷冻血小板方法应按下面要求进行操作:

(1)使用单采血小板技术从单个献血者中采集浓缩血小板或从全血分出的血小板。

(2)冷冻前要将血小板放在20～24℃的环境中平衡4小时。

(3)要在5～30分钟内边摇动边慢慢加入DMSO到浓缩血小板中,使DMSO最终浓度达到4%～10%。

(4)冷却速度一般控制在1～2℃/min或2～3℃/min为宜。如果使用速率降温仪进行冷冻时,在相变点要自动加大液氮量,以消除由于结冰而产生的大量融化热。过了相变点,还要恢复到原来降温速度。

(5)贮存温度要在-80℃或-150℃以下。

(6)解冻时在37℃水浴中静止融化。

(7)去除保护剂常使用的洗涤液有:DMSO血浆洗涤液、含有蛋白质的NaCl、葡萄糖、磷酸盐洗涤液。

(8)洗涤后的血小板悬液在20～24℃至少放置4小时后使用。DMSO易引起恶心、口臭等副作用。

2. **用甘油作保护剂冷冻保存**　美国纽约血液中心用含5%甘油和4%葡萄糖的生理盐水溶液,以每分钟30℃的速度降温冷冻血小板,于-150℃保存。输注前不必进行洗涤,或用少量血浆稀释后输注,体外回收率达90%,功能上相似于新鲜血小板。

也有报道称用含有0.65%NaCl和3%甘露醇的14%的甘油作为血小板保护剂,以每分钟2℃的降温速度进行冷冻,然后保存在-80℃冰箱中。融化后,用250ml 13%枸橼酸钠洗涤两次,并悬浮于0.9%NaCl或原来的血浆内,临床使用效果满意。

三、血小板的质量检测

血小板的质量检测方法很多,但到目前还未找到比较可靠而又统一的方法。近来国内外大体采用体内和体外两种方法检测。

1. 体外质量检测

(1)pH体系:pH小于6.0或大于7.4,血小板不能存活,会发生由盘形到球形的变化。

(2)血小板计数和形态观察:利用血小板计数仪对血小板进行计数,采用相差显微镜或电子显微镜进行血小板形态观察,从而判断血小板的数量和形态变化,估计血小板输入体内的回收率和存活率。

(3)利用二磷酸腺苷(ADP)诱导变形和光散射,判断血小板的形态。

(4)利用血小板的收缩能力估计血小板的质量。

(5)酵解法:应用血小板糖代谢的原理,通过测某些酶的活性、氧消耗、葡萄糖的利用、乳酸的生成以及ATP浓度等来判断血小板的质量。

2. 体内质量检测　用^{51}Cr标记新鲜的或贮存的血小板,输入人体1小时后,测血小板在体内存在数量并观察存在时间,这是判断血小板回收和存活时间的常用方法。但这种方法主要用于研究,不能用于临床。输注前、后多次血小板计数是测定血小板存活率最简单的方法。

第六节　造血干细胞的保存

随着生物学和移植医学的迅速发展,对造血干细胞的移植需要日益增多。干细胞移植是指患者在造血或免疫功能极度低下时,对其移植自身的或者同种异体的造血干细胞,以促进造血与免疫功能的恢复。近30年来的临床实践表明,造血干细胞的移植是治疗难治性血液疾病、免疫缺陷及极重度放射病的有效措施。

造血干细胞既能够不断地自我繁殖，在造血组织中维持一定数量，同时又有向骨髓红系、粒系、巨核系和淋巴系细胞分化的能力。骨髓、胎肝、脐血及循环外周血中均含有造血干细胞，特别是循环血中，虽然含量较低，但来源丰富，经过使用动员剂后，可用细胞分离器采集足够量的干细胞，供临床治疗需要。为了满足移植需要，解决供需之间的矛盾，研究深低温条件下长期保存造血干细胞、建立干细胞库是非常必要的。

一、冷冻技术和设备

1. 制冷源　最常用的制冷源有氨、氟里昂、丙烯等。在造血干细胞冷冻保存时，常用固体二氧化碳（干冰）和液氮作为制冷源。液氮是无色、无味、无嗅的透明液体，沸点为－196℃，不易燃烧和爆炸，没有毒性和刺激性。

2. 冷冻技术　为使细胞在冷冻后能有较高的存活率，除必须添加保护剂甘油或DMSO外，严格控制冷冻和融化的过程是十分重要的。主要冷冻技术有两种：一种是采用酒精加干冰或利用液氮容器颈部自然梯度温差降温的方法，称为"简易冷冻技术"；另一种是自控降温速率或程序冷冻装置。前者在实验初期使用，操作较为简单，不需要特殊降温设备。但此方法降温速度不易控制，只适用于冻存少量的生物样品。为了更精确地控制样品的冷冻速度，寻找出各种细胞和组织的最适冷冻条件，克服生物材料相变时所释放的热能，从而降低对细胞的冷冻损伤，近年来出现了利用微处理机程序控制的生物材料冷冻装置（可控速率冷冻降温仪）。以上两种冷冻技术比较，从平均降温速度和范围来看，可控速率冷冻装置能较好地控制降温速度，并可以自动记录，精确度高，大量及小量样品均能适用。

二、影响冷冻效果的主要因素

1. 冷冻速度　不同种属甚至同一种属不同类型的细胞所需冷冻速度不同，这与加入冷冻保护剂的种类与浓度有关。对造血干细胞，大多采用两个阶段梯度降温冷冻的方法，即从室温或4℃至－25～－40℃，每分钟降1℃。第二阶段则以5～10℃/min的速度冷冻到－80～－196℃。第一阶段降温范围以1～3℃/min为宜，冷冻速度高于3℃/min时，干细胞活力会降低。

2. 解冻　一般情况下无论是快速冷冻还是慢速冷冻，大都在42℃水浴中2分钟内完成解冻。其目的是使样品快速通过相变温区，以防止再度形成冰晶，对干细胞造成损伤。

3. 冷冻保护剂　有效的冷冻保护剂是保持造血干细胞活力的一个基本条件，DMSO是目前最常用的冷冻保护剂，它穿透细胞膜的能力比甘油强，因此冷冻保存效果好。DMSO的最终浓度以10%～15%为宜，加入DMSO时速度要缓慢，混匀后在0～4℃放置10～30分钟，然后开始降温冻存。

DMSO具有一定毒性，可在解冻后立即洗脱掉。但近来大多数人认为这并不重要，因为DMSO输入人体后，很快被体内血液所稀释并较快排出体外。冷冻保存干细胞常用的保护剂均采用联合低温保护剂。

冷冻保护剂有A方和B方。A方：TC199细胞培养液，5%～10%自身血清，20%DMSO；B方：12%羟乙基淀粉，10%AB型血清，10%DMSO，68%RMP1640培养液。

三、造血干细胞的冷冻方法

按配方将保护剂配好后放置于4℃冷藏箱中保存备用。将采集到的干细胞浓度调整到$(5～10)×10^6$/ml，将调整好浓度的干细胞和联合保护剂分别于4℃预冷20～30分钟，在专用冷冻袋中1∶1混合均匀，经4℃平衡15～20分钟，用薄层铝板或不锈钢板夹住塑料袋，使其厚度不超过1cm，以使冷冻时降温均匀，解冻迅速。通常采用慢速冷冻降温的方法（两阶段梯度温度）降温。第一步冷冻速度以1℃/min由4℃到－30℃，第二步则以5～10℃/min由－30℃到－80℃。降温结束后，将样品取出置于液氮容器的液相中长期保存。需要时进行解冻，样品放在42℃恒温水浴中快速解冻（2分钟内解冻完毕），解冻后先用自身血浆，后用ACD血液保存液各洗涤一次去掉DMSO。用同型血浆悬浮制成干细胞悬液，供给患者输用。

1. 贮存温度和时间　造血干细胞在22～25℃保存24小时后，活力明显下降，2天后则功能完全丧失；而在 2～5℃ 的情况下可保存 3 天，5 天后活力几乎完全丧失。4℃ 时保存方便，设备简单，样品不需任何处理，但干细胞移植时应在 3 天内使用，且要防止病原体污染。

造血干细胞在 -79℃ 保存不能超过两年，在液氮内（-196℃）可保存 2～4 年，细胞活力是恒定的。目前看来，在液氮中较长期保存造血干细胞是比较适宜的。

2. 活力测定方法　对细胞、组织活力测定的方法很多，主要有：

(1) 染料排斥试验：此方法是检测活细胞比较常用的方法，将其与台盼蓝或伊红染料混合，着色的为损伤细胞，未着色的为活细胞。此方法简单、快速，但它不能表明造血干细胞的活力情况。

(2) 分别检测冷冻保存前后有核细胞计数和单个核细胞计数。

(3) 干细胞活力测定：由于目前对人的多功能造血干细胞尚不能直接测定，一般均以粒系-巨核系定向祖细胞（CFU-GM）作为指标，它们在 CSF（集落刺激因子）存在的条件下，诱发生成粒系-巨核系细胞集落。目前多采用体外半固体琼脂培养法测定造血干细胞的活力。

(4) 经典的方法是致伤动物，使其造血功能受到严重破坏或彻底摧毁，而移植造血干细胞后可使动物存活，间接反映造血干细胞的活力。

第七节　白细胞的保存

白细胞是血液组成的重要成分之一，在体内寿命一般认为只有 12.5 天，它的结构比较复杂，其性质尚未完全了解。因此对白细胞保存的研究进展缓慢。在体外保存时间说法不一，一般认为白细胞在 4℃ 条件下只能保存 3～4 天，其中粒细胞保存 1 天后即丧失功能，淋巴细胞次之，而单核细胞则最后丧失活力。白细胞的吞噬能力在保存 24 小时后略有下降，3～5 天后明显减弱，而 7 天后则全部消失。

白细胞保存原则与其他生物细胞一样，在不损伤其活性的情况下低温保存（4～-196℃）以降低代谢速度，并提供生命活动所必需的能量物质。

(一) 白细胞在 (4±2)℃ 的保存

大多数研究者认为，白细胞在室温中只能保存 2 天。最近研究表明，粒细胞保存 8 小时后输入人体，对炎症的趋化作用已下降，因此不主张保存，要求采集后尽快输用。

粒细胞保存的效果除与温度和时间有关外，还与制备的方法、保存液的种类有关。

(二) 白细胞冷冻保存

1. 淋巴细胞的冷冻保存　淋巴细胞的冷冻保存较容易进行，其回收率多数可达 100%。方法是将收集到的淋巴细胞用 Hanks 液洗涤后，再用 10%AB 型血清和 10% 二甲亚砜的 Hanks 液使其悬浮成 1×10^7/ml 的淋巴细胞悬液，密封于容器内。通常采用两步降温法进行冷冻，首先以 1℃/min 的速度冷却到 -30～-40℃，再以 7℃/min 的速度冷却到 -100℃，置 -196℃ 温度中贮存。使用前在 37℃ 水浴中融化，先用 Hanks 液稀释去除 DMSO，使其含量在 1% 以下，可得到较多功能完整的淋巴细胞。

2. 粒细胞的冷冻保存　粒细胞的冷冻保存目前困难较多，仍处于实验研究阶段，各家实验结果也不一致。

Cavins 于 1968 年用 10% DMSO 或 10% DMSO 加 10% 葡萄糖作保护剂进行冷冻保存，发现白细胞具有吞噬能力。冷冻方法为两步法。先以 1℃/min 的速度降到 -90℃，再以 19.5℃/min 的速度降到 -195℃，在 37℃ 水浴中融化后再用 AB 型血浆稀释，使 DMSO 的浓度成为 1% 以下。经实验冻存后的白细胞对酵母有吞噬作用，获得了较好效果，以后许多学者也验证了这一结果。Lionetli 等人用羟乙基淀粉或用 DMSO+羟乙基淀粉混合液冷冻保存粒细胞也得到令人满意的结果。但 Crowley 于 1974 年用 5% 的 DMSO 作保护剂冷冻白细胞，解冻后恢复比例最多的是淋巴细胞，其次是单核细胞，粒细胞恢复的比例最低。

DMSO 对白细胞具有一定毒性，这种毒性作用在室温下比在低温下更大,并随接触时间的延长而增加,使粒细胞吞噬能力下降。目前多数研究报告认为经冷冻保存的粒细胞,其吞噬作用不及新鲜的25%～30%,经冷冻保存的粒细胞体内回收率只有10%～30%,这样低的回收率,常规用于临床是不可取的,所以粒细胞的输用基本上是采集后当天输用。

3. 白细胞的质量检测　由于白细胞的生理功能较为复杂以及在体外容易受损,所以目前还没有一种有效的方法测定体外存活率。白细胞质量测定方法有染料排斥法、吞噬作用、阿米巴运动、细胞呼吸及同位素标记等方法。

(1)染料排斥试验:用台盼蓝染色检测粒细胞活性,拒染率应不低于98%。

(2)吞噬能力的测定:新鲜白细胞对酵母菌具有吞噬作用。通常1个白细胞可吞噬4个以上酵母菌,因此使细胞膨胀,而细胞核在被吞噬的粒子间呈狭条形。

(3)形态观察:取样片进行瑞氏染色,于光学显微镜下观察细胞的完整性和颗粒的存在情况。

(4)酶解试验:利用白细胞在体外对葡萄糖的代谢情况判定白细胞的存活率。

(5)同位素标记法:用放射性^{32}P作体外标记白细胞,输入人体后,嗜中性粒细胞从血循环中快速消失,半衰期约6～8小时。

(三)白细胞的临床应用

对于化疗、放疗以及由于骨髓抑制使患者粒细胞低于$0.5×10^6/L$,并伴有感染者,用抗生素无效的,可用此方法。

第八节　血浆的保存

1. 新鲜液体血浆的保存　采血后6～8小时内由全血分出并冷冻的血浆几乎含有全部凝血因子,包括对温度特别敏感的第V因子和第Ⅷ因子。制备后尽快输注或在4℃冷藏箱保存,保存期不超过24小时。

2. 新鲜冰冻血浆的保存　采血后迅速由全血中分出血浆并在6小时内快速冻结,在-20℃以下冰箱中保存,有效保存时间为1年。保存1年后,多数凝血因子保持与新鲜时近似,第Ⅶ、Ⅸ、第Ⅻ因子相当于新鲜时的80%,最不稳定的第Ⅷ因子约下降65%,但在输血时此制剂有良好的止血效果。保存期满后可改为普通冰冻血浆,可继续保存4年。

3. 普通冰冻血浆的保存　全血采集后,于4℃保存期中或期末,经自然沉淀或离心后分出的血浆置-20℃以下冰箱中保存,有效期5年。

4. 普通液体血浆的保存　全血采集后,于4℃冷藏箱的保存期中或期末,经自然沉淀或离心分出的血浆在4℃中能保存3～4周。此种血浆必须是在密闭系统内制备,确保无菌,否则在4℃的保存环境中有些细菌可以生长。

第九节　冷沉淀的保存

一、冷沉淀的保存

冷沉淀的保存对温度要求很严格,温度越低对保持其活性越有利,冷冻保存优于零上温度保存。第Ⅷ因子在血浆中比在全血中稳定,在无血小板的血浆中比在富含血小板的血浆中稳定,在冷沉淀中又比在血浆中稳定,在新鲜液体血浆中,4℃冷藏保存3天后第Ⅷ因子活性几乎下降一半,所以冷沉淀应制备后立即输用或冰冻保存。

Rock等人把混合后的血浆分别保存在-20℃、-30℃、-40℃和-80℃两年。保存在-20℃的血浆40周后第Ⅷ因子活性丧失,而保存在-30℃、-40℃的血浆仍保持90%的活性,-80℃以下保存的血浆活性基本没有变化。一般认为在-20℃以下冷沉淀能保存一年,融化后尽快使用或室温保存6小时内输注,不可再次冰冻或冷藏。冷沉淀也可冰冻干燥后在冷藏箱保存,保存期为2年。

二、冷沉淀的质量要求

1. 由单一献血者的血液制备,不可把不同人血混合后制备。
2. 最好用多联袋系统密闭分离制备。
3. 每袋容量为(25±5)ml。
4. 第Ⅷ因子含量≥80IU/袋(400ml 全血制备)。
5. 纤维蛋白原含量≥150mg/袋(400ml 全血制备)。
6. 细菌培养应无细菌生长。
7. HBsAg、抗-HCV、抗-HIV 均为阴性。

第十节 血液及其成分的领发和报废

血液领发工作是业务性、专业性很强的一项重要工作,为了保证血液质量,避免差错的发生,应对工作人员进行有关的血液专业知识教育,提高质量意识和业务素质。血液的领发工作必须由血站、医院输血科(室)以及病房的医务人员担任。

一、血液入库

血库工作人员应掌握血液库存情况,及时向主管领导反映库存血液种类、数量和型别,以便合理安排和调整采供血计划。

1. 采集或分离的血液及其成分,应凭入库单据经交接双方当面清点品种、数量、规格、型别是否相符,检查标签填写内容是否完整、清楚、正确,验看血袋有无破损渗漏,热合是否严密,经核对无误后办理入库手续,双方经手人要签字。
2. 按品种、规格、血型及温度要求,单独存放在专用冷藏箱(库)或冰箱(库)中。以采血及制备日期为序依次排列。
  (1) 血小板贮存温度为 20～24℃,振荡保存;
  (2) 全血或其他成分贮存温度 2～6℃;
  (3) 新鲜冰冻血浆贮存为温度 −20℃以下,保存期一年;
  (4) 冷沉淀贮存温度为 −20℃以下,保存期一年。以上贮血设备应高低温报警装置完好,温度记录或温度指示正常。
3. 合格血、待检血、不合格血应有明显标记,并分别存放。
4. 按采血时间、献血者姓名、血型及血袋编号逐项进行登记或输入微机保存,便于进行质量追踪。
5. 成品血及其成分必须经过全部检测合格。

二、库存血的质量检查

血库工作人员应 24 小时值班,每天定时检查冷藏箱(库)及冰箱(库)等设备的运转情况,如发现异常应及时处理,每 6 小时观察并记录温度 1 次,每月用 5%～10%次氯酸钠擦洗箱内外 1 次。所有库存血要经常整理、检查,并记录检查情况,血液如出现凝块、溶血、细菌污染、脂肪血和血袋渗漏等情况,该血液或血液成分不能发放。

三、血站血液的领发

1. 医院到血站取血时,需凭专用取血单按所需品种、规格、型别和数量发放。
2. 取血时必须携带专用保温器材,否则拒绝发血。
3. 晚间急诊用血,需事先联系,说明领用单位及原因、血型和数量,领用时双方核对无误后发放。
4. 预约送血一般由医院提前一天向血站预定,值班人员根据所需品种、血型、数量等进行当场登记,并向医院复报一遍,以保证准确。经手人于次日根据发血制度逐一清点血液品种、血型、数量,按送血医院分组装入贮血箱送往医院。
5. 凡发出的血液应详细记录血型、成分类别、血袋编号及领用单位等信息,以便跟踪追查。
6. 发血时,以血液保存时间为序,先存先发,但对确实需要新鲜血液者例外。
7. 血库值班人员取血时应观察冷藏箱温度是否正常,核对血袋标签内容是否符合要求,血袋有无破损、渗漏,血液外观是否正常,如发现异常,应停止发血,立即查明原因并作处理。

8. 每天下班前结算当天发血情况,交接待办事宜,检查贮血设备运转情况,温度指示正常后方可下班。

9. 原则上发出的血液及制品不准退回血库,凡属质量问题由权威部门鉴定后,确属供方所致,应予调换。

四、医院内的血液领发

1. 血液领发

(1) 病房工作人员与输血科或血库工作人员一定要遵守领发血液的有关制度,防止发生差错。病房医师要逐项填写好用血申请单,连同患者全血标本,至少提前1天送到输血科或血库,作血型检定和配血试验(急救例外)。遇有大手术或特殊需要(如血量小于50ml或大于1000ml,以及需要新鲜血或特殊血液成分等)应在3天前向输血科或血库预定(急救例外)。

(2) 病房做好输血患者的输血准备工作后,由医护人员凭填好的领血单到输血科或血库领血。非本病房医务人员不得代领,如遇特殊情况时,可由一个能够办理领血核对手续的工作人员到输血科或血库领取。

(3) 病房与输血科或血库工作人员必须严格遵守血液的领发制度。发血时,双方应认真核对患者姓名、性别、年龄、床号、病历号、血袋编号、品种、血量、采血日期、血型及交叉配血试验结果等,完全无误后方可办理领发手续。

(4) 领发血时双方应仔细检查血液保存情况,如血袋有无破损、渗漏,热合处是否严密,标签填写内容是否齐全,字迹是否清楚,有无褪色或破损,血液外观是否正常等。如有问题,应查明原因后予以适当处理。

(5) 凡保存血液有下列情况之一者,一律不得发出使用:标签破损,字迹不清;血袋破损有渗漏现象;有严重溶血;有较大的血凝块;血液中有大量气泡出现或血液变成紫红色;严重乳糜血也不能应用。

2. 发血的先后次序　凡入库的血液及其制品,必须核对无误并进行登记后,分别按采血日期先后及血型类别依次存入冷藏箱中。发血时应按先存先发的原则,但对确实需要新鲜血者例外。

3. 血液的退回与再发出　血液及其成分离开输血科或血库后,原则上不能退回。血液发出后最好立即使用,也可放入冷藏箱暂时保存。对于因故未使用的血液,应在30分钟内退回输血科或血库。

退回的血液,包装应严密无损,静置一天后,经详细检查确认血液质量良好,没有变质或污染迹象,可以再发出使用,但必须记录说明此血液已发出过;如血袋已开封或有破损,有可能造成细菌污染,输血科或血库一律拒收。凡退回的血液应单独存放,并注有特殊标记。

4. 血液的调剂　输血科或血库应根据本院年、月用血情况,认真做好用血计划与血液调剂工作,保存的血液尽量做到数量、型别合理,既不长时间积压又不使供应脱节。各地各单位应根据本部门多年实践经验,定出切实可行的用血计划。

医院输血科、血库与血站之间应互通有无,在血液保存期间,保证质量的前提下,适当调剂血液,满足患者用血需要,避免血液过期浪费或影响治疗。

五、血液的报废

1. 血液报废品种包括全血、浓缩红细胞、添加剂红细胞、浓缩血小板、冰冻血浆、冷沉淀以及所有能用于临床输注的成分。

2. 血液报废必须由科(室)及班组负责人填写报废申请单,说明报废原因、品种、数量、来源,经班组、科领导签署意见后经上级主管领导批准后方可报废,如出现异常情况应向质管部门报告,分析造成的原因以便采取措施及时改进工作。

3. 已批准报废的血液及其成分,必须加贴明显标志,单独存放,按污物处理办法集中销毁。

4. 报废的血液及其成分必须有专人负责管理,详细记录报废血品种、献血者姓名、血型、血袋编号、销毁日期及销毁人。报废血销毁记录要妥善保管以便进行追踪。

5. 血液报废单和出库单需交财务部门进行出帐和监督。

6. 血液报废标准

(1) 全项血液复检后,一项以上不合格的全血及其成分。

(2) 过保存期的全血及其成分。
(3) 细菌污染。
(4) 严重溶血,血浆血红蛋白含量超过标准。
(5) 有大量凝块或血量不足。
(6) 血袋破裂、渗漏或管口密封不严。
(7) 标签丢失或破损难辨,模糊不清。

第十一节 血液贮存及运输的基本要求

血液成分组成复杂,要想使其保持各种成分的活性不变,就必须按各种成分的要求,用专用贮血冷藏箱(库)分别按温度要求进行贮存,减慢代谢速度,延长寿命,防止变质,以保证临床使用安全有效。各血站和医院输血科或血库应根据工作需要配备合适的贮血设备。

一、贮血冷藏箱(库)

贮血冷藏箱形状一般为圆形或长方形,以垂直式较好,箱体内要宽敞明亮,应有适当的照明设备和风扇。内设3~4个隔离层,隔离架有固定式或转盘式。每隔层均有一扇内门,以减少冷空气散发,保持温度均匀,节省电能。隔层间要有一定距离,周围要留有一定空间以便空气回流,使箱内各处均匀快速降温。箱体隔热性能、密封性能要好,以保持温度恒定。

1. 贮血冷藏箱

(1) 温度要求:贮血冷藏箱与一般家用冷藏箱不同,它对温度要求很严,箱内温度上下层之间、前后之间温差不得超过2℃,即必须控制在2~6℃范围内。因此要求制冷机功率要大,冷风不能直接吹到血袋上,以免造成局部温度过低产生溶血。要有温度记录器,记录器温感探头必须置于带有一定介质的容器中,容器内实际温度与记录器记录温度之差要小于1℃。

(2) 高低温断电及报警装置:贮血冷藏箱必须有高低温报警和断电声响报警装置,一旦温度升高或降低超过要求,便发生自动报警。报警器电源与冷藏箱不能共用同一电源,必须另设电源(最好用电池),防止停电时不能报警。对报警器应经常进行检查以保障其功能正常。冷藏箱的报警温度应定于上限6℃和下限2℃。当使报警器温感探头的温度分别达到6℃和2℃时,报警器应发生报警。

(3) 温度记录系统:温度记录曲线上的温度与标准温度计测试的温度之差要小于1℃,这才表明记录温度曲线是可靠的,否则要进行调整。

(4) 冷藏箱应设专人管理,定期维修保养,并建立档案保存。质控部门要定期对温度、高低温报警和温度记录曲线进行监测。

2. 贮血冷库 冷库适用于大量贮存血液及血液制品,其性能要求基本同贮血冷藏箱,此外还有下列要求:

(1) 冷库内设有分隔区,在分隔区内存放不同品种、规格、血型的血液制品。合格、待检及不合格制品要有明显标志并分别存放。

(2) 冷库的温度记录仪和报警的温差电偶应安装在上层隔离架上,报警器电源应和冷库电源分开。

(3) 冷库最好使用双感系统,一个温差电偶置于液体中,另一个则置于冷库顶部的空气中,但不要紧靠冷库门口上方。

(4) 最好有两支独立监控温度计,一支和记录温差电偶一起浸入容器的液体中,另一支置于保存血液的低层架子上的类似的容器内。两种温度计的温度均必须在(4±2)℃范围内。监控温度计和记录器的温度要定期校对,误差不能超过±1℃。

3. 采血车冷藏箱和冷藏运输车

(1) 应参照贮血冷藏箱和冷库进行设计。

(2) 采血车冷藏箱和冷藏运输车的制冷系统要有两套电源:一是由汽车运行时马达发动供电,一是外接电源,后者在汽车停放时由外部供电。

(3) 采血车和冷藏运血车的车库应安装电源插座,当车辆在库中停放时接通外接电源,以保持冷藏箱(车)内的温度恒定。

二、血液的运输

血站外出采血,各医院到血站取血,以及平时和战时紧急抢救用血时,全国各地相互支援,都会涉及血液的运输问题。血液运输的关键问题是运输中温度的维持和防止剧烈振荡,以保证血液成分的有效性和抑制细菌生长。

1. 全血运输

(1)有温度监视器的冷藏车运输(2~10℃运输)。

(2)运血箱运输(短途)

①血液中心或血站往各医院送血或医院到血液中心取血,可用运血箱。一般运输时间在2~3小时内,能使4℃贮存的血液维持在10℃以下。运血箱应有良好的隔热设施,夏季气温太高时,可在血袋上面放置0~0.5℃的塑料冰袋,－20℃以下冰块不能使用。

②运血箱内最好放置温度计,运到目的地后检查温度,或收到血液后把半导体温度计探头插入到两袋之间,待温度不变时,观察温度,看是否达到要求。

③开箱检查血袋,看有无破损,封口是否严密,标签有无污损。如有上述情况,不得使用。

2. 冰冻血浆和冷沉淀成分的运输　冰冻血液成分通常一般保存在－20~－30℃。如果运输,温度必须维持10℃以下,不能更高,否则会影响质量。运输冰冻成分,必须考虑包装和维持低温的方法。

(1)用运血箱运输:必须满足任何一种血液成分在运输中的温度要求,应把冰冻血液成分装在绝热性能好的容器中运输。长距离运输,可在运血箱内放置干冰或－20℃以下冰块。放置量要根据运输时间、运血箱保温性能、运输方法和环境温度变化以及最后运血箱中冰的融化程度而增减。

(2)用冷藏运输车运输

①冷藏车箱内温度首先应预冷到冰冻血液成分所要求的保存温度。

②在运输过程中要保持血液制品所要求的温度。

③要有温度监视器和报警系统。

(3)质量监测:制品运到目的地后,首先检查温度是否符合要求,检查包装有无破损,封口是否严密,标签是否污损,有上述情况不得使用。

3. 血小板和富血小板血浆的运输

(1)为了防止血小板聚集,在运输中要防止温度过低,一般要求保持在15~25℃中运输。

(2)为了达到上述温度要求,采用隔热好的容器,如运血箱、保温瓶等。使用前应在室温下敞开30分钟,然后将22~24℃的血小板或富血小板血浆放进容器中,关闭容器盖,装入车箱内运输。

(3)在运输过程中要防止剧烈振荡,避免血小板的损伤。

第十三章

输血相关传染病

第一节 概 述

输血可能引发输血相关传染病,是我国近年来受到普遍关注的一个社会热点问题,全国各地因输血相关传染病而导致的病人与医院(血站)的纠纷屡见不鲜。为了有效地控制医源性感染,避免经输血传播传染病的发生,我国先后颁发了《中华人民共和国献血法》、《血站管理办法》、《血站质量管理规范》和《血站实验室质量管理规范》等一系列法律法规,同时对全国血站进行整顿、撤并,并对血站进行"一法两规"(《血站管理办法》、《血站质量管理规范》和《血站实验室质量管理规范》)的督导审核,加强血源管理和献血者的病毒筛查,提高实验室检测水平和能力,从而降低输血安全隐患。

输血相关传染病,又称输血传播的疾病,或输血传染病,与经血传播的疾病同义,是指受血者通过输入含病原体的血液或血液制品而引起的传染病。传染性病原体是否可经输血传播取决于以下3个基本条件:

1. 病原体必须能够随血流进入宿主或患者体内。

2. 被感染的献血者必须没有任何相应的疾病迹象和症状,否则他们将在献血者筛选过程中被淘汰或延缓献血。

3. 无论是游离在献血者的血浆里或是存在于血液细胞里,该病原体必须能自然存活一段时间。

传染性病原体满足上述条件,方可通过输血传播。但传播是否真的发生还取决于其他一些因素,如患者的免疫状态和输入的传染性病原体的数量等因素。

已知有四种主要的传染性病原体,它们是病毒、细菌、原虫和真菌,但只有病毒、细菌和原虫有报道可经输血传播,其中病毒是最常见的经输血传播的病原体。

输血相关传染病一般有明显的症状和体征。如果只是病原体存在于体内,而受血者无明显症状与体征时,此种状态称输血相关感染,或输血传播的感染。受血者此时为无症状病原体携带者。广义上讲,输血相关感染应包括输血相关疾病和无症状感染。疾病是感染发展的一个阶段,由于输血相关传染病和输血相关感染的检测方法相同,有时临床上也难以严格区分,故人们在一般叙述时往往两术语混用而不严格区分。

一、输血相关传染病的种类

通过输血传播的疾病与感染已知有十几种,其中最严重的是艾滋病、乙型肝炎和丙型肝炎。输血相关传染病的病原体及其引起的相关疾病见表13-1。

表 13-1　输血相关疾病与病原体

病原体名称	简称	引起的输血相关疾病或感染
乙型肝炎病毒	HBV	乙型肝炎，HBV 感染
丙型肝炎病毒	HCV	丙型肝炎，HCV 感染
丁型肝炎病毒	HDV	丁型肝炎，HDV 感染
庚型肝炎病毒	HGV(GVB-C)	庚型肝炎，HGV/GBV-C 感染（致病性未定）
巨细胞病毒	CMV	巨细胞病毒感染（CMV 感染）
Epstein-Barr 病毒	EBV	传染性单核细胞增多症，EBV 感染
人类微小病毒 B19	HPV B19	再障贫血危象，传染性红斑，胎儿肝病
人类免疫缺陷病毒 1/2 型	HIV-1/2	艾滋病，HIV 感染
人类嗜 T 淋巴细胞病毒	HTLV-Ⅰ/Ⅱ	成人 T 淋巴瘤/T 细胞白血病(ATL)，热带痉挛性下肢瘫(TSP)，HTLV 相关脊髓病(HAM)
人疱疹病毒 6 型	HHV-6	婴幼儿急疹等
梅毒螺旋体	TP	梅毒
疟原虫	MP	疟疾

二、输血相关传染病的预防和控制

在输血相关传染病的预防和控制中，采供血机构和临床医疗单位的标准化工作与规范化管理起着至关重要的作用。

（一）严格筛选献血者

世界卫生组织血液安全战略提出，安全和足够的血液供应有赖于仅从低危人群的自愿无偿献血者中采集血液，对所有捐献的血液要进行输血传播传染病的筛查。对献血者进行严格筛查，包括对献血者的既往医学史调查，一般体格检查和血液的严格检查。在调查征询中，应特别注意排除高危人群献血。血液检验涉及输血相关疾病的一些项目，我国目前规定的检验项目有：乙型肝炎表面抗原(HBsAg)，丙型肝炎病毒抗体(抗-HCV)，艾滋病病毒抗体(抗-HIV)，梅毒实验和丙氨酸氨基转移酶(ALT)，共 5 项。随着科学技术的发展及传染病的流行趋势，目前，HBV、HCV 与 HIV 的核酸检测正在试点进行，在不久的将来，核酸检测有可能成为血站血液检验的重要项目。此外，还需进一步提高检验试剂质量，提高血站实验室的检测水平和检测能力，以保证献血者与受血者的安全。

（二）规范采供血和血液制品制备的操作规程

采血、成分血制备和血浆蛋白分离过程复杂，发生细菌和病毒污染的机会很多，一定要严格遵守国家有关规定，认真执行各项技术操作规程，做好消毒隔离工作，避免细菌感染并杜绝医院感染的发生。1997 年之前我国单采血浆主要是手工操作，有红细胞回输过程。一旦回输血液交叉，则献血者发生感染的机会增多，故国务院发布的《血液制品管理条例》(1996 年 12 月 30 日)规定一律使用机器单采血浆。

（三）对血液制品/成分血进行病毒灭活

对血液制品/成分血的病毒灭活是保证输血安全的另一道防线。虽然严格的献血者筛选和血液筛查，可大大提高血液质量，降低安全隐患，但不能完全控制病毒传播，这主要是由于病毒感染"窗口期"的存在，另外，检测结果还受检测方法、试剂的敏感性和准确性等因素限制，以及人为差错的影响。此外，还有一些可引起输血传播传染病的病原体，因技术水平的限制，现在我们尚无检测的方法，或根本还没有发现。因此，对血液制品/成分血进行病毒灭活，可以最大限度地保证输血安全。蛋白制品如血浆白蛋白经 60℃、10 小时加热，肌肉注射免疫球蛋白采用 Cohn 低温乙醇法制备，经证明均可灭活病毒，使制品无传播肝炎的危险。而近几年在全国血站系统内推广的亚甲蓝光化学法病毒灭活冰冻血浆，已全面应用于临床，可以最大限度地保证临床输血安全。对血液中有形成分的病毒灭活方法也已取得突破性进展。美国学者选用一种新的补骨脂内酯衍生物 S-59,与紫外线结合照射处理血小板制品,证明能灭活游离或细胞结合的 HIV,灭活 HBV 和牛腹泻病毒。该病毒灭活程序,还能同时灭活 5 种常见血液污染菌,并可杀灭具有活性的 T 淋巴细胞,但不影响血小板体外功能、体内回收率与临床效果。美国另有报道显示,使用光化学动力学方法可以对红细胞制品进行灭活。

(四)严格掌握输血适应证

输血有可能发生一系列不良反应与相关疾病的传播。美国资料显示,每单位血传播病毒危险性估计如下:HIV 为 1/66.6 万,HCV 为 1/10.3 万,HBV 为 1/6.3 万,HTLV 为 1/64.1 万。随着核酸检测技术的应用,每单位血液传播 HIV 和 HCV 的风险均降为 1/200 万。尽管如此,输血传播病毒的风险仍然存在。因此在考虑对病人输血时,应当权衡利弊,要严格掌握输血适应证。在确定需要输血时要选择合适的成分血或血液制品,提倡自体输血。通常保存血比新鲜血安全,一般认为 4℃保存 72 小时以上的血无传播梅毒的危险,4℃保存 2 周以上的血,也可以减少疟疾和 HTLV 感染的危险。

(五)加强消毒管理,做好职业防护

消毒是切断传染病传播途径的重要措施之一,其目的是杀灭或消除存留在各种传播媒介上的病原体,以预防和控制传染病的发生。应加强工作环境和器械、物表等的消毒工作,加强无菌物品监测。

消毒效果受很多因素的影响,除了应注意方法本身的性质和特点外,还要注意使用方法和外界因素对消毒效果的影响,如微生物的种类及污染程度,消毒剂的种类与剂量,消毒时的温度、相对湿度、酸碱度,干扰物质存在与否,消毒因子的穿透条件等,应充分了解这些因素,以提高消毒效果。

在医疗卫生系统工作的人员,特别是直接参加实验、手术、创伤处理和直接接触病原体的工作人员应特别注意自身防护,要注意防止锐器刺伤。为维护医务人员的职业安全,有效预防医务人员在工作中发生职业暴露感染艾滋病病毒,卫生部于 2004 年印发了《医务人员艾滋病病毒职业暴露防护工作指导原则(试行)》,以预防职业暴露,并对一旦发生职业暴露后的处理措施提供了指导原则。

尽管艾滋病病毒感染人体的后果非常严重,但该病毒对外界抵抗力不强,一般的消毒灭菌方法均可将其灭活。

2003 年为了规范医疗废物的管理,杜绝买卖医疗废物,保障人民健康,国务院、卫生部先后颁发了《医疗废物管理条例》和《医疗卫生机构医疗废物管理办法》。应严格执行国家有关医疗废物处理的法律法规,做好医疗废物的处理。这不仅是为了保护工作人员,也是为了保护献血者、受血者和周围人员的安全。

第二节 输血相关 HIV 感染/AIDS

艾滋病(AIDS)是获得性免疫缺陷综合征(Acquired Immunodeficiency Syndrome)的简称,是由人类免疫缺陷病毒(Human Immunodeficiency Virus,HIV)引起的全身性传染病。临床表现为严重的免疫缺陷,常以淋巴结肿大、厌食、慢性腹泻、体重减轻、发热、疲乏等全身症状起病,逐渐发生各种机会性感染,继发性恶性肿瘤,精神与神经障碍而死亡。由于艾滋病病毒感染传播速度快,波及范围广,病死率极高,故该病的预防和控制受到全世界的高度关注。

一、流行病学

(一)HIV/AIDS 的传播途径

艾滋病的传播途径有 3 种:性接触传播、血液传播和母婴传播。

1. **性接触传播** 包括同性间、异性间传播。同性传播男性多见,双性恋者危险性更大。异性传播包括性乱者间的传播和夫妻间的传播。卖淫、嫖娼者若患有尖锐湿疣、疱疹、梅毒等性病,造成生殖器溃疡,可使感染 HIV 的机会增加 3~4 倍。夫妻间的传播往往一方是 HIV 感染者,另一方是无辜者。

2. 血液传播 包括：

(1) 输注污染 HIV 的各种血液成分或制品：大量输血时传播 HIV 的有效率几达 100%。

(2) 静脉注射毒品（共用注射器具）。

(3) 医源性感染：①直接与污染的血液接触，包括针刺、接触手术器械、皮肤破损、拔牙、美容等；②组织和器官移植；③人工授精。

(4) 日常生活：理发、修脚、纹身均有可能造成艾滋病的传播。但蚊虫叮咬不传播艾滋病。

3. 母婴垂直传播 宫内感染约占 5%，主要通过胎盘传播，特别是妊娠前 3 个月；围生期感染占约 50%，是婴儿出生时经产道接触母亲血液和阴道分泌物所致；产后感染占 10%～20%，主要因母乳喂养所致。

从 HIV 感染传播的有效性看：经血传播＞母婴传播＞性传播。

从 HIV 感染传播的重要性看：性传播＞母婴传播＞经血传播。

现在世界各国都非常重视预防与控制 HIV 输血传播。美国通过严格的 HIV 抗体检测后因输血发生 HIV 传播的危险性估计已降到 1/66 万，这一数字未包括 HIV-1 P24 抗原检测的影响。

据统计，2003 年全球艾滋病传播途径和比例见表 13-2。异性传播已成为艾滋病传播的主要途径，母婴传播已占较高比例，艾滋病正由高危人群向普通人群传播。

表 13-2 2003 年全球艾滋病传播途径和比例

传播途径	比例（%）
同性性传播	10
异性性传播	70
输入血液/血液制品传播	5～10
静脉吸毒传播	5～10
母婴传播	10

我国早期艾滋病区域分布和传播方式是：中国西南、西北地区以云南、广西、四川、陕西、新疆等省区情况较严重，主要因吸毒所致。中部以河南、安徽、河北、山西等省疫情较严重，主要因非法有偿采血所致。沿海地区及广东、上海、北京等城市主要是性传播。2003 年我国 HIV/AIDS 感染传播途径是：注射吸毒占 51.2%，经采血（主要是单采血浆）途径感染占 21.0%，经血液和血液制品感染占 1.8%，经性传播感染占 7.5%，母婴传播感染占 0.4%，传播途径不详占 18.1%。当时，HIV 血液传播（尤其是静脉吸毒共用针具）在我国占据首要位置。但据报道，2008 年在我国新发感染者中，32% 是男男同性性行为者，40% 是异性性行为者，性传播已成为我国艾滋病传播的主要途径。

(二) HIV 生物学特性

HIV 是一种带有包膜的 RNA 反转录病毒，在分类上属反转录病毒科慢病毒属。HIV 已发现有 1 型和 2 型。HIV-1 型病毒呈球形，直径约 80～130nm，为单股正链 RNA 病毒，基因组全长 9.8kb，含 env（包膜基因）、gag（组特异性基因）和 pol（多聚酶基因）3 个结构基因和 6 个调控基因。HIV-1（型）具有不同的亚型，分为三大组（群），即 M、O 和 N 组。M 组又分 A、B、C、D、E、F、G、H、I、J、K 共 11 个亚型，加上 O、N 型，HIV-1 共 13 个亚型。HIV-2（型）可分出 A、B、C、D、E、F 共 6 个亚型。HIV 亚型在流行病学、临床诊断与治疗、药物筛选和疫苗研制上均有重要作用。

HIV 对外界抵抗力较弱。对热、干燥、阳光敏感，56℃ 30 分钟可灭活。一般被 HIV 污染的器械和器具，经高温、蒸汽、煮沸均可杀灭。HIV 对化学品也十分敏感，一般消毒剂如 75% 酒精、0.1% 家用漂白粉、0.2～0.5% 次氯酸钠、0.5% 来苏儿、0.3% 双氧水等即可灭活 HIV。

虽然 HIV 对外界抵抗力不强，但一旦感染人体，HIV 就在人体内大量复制，后果十分严重，而且难以治疗，所以特别应注意预防。

(三) HIV 感染机制

HIV 对 CD4 细胞具有亲嗜性。HIV-1 外膜蛋白 gp120 的 CD4 结合区在与 CD4 细胞结合时，需 CD4 受体（图 13-1）。除此之外，还需一些辅助因子，即第二受体。第二受体以 CXCR4 和 CCR5 最重要。T 嗜性 HIV-1 进入靶细胞需要 CXCR4，而 M（巨噬细胞）嗜 HIV-1 进入靶细胞需要 CCR5。第二受体基因在不同人种中遗传的突变率有明显差异。缺乏第二受体表达的人对 HIV-1 感染有一定抵抗力。世界上不同人种的 CCR5 突变频率存在差异，欧洲和美洲白人 2 个拷贝是突变型的占 1%～2%，而非洲和美洲黑人、亚洲人、美洲土著人

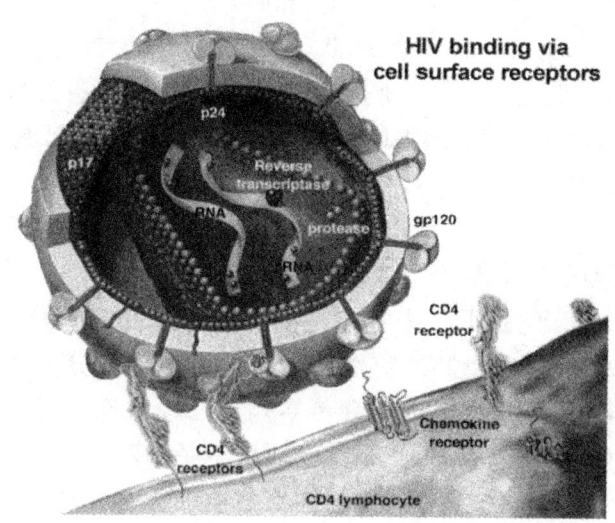

图 13-1 HIV-1 通过 gp120 与靶细胞表面 CD4 分子和趋化因子受体结合

中很少有 2 个拷贝是突变型的,而且 1 个拷贝有突变率(0～3.3%)也远低于白人(18%～19.7%)。这就解释了 CCR5 两个拷贝都是突变型者对 HIV 具有自然抵抗力的原因,他们不会被 HIV 感染。现在科学家还在研究合成封闭 CCR5 的化合物或者抗体来进行治疗。

病毒的复制过程包括:①吸附、穿入;②反转录;③整合;④基因表达;⑤装配;⑥出芽和成熟(图 13-2)。此过程仅需 2.6 天,一个未经抗病毒治疗的 HIV 感染者,每天产生约 10 亿病毒。

HIV 感染细胞后,在两天内到达局部淋巴结,并在 5 天内进入血液循环,进而导致全身播散,到达脑部和淋巴组织器官。HIV 感染后进程,过去认为 HIV 感染后,长期在人体细胞(CD4 细胞等)内潜伏,只有在感染的后期 HIV 才大量复制,进而导致 CD4 细胞大量死亡而引起艾滋病。但近几年来,有学者认为,人体一经 HIV 感染,HIV 就高度复制,产生出来的 HIV 又被快速清除。HIV 在人体内的半衰期为 2 天,每天产生或清除 HIV 平均约 10^9。这些学者还发现,HIV 感染者体内 CD4 淋巴细胞也呈快速消长和动态平衡。一个 HIV 感染者每天产生和清除 1.8×10^9 个 CD4 淋巴细胞。这一新发现也改变了人们对艾滋病治疗策略的考虑,现多数学者主张应对 HIV 感染者尽早进行抗病毒治疗,而不是等到后期才治疗。

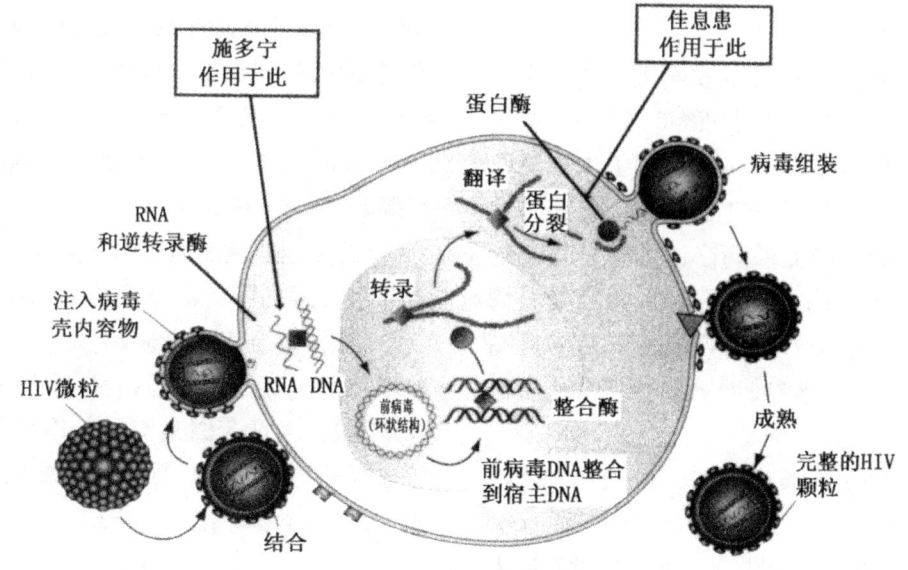

图 13-2 病毒复制过程

摘自 HIV/AIDS Handbook, 3rd ed. Boston: Total Learning Concepts, 1997:77

(四)艾滋病/HIV 感染流行情况

1981 年 6 月 5 日美国疾病控制中心(CDC)在 MMWR(发病率与死亡率周报)上首先报道了在美国加州男性同性恋病人中发现了艾滋病。1982 年美国报告 3 例血友病人发生 AIDS,并有一名 17 个月婴儿死于 AIDS,此婴儿出生后曾多次输血,包括输入以后发展成为 AIDS 的供血者的一单位血小板,这是最早报道的输血相关的 AIDS 病例。艾滋病已在世界范围内蔓延开来。

1. 全球艾滋病流行情况　联合国《2009年艾滋病流行报告》和《2010年艾滋病防治前景展望》显示，目前，全球累计大约已有6000万人感染了艾滋病病毒，2500万人死于艾滋病相关疾病。2008年全球有大约3340万艾滋病感染者，其中当年新增感染者270万人，200万人死于与艾滋病相关的疾病。过去的八年里，"抗击艾滋"取得了巨大进展，首次发现新的感染在全球降低了17%。

2008年在墨西哥城召开的世界艾滋病大会上，联合国艾滋病规划署等国际机构发表报告，介绍了2007年全球艾滋病形势。截至2007年12月，全球估计共有3320万艾滋病毒感染者。2007年新增艾滋病毒感染者为250万人，有210万人死于艾滋病。在艾滋病疫情最为严重的撒哈拉以南非洲地区，成人艾滋病毒感染人数占全球艾滋病的68%，儿童感染人数占全球的90%。此外，该地区2007年的艾滋病死亡人数占全球的76%。艾滋病病毒感染者在全球的分布情况如下：撒哈拉以南非洲地区2250万；亚洲近500万；东欧和中亚地区约150万；拉美地区约170万；北美、西欧和中东欧地区约200万，其中美国约120万。

国际社会在过去10年里为抗击艾滋病所作出的空前投入正在带来回报。自2006年以来，世界各区域几乎都在遏制艾滋病毒疫情的工作方面取得了进展。进展主要得益于艾滋病防治资金的增长。2007年，全球用于艾滋病防治的资金总额约100亿美元，是2000年的7倍。同时，治疗艾滋病的主要疗法——抗逆转录病毒疗法的普及率提高了42%，覆盖面包括了来自低收入和中等收入国家的300万人。

2. 中国艾滋病流行概况　1985年我国发现的第1例艾滋病患者是旅行到中国的外国人，至2009年10月31日，我国累计报告艾滋病感染者和病人319 877例，其中艾滋病病人102 323例，报告死亡病例49 845例。

(1) 中国艾滋病流行阶段

第一阶段　传入期(1985年—1988年)。1985年北京发现的首例艾滋病患者为一因病住院的外国游客，其后浙江发现四名血友病病人因输入进口血液制品而罹患艾滋病，之后陆续有7个省份报告HIV和AIDS，均为外国人和海外华人。

第二阶段　扩散期(1989年—1993年)。此时，艾滋病已扩散到21个省，大多数在沿海省份和大城市，并在云南的静脉吸毒者中发现HIV感染者。

第三阶段　增长期(1994—现在)。至1998年全国31个省(不含港澳台)均发现HIV/AIDS。至2002年全国31个省在注射毒品者中发现HIV/AIDS；中部地区在有偿供血者中发现，大部分省发现经性途径传播；母婴传播病例已经发现。据统计，截至2009年底，估计中国目前存活艾滋病感染者和病人约74万人，其中艾滋病病人为10.5万人，估计2009年当年新发艾滋病感染者4.8万人。

我国新发感染者以每年几万人的速度在增加，2005年是7万人，2007年是5万人，2009年是4.8万人，但增长速度在下降。同时，病人的死亡率减少了，这和抗病毒治疗有关。中国政府用于艾滋病防治的经费逐年增加。中央财政艾滋病防治专项经费从2003年的3.9亿元增加到2009年的10.08亿元，中央补助地方艾滋病防治专项资金2009年增加到9.89亿元，并将部分艾滋病抗病毒治疗药品纳入国家基本医疗保险、工伤保险药品目录和基本药品目录。目前，全国约有7万多人正在接受抗病毒治疗。如果病人不接受抗病毒治疗，死亡率可达到24%~25%，但如果接受抗病毒治疗，死亡率可降到3%~5%。

(2) 中国艾滋病流行形势中国的艾滋病疫情呈现4个方面的特点　一是艾滋病疫情上升幅度进一步减缓，艾滋病综合防治效果开始显现；二是性传播持续成为主要传播途径，同性间的传播，上升速度明显；三是全国艾滋病总体呈低流行态势，部分地区疫情严重；四是全国艾滋病受影响人群增多，流行模式多样化。

二、HIV感染/AIDS的临床表现

按我国1996年批准实施的《HIV/AIDS诊断标准及处理原则》，HIV感染的全过程包括初发急性HIV感染，无症状HIV感染和AIDS三期。通常将急性感染期和无症状HIV感染期合称潜伏期，平均8~10年。感染全过程短则半年，长则20年以上。输血传播的HIV感染可短至2~5年。

(一)急性感染

多数急性 HIV 感染者有临床症状出现。从接触 HIV 到出现症状的时间一般为 2～4 周,但少数病例可长达 10 个月。症状类似于传染单核细胞增多症,可能有发热、淋巴结肿大、头痛、咽炎、皮疹、全身乏力、厌食、呕吐、腹泻、关节痛、鹅口疮,偶有肝脾大。有可能出现一些神经系统的症状,如末梢神经炎。实验室检查外周血可见异型淋巴细胞、CD4 细胞计数和 CD4/CD8 比值正常。血清检测 HIV 抗体最初为阴性,在感染后 3～4 周转为阳性。如查 p24 抗原,可能在感染后约 2 周查出,病毒核酸可在感染后 11 天查出。急性感染期的症状约持续 3 周左右。

(二)无症状 HIV 感染期

此期平均 8～10 年。在急性 HIV 感染期后即进入 HIV 感染的无症状期。此期特点是无临床症状和体征,少数可查到全身淋巴结病(除腹股沟外,有两处淋巴结大)。此期内血清 HIV 抗体阳性和 p24 抗原阴性,CD4/CD8 比值正常。在这一时期中,CD4 细胞和 HIV 病毒在相互斗争中每天均大量破坏与新生,处于相对平衡之中。随着疾病的进展,CD4 淋巴细胞逐渐减少,HIV 病毒载量逐渐升高,相对平衡在逐渐破坏。

一般认为这一时期 CD4 细胞每年减少 50 个/μl,但仍可大于 $0.35×10^9/L$。此期无症状但有传染性。

(三)AIDS 期

主要表现为长期发热、持续全身淋巴结肿大(淋巴结直径大于 1cm)、慢性腹泻(多于 4～5 次/天),3 个月内体重下降 10%,体检可见全身浅表淋巴结肿大,各种感染,肝脾肿大,亦可出现神经系统症状和体征。实验室检查:HIV 抗体阳性,CD4 细胞数降至 $(0.2～0.35)×10^9/L$,以后进一步降至 $0.2×10^9/L$ 以下。CD4/CD8 比值小于 1,外周血白细胞(WBC)和血红蛋白(Hb)下降,β2 微球蛋白中度升高,HIV 抗体继续阳性,p24 抗原转阳。

在这一时期,由于存在严重的免疫缺陷导致继发感染和恶性肿瘤发生。机会性感染表现为口腔念珠菌感染、卡氏肺炎、CMV 感染、弓形虫病、隐球菌脑膜炎,进展迅速的肺结核。恶性肿瘤常见卡波济肉瘤、淋巴瘤等。此期患者平均存活期 1～2 年。

有学者将这一时期分为艾滋病相关综合征期和艾滋病晚期。认为在艾滋病相关综合征期,CD4 细胞快速减少,通常减少到 $0.2～0.35×10^9/L$,若不治疗一年内即发展成典型的艾滋病,若经过有效治疗,有可能好转,再次进入无症状期;在艾滋病晚期,CD4 细胞快速减少,降至 $0.2×10^9/L$ 以下,患者出现各种严重的机会性感染和肿瘤,若不及时治疗,病人将在两年内死亡。

三、HIV 感染/AIDS 的实验室诊断

(一)检测方法

1. 病原学检测 病毒分离、原位杂交、抗原检测、核酸检测等均属于病原学检测技术。

(1)病毒分离:用病人血清或体液接种于淋巴细胞作病毒培养,或用患者淋巴细胞与对 HIV 易感的淋巴细胞共同培养,分离出病毒。在分离过程中,定期检测培养细胞上清中的反转录酶活性或细胞中有无病毒抗原出现。若出现阳性还需要作血清免疫印迹试验(WB)证实。一般来说,HIV 病毒培养的成功率较低,难度较大,需 P3 实验室,主要用于研究。该方法可及早诊断初期感染,早期诊断母婴传播的婴儿,可用于 HIV 变异、亚型、药物筛选的研究(敏感性 70%～80%)。

(2)原位杂交:HIV 感染者体内组织和细胞中带有 HIV RNA 或整合入细胞基因中有前病毒,用同位素标记克隆的 HIV cDNA 片断同患者血细胞或组织切片进行核酸杂交,经放射自显影,即可显示出病毒感染细胞的原始部位。

(3) p24 抗原检测:用 ELISA 法检测血清 HIV-1 p24 抗原的方法,美国已用于献血者血液常规筛检多年。理论上作 p24 抗原检测可使 HIV 感染窗口期缩短至于 6 天左右,但花费巨大。可用于窗口期早期诊断,早期确定母婴传播 HIV 和疾病预后评估(敏感性 50%～80%)。

(4)HIV 核酸检测:分为 PCR 定性和 PCR 定量检测。PCR 定性检测用于 HIV 感染的早期诊断,一般在感染后 1～2 周即可检出;用于 HIV 抗体检测不确定结果的诊断;用于婴儿 HIV 感染的早期诊断。PCR 定量检测即病毒载量测定,包括分枝 DNA 信号扩增试验、反转录 PCR、核酸序列实验等。病毒载量是指体内复制的病毒数量,一般以血

浆 HIV RNA 的拷贝数表示。病毒载量测定的意义是监测疗效。有效的抗病毒治疗应该能够显著降低病毒载量。通过病毒载量的监测可以预测疾病的进程。高病毒载量预示病程快速发展；可以进行早期诊断；检测 HIV RNA 可以使窗口期缩短至大约 1 周。

①分枝 DNA 信号扩增试验（branched DNA signal amplification）（bDNA）：通过将捕捉到的病毒基因信号扩增直接检测 RNA，即从 HIV 中提取分离 RNA，与靶探针杂交抽取 RNA，再通过另一部分靶探针使支链 DNA 分子与 RNA 结合，利用化学发光原理进行扩增信号，予以检测。检测时间 2 天，有能力检出所有亚型，敏感度稍低。

②反转录 PCR（RT-PCR）：在反转录酶作用下 HIV RNA 变成双股 DNA 分子，应用 PCR 杂交技术进行高温变性裂解，低温退火，引物与各链 DNA 结合，在 DNA 合成酶作用下产生大量目标 DNA。经反复循环后产生大量的扩增产物，进行定量测定。检测时间约 8 小时，不能检测 HIV-2，对 A 和 E 亚型易漏检。

③核酸序列实验（nucleic acid sequence based assay,NASBA）：裂解样品中的病毒颗粒和细胞，释放出核酸，在其缓冲液中加入人工合成的 RNA 作为内控品，在二氧化硅参与下，将野生型 RNA 与人工合成的 RNA 同时扩增，运用电化学发光原理（ECL）检测两者扩增产物，检测时间约 12 小时。

2. HIV 抗体检测 HIV 抗体检测，包括初筛实验和确证实验 初筛实验：酶联免疫吸附法（ELISA）、胶体金（硒）快速试验、颗粒凝集法（PA）等；确证实验：免疫印迹法（WB）、免疫荧光法（IFA）等。

（1）酶联免疫吸附法（ELISA）：原理是先将 HIV 抗原包被在酶标板底部，加入被检血清与之反应，洗涤后加入酶标记抗人 IgG（或酶标记 HIV 抗原），再经洗涤，加入底物显色。ELISA 试剂的发展经历了四代（表 13-3）。

表 13-3 检测 HIV 抗体的四代 ELISA 试剂比较*

	组成和原理	窗口期
第一代	病毒裂解物-抗体-酶标抗人 IgG＋底物 （包被）（血清）（试剂）	6～8 周（45 天）
第二代	HIV 抗原-抗体-酶标抗人 IgG＋底物 （包被）（血清）（试剂）	4～5 周（30 天）
第三代	HIV 抗原-抗体-酶标 HIV 抗原＋底物 （重组抗原）（血清）（重组抗原）	约 3 周（22 天）
第四代	HIV 抗原／P24 抗体／O 亚型抗体｛抗体／抗原｝｛酶标抗原／单克隆抗体｝＋底物 （包被）（血清）（试剂）	约 2 周（16 天）

* 敏感性：第四代＞第三代＞第二代＞第一代

（2）颗粒凝集法（PA）：HIV 裂解抗原或重组抗原包被在载体上（红细胞、乳胶颗粒、明胶颗粒），使成致敏颗粒，加被检血清，如血清中有 HIV 抗体，可因抗原抗体反应而发生肉眼可见的颗粒凝集。

（3）快速试验（RT）

①金标法：该方法是在硝酸纤维素膜上预包被金标 HIV（1＋2）重组抗原（Au-Ag），膜的检测区包被基因重组的 HIV（1＋2）抗原，膜的对照区包被抗-HIV（单克隆抗体）。在检测时滴加血清样品，如血清含抗-HIV，则与标记胶体金的基因重组 HIV-(1＋2)抗原形成双抗原夹心免疫复合物。如为阳性样品，可分别在检测区和对照区各形成一条红线；如为阴性，则只在对照区形成一条红线。其原理可简化为：

金标 HIV（1＋2）抗原-抗体-重组 HIV（1＋2）抗原
（包被）　　　（样品）　　（包被）

胶体金即金的水溶胶,主要通过还原剂将氯化金分子(HAuCl4)聚合成特定大小的金颗粒,胶体金颗粒还可以通过静电吸引及表面的物理特性与蛋白分子结合形成蛋白质金颗粒复合物。常用葡萄球菌A蛋白的金颗粒。

②硒标记法:该方法是在硝酸纤维膜的检测区包被有硒标记的HIV-1/2抗原,捕获区包被有HIV-1/2合成肽和重组抗原。如果被检样品中含有HIV-1/2抗体时,该抗体首先与硒标记的HIV-1/2抗原结合形成硒标记抗原-抗体复合物,该复合物由于层析作用继续向前移动通过固相包被合成肽和重组抗原的检测区时被包被在此的合成肽和重组抗原捕捉固定,形成一条红线。如果被检样品中不含有HIV-1/2抗体,硒胶体-抗原结合物将会通过检测区而不与固相包被的合成肽和重组抗原结合,则没有一条红线形成。为了确保结果有效,在反应条中含有质控条带,即对照区。试验阳性的判定标准为两条红线(检测区和对照区都呈红色条带);试验阴性的判定标准为只有一条红线(对照线);试验无效时条带上没有红线。

(4)免疫荧光法(IFA):HIV感染的细胞作为抗原固定在玻片上,滴加被检血清后,如血清中有特异抗体,再加荧光标记的抗人IgG,可将细胞膜染成翠绿色,通过荧光显微镜观察结果。

(5)免疫印迹法(WB):是用聚丙烯酰胺凝胶电泳将纯化的HIV蛋白抗原分开后转移到硝酸纤维素膜上。标本中存在的HIV抗体与条带上的抗原结合,再加入酶偶联的抗人IgG抗体和底物,在抗原抗体结合的部位会出现有色条带。其可检测标本中针对HIV不同抗原的抗体,故被广泛用做确证试验。

3. 其他相关检测技术　逆转录酶(RT)测定 HIV是逆转录病毒,带有逆转录酶(RT),人体内无此酶,故当某人血清中检测到RT活性,结合流行病和临床资料(极少数感染HTLV-1/2的人群可在其血清中检测到RT活性),即可诊断为HIV感染。

(二)HIV感染后的血清学变化

发生HIV感染后大约3周,用第三代ELISA试剂可测到HIV抗体。如怀疑接触HIV阳性物质可能被感染,可观察3～6个月,如HIV抗体检测为阴性则不大可能有感染。有研究发现,在医院一般条件下,通过被HIV污染的针头和针尖单纯一次性刺入皮肤而感染HIV的机会为0.3%～0.5%。在HIV抗体出现以前,可以检测HIV抗原,或用NAT方法来检测HIV-RNA,这样可分别在接触HIV后16天和11天左右证实是否发生感染。

HIV感染的发生可分三阶段。初期阶段,感染后6天至6周,感染者可能有特异的急性病毒感染症状。在此阶段早期进行血样检测,最早出现HIV RNA阳性(11天),以后HIV p24抗原阳性(16天)和再后HIV抗体阳性(22天)。在HIV抗体转阳之前的这一段时间叫HIV抗体窗口期。一旦抗体出现,即使病人症状消失,抗体滴度也可上升(图13-3)。病人初期阶段症状可能持续2周至3周,以后即转入无症状感染阶段(潜伏期),这一阶段平均8～10年,但因大量输血而发生的感染者,这一阶段可能缩短到2～5年。在此阶段中,HIV抗体持续阳性,HIV-1抗原(p24)转阴。最后,感染者进入艾滋病临床期(晚期),病人的HIV核心抗体可能消失,而包膜蛋白抗体长期存在,p24抗原又转阳。

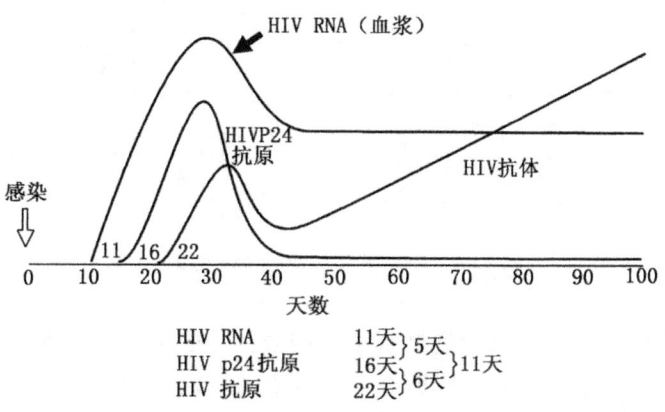

图13-3　HIV感染初期阶段的标志

(三) HIV 抗体检测程序

抗体检测包括初筛、复测和确证。初筛由 HIV 抗体初筛实验室完成；复测由 HIV 抗体初筛中心实验室完成；确证由艾滋病确证实验室完成。

1. 检测试剂

(1) 筛查用的 HIV 抗体检测试剂，必须是经国家食品药品监督管理局注册批准、批批检合格、临床评估质量优良、在有效期内的试剂。采供血机构进行筛查应采用 HIV-1/2 混合酶联免疫试剂。常用的检测方法有固相酶联免疫吸附试验 (enzyme-linded immuno-sorbent assay, ELISA) 等。

(2) 确证试验为对筛查结果予以确定的检测方法，使用试剂应经国家食品药品监督管理局批准和注册，并在有效期内。常用的检测方法有免疫印迹法 (Western Blot, WB)、条带免疫试验 (LIA) 及免疫荧光试验 (IFA)，其中以免疫印迹法最为常用。以下的检测程序及流程图均以免疫印迹法为例，使用其他方法时应参照执行。

常用的免疫印迹 HIV 抗体确证试剂有 HIV-1 型、HIV-2 型、HIV-1/2 混合型，如用单一型的 WB，先做 1 型再做 2 型测定。

2. HIV 抗体检测程序及其流程图

(1) 初筛试验：①血液样本验收合格后，用初筛检测试剂进行检测，如呈阴性反应，则作 HIV 抗体阴性报告。②初筛检测结果呈阳性反应的标本，须进行复检试验。复检试验通常由当地 HIV 筛查中心实验室进行，使用两种高质量的检测试剂。如果初筛检测使用抗原抗体联合试剂，则复检必须使用一种抗原抗体联合试剂。③如两种试剂复检结果均呈阴性反应，则作 HIV 抗体阴性报告；如均呈阳性反应或有一份阳性，该标本需送确证实验室加以进一步证实。如果抗原抗体联合试剂检测呈阳性反应，而抗体试剂检测为阴性反应，则应考虑进行 HIV-1 p24 抗原或核酸检测，必要时进行随访。④筛查试验呈阳性反应样品的转送　如需送上级实验室进行复检，需要核对身份，补充个人信息（如姓名和身份证号码），必要时采集第二份血样，持 HIV 抗体筛查报告，送当地艾滋病筛查中心实验室，或直接送确证实验室复检。⑤HIV 抗体筛查检测的流程图 (图 13-4) 如下。

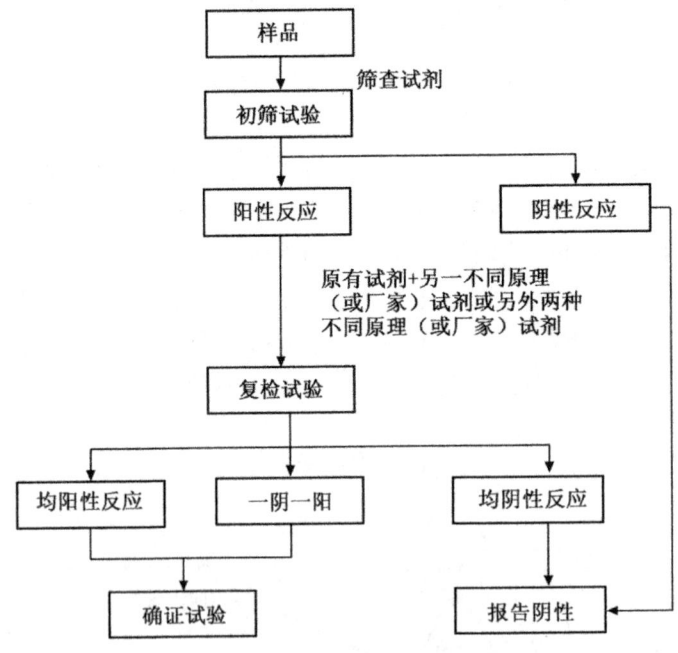

图 13-4　HIV 抗体筛查检测流程图

(2) 确证实验：①使用 HIV-1/2 型混合型试剂进行检测，如果呈阴性反应，则报告 HIV 抗体阴性。②如呈阳性反应，则报告 HIV-1 抗体阳性确证报告。③如果不是阴性反应，但又不满足阳性判断标准，则报告 HIV 抗体不确定。结合流行病学资料，可以在 4 周后随访检测，如带型没有进展，或呈阴性反应,则报告阴性;如随访期间出现阳性反应,则报告阳性;如随访期间带型有进展,但不满足阳性标准,应继续随访到 8 周。如带型没有进展或呈阴性反应则报告阴性;满足 HIV 抗体阳性诊断标准则报告阳性,不满足阳性判断标准可视情况决定是否继续随访。随访期间可根据需要,检测病毒核酸或 P24 抗原作为辅助诊断。④如果出现 HIV-2 型的特异性指示条带,根据实际情况需用 HIV-2 型免疫印迹试剂再做 HIV-2 型的抗体确证试验或 HIV-2 核酸检测,以进一步明确 HIV-2 感染状态,疑难样品送国家艾滋病参比实验室进一步分析。⑤HIV 抗体确证检测流程图(图 13-5)如下。

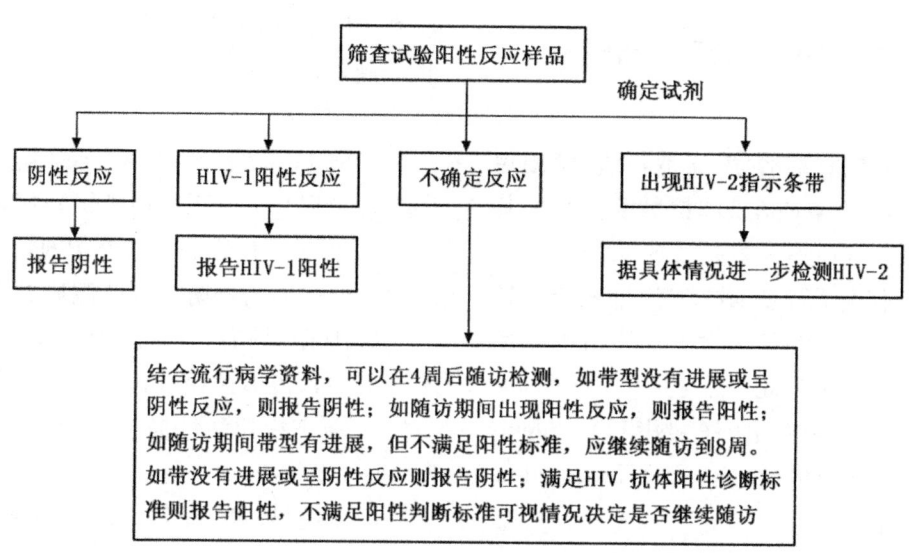

图 13-5 HIV 抗体确证检测流程图

(四)检测结果的判定和处理

1. HIV 抗体确证试验结果的判定

(1)HIV-1 抗体阳性:同时符合以下 2 条标准可判为 HIV-1 抗体阳性:①至少有 2 条 env 带(gp41,gp160/gp120)出现,或至少 1 条 env 带和 p24 带同时出现;②符合试剂盒提供的阳性判定标准。

(2)HIV-2 抗体阳性:出现 HIV-2 型特异性指示带的样品:如同时呈 HIV-1 抗体阳性反应,报告 HIV-1 抗体阳性,不推荐进一步做 HIV-2 抗体确证试验;如果同时呈 HIV-1 抗体不确定或阴性反应,需用 HIV-2 型确证试剂再做 HIV-2 的抗体确证试验。

同时符合以下 2 条标准,即出现至少 2 条 env 带(gp36,gp140/gp105),和试剂盒提供的阳性判定标准,可判为 HIV-2 抗体阳性。

(3)HIV 抗体不确定:出现 HIV 抗体特异带,但带型不足以判定阳性的。

注:①HIV-1 抗体特异带包括:env 带指 gp41、gp160/gp120;gap 带指 p55、p24、p17(或 p18);pol 带指 p66(或 p65)、p51、p31。②HIV-2 型抗体特异带包括:env 带指 gp140/gp105、gp36;gap 带指 p56、p26、p16;pol 带指 p68、p53、p34(由于使用的毒株不同,HIV-2 env 带也可为 gp125/gp80、gp36)。

(4)HIV 抗体阴性:无 HIV 抗体特异带出现。

2. 检测结果的处理 对 HIV 抗体检测阳性者在发出确证报告的同时应做好检测后的咨询、保密和疫情上报工作。HIV 抗体阳性报告现采用网上直报中国疾病预防控制中心制度。

(五)免疫缺陷的实验室检查

1. 外周血淋巴细胞计数 外周血淋巴细胞减少已作为 HIV 感染病情进展的标志之一,并按计数结果分为 3 组:①$>2\times10^9/L$;②$(1\sim2)\times10^9/L$;③$<1\times10^9/L$。如不能进行 CD4 细胞计数,可用淋巴细胞总数作为替代指标。

2. CD4 细胞计数 血液中 CD4 细胞测定是衡量机体免疫功能的一个重要指标,$CD4<0.2\times10^9/$

L 是 AIDS 诊断的一项指标。实验室可根据 CD4 数目将 HIV 感染分为 3 组：①CD4≥0.5×10^9/L；②CD4 为 $(0.200\sim0.499)\times10^9$/L；③CD4<$0.2\times10^9$/L。

3. CD4/CD8 比值<1　是由于 CD4 细胞减少所致。

4. β2 微球蛋白测定　AIDS 患者明显增高。

四、HIV 感染/AIDS 的治疗和预防

(一)治疗

治疗方法包括抗病毒治疗，支持疗法，使用免疫调节药物，中药治疗，抗感染和抗肿瘤治疗。其中抗病毒治疗现主张使用高效抗反转录病毒疗法(HAART)，将核苷类反转录酶抑制剂，非核苷反转录酶抑制剂和蛋白酶抑制剂三大类联合搭配使用减少耐药性，减少副作用和增强疗效。

1. 非核苷逆转录酶抑制剂(NNRTI)　Nevirapine(奈韦拉平)，Efavirenz(施多宁)，Delavirdine mesylate(代拉韦平)。

2. 核苷逆转录酶抑制剂(NRTI)　Zidovudine(AZT, 或称 ZDV)(齐多夫定，或叠氮胸苷)，Didanosine(ddI)(去羟肌苷)，Zalcitabine(ddC)(扎西他滨)，Savudine(d4T)(司他夫定)，Lamivudine(3TC)(拉米夫定)，Abacavir(ABC)(赛进)，Combivir(AZT+3TC)(双汰芝)，Trizivir(AZT+3TC+ABC)(三协维)。

3. 蛋白酶抑制剂(PI)　Saquinavir mesylate(沙奎那韦)，Indinavir(茚地那韦)，Ritonavir(里托那韦)，Nelfinavirmesylate(奈费那韦)，Amprenavir(安普那韦)，Lopinavir/Ritonavir(洛匹那韦/利托那韦)。

逆转录酶抑制剂与蛋白酶抑制剂的治疗原理见图 13-2。

高效抗病毒治疗效果 CD4 细胞上升，病毒载量下降到测不出(HIV RNA<50 拷贝/ml，提高生活质量延长寿命，减少机会性感染和肿瘤发生。

美国 Fauci 博士研究组提出来，在整个 HAART 过程中可间断使用药物治疗。其理论根据是，在长期的 HAART 治疗中，虽然药物可将病毒控制在检测不到的水平，但由于此后机体接触不到病毒抗原的刺激，免疫系统对病毒的应答能力也在随之下降，因而停药后病毒载量可以反弹，甚至比治疗前还高，故提出了间断治疗方案。还有学者提出，在鸡尾酒疗法中加 IL-2，能使 CD4 细胞迅速增加，健康状况改善。

缺点：HAART 药价昂贵(目前已有国产药，价格在下降)，副作用大，停药易复发，所以艾滋病疫苗研制仍是当前热点。

(二)预防

尽管 HIV 感染人体后会引起严重的后果，但我们却可以采取一系列措施预防感染。

1. HIV/AIDS 是可以预防的，其传播途径的特殊性、单一性，为预防控制艾滋病提供了有利条件。

2. 切断"流行三环节"中的任何一环节(传染源、感染者、传播途径)，就能有效地阻断流行。

3. 采取以切断传播途径为主导的综合性预防措施。

4. 健康教育、行为干预是目前最有效的防治手段。

5. 医疗卫生机构在控制医源性感染中起决定作用。

世界各国在艾滋病防治工作中有六个成功的经验，即：

1. 确保血液的安全供应；

2. 改变同性恋和双性恋男子人群的行为(西方国家)；

3. 在静脉吸毒人群中教授减少毒害的方法(澳大利亚)；

4. 改进性病的护理(坦桑尼亚)；

5. 增加避孕套的使用(泰国)；

6. 应用抗病毒药物预防母婴垂直传播。

美国 CDC 对职业性接触艾滋病病毒后的预防建议：一般认为穿破皮肤接触 HIV 感染的危险性平均是 0.3%。但有多种情况增加此种危险性。预防疗法应立即开始，最好接触后 1~2 小时之内。虽然在 24~36 小时后预防效果可能不佳，但也不要放弃服药，如果无很大副作用，预防疗法应持续服药 4 周。预防方法见表 13-4。

第十三章 输血相关传染病

表13-4 美国CDC建议的预防HIV感染方法

暴露方式	接触物		抗反转录病毒疗法预防处方	说明
穿破皮肤	血液	危险性很大	ZDV+3TC+IDV	建议使用
		危险性稍大	ZDV+3TC,±IDV	建议使用
		危险性不很大	ZDV+3TC	可提供
	沾血的体液,其他有传染性的体液或组织		ZDV+3TC	可提供
	其他体液(如尿)			不使用
黏膜	血液		ZDV+3TC±IDV	建议使用
	沾血的体液,其他有传染性的体液和组织		ZDV,±3TC	建议使用
	其他体液(如尿)			不使用
明显不完整的皮肤	血液		ZDV+3TC,±IDV	建议使用
	沾血的体液,其他有传染性的体液和组织		ZDV,±3TC	建议使用
	其他体液(如尿)			不使用

中国政府历来高度重视艾滋病的防治工作,目前已形成"政府组织领导、部门各负其责、全社会共同参与"的艾滋病防治工作机制。《艾滋病防治条例》、《中国预防与控制艾滋病中长期规划(1998年—2010年)》以及《中国遏制与防治艾滋病行动计划(2006年—2010年)》,"四免一关怀"等一系列政策法规的出台,为艾滋病防治工作提供了政策保障。

我国政府对艾滋病患者及其家庭提出"四免一关怀"政策,即:国家实施艾滋病自愿免费匿名血液初筛检测;对农民和城镇经济困难人群中的艾滋病患者提供免费抗病毒药物治疗;对艾滋病患者遗孤实行免费就学,地方政府负责有关费用;对孕妇实施免费艾滋病咨询、筛查和抗病毒药物治疗,减少母婴传播;将生活困难的艾滋病患者及其家庭纳入政府救助范围。

为在中国探索大规模艾滋病综合预防模式,通过减少HIV新发感染数量控制艾滋病蔓延的可行性,中华人民共和国卫生部和国务院防治艾滋病工作委员会办公室(简称"国艾办")与美国比尔及梅琳达·盖茨基金会(简称"盖茨基金会")启动了艾滋病防治合作项目(简称"中盖艾滋病项目"),并通过项目推动中国其他地区采取有效的艾滋病预防策略,这也是中国艾滋病防治整体规划的一部分。中盖艾滋病项目为期5年,自2007年8月1日至2012年7月31日止。目标人群主要是中国大中型城市艾滋病传播高危人群,包括男男性行为者、暗娼和静脉吸毒人群。覆盖地区包括一个省和13个城市,即海南省和北京市、天津市、沈阳市、哈尔滨市、上海市、南京市、杭州市、青岛市、武汉市、广州市、重庆市、昆明市、西安市。

中盖艾滋病项目在项目管理和经费管理上具有很大创新,采用一个管理体系和策略框架,两条经费拨付渠道的方式。强调政府和非政府机构之间分工合作。政府机构根据国家艾滋病防治要求,负责检测、随访、流调、治疗等工作;非政府机构负责外展干预,动员高危人群参与检测,并参与随访、关怀和支持等工作。项目鼓励非政府机构参与。

项目启动以来,项目覆盖地各级政府与非政府组织有针对性开展各种干预与检测工作,提供各种心理健康咨询服务,干预效果显著。

第三节 输血相关病毒性肝炎

一、概述

病毒性肝炎是由多种不同类型的肝炎病毒引起的以肝脏炎症为主的传染性疾病。病毒性肝炎在世界范围内广泛传播，严重威胁着人类健康。目前已知有甲、乙、丙、丁、戊型（即A、B、C、D、E型）五型肝炎。甲型与戊型肝炎通常经粪-口途径，即消化道传播，极少数经血液途径传播。乙型、丙型、丁型肝炎、主要经血液传播。对庚型肝炎的研究自1995年以来报道不断，但HGV的致病性至今尚未得到肯定。

各型肝炎的特点比较如下（表13-5）。

表13-5 各型病毒性肝炎的特点比较

肝炎类型	病毒特点				抗原	抗体	传播方式	慢性化	肝衰竭	癌变
	名称	直径	基因组	囊膜						
甲型肝炎	HIV	27nm	线状正单股RNA 7.5kb	无	HAAg	抗-HAV	粪—口	无	罕见	无
乙型肝炎	HBV	42nm	环状双股DNA 3.2kb	有	HBsAg HbcAg HbeAg	抗-HBs 抗-Hbc 抗-Hbe	血液性传播 母-婴	5%～10%	常见	有
丙型肝炎	HCV	30～60nm	线状正单股RNA 9.4kb	有	HCAg	抗-HCV	血液、性传播、母-婴	约80%	常见	有
丁型肝炎	HDV	36nm	环状负单股RNA 1.7kb	有	HDAg	抗-HDV	血液、性传播、母-婴、	与HBV重叠感染者易慢性化（>60%）	多见	有
戊型肝炎	HEV	32nm	线状正单股RNA 7.6kb	无	HEAg	抗-HEV	粪-口	无	少见（孕妇多见）	无

二、乙型肝炎及丙型肝炎的病原体

（一）乙型肝炎传染病病原体

乙型肝炎病毒是肝炎病毒中的一种。这个病毒族是独特的，人类的其他病毒没有与HBV相类似的。

病毒颗粒（病毒粒子）直径42nm，是一个有传染性的病毒颗粒，被命名为Dane颗粒。病毒粒子的中心是直径为27nm的壳体核心，同时含有病毒核酸和病毒传染必不可少的DNA多聚酶。Dane颗粒中有几种重要的蛋白质。乙肝表面抗原（HBsAg）是病毒粒子的主要蛋白质，并由被病毒感染的细胞大量合成。此外，还包含两种蛋白：乙肝e抗原（HBeAg）和核心抗原（HBcAg）。这两种蛋白都与病毒粒子的壳体核心有关。

在感染患者血清中还可发现直径为22nm的球形颗粒或管状小颗粒。这些较小的颗粒只含有主要病毒蛋白HBsAg，是感染病毒的标志物，但其本身被认为是无传染性的。

(二)丙型肝炎传染性病原体

丙型肝炎是因为感染了丙型肝炎病毒(简称丙肝病毒 HCV)所致。以前它属非甲非乙型肝炎范畴。1989年9月东京会议将肠道外传播的非甲非乙型肝炎正式命名为丙型肝炎。HCV 属于黄病毒科(flaviviridae),直径约30~60nm,其基因组为单股正链 RNA,易变异,目前可分为6个基因型及不同亚型,按照国际通行的方法,以阿拉伯数字表示 HCV 基因型,以小写的英文字母表示基因亚型(如 1a,2b,3c 等)。基因1型呈全球性分布,占所有 HCV 感染的70%以上。

三、乙型肝炎及丙型肝炎的流行病学

(一)乙型肝炎

HBV 感染呈世界性流行,但不同地区 HBV 感染的流行强度差异很大。据世界卫生组织报道,全球约20亿人曾感染过 HBV,其中3.5亿人为慢性 HBV 感染者,每年约有100万人死于 HBV 感染所致的肝衰竭、肝硬化和原发性肝细胞癌(HCC)。

乙型肝炎的传染源主要是急性与慢性患者,以及无症状 HBV 携带者。其传播途径是母婴传播、血液传播和性传播。HBsAg 和 HBeAg 双阳性的母亲所产婴儿的 HBV 感染率高达95%;婴儿大部分在母亲分娩过程中感染,10%~20%可能来自宫内感染。我国人群中 HBsAg 携带率很高,主要原因是 HBV 通过母婴传播。血液传播途径包括输血与输注血液制品,使用污染的注射器、刺伤、公用牙刷和剃刀、污染的外科器械及通过昆虫叮咬等方式。乙型肝炎病毒可以经微量血液传播。患者的唾液、精液、初乳、汗液、血性分泌物中均可检查出 HBsAg,故密切的生活接触和性接触是 HBV 传播的重要途径。某些人群有较高的 HBV 感染率,包括静脉吸毒者、肾透析病人、护理人员、感染者的性伴、男性同性恋者,以及精神障碍者与免疫损伤者。

乙型肝炎在全世界流行很广,东南亚与次撒哈拉非洲一般人群 HBV 携带率为5%~15%。1992年我国肝炎调查显示,人群中乙肝总感染率为60%,其中 HBsAg 阳性率为10%,抗-HBs 阳性率为28%,抗-HBc 阳性率为51%,也就是说大多数 HBV 感染者都已恢复,余下的 HBsAg 携带者占10%,由此推算全国现有慢性 HBsAg 携带者人数约为1.3亿以上。

(二)丙型肝炎

丙型肝炎呈全球性流行,本病的主要传染源是丙型肝炎患者和丙肝病毒携带者。人群对丙肝病毒普遍易感,以成人感染为主。据世界卫生组织统计,全球 HCV 的感染率约为3%,估计约1.7亿人感染了 HCV,每年新发丙型肝炎病例约3.5万例。全国血清流行病学调查资料显示,我国一般人群抗-HCV 阳性率为3.2%。各地抗-HCV 阳性率有一定差异,以长江为界,北方(3.6%)高于南方(2.9%),西南、华东、华北、西北、中南和东北分别为2.5%、2.7%、3.2%、3.3%、3.8%和4.6%。抗-HCV 阳性率随年龄增长而逐渐上升,由1岁组的2.0%至50~59岁组的3.9%。男女间无明显差异。

据分析,丙型肝炎流行以医源性传播最明显。在20世纪80年代,我国手工单采血浆异常发展,许多非法单采血浆站对供浆者采取不规范的血液还输导致 HCV 感染传播。据季阳等调查,1993至1994年我国20280名献血者首次检测抗-HCV 的阳性率为13.5%(2741/20280)。其中献全血者首次检测抗 HCV 阳性率为6.5%(799/12309),单采血浆献血者中首次检测抗 HCV 的阳性率为24.4%(1942/7971)。

丙型肝炎的传播途径主要是血液传播,部分散发性 HCV 感染者传播途径还不十分清楚。血液传播包括输血和输注血制品,一般注射、采血和手术过程中使用污染的器具,医务人员和实验室人员在手术与实验过程中接触污染血液,特别是有皮肤黏膜损伤时,很容易发生 HCV 感染,亦有纹眉、穿耳眼等美容过程感染丙肝病毒的报告。家庭内接触也可能是丙肝病毒传播途径之一。接触的内容有共用梳子,共用指甲剪,共用剃须刀,共用牙刷等。

HCV 可以通过母婴垂直传播,不过其传播率比 HBV 传播率低的多:抗-HCV 阳性母亲将 HCV 传播给新生儿的危险性为2%,若母亲在分娩时 HCV RNA 阳性,则传播的危险性可高达4%~7%;合并 HIV 感染时,传播的危险性增至20%。HCV 病毒高载量可能增加母婴传播的危险性。

性接触也是丙肝病毒的传播途径,与 HCV 感染者性接触及有性乱行为者感染 HCV 的危险性较高。同时伴有其他性传播疾病者,特别是感染人免疫缺陷病毒(HIV)者,感染 HCV 的危险性更高。

四、输血相关乙型肝炎和丙型肝炎的临床诊断及表现

按照我国制订的《病毒性肝炎防治方案》(2000年9月),病毒性肝炎临床可分为5型,即:①急性肝炎;②慢性肝炎;③重型肝炎;④淤胆型肝炎;⑤肝炎肝硬化。再结合病原学分型,即可做出临床诊断。在确定诊断时需要的资料有:①流行病学史;②症状;③体征;④肝功(ALT);⑤病原学检测阳性。凡病原检测阳性,且流行病学史、症状和体征三项中有两项阳性,或病原检测及体征(或病原检测及症状)均明显阳性,并排除其他疾病者可诊断急性无黄疸性肝炎,凡符合急性肝炎诊断条件,血清胆红素>17.1μmol/L,或尿胆红素阳性,并排除其他原因引起的黄疸,可诊断为急性黄疸型肝炎。

急性肝炎病程超过半年,或原有乙型、丙型、丁型肝炎或 HBsAg 携带史,本次又因同一病原两次出现肝炎症状、体征及肝功能异常者可以诊断为慢性肝炎。发病日期不明或虽无肝病史,但肝组织病理学检查符合慢性肝炎,或根据症状、体征、化验及影像学检查结果综合分析,亦可做出相应诊断。为反映肝功能损害程度,慢性肝炎临床上可分为轻度、中度和重度。B 超检查可供慢性肝炎轻、中、重度诊断的参考。

大多数获得性慢性 HBV 或 HCV 感染的人有一个亚临床初发感染而无明显症状和体征。少数发展为显性肝炎者,有黄疸、恶心、呕吐、腹部不适、疲乏、暗色尿和肝酶升高。急性丙肝比急性乙肝更趋缓和。少见情况下 HBV 和 HCV 感染可并发急性重型肝炎。慢性肝炎有较大比例进展为肝硬化、肝衰或肝癌。

人感染 HBV 后,病毒持续 6 个月仍未被清除者称为慢性 HBV 感染。感染时的年龄是影响慢性化的最主要因素。在围生(产)期和婴幼儿时期感染 HBV 者中,分别有90%和25%~30%将发展成慢性感染。在青少年和成人期感染 HBV 者中,仅5%~10%发展成慢性。

感染 HCV 后,病毒血症持续 6 个月仍未清除者为慢性感染。丙型肝炎慢性化率为50%~85%,但大多数 HCV 感染者可长期无症状。估计,至少20%的人在慢性 HCV 感染的 20 年内发展成肝硬化,1%~5%的人在慢性感染持续 20 年之后发展成肝癌。

五、输血相关乙型肝炎及丙型肝炎的实验室诊断

人体感染肝炎病毒即可产生相应抗体。表 13-6 为有关输血相关肝炎病毒的抗原抗体缩略术语。

表 13-6 乙型和丙型肝炎病毒抗原及其抗体的术语

英文缩略名	术语名称	英文缩略名	术语名称
HBV	乙型肝炎病毒(Dane 颗粒)	抗-HBc	乙型肝炎核心抗体
HBsAg	乙型肝炎表面抗原(澳大利亚抗原)	抗-Hbe	乙型肝炎 e 抗体
HBcAg	乙型肝炎核心抗原	HCV	丙型肝炎病毒
HBeAg	乙型肝炎 e 抗原	抗-HCV	丙型肝炎病毒抗体
抗-HBs	乙型肝炎表面抗体		

由于乙型肝炎病毒发现较早,研究较深。乙型肝炎感染检测的血清学方法已经历了四代的发展,检测 HBsAg 的敏感性也由第一代的 1000ng/ml 水平发展到第四代的 0.1~1.0ng/ml 水平。

对丙型肝炎病毒的检测是 1989 年后建立起来的。丙型肝炎检测方法经历了第一、第二、第三代方法的发展。

(一)乙型肝炎的检测

1. HBV 血清标志的检测　HBV 感染后的特异性血清学标志包括 HBsAg、抗-HBs、HBeAg、抗-HBe、抗-HBc 和抗-HBc IgM 6 项。对这 6 项都有 ELISA 法与 RIA 法检测试剂,但通常使用

ELISA 法。

献血者的常规筛查,各国通常只规定检测 HBsAg,有些国家则检测 HBsAg 和抗-HBc 两项。检测 HBV 抗原的意义大于检测抗体。由于 HBsAg 检测的敏感性大于 HBeAg,一般说 HBeAg 阳性者其 HBsAg 也是阳性,而且 HBsAg 在血清中存在时间比 HBeAg 长,所以对献血者筛检通常不考虑检测 HBeAg。

检测 HBsAg,大多数国家现规定用敏感的酶联免疫吸附法(ELISA)和放射免疫法(RIA)。这两种方法可使检测 HBsAg 的敏感度达到 0.1~1.0ng/ml 水平。由于采用敏感的方法检测 HBsAg,因输血而发生 HBV 感染或乙型肝炎者大为减少。

抗-HBc 是否列为献血者血清常规检测项目,一直有争议。一般认为抗-HBc 阳性高滴度者,其 HBV DNA 检测可能阳性,此时,献血者的血液有传染性。如果抗-HBc 与抗-HBs 均阳性,则 HBV DNA 几乎测不出。另外,抗-HBc 常规检测有相当多的假阳性,而作确证试验又比较困难。我国是 HBV 感染率甚高的国家,60% 以上的人群抗-HBc 阳性,这些人大多数只表示既往感染而并不是 HBV 携带者。此外,开展此项检查要大大增加经费和人力,并淘汰许多非 HBV 感染者。

2. HBV DNA 检测　对 HBV 感染目前主要还是检测 HBsAg,NAT 技术尚未推广应用,其原因是 HBV DNA 在感染的第一个月内是检测不到的,约在 33 天后才出现低水平的 HBV DNA,比 56 天的 HBsAg 窗口期仅缩短 6~15 天(最多缩短 23 天)(图 13-6)。NAT 用于对献血者 HBV 筛查的优势不大。然而,用 NAT 技术检测 HIV 和 HCV 则可大大缩短抗体出现前的窗口期(表 13-7)。

表 13-7　NAT 技术检测病毒的窗口期比较

窗口期	HIV*	HCV	HBV
从感染至抗体出现的天数	22	70	56
NAT 减少的天数	10~15	41~60	6~15
病毒复制双倍的天数	1	<1	4
病毒载量(病毒基因当量/ml)	10^2~10^7	10^5~10^7	10^2~10^4

* HIV NAT 比 HIV p24 抗原检测减少了窗口期 3~8 天

(二) 丙型肝炎的检测

1980 年 5 月,美国 Chiron 公司 Choo 等首先从慢性非甲非乙型肝炎(NANBH)猩猩的血浆中,用分子克隆技术分离到一个能表达 NANBH 病毒特异性蛋白的 cDNA 克隆 5-1-1,将 3 个与 5-1-1 有共同 ORF 的重叠克隆连接起来,建立了 C-100 克隆,再将它与人超氧化物歧化酶(SOD)基因融合在酵母中重组表达,得到含 363 个氨基酸的 C100-3,并由此建立了第一代 HCV 的 RIA 与 ELISA 试剂。

随着对 HCV 基因序列的进一步研究,又研制出含有核心区(C 区)和非结构区(NS 区)基因产物的第二代与第三代 ELISA 试剂,使试剂的敏感性与特异性大大提高。由于丙型肝炎病毒 cDNA 克隆成功和 HCV 检测试剂的问世,丙型肝炎的研究与防治获得突破性进展。

HCV 直径约 30~60nm。以 HCV-cDNA 分析,HCV 基因组为线形正单股 RNA,全长 9 416bp,由编码区(9 030bp)、5′-非编码区(332bp)和 3′-非编码区(54bp)组成。

编码区包括结构区和非结构区(NS)基因。结构基因分 C 区和 E 区,相应的编码产物是核心蛋白和包膜蛋白,由它们组装病毒颗粒。非结构基因分为 NS1、NS2、NS3、NS4、NS5 基因,相应的编码产物是 NS1、NS2、NS3、NS4、NS5 蛋白。各厂家 HCV 抗体检测试剂都根据基因结构选取编码的蛋白。图 13-7 表示美国几家大公司的第一、第二、第三代 HCV 抗体试剂的 HCV 抗原成分与 HCV 基因组的对应关系。

由于 HCV 基因结构已经阐明,许多厂家或公司根据 HCV 基因结构用化学合成或基因工程法制造含不同 HCV 抗原成分的试剂。HCV ELISA 试剂和其相应的确证试剂也经历了第一、第二、第三代的发展(表 13-8)。

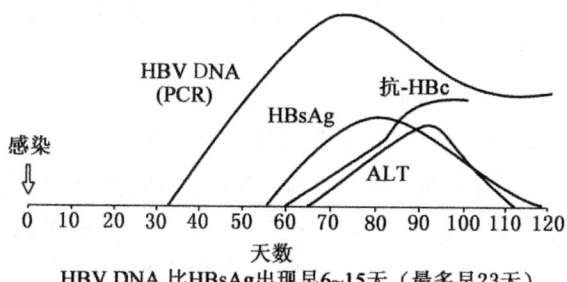

HBV DNA 比 HBsAg 出现早 6~15 天(最多早 23 天)
HBsAg 56 天出现,120 天消失

图 13-6　HBV 感染早期的标志

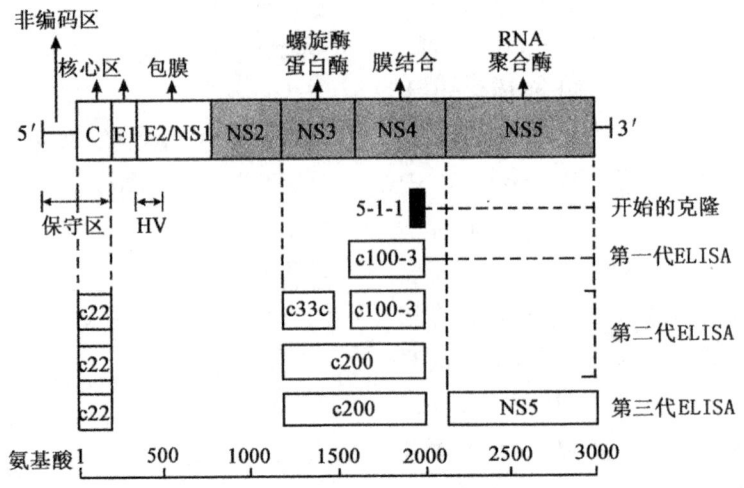

图13-7 第一、第二、第三代HCV ELISA检测试剂的HCV抗原成分与HCV基因组的对应关系

表13-8 HCV抗体的诊断试剂

试剂方法	HCV抗体筛查试剂	HCV抗体确证试剂
第一代	ELISA-1:含C100-3重组蛋白	RIBA-1:c100-1和5-1-1重组蛋白
第二代	ELISA-2:含核心区(Core), NS3和NS4区重组蛋白和合成肽	RIBA-2:含c22-3,c33c,c100-3和5-1-1重组蛋白
第三代	ELISA-3:含核心区(Core),NS3、NS4和NS5区重组蛋白和合成肽	RIBA-3:含c22p,c33c,5-1-1p,c100p NS5重组蛋白和合成肽

1989年建立的第一代HCV ELISA试剂只含有c100-3抗原,第一代试剂只检查C100-3抗体;而1991年建立的第二代HCV ELISA试剂增加了核心区和NS3区抗原,第二代试剂可以检查C200抗体(包括C33c和C100-3)及C22-3抗体,使HCV抗体检测率提高25%~30%,抗体检出可提早16~60天;1993年建立的第三代HCV ELISA试剂,除加入表达的NS5抗原外,对其核心抗原及NS3抗原也进行了改进,应用现代的各种蛋白质提纯手段,使各种抗原的纯度更高,抗原活性更强。第三代试剂已可以检查C区、NS3、NS4和NS5区重组抗原或合成肽的抗体。

HCV抗体的确证试剂第一、第二代RIBA-1,2均为基因重组抗原。到第三代又作了改进。RIBA-3保留了NS3(c33c)表达抗原,而将c22-3、c100-3和5-1-1表达抗原改为合成肽,同时加入表达的NS5,其敏感性与特异性也进一步提高。

HCV RNA检测试剂已在一些国家开始用于献血者血液和原料混合血浆的筛查。HCV RNA检测的窗口期仅有12天,比HCV抗体窗口期(平均70天左右)大大缩短(图13-8)。在HCV感染后,至ALT升高与HCV抗体转阳前,HCV感染者有一个长期高滴度病毒血症期,病毒双倍复制也非常快。所以HCV NAT技术已在许多发达国家用于对献血者和原料混合血浆的筛查。筛查时可将100~500份供血者血样混合检测,其效率较高,且经济实用。

(三)各项病毒性肝炎标志的意义

通过实验室检测可以鉴定以前肝炎病毒的暴露情况,并可鉴定HBV和HCV现在的传染情况,对临床诊断提供帮助。表13-9、表13-10分别列出了乙型肝炎和丙型肝炎诊断中常用的分子生物学与血清学标志。

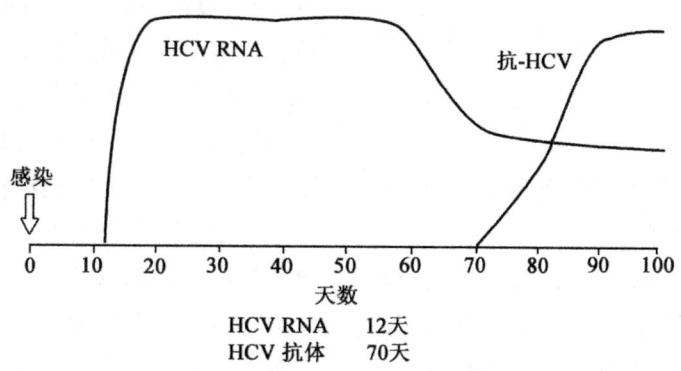

图 13-8　HCV 感染早期的标志

表 13-9　乙型肝炎诊断的分子学与血清学试验

病毒	试验的反应性							意义
	DNA	HBsAg	抗-HBc 总抗	抗-HBc IgM	抗-HBs	HBeAg	抗-HBe	
HBV	+	+	+/−	+/−	−	+/−	−	早期急性 HBV 感染,或慢性携带者
	+	+	+	+	−	+	−	急性 HBV 感染
	+/−	−	+	+	−	+/−	+/−	早期恢复期感染,或可能是早期慢性携带者
	+/−	+	+	+	−	+/−	+/−	慢性携带者*
	−	−	+	−	+	−	+/−	感染痊愈
	−	−	−	−	+	−	−	疫苗接种,或感染痊愈
	−	−	+	−	−	−	−	感染痊愈,或假阳性?
	+	−	−	−	−	−	−	窗口期

* HBeAg 阳性者传染性强,可能垂直传播。

表 13-10　丙型肝炎诊断的分子学与血清学试验

病毒	RNA	抗-HCV (EIA 筛查)	RIBA 试验的反应性				意义
			5-1-1	c100-3	c33c	c22-3	
HCV	+/−	+	(未测定时)				可能是急性或慢性 HCV 感染
	−	+	−	−	−	−	假阳性
	+/−	+	+	+	−	−	可能是急性感染(RNA+),或假阳性(RNA−)
	+/−	+	−	−	+	+	▽早期急性或慢性感染(RNA+),假阳性或痊愈后期(RNA−)
	+	+	+	+	+	+	急性或慢性感染
	−	+	+/−	+/−	+	+	▽HCV 痊愈

▽ 抗-5-1-1 和抗-C100-3 的产生通常迟于抗-c33c 和抗-c22-3(血清转换),当抗病毒治疗成功时,或发生免疫抑制时可能自发地消失。

六、输血相关乙型肝炎和丙型肝炎的治疗和预防

(一)治疗

对乙型肝炎和丙型肝炎目前缺乏特效治疗,治疗原则是适当休息和合理营养为主,药物治疗为辅。应避免饮酒和使用对肝脏有损害的药物。肝炎在急性期强调卧床休息,给予清淡营养饮食、充分的维生素B、维生素C。进食少者静滴葡萄糖。

慢性肝炎可酌情使用保护肝细胞药物,免疫调节药物和抗病毒药物。抗病毒药物中干扰素、阿糖腺苷和拉米呋啶可以适当选用或合用。

(二)预防

由于输血相关乙型肝炎中约有5%～10%,输血相关丙型肝炎中约有80%可能会发展为慢性肝炎,小部分还可能发展为肝硬化和肝癌,所以应特别重视采取预防和控制这两种肝炎的传播。综合起来预防对策大致有以下几方面:

1. 提倡无偿献血,严格血液筛查。实践证明,输用无偿献血者血液比输用有偿供血者血液引起的输血相关性肝炎发生率低。加强对献血者的血液筛查,包括仔细询问病史,做好体格检查和血液检验。检测HBsAg应当使用第四代ELISA试剂,其灵敏度达到0.1～0.5ng/ml水平。检测抗-HCV应当使用第三代ELISA试剂。献血者和供临床输用的血液应尽快开展病毒核酸检测。

2. 加强对医护人员和实验室人员的培训,做好职业防护,加强消毒管理,预防医院感染。

3. 严格掌握输血适应证,提倡自身输血和成分输血。由于输血及血液制品有传播肝炎的危险性,故决定对病人是否输血时应权衡利弊。应尽量减少输血,并做到合理输血。

4. 对各种血液制品进行病毒灭活。

5. 加强预防接种。应用乙肝疫苗和乙肝免疫球蛋白预防。皮肤伤口及黏膜意外接触HBsAg阳性物质时,应尽快(7天内)注射乙肝免疫球蛋白预防,剂量为0.06ml/kg体重,或1次5ml,1个月后再注射1次。为保护受血者,有条件时可在输血后24小时及1个月时各肌注乙肝免疫球蛋白1次,成人1次注射5ml。但对经常输血的患者,最好注射乙肝疫苗3次(0,1,6个月末),每次10～20μg作主动免疫,以期获得长期免疫。

第四节 可能通过血液传播的其他疾病

一、输血相关梅毒

(一)概述

梅毒是由梅毒螺旋体引起的一种慢性、系统性性传播疾病。人体感染后,螺旋体很快播散到全身,几乎可侵犯全身各组织与器官,临床表现多种多样,且时显时隐,病程较长。该病以性接触传播为主,也可通过母婴传播和输血传播。病程分三期:一期梅毒,螺旋体在入侵部位繁殖,约经2～4周,平均3周的潜伏期,感染局部发生原发损害,即硬下疳。硬下疳持续时间长短不定,一般持续3～8周,所属淋巴结两侧相继发生无痛性肿胀,此时梅毒血清反应仍为阴性,硬下疳后半期血清反应为阳性。硬下疳时在其疮面上可查出螺旋体,硬下疳不治可自然消失。二期梅毒多在感染后3个月至4年内发生。硬下疳后,经过8至12周的潜伏期,在皮肤与黏膜发生各种类型的梅毒疹。梅毒疹内含有苍白螺旋体,传染性强,梅毒血清反应阳性。梅毒疹不经治疗可自然消退,再度进入潜伏期。梅毒疹可复发。感染两年以内的早期梅毒主要表现为皮肤黏膜损害,如未彻底治疗,则经过潜伏后发展为晚期梅毒,称三期梅毒。三期梅毒一般发生于感染后4～5年,感染10～20年后可侵犯心血管及中枢神经系统等重要器官。损害部位含有极少量苍白螺旋体,传染性小,血清试验阳性率降低,有时为阴性。梅毒也可能潜伏多年,甚至终身无症状,有自愈倾向,但易复发。

梅毒病程的特点是周期性潜伏与再发,在不同发展阶段的病变和临床表现不同(图13-9)。

由输血传播的梅毒潜伏期为4周～4.5个月,平均9～10周。受血者受血后不经第一期,直接进入第二期。通常表现为典型的二期梅毒疹。

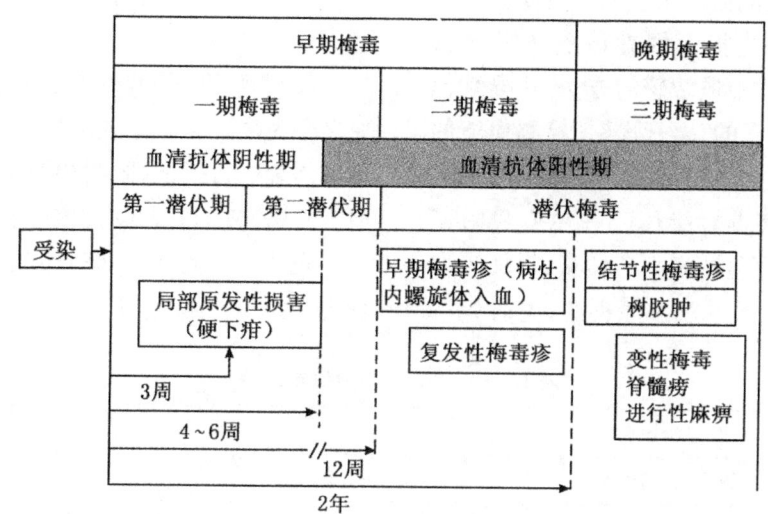

图 13-9 梅毒的病程经过及临床分期

梅毒螺旋体因其透明不易染色，称为苍白螺旋体，为厌氧菌，运动极为活跃。在体内能长期寄生和繁殖，具有较强的繁殖力和致病力。在体外不易生存，干燥、稀薄的肥皂水及一般消毒剂，均易致其死亡。在干燥环境下1～2小时即死亡，对高温敏感，对低温耐受力较强。在0℃可活1～2日，在零下78℃可活数年。一般认为采集的血液4℃冰箱内保存3～6天后即不会传播梅毒。

我国规定对每次所采的献血者血液必须采用RPR法、TRUST法或酶联免疫吸附法进行梅毒检测，结果应为阴性。

（二）实验室检查

梅毒的确诊主要依靠实验室检查，分非特异性和特异性方法。

1. 非特异性检测方法（非梅毒螺旋体抗原血清试验） 是以心磷脂、卵磷脂及胆固醇作为抗原血清中的反应素，抗原抗体结合形成复合物，凝集成颗粒，肉眼可见，用于初筛试验及疗效观察。非特异性检测方法的敏感性和特异性都基本相似。

（1）VDRL（性病研究实验室试验）：试剂需现配现用，是唯一可用于神经性梅毒诊断的血清学方法。

（2）RPR（快速血浆反应素环状卡片试验）：是VDRL的改良，在特制的纸片上进行，加入一定量特制的炭粉，可使抗原抗体出现凝集，用肉眼可观察结果。

（3）TRUST（甲苯胺红快速血浆反应素试验）：在试剂中加入甲苯胺红代替炭粉颗粒，使结果更易于观察。

（4）USR（不加热血清反应素玻片试验）：也是VDRL抗原的改良。

非特异性检测方法存在一定的缺陷：由于多种疾病，如急性病毒性感染、自身免疫性疾病、结缔组织病、静脉吸毒者以及怀孕妇女中均可出现反应素，所以此类试验有时会出现假阳性反应，特异性不强；非特异性检测方法有时出现弱阳性或阴性结果，而临床上又有二期梅毒表现，此时应将此血清稀释后做定量试验，如出现阳性结果，则为抗体过量引起的前带现象。1%～2%的二期梅毒病人可出现此现象而发生梅毒血清假阴性反应。此外，由于感染梅毒后反应素的出现晚于特异性梅毒螺旋体抗体，晚期梅毒反应素又可能转阴，因此这类试验不适于一、三期梅毒，对隐性梅毒和神经梅毒也不敏感。因此此类试验做梅毒初筛时，存在一定数量的漏检。

2. 特异性检测方法（梅毒螺旋体抗原血清试验） 用梅毒螺旋体作为抗原检测血清中的抗螺旋体IgM和/或IgG抗体，其敏感性和特异性均较高；

（1）TPHA（梅毒螺旋体血球凝集试验）：用超声裂解的梅毒螺旋体为抗原，致敏经醛化、鞣化的羊或禽类红细胞，此致敏红细胞与人血清或血浆中的梅毒螺旋体抗体结合，产生肉眼可见的凝集反应。是国内实验室常用的梅毒螺旋体确证试验方法。检测血清中的IgG抗体。

（2）TPPA（梅毒螺旋体明胶凝集试验）：是

TPHA 的升级产品,检测血清中的 IgG 抗体。

(3) FTA-ABS(荧光梅毒螺旋体抗体吸收试验):是所有螺旋体试验中最敏感的方法,特异性也很高,被认为是检测梅毒的"金标准"。检测血清的 IgG 抗体。

(4) TP-ELISA(梅毒螺旋体酶联免疫吸附试验):以梅毒螺旋体抗原包被聚丙乙烯板,再加入待检血清以及酶标抗原,形成双抗原夹心,同时检测 IgG、IgM 抗体。少数试剂采用间接法,检测血清中的 IgG 抗体。

(5) TP-RT(梅毒螺旋体快速诊断试验):双抗原夹心免疫层析试验或间接法免疫渗滤试验,多采用胶体金进行标记,同时检测 IgG、IgM 抗体(双抗原夹心法)或单测 IgG 抗体(间接法)。

表 13-11 列出了梅毒诊断中常用的血清学标志。

表 13-11 梅毒诊断血清学试验

血清学试验			意义
USR/RPR/VDRL	TPHA/TPPA	FTA-ABS	
−	−	−	排除梅毒;一期梅毒的早期;艾滋病患者合并梅毒
＋	＋	＋	现症梅毒(梅毒孕妇所生的婴儿除外)
＋	−	−	生物学假阳性
−	＋	＋	早期梅毒经治疗后

(三)梅毒治疗的原则

(1)早诊断、早治疗,力争达到临床和血清学治愈的目的。通常一期梅毒的治愈率可 97％,二期梅毒的治愈率可达 90％,而血清尚未出现阳性的硬下疳期时,几乎 100％可达到临床和血清学治愈效果。

(2)使用长效青霉素制剂。青霉素是治疗梅毒最好的药物,迄今为止,尚未发现有对青霉素耐药的梅毒螺旋体株。常用的长效制剂有:

①苄星青霉素 G 240 万 u/周,肌注,共 3 周。

②普鲁卡因青霉素 80 万 u/天,肌注,共 10 天。

(3)要充分随访,包括体格检查和血清学试验。通常治疗后第一年内,每 3 个月随访一次;第二年内,每 6 个月随访一次;第三年末,再随访一次。

(4)性伴要接受检查、治疗和随访。包括体格检查和梅毒血清学试验。

二、输血相关疟疾

疟疾(malaria)又名打摆子,是由疟原虫经按蚊叮咬传播的传染病。临床上以周期性定时性发作的寒战、高热、出汗退热,以及贫血和脾大为特点。因原虫株、感染程度、免疫状况和机体反应性等差异,临床症状和发作规律表现不一。

疟疾是严重危害人类健康的寄生虫病,据世界卫生组织估计,目前仍有 92 个国家和地区处于高度和中度流行,每年发病人数为 1.5 亿,死于疟疾者超过 200 万人。我国疟疾感染也相当普遍,疟疾可通过输血传播已引起医学界和输血界的重视。在 20 世纪 90 年代,我国四川、河南、江苏和河北等省均有输血传播疟疾的报道。

疟疾是疟原虫经按蚊传播的寄生虫病。疟原虫在蚊叮咬人体时随蚊的唾液注入人体后在肝细胞内寄生、繁殖(红细胞外期),成熟后侵入红细胞繁殖(红细胞内期),使红细胞破裂,发生溶血。恶性疟疾尚可侵犯内脏引起凶险发作。

寄生于人体的疟原虫有 4 种,即间日疟原虫、三日疟原虫、恶性疟原虫和卵圆形疟原虫,其生活史基本相同,分无性与有性生殖两期,在人体内进行无性生殖(裂体增殖),在蚊体内进行有性生殖(孢子增殖)。人类为其中间宿主,蚊虫为终末宿主。

疟疾初发后,肝细胞内的迟发型孢子经过一定的潜伏期发育成熟而出现复发,间日疟和卵圆形疟常有复发,而三日疟、恶性疟和输血疟疾无红细胞外期,故无复发,但可有再燃。再燃是初发后,红细胞内疟原虫未完全消灭,经 1～3 个月又出现的临床发作。各型疟疾都可能再燃。

无症状携带者是输血传播疟疾的来源(尽管原虫密度可能很低)。输入带有疟原虫的血液引起的疟疾，症状与蚊传疟疾相似，但只有红细胞内期，故治疗后一般无复发。其潜伏期较短，一般为7～10日，个别达1个月。

疟原虫在室温或4℃贮存的血液成分中，至少存活一周。疟原虫也能在带甘油的冷冻保存剂中存活，任何含红细胞的成分，均可能传播疟疾。据报道，血液贮存2周，疟疾传播就很少发生。

如何防止通过输血传播疟疾？其方法如下：

1. 严格审查献血者疟疾史　美国推荐，在疟疾流行区的旅游者如果未服抗疟药和现在仍无症状，则在回美国1年内不得献血。从疟疾流行区来的其他人，或曾患过疟疾的人，如果他们仍无症状和没有接受抗疟治疗，则献血推迟3年。我国也规定3年内患过疟疾的人不得献血。

2. 血液疟原虫涂片检查　一般认为无多大价值，因为无症状的疟原虫携带者，其血液涂片很难找到疟原虫。因此需要探索更灵敏的检查疟原虫方法，这一工作国内外均有一些探索性报告。

3. 间接荧光抗体试验（IFA）　这是一种敏感的试验，Conrad（1981）对一些怀疑传播疟疾的献血者反复作血涂片，未发现疟原虫，然而用间接荧光抗体试验可证明疟疾感染。由于该试验费钱、费事，并不适合于疟疾流行国家的群体筛选。取而代之的是用抗疟药治疗献血者和受血者。

4. 抗疟药物预防　在疟疾流行区用到有疟原虫的血也许不可避免，在此情况下就给受血者口服氯喹，每日200mg，共4日，此药毒性低。据报道，20世纪90年代四川省规定对来自疟区的献血者服一剂氯喹，0.6g一次顿服，有效地预防了输血传播疟疾。

三、输血相关HTLV-Ⅰ/Ⅱ感染

（一）流行病学

人类嗜T淋巴细胞病毒Ⅰ型和Ⅱ型（HTLV-Ⅰ/Ⅱ）是20世纪70年代末和80年代初首先发现的感染人类的反转录病毒，由细胞介导传播。HTLV-Ⅰ在体内主要感染$CD4^+$ T淋巴细胞。母乳、精液、血液中存在$CD4^+$ T淋巴细胞，所以HTLV-Ⅰ的传播主要通过母乳喂养、性传播、输血和静脉吸毒共用注射针头等途径。全球HTLV感染者约有2000万，HTLV感染后会在人体内长期存在，潜伏期长达20年以上。

HTLV-Ⅰ感染主要流行于日本南部、加勒比海地区、非洲中部和西部、美洲中部和南部、巴布亚新几内亚和澳大利亚。HTLV-Ⅱ感染流行于美洲印第安人群和中非的俾格米人部落，并常见于静脉注射吸毒者。据报道，日本南部HTLV-Ⅰ的感染率为8.1%，北部为0.5%～1.2%，加勒比海地区HTLV-Ⅰ感染率为2%～12%，美国HTLV-Ⅰ/Ⅱ的感染率<1%。

HTLV-Ⅰ/Ⅱ与细胞增殖反应有关。HTLV-Ⅰ感染通常是无症状的，对某些感染者可引起成人T细胞白血病和/或淋巴瘤（ATL），也可能引起HTLV-Ⅰ相关脊髓病（HAM）和热带痉挛性下肢瘫（TSP）。通过输血引起HAM/TSP已有报道，但输血引起ATL的情况尚无报道。

预防HTLV感染的措施同预防HIV感染，应加强卫生知识的宣传、避免与患者的体液尤其是血液或精液等接触。为了控制HTLV-Ⅰ/Ⅱ输血传播，日本（1986）、美国（1988）、法国（1991）、荷兰（1993）、叙利亚（1994）、瑞典（1994），以及葡萄牙、德国、巴西、丹麦、希腊等国先后实施了对献血者进行HTLV-Ⅰ/Ⅱ抗体筛查制度。我国至今未将HTLV-Ⅰ/Ⅱ抗体检测列为献血者筛查项目，原因是流调资料还不充分，以及检测成本与效益的权衡问题未进行充分论证等。

（二）我国人群中HTLV-Ⅰ/Ⅱ感染率

迄今我国已发表检测超万人份大规模HTLV-Ⅰ/Ⅱ流行率调查报告有3份，1985年曾毅、蓝祥英等报告我国28省市一般人群10 013人，抗-HTLV-Ⅰ阳性率为0.08%（IFA确证）。2000年季阳等对中国献血者中人类嗜T淋巴细胞病毒感染的流行病学进行调查研究，调查的对象包括四川、福建、新疆、浙江、山东和河北6省区12 581名献血者，其血清HTLV-Ⅰ抗体阳性率为0.024%（经过蛋白印迹法和PCR确证），感染者均为东南沿海地区献血者，未发现HTLV-Ⅱ抗体阳性者（表13-12）。表明我国大陆人群中HTLV-Ⅰ感染流行只限于我国东南沿海地区，其他地区尚无流行。通过对HTLV-Ⅰ感染者家庭调查，发现HTLV-Ⅰ株来自日本、台湾、金门岛的HTLV-Ⅰ株序列。

表 13-12 我国 6 省区献血者血清 HTLV-Ⅰ/Ⅱ感染情况调查

地区	检测人数	ELISA(+)	PA(+或+/-)	WB(+)	感染率(%)
四川	5009	19	1		0
福建	2399	9	3	3*	0.13
新疆	1572	18	0		0
浙江	1029	7	0		0
山东	1994	21	3		0
湖北	578	1	0		0
合计	12581	75	7	3	0.024

* 经测定分析，均为 Aa 亚型

（三）HTLV-Ⅰ/Ⅱ血液传播的预防和控制

1. 因 HTLV-Ⅰ/Ⅱ只感染淋巴细胞，不存在于血浆中，故使用去细胞的血浆制品不会传播 HTLV。

2. 血液制品如全血、红细胞、血小板等，保存 14 天以上则 HTLV 基本不再有传播能力。

3. 对献血者和血液制品进行 HTLV-Ⅰ/Ⅱ筛查。鉴于 HTLV-Ⅰ/Ⅱ在我国一般人群中感染率很低，又主要局限于东南沿海地区（福建、广东），故建议可在 HTLV 流行区如福建莆田等局部地区先对献血者进行筛查，同时对全国各省区继续进行流调，并对 HTLV 感染者进行长期追访，了解感染后的疾病进程和预后，以便进一步分析是否应在全国对献血者进行 HTLV-Ⅰ/Ⅱ常规筛查。

四、输血相关巨细胞病毒感染

巨细胞病毒主要侵犯上皮细胞。由于感染该病毒后可出现巨大细胞，故名巨细胞病毒。它可通过性接触传染，在人体内引起多种疾病，并可能致癌，因而受到人们的重视。输血引起巨细胞病毒（CMV）感染问题，近年来已引起国内外临床医生的广泛关注。人群中抗 CMV 阳性率在西欧、美国、澳大利亚的献血者中为 40%～79%，而不少第三世界国家则高达 81%～100%。CMV 抗体流行情况与人们的年龄及社会生活条件有关。随年龄的增长，CMV 抗体流行率逐渐增加，约有 6%～12% 抗-CMV 阳性献血者的白细胞中携带有 CMV。输血的患者感染 CMV 后多是无症状的，对免疫机能完整的患者不必进行预防，但对免疫系统不成熟或由于疾病治疗引起严重免疫抑制的患者，包括血清学阴性且体重低于 1200～1500g 的早产儿、血清学阴性患者接受血清学阳性的器官或组织移植者，如发生 CMV 感染，可以引起发病和死亡。检测 CMV 抗体的试剂有多种，包括免疫荧光法、乳胶凝集法与 ELISA 法试剂，均比较敏感。预防输血传播 CMV 的措施是：①输用 CMV 抗体阴性献血者的血液；②输用去除白细胞的血液，包括洗涤红细胞、冰冻解冻去甘油红细胞和过滤去除白细胞的血液；③静脉注射 CMV 免疫球蛋白；④输贮存血液，可减少 CMV 感染的机会；⑤建立 CMV 抗体阴性献血者名册，但在使用血液时还应对这些献血者再作一次检测，因献血者少数可能发生血清学转换。

五、通过血液传播的其他疾病和感染

1. 己肝病毒（HGV）献血员中阳性率达 0.9～4.7%，常与 HCV 联合感染。

2. 微小 B19 病毒（Parvo B19）无包膜，粪-口途径传染，血友病患者使用污染的凝血因子可传染。

3. 人疱疹病毒（HHV-6，HHV-8）HHV-6 高度流行，对输血构成威胁，尤其是免疫受损病人。HHV-8 以性传播为主。

4. TT 病毒（TTV）常与其他病毒联合感染，对输血安全的影响尚不清楚。

5. 克雅氏病（CTD）与疯牛病（BES）的病原体相同，是人型海绵状脑病，目前全世界已发现 92 例。美国曾有禁令：凡在英国居住累计超过 6 个月者不得献血。

此外，尚有其他一些可能通过输血传播的疾病和感染，如弓形虫病、锥虫病、绦虫病、科罗拉蜱热、莱姆病等，这些微生物引起的感染或疾病在我国发

生率较低或尚未流行,或还不严重,但应注意其进展情况。

应当高度重视输血可能传播疾病的危险性,因为还有许多病毒与微生物感染的疾病迄今未被认识。采取有效对策积极预防和控制输血相关传染病的发生,以保护献血者和受血者健康。

第十四章

质量控制

质量控制是随近代科学技术和生产的发展而产生的一种生产管理方式。

最早的质量控制的概念,是美国人 Taylor 提出的一种企业管理概念,是在产品完成后进行的,属于一种回顾性质量控制,这是质量控制的早期阶段。回顾性质量控制是对生产的产品或检验的结果在出厂前或发出报告前进行最后的核查,从而使不合格产品或有误差的报告在最后核查中得到纠正。因为它是在生产或检验最后阶段所进行的一种质量检查,因此,回顾性质量控制不能降低或避免在生产或检验阶段所发生的质量问题。到了60年代初,为充分强调人的作用,Feigenbanm 提出全面质量控制的概念。20 世纪 80 年代,ISO 9000 族标准和质量认证出现。质量体系的建立,保证了对产品和服务全过程各个环节进行控制,从而能够长期稳定地满足顾客的需要。

血站系统的质量管理也经历了由回顾性质量控制到全面质量管理的过程。自 1998 年起,全国各地陆续有血站实施质量体系管理,并通过 ISO9000 质量体系认证,有效保证了血液质量。2002 年前后,卫生部通过血站质量管理项目培训,明确要求血站必须建立一种质量体系,实施质量体系管理。2006 年,《血站管理办法》、《血站质量管理规范》、《血站实验室质量管理规范》(即"一法两规")陆续下发并实施,为血站质量体系建设提供了可行的标准。2007 年起,卫生部对血站系统启动连续五年的落实"一法两规"的督导审核,血站各项建设得到突飞猛进的发展,质量体系管理得到有效实施,血液质量得到进一步提升。

第一节 质量控制的概念及其重要意义

我国于 1992 年在全国质量工作会议上决定按国际惯例采用 ISO9000 系列标准。据此,国家技术监督局修订了原国家标准,制定发布了国家标准,即 GB/T19000-92-ISO9000-87《质量管理和保证》系列国家标准。由于 ISO9000 系列标准分别在 1994 年、2000 年和 2008 年进行了修订,国家标准也随之修订。最新版本的国家标准 GB/T19001-2008《质量管理体系要求》等同采用 ISO9001:2008 标准。按国家最新标准介绍几个重要术语。

一、基本质量术语

(一)质量(quality)

一组固有特性满足要求的程度。

注1:术语"质量"可使用形容词如差、好或优秀来修饰。

注2:"固有的"(其反义词是"赋予的")就是指在某事或某物中本来就有的,尤其是那种永久的特性。

(二)质量管理(quality management,QM)

在质量方面指挥和控制组织的协调的活动。

注:在质量方面的指挥和控制活动,通常包括制定质量方针和质量目标以及质量策划、质量控制、质量保证和质量改进。

(三)质量控制(quality control,QC)

质量管理的一部分,致力于满足质量要求。

(四)质量保证(quality assurance,QA)

质量管理的一部分,致力于提供质量要求会得到满足的信任。

质量保证包括内部质量保证和外部质量保证。内部质量保证是为了取得管理者的信任,外部质量保证是为了取得顾客的信任。

(五)质量管理体系(quality management system)

在质量方面指挥和控制组织的管理体系。其职能包括质量策划、质量控制、质量保证、质量改进。

二、几个概念的关系

1. 质量管理是一个大范畴的概念,它的活动包括质量方针和质量目标的制定和实施以及质量策划、质量控制、质量保证和质量改进。

2. 质量体系是质量管理的核心,质量管理的实施需要依靠质量体系来完成。而质量体系应首先落实在职责、权限分工明确的各部门所形成的组织结构上,这样才能保证质量活动的有效性。在质量体系当中,质量控制和内部质量保证是重要组成内容。质量控制是为了满足质量要求,而内部质量保证是为了取得管理者的信任。质量控制和内部质量保证之间没有截然的界线,它们之间是相互联系、相互补充和相互制约的。

3. 外部质量保证是为了取得顾客的信任。因为,再好的内部质量保证,也很难让顾客,即需方完全相信。这样,由第三方提供的控制措施或保证活动,将会增强顾客的信任。公证的第三方对质量体系的审核及实验室参加的室间质评等,都是很好的外部质量保证。

质量管理、质量保证、质量控制和质量体系这4个基本质量概念之间,彼此相互联系又相互制约,是一环紧套一环的有机整体,见图14-1。

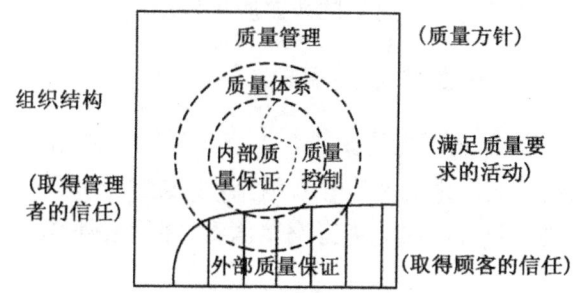

图 14-1　几个概念的关系

三、质量控制的意义

1. 从概念上看,质量控制就是为了"满足质量要求",质量控制的一切活动就是为了实现这个目的。

2. 质量控制就是使质量的产生、形成和实现的各个环节始终处于控制当中,即"受控"。

3. 从概念上看,"质量控制是质量管理的一部分",质量控制就是及时排除质量形成的各环节产生问题的原因,变"事后把关"为"事先预防"、"事先管理"。

4. 质量控制就是通过"控制",对过程进行连续的评价和验证,确保过程或产品符合规定程序和标准,并对不符合的情况采取纠正措施。

血站质量控制贯穿于血站产品质量形成的全过程,这对于保证血液质量,保证输血安全和安全献血起着重要作用。质量控制工作在血站规范地开展与实施,有助于血站质量管理工作的全面进行,有助于血站的管理向科学化、规范化、标准化方向的发展。

第二节 采血及其成分血制备的质量控制

质量控制在血站采供血工作各环节中的作用见图14-2。

首先看一看血站的采血质量控制。

一、采血质量控制

1. 采血环境的要求与检查 采血工作现为开放式采血。采血室应每日清洁，采血前应用适宜消毒剂对采血桌面等进行擦洗消毒，并用紫外线进行空气消毒，或使用动态消毒机消毒。使用中紫外线灯的辐照强度应达到 $70\mu w/cm^2$（紫外线灯的功率$\geq 30W$，安装数量为 $1\sim 2W/m^3$），新灯要求紫外线辐照强度应达到 $90\mu w/cm^2$ 以上。消毒后，全血采血室空气杂菌数不得超过 $500cfu/m^3$，不得有霉菌生长，成分血单采采血室空气杂菌数不得超过 $200cfu/m^3$，不得有霉菌生长；采血桌面（物表）杂菌总数不得超过 $10cfu/cm^2$。

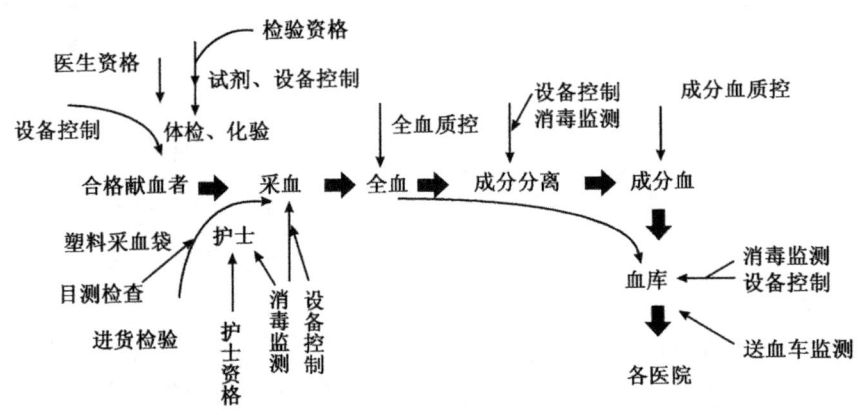

图14-2 血站采供血工作全面质量控制示意图

2. 采血混匀秤的要求与检查 采血混匀秤的作用有两个，一是把采入血袋的血液与袋中的保存液及时混匀，防止发生血液凝集现象；二是称量所采血液的重量，保证采血量在合格范围内，保证全血质量，从而为保证用全血制备的成分血的质量奠定基础。

采血混匀秤每日使用前应用标准砝码称重确证称量准确度，并应确认摇摆频率是否正常。摇摆频率应为每分钟 30~40 次，应定期检测。若混匀秤的频率太快，混匀过程过于激烈，会使血液中的红细胞受到损伤，从而导致溶血现象；频率太慢，将达不到混匀的目的。

3. 采血前血袋的要求与检查 根据《消毒管理办法》第七条规定，"医疗卫生机构购进消毒产品必须建立并执行进货查验收制度"。采血袋属于一次性消毒产品，必须对厂家索要相关证件，并对每批产品进行严格的进货检验。

血袋是血液离开献血者体内后直接输入患者体内之前盛装的唯一容器，血袋的质量直接影响着血液的质量，甚至会影响患者的生命安全。因此，采血前采血护士必须对血袋的有关项目进行检查：

（1）血袋外观检查：在光线明亮处，逐袋观察血袋外观。血袋的袋体和管道应完整无损，无漏液，表面洁净无霉斑，护针帽未脱落，袋内抗凝剂颜色正常、无异物、无混浊、无细菌和霉菌生长。

（2）血袋微漏检查：血袋边缘热合处，特别是与管道接口热合处，如果热合不当，容易出现微小孔隙，会有抗凝剂渗出，并在吸水纸上留下湿痕。

4. 对采血护士的要求与检查 采血应由采血护士亲手完成。国家要求采血护士必须通过相关的学历学习和护士执业考试，取得《中华人民共和国护士执业证书》，即取得护士资格，并在当地卫生行政部门注册之后，再经输血相关岗位培训方可上岗。

采血护士工作时不能佩戴首饰、手表。工作前应对采血手进行严格的清洁与消毒，当手部有血液或其他肉眼可见的污染时，应用皂液及流水清洗，清洁后可用免洗手液消毒。如果手部无肉眼可见的污染时，则可直接使用免洗手液消毒。手消毒后应立即进行献血者的皮肤消毒及采血。消毒后采血手的杂菌菌落数应不超过 $10cfu/cm^2$。

5. 采血前献血者手臂的要求与检查 静脉穿刺时，献血者皮肤碎屑会随血流进入血袋，皮肤上的细菌也随之进入血袋。为把这种细菌污染的机会减小到最小程度，采血护士一定要使用有效消毒剂对献血者手臂静脉穿刺部位的皮肤进行严格消毒。消毒应以穿刺点为中心自内向外旋转消毒，切忌往返涂拭，消毒时间不能少于 30 秒钟，皮肤消毒范围应为直径 10cm×10cm，消毒后的部位不能接触。采血护士采血技术应熟练，应严格执行有关操作规程。

6. 采血中的要求与检查 采血前各种准备工作就绪后，采血过程的质量要求就更为重要。采血过程中有以下几点要求：

(1) 采血针脱掉护针帽，快速确认针头无弯曲、无倒钩后，应立即进行静脉穿刺，穿刺过程中应防止空气进入血袋。

(2) 穿刺应部位准确，操作熟练，一针见血，一针率应达99%以上。

(3) 穿刺后应立即开动采血混匀秤，使流入血袋中的血液迅速与抗凝剂混合，并一直混合到采血完成为止。

(4) 穿刺后，血流通畅，200ml 血液应在 3 分钟内采完；400ml 血液应在 6 分钟内采完。如果采血过程超过 8 分钟，则该袋全血不能用于制备浓缩血小板、冷沉淀等成分血。

(5) 一旦采血量达到规定要求，立即停止采血。

(6) 血液采集完成，拔出针头后，应立即将针头穿入真空血样管，留足检验用血样。

(7) 采血护士在采血过程中应按规定对血袋、血袋导管、血样管（标本管）进行贴签。应一次只对一袋血液和同源血样管贴签，贴签后要将血袋、血样管与献血者健康征询体检表进行核对，确保同一献血者的血袋、血样管、献血记录一一对应，贴签无误。

7. 采血后血袋处理要求与检查 采血后应做好血袋的处理工作，否则会影响血液质量，导致功亏一篑。

(1) 立即将采血针剪入锐器盒。

(2) 再次核对献血者身份、血袋、血液标本及相关记录，确认无误。

(3) 对采血导管按规定热合、断开。

(4) 尽快将采集的全血放入血液冷藏箱，将用于制备成分血的全血尽快送往成分分离室。

8. 采血量的要求与检查 采血人员每日工作前对采血称称量准确度及摇摆频率的确认，是保证采血量准确的前提，采血护士应随时用采血秤复核所采血液的采血量。采血量应为标示量±10%，质控人员应每月检查一次，检查数量为当日库存量的1‰~5‰。目的有二：一是考察护士的采血技术；二是间接考察使用中采血称的计量是否准确。

二、成分血制备的质量控制

质量合格的全血是合格成分血的保障，但全血质量合格并不等于一定会有质量合格的成分血。因此，必须对影响成分血制备质量的因素进行控制。

1. 血液成分制备环境的要求与检查 成分血制备室应宽敞明亮、整齐洁净、空气清新、温度适宜（不同的成分血应在不同的条件下分离制备）。成分分离过程需要进行血袋穿刺的，则应在百级净化间制备，其成分血应在当日内使用。对百级净化间应定期进行性能检测和工艺卫生监测。百级净化间中，直径大于等于 $0.5\mu m$ 的尘埃粒子数应不超过 3.5 个/L，噪音应低于 60 分贝，水平风速应达到 0.4 米/秒以上，或垂直风速达到 0.3 米/秒以上；消毒后，百级净化间空气杂菌数不得超过 $10cfu/m^3$，净化间内物体表面杂菌数不得超过 $5cfu/cm^2$。

2. 成分血制备人员的要求与检查 成分血是由制备人员按要求将全血经过离心机离心后，再通过人工分离将各种成分血制备出来。成分血制备人员必须严格执行各项操作规程，严格遵守消毒管理要求，正确使用离心机等设备，其分离技术及熟练程度直接影响成分血的质量。成分血制备人员在百级净化间操作时手的杂菌数不得超过 $5cfu/cm^2$。

3. 成分血制备的温度与时间的要求与检查 最佳制备温度和时间是保证血液质量的重要因素。浓缩血小板的制备温度为 20～24℃，其他成分离心温度 4～10℃。浓缩血小板与新鲜冰冻血浆应在采血后 6 小时内制备完毕。血液分离制备后应立即放入规定的条件贮存。

4. 制备血液成分用离心机的要求与检查 定期的性能检查是保证血液质量的关键。离心机实测转速偏差应在±50 转范围内，时间偏差应在±20 秒范围内，温度偏差应在±1℃范围内。

5. 速冻冰箱/速冻机的要求与检查 为保证新鲜冰冻血浆及冷沉淀的质量，需对速冻冰箱/速冻机的温度与冻结速度进行检查。

6. 贮血设备的要求与检查 贮血设备是血液冷链保存的重要条件，因此，贮血设备的性能必须符合规定的要求，应对贮血设备的温度实施实时监控。

第三节　全血及成分血的质量控制

国家标准 GB 18469-2001《全血及成分血质量要求》于 2001 年 10 月 22 日发布，并于 2002 年 3 月 1 日起正式实施。国家标准规定了各种成分血的质控项目和质控要求。各成分血质控项目，除有关标签的具体要求及书写格式、完整性及附录外，均为强制性标准。

标准中，成分血的种类分为浓缩红细胞、悬浮红细胞、浓缩少白细胞红细胞、悬浮少白细胞红细胞、洗涤红细胞、冰冻解冻去甘油红细胞、浓缩血小板、单采血小板、单采少白细胞血小板、新鲜冰冻血浆、单采新鲜冰冻血浆、冷沉淀凝血因子、单采粒细胞。

每种成分血（包括全血），其质控标准包括三部分内容：一般检查、特殊检查及化验检测。一般检查又包括标签、外观、容量检测。

全血及成分血的标签应包括下列各项：①全血或血液成分的名称。②血站的名称及生产许可证号。③采血日期与失效日期。④献血者献血编号。⑤采血者代码。⑥血型。

全血及成分血、献血编号、血型、采血与失效日期等标签应有条形码。

全血及各种成分血质控要求如下。

一、全血质量控制

全血质量控制的项目、质量标准、抽检频率见表 14-1。

表 14-1　全血质量标准

项目	质量标准	抽检频率
标签	内容完整、清晰，格式规范，标签完整	1 次/月，当日库存数 1%～5%
外观	无凝块、溶血、黄疸、气泡及重度乳糜，储血容器无破损，采血袋上保留至少 20cm 长分段热合注满全血的采血管。	1 次/月，当日库存数 1%～5%
容量	ACD-B 方保养液　　200ml 全血（250±10%）ml 　　　　　　　　　400ml 全血（500±10%）ml CPD、CPDA-1 方保养液　200ml 全血（228±10%）ml 　　　　　　　　　　　400ml 全血（456±10%）ml	1 次/月，当日库存数 1%～5%
血细胞比容	ACD-B 方保养液≥0.30 CPD、CPDA 方保养液≥0.35	4 袋/月
pH 值	ACD-B 方 6.6～7.0 CPD 方 6.7～7.2	4 袋/月

第十四章 质量控制

续表

项目	质量标准	抽检频率
	CPDA-1 方 6.8~7.4	
K^+ 浓度	ACD-B 方 ≤21mmol/L	4 袋/月
	CPD 方 ≤27mmol/L	
	CPDA-1 方 ≤27.3mmol/L	
Na^+ 浓度	ACD-B 方 ≥146mmol/L	4 袋/月
	CPD 方 ≥152mmol/L	
	CPDA-1 方 ≥104mmol/L	
血浆血红蛋白	ACD-B 方 ≤0.29g/L	4 袋/月
	CPD 方 ≤0.26g/L	
	CPDA-1 方 ≤0.72g/L	
无菌试验	无菌生长	4 袋/月
血型	ABO 血型应正反定型符合,稀有血型应符合血型标签标示	血液筛查实验室逐袋检测
HBsAg	阴性	血液筛查实验室逐袋检测
HCV-Ab	阴性	血液筛查实验室逐袋检测
HIV-Ab	阴性	血液筛查实验室逐袋检测
梅毒螺旋体血清学试验	阴性	血液筛查实验室逐袋检测
ALT	正常	血液筛查实验室逐袋检测

注 1. 容量检测时,应轻拿轻放;从冷藏箱取出检查时,应尽量缩短血袋在室温停留的时间,最长不得超过 30 分钟。
2. 无菌试验在百级净化间(台)内进行,按《中国生物制品规程》操作,使用国家有关部门检定合格的培养基。硫乙醇酸盐与改良马丁接种比例为 2:1。接种时,血袋要摇匀。接种完毕,留出其他检测标本后,应热合密闭保存至少 2 周。
3. pH 检测,应避免标本在空气中暴露时间过长而 CO_2 逸出,导致结果偏高。
4. 血液无菌试验后留取的全血标本,经过两次 2000 转 10 分钟离心,获取血浆,进行血浆血红蛋白、血浆 K^+、Na^+ 等项测定。血浆血红蛋白测定可采用邻甲联苯胺法。

二、浓缩红细胞质量控制

浓缩红细胞质量控制的项目、质量标准、抽检频率见表 14-2。

表 14-2 浓缩红细胞质量标准

项目	质量标准	检查频率
标签	同全血	1 次/月,当日库存数 1%~5%
外观	同全血	1 次/月,当日库存数 1%~5%
容量	200ml 全血分:(120±10%)ml	1 次/月,当日库存数 1%~5%
	400ml 全血分:(240±10%)ml	
血细胞比容	0.65~0.80	4 袋/月
pH 值	6.7~7.2	4 袋/月
无菌试验	无菌生长	4 袋/月
血型	ABO 血型应正反定型符合,稀有血型应符合血型标签标示	血液筛查实验室逐袋检测

续表

项目	质量标准	检查频率
HBsAg	阴性	血液筛查实验室逐袋检测
HCV-Ab	阴性	血液筛查实验室逐袋检测
HIV-Ab	阴性	血液筛查实验室逐袋检测
梅毒螺旋体血清学试验	阴性	血液筛查实验室逐袋检测
ALT	正常	血液筛查实验室逐袋检测

三、悬浮红细胞质量控制

悬浮红细胞质量控制项目、质量标准、抽检频率见表14-3。

表14-3 悬浮红细胞质量标准

项目	质量标准	检查频率
标签	同全血	1次/月,当日库存数1%~5%
外观	无凝块、溶血、黄疸、气泡及重度乳糜,储血容器无破损,采血袋上保留至少20cm长分段热合注满全血的采血管	1次/月,当日库存数1%~5%
容量	标示量±10%	1次/月,当日库存数1%~5%
血细胞比容	0.50~0.65	4袋/月
无菌试验	无菌生长	4袋/月
血型	ABO血型应正反定型符合,稀有血型应符合血型标签标示	血液筛查实验室逐袋检测
HBsAg	阴性	血液筛查实验室逐袋检测
HCV-Ab	阴性	血液筛查实验室逐袋检测
HIV-Ab	阴性	血液筛查实验室逐袋检测
梅毒螺旋体血清学试验	阴性	血液筛查实验室逐袋检测
ALT	正常	血液筛查实验室逐袋检测

四、浓缩少白细胞红细胞质量控制

浓缩少白细胞红细胞质量控制项目、质量标准、抽检频率见表14-4。

表14-4 浓缩少白细胞红细胞质量标准

项目	质量标准	检查频率
标签	同全血	1次/月,当日库存数1%~5%
外观	无凝块、溶血、黄疸、气泡及重度乳糜,储血容器无破损,采血袋上保留至少20cm长分段热合注满全血的采血管	1次/月,当日库存数1%~5%
容量	200ml分:(100±10%)ml 400ml分:(200±10%)ml	1次/月,当日库存数1%~5%

第十四章 质量控制

续表

项目	质量标准	检查频率
血细胞比容	0.60～0.75	4 袋/月
残余白细胞	1. 用于预防 CMV 感染或 HLA 同种免疫	4 袋/月
	200ml 全血制备：$\leq 2.5 \times 10^6$	
	400ml 全血制备：$\leq 5 \times 10^6$	
	2. 用于预防非溶血性发热输血反应	
	200ml 全血制备：$\leq 2.5 \times 10^8$	
	400ml 全血制备：$\leq 5 \times 10^8$	
无菌试验	无菌生长	4 袋/月
血型	ABO 血型应正反定型符合，稀有血型应符合血型标签标示	血液筛查实验室逐袋检测
HBsAg	阴性	血液筛查实验室逐袋检测
HCV-Ab	阴性	血液筛查实验室逐袋检测
HIV-Ab	阴性	血液筛查实验室逐袋检测
梅毒螺旋体血清学试验	阴性	血液筛查实验室逐袋检测
ALT	正常	血液筛查实验室逐袋检测

1. 少白细胞红细胞容量(ml) = $\dfrac{\text{血袋重量(g)} - \text{空袋重量(g)}}{\text{少白细胞红细胞比重(g/ml)}}$

2. 残余白细胞测定方法：使用大容量 Nageotte 计数盘显微镜计数法（敏感度可达 0.1 个/μl）。

残余白细胞（个数/袋）= 白细胞（个数/ml）× 少白细胞红细胞容量(ml/袋)

附　成分血残留白细胞计数（大容量血细胞计数盘法）

1. 材料　大容量 Nageotte 血细胞计数盘（图 14-3）、显微镜、Turk's 溶液。

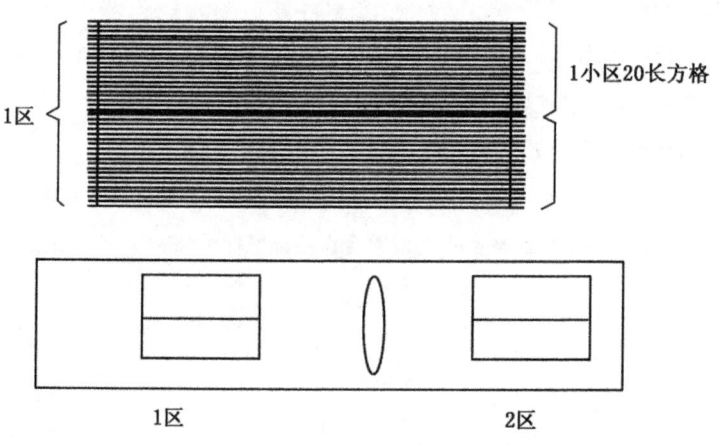

图 14-3　Nageotte 计数盘（上图为 1 区放大图）

2. Turk's 溶液的配制方法　将 1ml 龙胆紫（浓度 1%）和 3ml 冰醋酸加入到盛有 90ml 蒸馏水的量杯中，充分混匀之后加入少量蒸馏水至 100ml 刻度线，再充分混匀；经 0.2μm 滤膜过滤除菌后，避光保存。

3. 计数方法

(1) 对血液标本的稀释以 10 倍稀释为宜,即 100μl 血液标本加 900μl Turk's 液充分混匀。

(2) 在 Nageotte 计数池中加入足量上述混合液,将计数盘置于带盖潮湿容器中,于室温放置 15 分钟。

(3) 显微镜下对计数池中两个计数区(每区有 40 个长方形格,容积为 50μl)的白细胞计数,在 30 分钟内测完。

4. 计算

$$白细胞/\mu l = \frac{(1\text{区白细胞计数值}+2\text{区白红胞计数值})\div 2 \times 10}{50}$$

公式中 10 代表 10 倍稀释;50 代表每区 50μl。

5. 注意事项

(1) 将标本稀释液加入计数池中时应动作缓慢,平稳。

(2) 加入计数池的标本量不能过量也不能不足。

(3) 计数池中吸入标本后放置期间,不能随意移动计数盘。

(4) 两区之间计数值相差不得大于 10%,否则应重新进行实验。

五、悬浮少白细胞红细胞质量控制

悬浮少白细胞红细胞质量控制的检查项目、质量标准和抽检频率见表 14-5。

表 14-5 悬浮少白细胞红细胞质量标准

项目	质量标准	检查频率
标签	同全血	1 次/月,当日库存数 1%~5%
外观	无凝块、溶血、黄疸、气泡及重度乳糜,储血容器无破损,采血袋上保留至少 20cm 长分段热合注满全血的采血管	1 次/月,当日库存数 1%~5%
容量	标示量 ±10%	1 次/月,当日库存数 1%~5%
血细胞比容	0.45~0.60	4 袋/月
残余白细胞	1. 用于预防 CMV 感染或 HLA 同种免疫 200ml 全血制备: $\leq 2.5 \times 10^6$ 400ml 全血制备: $\leq 5 \times 10^6$ 2. 用于预防非溶血性发热输血反应 200ml 全血制备: $\leq 2.5 \times 10^8$ 400ml 全血制备: $\leq 5 \times 10^8$	4 袋/月
无菌试验	无菌生长	4 袋/月
血型	ABO 血型应正反定型符合,稀有血型应符合血型标签标示	血液筛查实验室逐袋检测
HBsAg	阴性	血液筛查实验室逐袋检测
HCV-Ab	阴性	血液筛查实验室逐袋检测
HIV-Ab	阴性	血液筛查实验室逐袋检测
梅毒螺旋体血清学试验	阴性	血液筛查实验室逐袋检测
ALT	正常	血液筛查实验室逐袋检测

第十四章 质量控制

六、洗涤红细胞质量控制

洗涤红细胞质量控制的检查项目、质量标准和抽检频率见表 14-6。

表 14-6 洗涤红细胞质量标准

项目	质量标准	检查频率
标签	同全血	4 袋/月
外观	无凝块、溶血、黄疸、气泡及重度乳糜,储血容器无破损,采血袋上保留至少 20cm 长分段热合注满洗涤红细胞的采血管	4 袋/月
容量	200ml 全血制备：(125±10%)ml	4 袋/月
	400ml 全血制备：(250±10%)ml	
红细胞回收率	≥70%	4 袋/月
白细胞清除率	≥80%	4 袋/月
血浆蛋白清除率	≥98%	4 袋/月
无菌试验	无菌生长	4 袋/月
血型	ABO 血型应正反定型符合,稀有血型应符合血型标签标示	血液筛查实验室逐袋检测
HBsAg	阴性	血液筛查实验室逐袋检测
HCV-Ab	阴性	血液筛查实验室逐袋检测
HIV-Ab	阴性	血液筛查实验室逐袋检测
梅毒螺旋体血清学试验	阴性	血液筛查实验室逐袋检测
ALT	正常	血液筛查实验室逐袋检测

注

（一）蛋白清除率

1. 把洗涤前后的红细胞分别称重，并各自留取两份标本，其中 1 份经离心取得上清液，另 1 份用于细胞计数，计算白细胞清除率和红细胞回收率。留取标本需无菌操作。
2. 把洗涤前经离心所得上清液作为洗涤前的待测标本。把洗涤后经离心取得的上清液作为洗涤后的待测标本。
3. 洗涤前后的待测标本的上清液分别用双缩脲法或用生化分析仪测定其蛋白含量。
4. 按下列公式计算蛋白清除率：

$$蛋白清除率(\%) = \left(1 - \frac{洗涤后上清蛋白含量\,g/L}{洗涤前上清蛋白含量\,g/L}\right) \times 100\%$$

（二）白细胞清除率

1. 测定方法
(1) 根据洗涤前后各袋所称的重量计算出各袋的容量。
(2) 用洗涤前后各袋所留的标本分别进行白细胞计数，计数方法同少白细胞红细胞。

2. 计算方法

$$白细胞清除率(\%) = \left(1 - \frac{洗涤后白细胞计数/袋}{洗涤前白细胞计数/袋}\right) \times 100\%$$

（三）红细胞回收率

1. 测定方法 将洗涤前后各袋留取的标本分别测定其血红蛋白含量，并根据容量计算出洗涤前后各袋血红蛋白的总量，然后按下列公式计算出血红蛋白的回收率，用以表示红细胞回收率。

$$红细胞回收率(\%) = \frac{洗涤后血红蛋白\,g/L \times 洗涤后红细胞体积\,L/袋}{洗涤前血红蛋白\,g/L \times 洗涤前红细胞体积\,L/袋} \times 100\%$$

或测定洗涤前后各袋的红细胞数，按下列公式计算：

$$红细胞回收率(\%) = \frac{洗涤后红细胞计数/袋}{洗涤前红细胞计数/袋} \times 100\%$$

2. 血红蛋白测定 血红蛋白测定须采用氰化高铁血红蛋白法或细胞计数仪测定。

七、冰冻解冻去甘油红细胞质量控制

冰冻解冻去甘油红细胞主要用于特殊血型保存,其质量控制的检查项目、质量标准和抽检频率见表14-7。

表14-7 冰冻解冻去甘油红细胞质量标准

项目	质量标准	检查频率
标签	同全血	按1%抽检
外观	无凝块、溶血、黄疸、气泡及重度乳糜,储血容器无破损,采血袋上保留至少20cm长分段热合注满冰冻解冻去甘油红细胞的采血管	按1%抽检
容量	200ml全血制备:(200±10%)ml 400ml全血制备:(400±10%)ml	按1%抽检
红细胞回收率	≥80%	按1%抽检
残余白细胞	≤1%	按1%抽检
残余血小板	≤1%	按1%抽检
甘油含量	≤10g/L	按1%抽检
游离血红蛋白含量	≤1g/L	按1%抽检
体外溶血试验	≤50%	按1%抽检
无菌试验	无菌生长	按1%抽检
血型	ABO血型应正反定型符合,稀有血型应符合血型标签标示	血液筛查实验室逐袋检测
HBsAg	阴性	血液筛查实验室逐袋检测
HCV-Ab	阴性	血液筛查实验室逐袋检测
HIV-Ab	阴性	血液筛查实验室逐袋检测
梅毒螺旋体血清学试验	阴性	血液筛查实验室逐袋检测
ALT	正常	血液筛查实验室逐袋检测

注

(一)无菌试验 制备后的冰冻解冻去甘油红细胞立即进行无菌试验,并以无菌操作方法留取足够量的标本用于进行其他各项检查。无菌试验方法同全血。

(二)红细胞回收率

将洗涤前后的解冻红细胞分别称重,留标本,测定方法同洗涤红细胞。

(三)残余白细胞

1. 测定方法 用(二)项中留取的标本进行检测,方法同少白细胞红细胞。

2. 计算方法

残余白细胞(%)=(洗涤后白细胞总数/洗涤前白细胞总数)×100%

(四)残余血小板

1. 测定方法 用(二)项中留取的标本进行血小板计数,并计算其血小板总数。

2. 计算方法 残余血小板(%)=(洗涤后血小板总数/洗涤前血小板总数)×100%

(五)悬浮红细胞上清液甘油含量

将成品解冻红细胞标本离心,取上清液用于测定甘油含量。甘油测定可采用过碘酸钠甘油测定法或其他公认的方法。

(六)悬浮红细胞体外溶血试验

取成品解冻红细胞标本两份,1份置室温,另1份置37℃水浴,各30分钟,然后离心取上清,分别测定上清血红蛋白含量,测定方法为邻联苯胺法。按下列公式计算保温后血红蛋白增加率:

$$血红蛋白增加率(\%) = \left(\frac{37℃保温30分钟的上清血红蛋白\ g/L}{室温孵育30分钟的上清血红蛋白\ g/L} - 1\right) \times 100\%$$

(七)悬浮红细胞上清液血红蛋白含量

用(五)项所得上清液测定血红蛋白含量,测定方法为邻甲联苯胺法。

八、浓缩血小板质量控制

浓缩血小板质量控制的检查项目、质量标准和抽检频率见表14-8。

表 14-8 浓缩血小板质量标准

项目	质量标准	检查频率
标签	同全血	1次/月,当日库存数1%~5%
外观	呈淡黄色雾状、无纤维蛋白析出、无黄疸、气泡、重度乳糜,容器无破损,保留至少15cm长度注满血小板的转移管	1次/月,当日库存数1%~5%
容量	保存24小时者　25~30ml 保存5天者　25~30ml/200ml 全血制备； 　　　　　　50~70ml/400ml 全血制备	1次/月,当日库存数1%~5%
pH值	6.0~7.4	4袋/月
血小板含量	200ml全血制备:$\geqslant 2.0\times 10^{10}$ 400ml全血制备:$\geqslant 4.0\times 10^{10}$	4袋/月
红细胞混入量	200ml全血制备:$\leqslant 1.0\times 10^{9}$ 400ml全血制备:$\leqslant 2.0\times 10^{9}$	4袋/月
残余白细胞	同浓缩少白细胞红细胞	4袋/月
无菌试验	无菌生长	4袋/月
血型	ABO血型应正反定型符合,稀有血型应符合血型标签标示	血液筛查实验室逐袋检测
HBsAg	阴性	血液筛查实验室逐袋检测
HCV-Ab	阴性	血液筛查实验室逐袋检测
HIV-Ab	阴性	血液筛查实验室逐袋检测
梅毒螺旋体血清学试验	阴性	血液筛查实验室逐袋检测
ALT	正常	血液筛查实验室逐袋检测

注
1. 血小板数
(1)检测方法:计数方法为显微镜计数法或使用细胞计数仪计数。
(2)注意事项:应先将浓缩血小板标本用生理盐水4~5倍稀释后,再按常规方法将稀释后的浓缩血小板进行计数检查。
2. 红细胞混入量　计数方法为显微镜计数法或使用细胞计数仪计数。
3. 白细胞混入量　计数方法同少白细胞红细胞质量检查的白细胞计数。

九、新鲜冰冻血浆质量控制

新鲜冰冻血浆质量控制的检查项目、质量标准和抽检频率见表14-9。

表 14-9 新鲜冰冻血浆质量标准

项目	质量标准	检查频率
标签	同全血	1次/月,当日库存数1%~5%
外观	30~37℃融化的新鲜冰冻血浆为淡黄色澄清液体、无纤维蛋白析出、无黄疸、气泡、重度乳糜,容器无破损,保留至少10cm长度注满新鲜冰冻血浆的转移管	1次/月,当日库存数1%~5%

续表

项目	质量标准	检查频率
容量	200ml 全血制备：100±10%ml 400ml 全血制备：200±10%ml	1次/月，当日库存数1%～5%
血浆蛋白含量	≥50g/L	4袋/月
Ⅷ因子含量	≥0.7IU/ml	4袋/月
无菌试验	无菌生长	4袋/月
血型	ABO血型应正反定型符合，稀有血型应符合血型标签标示	血液筛查实验室逐袋检测
HBsAg	阴性	血液筛查实验室逐袋检测
HCV-Ab	阴性	血液筛查实验室逐袋检测
HIV-Ab	阴性	血液筛查实验室逐袋检测
梅毒螺旋体	阴性	血液筛查实验室逐袋检测
血清学试验		
ALT	正常	血液筛查实验室逐袋检测

注

（一）检查新鲜冰冻血浆时应轻拿轻放，以防冻硬状态下血袋断裂；血浆袋从低温冰箱中取出后，在室温停留时间越短越好，以防冰冻状态的血浆融化。

（二）无菌试验 在试验前先将从低温冰箱中取出的新鲜冰冻血浆袋立即置入37℃水浴中，轻轻摇动，使之融化。融化后马上进行无菌试验。每袋新鲜冰冻血浆在抽样接种后，立即取样用于蛋白含量测定和第Ⅷ因子含量测定。其他注意事项同全血。

（三）蛋白含量 用无菌试验中留的样本进行测定。测定方法为血清总蛋白双缩脲法，或使用生化分析仪测定。

（四）第Ⅷ因子 用无菌试验中留取的标本进行测定。用于第Ⅷ因子含量测定的标本应迅速置于冰水浴中，并立即开始第Ⅷ因子测定，测定方法为第Ⅷ因子效价测定一期法或二期法，或使用血凝仪测定。

十、(亚甲蓝光化学法)病毒灭活冰冻血浆质量控制

(亚甲蓝光化学法)病毒灭活冰冻血浆质控项目、质量标准和检查频率见表14-10。

表14-10 (亚甲蓝光化学法)病毒灭活冰冻血浆质量标准

项目	质量标准	检查频率
标签	同全血	4袋/月
外观	30～37℃融化的病毒灭活血浆为淡黄色澄清液体、无纤维蛋白析出、无黄疸、气泡、重度乳糜，容器无破损，保留至少10cm长度注满病毒灭活冰冻血浆的转移管	4袋/月
容量	200ml 制备：100ml±10% 400ml 制备：200ml±10%	4袋/月
血浆蛋白含量	≥50g/L	4袋/月
亚甲蓝残留量	<亚甲蓝释放含量的20% (亚甲蓝在血浆中的释放含量应>0.9μmol/L，<1.3μmol/L)	4袋/月
无菌试验	无菌生长	4袋/月
血型	ABO血型应正反定型符合，稀有血型应符合血型标签标示	血液筛查实验室逐袋检测

续表

项目	质量标准	检查频率
HBsAg	阴性	血液筛查实验室逐袋检测
HCV-Ab	阴性	血液筛查实验室逐袋检测
HIV-Ab	阴性	血液筛查实验室逐袋检测
梅毒螺旋体血清学试验	阴性	血液筛查实验室逐袋检测
ALT	正常	血液筛查实验室逐袋检测

十一、冷沉淀凝血因子质量控制

冷沉淀质控项目、质量标准和检查频率见表14-11。

表14-11 冷沉淀凝血因子质量标准

项目	质量标准	检查频率
标签	同全血	按1%抽检
外观	30～37℃融化的冷沉淀凝血因子为淡黄色澄清液体、无纤维蛋白析出、无黄疸、气泡、重度乳糜，容器无破损，保留至少10cm长度注满冷沉淀凝血因子的转移管	按1%抽检
容量	(25±5)ml/袋	按1%抽检
纤维蛋白原含量	200ml新鲜冰冻血浆制备：≥150mg 100ml新鲜冰冻血浆制备：≥75mg	按1%抽检
Ⅷ因子含量	200ml新鲜冰冻血浆制备：≥80IU 100ml新鲜冰冻血浆制备：≥40IU	按1%抽检
无菌试验	无菌生长	按1%抽检
血型	ABO血型应正反定型符合，稀有血型应符合血型标签标示	血液筛查实验室逐袋检测
HBsAg	阴性	血液筛查实验室逐袋检测
HCV-Ab	阴性	血液筛查实验室逐袋检测
HIV-Ab	阴性	血液筛查实验室逐袋检测
梅毒螺旋体血清学试验	阴性	血液筛查实验室逐袋检测
ALT	正常	血液筛查实验室逐袋检测

注 纤维蛋白原测定方法为血浆纤维蛋白原双缩脲测定法或使用血凝仪检测。

十二、单采血小板质量控制

单采血小板质量控制的检查项目、质量标准和抽检频率见表14-12。

表14-12 单采血小板质量标准

项目	质量标准	检查频率
标签	同全血	1次/月，当日库存数1%～5%
外观	(同浓缩血小板)重度乳糜，容器无破损，保留至少15cm长度注满血小板的转移管	1次/月，当日库存数1%～5%

续表

项目	质量标准	检查频率
容量	保存 24 小时者 125～200ml	1 次/月，当日库存数 1%～5%
	保存 5 天者 250～300ml	
pH 值	6.2～7.4	4 袋/月
血小板含量	$\geqslant 2.5 \times 10^{11}$/袋	4 袋/月
红细胞混入量	$\leqslant 8.0 \times 10^{9}$/袋	4 袋/月
白细胞混入量	$\leqslant 5.0 \times 10^{8}$/袋	4 袋/月
无菌试验	无菌生长	4 袋/月
血型	ABO 血型应正反定型符合，稀有血型应符合血型标签标示	血液筛查实验室逐袋检测
HBsAg	阴性	血液筛查实验室逐袋检测
HCV-Ab	阴性	血液筛查实验室逐袋检测
HIV-Ab	阴性	血液筛查实验室逐袋检测
梅毒螺旋体血清学试验	阴性	血液筛查实验室逐袋检测
ALT	正常	血液筛查实验室逐袋检测

十三、单采少白细胞血小板质量控制

单采少白细胞血小板质量控制检查项目、质量标准和抽检频率见表 14-13。

表 14-13　单采少白细胞血小板质量标准

项目	质量标准	检查频率
标签	同全血	按 1% 抽检
外观	呈淡黄色雾状、无纤维蛋白析出、无黄疸、气泡、重度乳糜，容器无破损，保留至少 15cm 长度注满血小板的转移管	按 1% 抽检
容量	同单采血小板	按 1% 抽检
pH 值	6.2～7.4	4 袋/月
血小板含量	$\geqslant 2.5 \times 10^{11}$/袋	4 袋/月
红细胞混入量	$\leqslant 8.0 \times 10^{9}$/袋	4 袋/月
白细胞混入量	同浓缩少白细胞红细胞	4 袋/月
无菌试验	无菌生长	4 袋/月
血型	ABO 血型应正反定型符合，稀有血型应符合血型标签标示	血液筛查实验室逐袋检测
HBsAg	阴性	血液筛查实验室逐袋检测
HCV-Ab	阴性	血液筛查实验室逐袋检测
HIV-Ab	阴性	血液筛查实验室逐袋检测
梅毒螺旋体血清学试验	阴性	血液筛查实验室逐袋检测
ALT	正常	血液筛查实验室逐袋检测

第十四章 质量控制

十四、单采新鲜冰冻血浆质量控制

单采新鲜冰冻血浆质量控制检查项目、质量标准和抽检频率见表 14-14。

表 14-14 单采新鲜冰冻血浆质量标准

项目	质量标准	检查频率
标签	同全血	1 次/月,当日库存数 1%～5%
外观	同新鲜冰冻血浆	1 次/月,当日库存数 1%～5%
容量	标示量±10%	1 次/月,当日库存数 1%～5%
血浆蛋白含量	≥50g/L	4 袋/月
Ⅷ因子含量	≥0.7IU/ml	4 袋/月
无菌试验	无菌生长	4 袋/月
血型	ABO 血型应正反定型符合,稀有血型应符合血型标签标示	血液筛查实验室逐袋检测
HBsAg	阴性	血液筛查实验室逐袋检测
HCV-Ab	阴性	血液筛查实验室逐袋检测
HIV-Ab	阴性	血液筛查实验室逐袋检测
梅毒螺旋体血清学试验	阴性	血液筛查实验室逐袋检测
ALT	正常	血液筛查实验室逐袋检测

单采新鲜冰冻血浆质量控制各项检查方法同新鲜冰冻血浆。

十五、单采粒细胞质量控制

单采粒细胞质量控制检查项目、质量标准和抽检频率见表 14-15。

表 14-15 单采粒细胞质量标准

项目	质量标准	检查频率
标签	同全血	按 1%抽检
外观	无凝块、溶血、黄疸、气泡、重度乳糜出现,血浆颜色呈淡黄色,储血容器无破损,保留至采血袋上至少 20cm 长度注满粒细胞的采血管	按 1%抽检
容量	150～500ml	按 1%抽检
中性粒细胞含量	≥1.0×10^{10}/袋	按 1%抽检
红细胞混入量	红细胞比容≤0.15/袋	按 1%抽检
无菌试验	无菌生长	按 1%抽检
血型	ABO 血型应正反定型符合,稀有血型应符合血型标签标示	血液筛查实验室逐袋检测
HBsAg	阴性	血液筛查实验室逐袋检测
HCV-Ab	阴性	血液筛查实验室逐袋检测
HIV-Ab	阴性	血液筛查实验室逐袋检测
梅毒螺旋体血清学试验	阴性	血液筛查实验室逐袋检测
ALT	正常	血液筛查实验室逐袋检测

质控部门每月对全血及成分血质量的抽检结果进行统计、分析,形成月报表,如出现质控项目不符合相关标准,应配合血液制备部门调查原因,并对其采取的措施进行验证。

第四节　血液检测的质量控制

血液检测质量控制是提高实验室检测水平,保证检测结果可靠性的重要监测手段,也是保证血液质量的重要措施。血液检测质量控制不仅需要实验室基本条件做基础,而且需要通过开展室内质控和室间质量评价来完成。

一、基本概念

(一)误差

误差是指测定结果与真值或假定值的不符合性,或指一个样品多次测定结果的变异。误差的大小及正负机会相等,多次测定的误差呈正态分布。

1. 系统误差　是由某种恒定原因引起的一系列测定结果与真值或假定值存在有同一倾向性的偏离,有明显的规律性,可在一定条件下重复出现。系统误差常见于:方法选择不当;实验室某个或所有工作人员有习惯性不正规操作技术;仪器误差未经校正;长期使用不合格的试剂等情况。系统误差虽可初步判断,但不能以数学形式表达。系统误差反映测定准确性的优劣,可通过质量控制工作预防和校正。

2. 随机误差　又称偶然误差,是以偶然和不可预防方式出现的一种实验偏差,是难以避免和校正的误差。常见于:试剂变质和过期使用;未掌握标准曲线的线形关系范围而被超越使用;使用细胞计数仪计数时细胞浓度过高,超出了计数仪计数范围;标本处理不当;标本保存时间、温度、方式不当;仪器失灵;实验室条件改变等情况。随机误差是实验室工作中存在最多的一种误差,反映测定精密度的好坏。

3. 过失误差　是人为的责任误差。常见于:标本弄错,计算、稀释比例、时间、温度、登记、报告填写等错误。过失误差通过加强实验室管理和开展质量控制工作是可以避免的。

(二)真值与靶值

真值是某物质客观存在的真实数值。真值一般测不到。通过可靠的决定性方法测出的值,称为靶值。

通常用靶值来表示真值的大小。靶值也作为质控的标准值,客观地称为参考值。它可以是真值,也可以是一些水平较高的参比实验室测定的均值,在某种条件下,也可以是群体的均值。

(三)准确度

准确度就是测定值与真值(或靶值)的符合程度。

准确度不能以数字表示,往往用偏差来衡量结果与靶值的偏离程度,它表示该项测定的不准确度。偏差程度有两种表示方式:

绝对偏差=测定均值-真值(或靶值)

$$相对偏差=\frac{测定均值-真值(或靶值)}{真值(或靶值)}\times 100\%$$

一般习惯以偏差系数CB,即不准确度来表示准确度。

$$CB=\frac{测定值-真值(或靶值)}{真值(或靶值)}$$

准确度也可以用准确系数(CAc)来表示:

CAc=1-CB

误差大小反映了检验结果的准确程度。

误差愈小,准确度愈高。

(四)精密度

精密度是指对同一样本重复测定时,每次的测定值与算术平均值间的符合程度,即重复性或离散程度。可以用测定结果的均值和标准差表示。

$$均值(\overline{x})=\frac{X_1+X_2+X_n}{n}=\frac{\sum X}{n}$$

$$标准差(S)=\sqrt{\frac{\sum(X-\overline{X})^2}{n-1}}$$

标准差是表示各次测定结果对均值的离散程度,S越小,精密度越高,S越大,精密度则越差。

一般习惯以变异系数CV,即不精密度或离散程度来表示精密度的大小。

$$CV=\frac{标准差(S)}{均值(X)}$$

亦可直接衡量精密度（CP）：
$$CP=1-CV$$

（五）准确度与精密度对比

准确度与精密度之间没有直接的关系。测定结果的精密度高不一定准确度好，而准确度好也不一定精密度高。但任何一项测定结果都同时具备准确度与精密度两方面特性，任何测定有可能有4种情况出现：准确度好，精密度高；准确度好，精密度差；准确度差，精密度高；准确度、精密度都不好。

实验室测定结果既要准确度好又要精密度高，只有通过质量控制来实现。要求血站实验室测定项目绝对准确是不可能的，但必须有一定的精密度，即重复性要好，否则测定无意义。

（六）正态分布与标准差

在一般实验中，检测同一样本达20次以上时，会发现这组数据分布在均值两侧，大部分集中在均值附近。以测定值为横坐标，以出现的频率为纵坐标作图，可绘出呈钟形的曲线。钟顶处为均值，其他值以均值为中心左右对称分布，这就是正态分布，见图14-4。

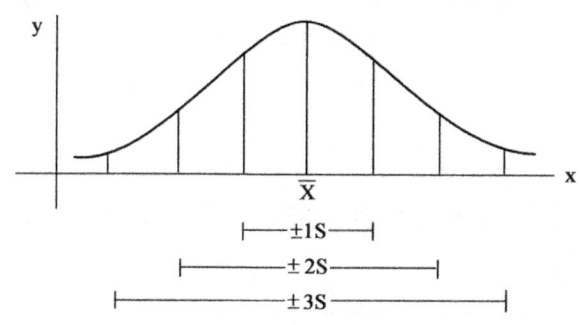

图14-4　正态分布图

正态曲线以下的面积称概率，常用样本均值和标准差来表示。均值、标准差和概率的关系如下：

$\bar{X}\pm1S$，概率为0.68

$\bar{X}\pm2S$，概率为0.95

$\bar{X}\pm3S$，概率为0.99

换言之，当检测同一样本达一定次数后所得的一组数据，其中靠近均值的（$\bar{X}$）的±1S范围内的数据，占该组数据的68%，在$\bar{X}\pm2S$范围内的数据占总体的95%，$\bar{X}\pm3S$范围内的数据占总体的99%。

二、实验室基本条件的控制

实验室基本条件的控制是做好血液检测质量控制的前提，属预防性质量控制。它包括实验室环境、仪器、试剂等条件和实验室的技术管理等。

1. **实验室环境**　①室内要有足够的空间，设备布局合理；②室内整洁，采光充分，但应避免日光直射；③有一定的通风、防尘设施；④室内空气无粉尘、挥发性酸碱、有机溶剂、二氧化碳及有毒有害气体的污染；⑤室内应有空调设备，室温应维持在18～25℃，相对湿度以50%～70%为宜；⑥上下水及电源配置合理；⑦室外空气无严重污染，附近无震源及电磁波干扰；⑧仪器周围应有一定空间，便于仪器散热。必要时应配备不间断电源。

2. **仪器**　①所有计量仪器，如天平、温度计、分光光度计等都必须校正，不符合国家计量局颁布标准的不用；②计数仪器应定期校正，并监测其稳定性；③玻璃量器需以称重法校正，条件允许时尽量使用一级品；④精密仪器和贵重仪器应有仪器管理档案，专人分管，每次使用均做登记。

3. **试剂**　严格遵守每种试剂所要求的选用级别。检测HBsAg、抗HIV、抗HCV、梅毒血清试验与血型的试剂，均需经中国药品生物制品检定所批准并检验合格，并在使用前、使用中检查其质量。实验室要有严格的药品贮存、保管方法和使用制度。

4. **实验技术管理**

(1)常规实验：一定要采用国家明文规定的实验方法，决不允许使用国家已经明令废止的方法。对于国家没有明文规定实验方法的实验，可采用行业内公认较好的方法，或结合本实验室的条件，本着经济、简便、快速、微量、准确、特异、敏感等原则，尽可能选择最佳方法。

(2)要有统一的标准操作规程，操作方法要求恒定，改变操作步骤要有严格的审批手续。

(3)要严格标本的采集、接收、保存制度，保证标本的质量。

(4)要有完善的实验结果登记制度，原始记录应完整、及时、真实规范并长期保存。

(5)要有统一的报告标准。

5. **其他**

(1) 人员组成：是实验室非常重要的条件。不同实验室对技术人员的技术资格有不同的要求。

(2) 水：是实验室各种试验不可缺少的重要物质。广义上讲，实验用水（蒸馏水、去离子水）也是试剂之一。它的优劣直接影响所配试剂或参考品质量，同样影响结果准确性。所以实验用水的质量是保证检验质量的重要前提之一。

(3) 信息管理：信息是经过加工处理后具有参考价值的数据。实验室管理信息系统（management information system，简称 MIS）是一个由人和计算机设备或其他信息处理手段组成的系统。实验室检测数据需要经计算机软件处理后方可得到有效的信息，因此，计算机软件在正式使用前应进行确证，并进行风险评估。确证是在一段时间内，每次检测时采用原方法和软件同时使用、核对的方式来确定软件的性能。而风险评估的内容则包括是否有血液样本读码错误、检验程序错误、结果计算和判断错误、报告错误等。软件正式使用后还应评估差错的出现情况、信息的充分性、使用的方便性等。各种信息的使用应经有效授权。

三、室内质控

室内质控（internal quality control，IQC）即室内监督，是由实验室工作人员，采取一定的方法和步骤，连续评价本实验室工作的可靠性程度，旨在监测和控制本实验室工作的精密度，提高本室常规工作中批内、批间样本检验的一致性，以确定测定结果是否可靠、可否发出报告的一项工作。最常用的方法为质控物检查法，用质控物控制的方法应分为以下几个阶段进行。

1. 最佳条件的已知质控物变异（optimal conditions variance，OCV） 用本实验室最好的条件和最有经验的技术人员，对同一质控物每天做 1 次测定，共测定 20 次，求其均值和标准差，以观察本实验室最佳工作条件的质量。以 $\overline{X}\pm2S$ 作质控图，以此为本实验室对该实验的最好质控范围图，它是观察室内变异的基础。OCV 不仅在室内质量控制发生问题时有助于分析原因，而且可用于对不同方法及仪器等检测精密度的比较。在开展某项目的常规室内质量控制之前，或检测方法、试剂、仪器等发生重大改变时，均应进行 OCV 的测定。

2. 常规条件已知质控物的变异（routine conditions variance-known values，RCVK） 将上述同一质控物，随常规检测标本一起每天测定 1 次，连续 20 次，计算均值与 S，以 $\overline{X}\pm2S$ 作质控图，它反映常规工作质量。

OCV 是最佳条件下的变异，其均值与 RCVK 之比，能说明该实验室的相对准确性，正常比值是 1＜RCVK/OCV＜2。比值左移，说明 OCV 不是最佳条件下的结果；比值右移，说明常规工作条件太差，此两种情况都应寻找原因，重新鉴定。最理想的比值是略大于 1，或近于 1，说明常规工作质量高。

3. 常规条件、未知质控物的变异（routine conditions variance-unknown values，RCVU） 有时为了避免主观性，再作 RCVU 测定。测定步骤同 RCVK，但检测者不知质控物的定值，或者在检测者不知哪一份是质控物的条件下进行常规检测，以排除检测者的主观性。

四、质控图

1. 质控图的制作　经过以上 3 个步骤后，即可作质控图，一般根据 RCVK 的 $\overline{X}$ 和 S 作质控框架图，如图 14-5。图 14-6 为完全质控状态示意质控图。

2. 质控图的观察　必须每天作质控物测定，严格认真地填画质控图，观察检测质量地变化。

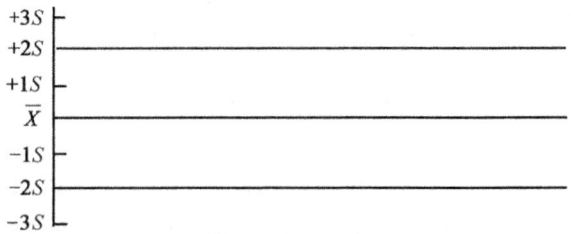

图 14-5　质控框架图

一般公认 2S 是允许误差的限度。通常认为质控物测定值一次超出 2S 应作为"告警"；一次超出 3S，连续两次超出 2S，3～5 次连续处于一侧的 2S 之内，5～7 次连续偏向横轴的一侧，均为失控。当质控工作中出现失控时，应查找原因，找出原因纠正后重新检测。

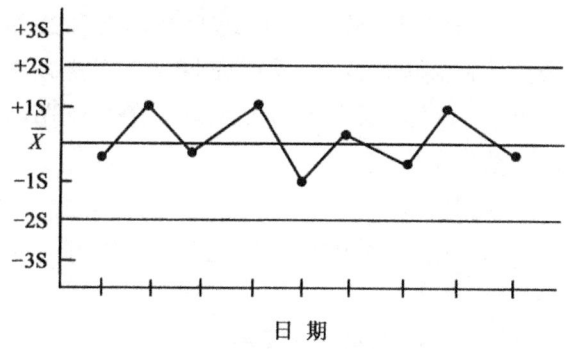

图14-6 完全质控状态示意质控图

五、室间质量评价

室间质量评价（External Quality Assessment，EQA）简称室间质评，也被称作能力验证，是通过实验室间的比对判定实验室的校准/检验能力的活动。通常是由某一质控中心采用一系列的方法，连续地、客观地评价各实验室的实验结果，以发现室内质控不易察觉的不准确性，了解各实验室之间结果的差异，帮助校正实验结果的准确性，改进室间结果的可比性，从而大幅度提高本地区、本省或全国血液检测的水平。参加各地区、省或国家室间质评的实验室必须首先做好本室的室内质控工作。各实验室检测结果报送到质控中心，经过统计分析得出相互比较的结果。这种评价不能控制。实验室每天的检测结果是一种回顾性评价。

室间质评的方法有两种：

1. 发质控物调查方式评价　这是国内外室间质评的常用的形式，一般由某级质控中心发放质控物到各参加室间质评的实验室，并要求各实验室在规定的日期检测和上报结果到质控中心。质控中心经过统计分析后，将评价结果寄回各实验室，通过评价，各实验室了解本室工作质量，发现差距并改进工作，以便不断提高检测质量。

2. 派观察员实际调查方式评价　这种调查事先不通知，临时派观察员到实验室，制定采用常规方法，检测规定的一组标本，进行评价。

这种方法，容易发现该实验室存在的实际问题，可以直接给予指导和帮助，解决问题，提高检测质量。

第五节　原辅材料质量控制

必须对采供血流程中使用的各种原辅材料（物料），尤其是对血液质量和献血者安全影响重大的关键物料，进行严格控制，保证只有合格的物料才能投入使用。物料的控制需要采购部门、质控部门及使用部门共同完成。必须施行严格的物料准入制度。物料正式采购前，供方（含生产商和经销商）应已确认为合格供方，其资质符合国家相关要求；物料应已确认为合格物料，有供方提供的出厂检验报告，酶联免疫等检验试剂应有中国药品生物制品检定所的批检报告。各种资料应加盖供方（提供资料一方）的红色印章，以证明资料来源合法、真实、可靠。采购部门应负责收集、保存供方的各种资料。质控部门应根据需要核查资料的完整性，确认供方物料出厂时已经厂方质检部门检测为合格产品，保存供方检验报告，确保质控工作在供方资料完整、有效的情况下进行。使用部门在物料使用前应确认物料已经质控部门质控，避免未经质控的物料或不合格物料的非预期使用。

一、各种一次性塑料血袋质量控制

（一）一次性使用塑料采血袋质量控制

一次性使用塑料采血袋（含带去白细胞滤器的采血袋）为集采血针、采血管、采血袋、转移袋、输血插口为一体的完整的密闭系统，能保证采集、分离、输注和贮存血液时其内腔不与外界空气接触。有关要求、标准与检测方法如下：

1. 外观　在光线明亮处，以目力检查。

（1）抽检：每批随机抽取10袋（套）血袋，用于外观检查。

（2）质量标准

①产品标记：塑料采血袋标记产品名称、型式代号、采血袋（无采血袋时按转移袋）公称容量和国家标准编号组成。塑料采血袋分为单袋（S），双联袋（D），三联袋（T），四联袋（Q）和转移袋（Tr）五种型

式。如符合国家标准要求,采血袋公称容量为400ml的双联袋(D)的产品标记为:血袋 D-400 GB14232。

②血袋袋体应无色或微黄色,无明显杂质、斑点、气泡。

③血袋内外表面应平整,在灭菌过程中和在储存期内不应有粘连。

④血袋热合线应透明、均匀。

⑤采血管和转移管内外表面光洁,不应有明显条纹、扭结和扁瘪。

⑥袋中的保存液及添加液应无色或微黄色、无混浊、无杂质、无沉淀。

⑦系统密闭性:在平整的桌面按压血袋,无漏气、漏液,确保其内腔不与外界空气接触。

⑧带去白细胞过滤器的采血袋:去白细胞滤器外壳应光洁,无明显机械杂质、异物。

2. 标签　在光线明亮处,以目力检查。

(1)抽检:用于外观检查的10袋(套)塑料袋可用于标签检查。

(2)质量标准:标签字迹清楚,项目齐全。

(3)标签应有下列内容

①血液保存液的名称、配方和体积。

②公称容量(采血量)。

③灭菌方法、日期和无菌有效期。

④"无菌""无热原""一次性使用""用后销毁"字样。

⑤使用说明和保存血液条件。

⑥注意事项:发现渗漏、长霉、混浊等变质现象,禁止使用。

⑦产品名称、标记,生产厂家名称、地址和商标。

⑧产品批号。

⑨生产批准文号。

⑩卫生许可证号。

⑪说明"开封n天后禁止使用"(n天由生产厂家规定)。

3. 抗凝剂与保存液容量　质量标准:标示量±5%。

4. 热原

(1)抽样:每批随机抽检3袋(套)用于热原检查。

(2)质量标准:内毒素应≤5.56 EU/ml。

(3)检查方法:塑料采血袋的保养液和添加剂混合并将血袋串连荡洗,采用细菌内毒素检查法检测。见《中华人民共和国药典》(2005版)"细菌内毒素检查法"。

5. 无菌试验

(1)抽样:可使用热原检查的塑料袋进行无菌试验。

(2)质量标准:应无菌生长。

(3)检查方法:血袋如装有保存液,可直接抽取袋内液体作为供试液。见 GB/T14233.2 中"无菌试验"方法。

(二)一次性使用去白细胞滤器质量控制

1. 外观　在光线明亮处,以目力检查。

(1)抽检:每批随机抽取10袋(套)血袋。

(2)质量标准:以正常视力或矫正视力检验时,去白细胞滤器外壳应光洁,无明显机械杂质、异物,焊接面应均匀、无气泡,软管应柔软、透明、光洁,无明显机械杂质、异物、扭结。

2. 标签　在光线明亮处,以目力检查。

(1)抽检:用于外观检查的10袋(套)塑料袋可用于标签检查。

(2)质量标准:每个单包装上应有以下内容:

①产品名称、规格;

②使用符号或文字标明去白细胞滤器无菌、无热原;

③批号及失效日期;

④标明适用范围的产品标记;

⑤制造商和/或经销商名称、地址;

⑥单包装内不应有肉眼可见异物。

3. 热原

(1)抽样:每批随机抽检3袋(套)用于热原检查。

(2)质量标准:内毒素应≤0.5EU/ml。

(3)检查方法:用80ml无菌无热原检查用水或注射用水荡洗血袋后,采用细菌内毒素检查法检测。

4. 无菌试验

(1)抽样:可使用热原检查的塑料袋进行无菌试验。

(2)质量标准:应无菌生长。

(3)检查方法:血袋应按袋内表面积每10cm²加

入无菌无热原的生理盐水 1ml,在 37℃下保存 72 小时,振摇,作为供试液。

(三)一次性使用病毒灭活输血过滤器质量控制

1. 外观　在光线明亮处,以目力检查。

(1)抽检:每批随机抽取 10 袋(套)血袋。

(2)质量标准:以正常视力或矫正视力检验时,病毒灭活输血过滤器的软管应光洁,无明显机械杂质、异物、扭结。过滤部件、亚甲蓝添加元件外壳应光洁,无明显机械杂质、异物、焊接面应均匀、无气泡。

2. 标签　在光线明亮处,以目力检查。

(1)抽检:用于外观检查的 10 袋(套)塑料袋可用于标签检查。

(2)质量标准:每个单包装上应有以下内容:

①产品名称、规格;

②使用符号或文字标明病毒灭活输血过滤器无菌、无热原;

③批号及失效日期;

④标明适用范围的产品标记;

⑤制造商和/或经销商名称、地址;

⑥单包装内不应有肉眼可见异物。

3. 热原

(1)抽样:每批随机抽检 3 袋(套)用于热原检查。

(2)质量标准:内毒素应≤0.5EU/ml。

(3)检查方法:用 80ml 无菌无热原检查用水或注射用水荡洗血袋后,采用细菌内毒素检查法检测。

4. 无菌试验

(1)抽样:可使用热原检查的塑料袋进行无菌试验。

(2)质量标准:应无菌生长。

(3)检查方法:血袋应按袋内表面积每 10cm^2 加入无菌无热原的生理盐水 1ml,在 37℃下保存 72 小时,振摇,作为供试液。

除一次性塑料采血袋、一次性使用去白细胞滤器及一次性使用病毒灭活输血过滤器外,血站还使用其他一些规格的塑料血袋(不含采血针),包括各种干袋(转移袋)等,其质控项目与方法参见"一次性使用去白细胞滤器质量控制"。

二、一次性使用医用注射器质量控制

(一)外观

每批注射器随机抽检 10 支,在光线明亮处,以目力检查。

1. 透明度　在 300lx～700lx 的照度下,注射器应清洁、无微粒和异物。注射器不得有毛边、毛刺、塑流、缺损等缺陷。注射器外套必须有足够的透明度,使人能毫无困难地读出剂量。

2. 润滑　注射器应有良好的润滑性能。润滑剂应尽可能少,注射器内表面(包括橡胶活塞)不得有明显可见的润滑剂汇聚。发生凝聚。

3. 内表面　注射器与注射液接触部位的表面应清洁,无任何附着物。

4. 刻度标尺

(1)分度线从零线至公称容量线之间,沿外套长轴均匀分隔。

(2)标尺的分度线及计量数字印刷应完整,字迹清楚,线条清晰,粗细均匀,并垂直于外套轴线。

(3)长分度线比短分度线约长 1/2。

(4)当芯杆完全推入外套底端时,零度线应与活塞准线成重合。

(5)计量数字的排列顺序,应从外套底端开始,活塞的基准线定为"0"线,"0"字省略。各种规格的注射器,所标的计量数字应符合规定。

5. 外套卷边检查　注射器外套的开口处必须卷边,卷边必须保证注射器在刻度朝上或放置于水平线成 10℃夹角的平面上不会滚动。

(二)容量公差

用外观检查的 10 支注射器进行容量公差检查。

1. 质量标准注射器容量公差的质量标准见表 14-16。

表 14-16　注射器容量公差标准

注射器公称容量 ml	公差(%)	注射器公称容量 ml	公差(%)
1	<±5	20	<±4
2	<±5	30	<±4
5	<±4	50	<±4
10	<±4		

2. 测定方法　取出单包装的注射器,称重。将注射器抽吸蒸馏水至标示容量,小心排除气泡,使水的凹液面与注射器芯头内面平齐,并再次将注射器称重记下水温。注射器吸水前后两次称重的差除以此水温下水的密度,计算出注射器的吸水容量。

再以下列公式计算出该注射器的容量公差:

$$容量公差(\%) = \frac{吸入水的容量 - 公称容量}{公称容量} \times 100\%$$

(三)残留量

用外观检查的 10 支注射器进行残留量检查。

1. 质量标准　注射器残留量标准见表 14-17。

表 14-17　注射器残留量质量标准

注射器规格(ml)	残留量(ml)			注射器规格(ml)	残留量(ml)		
	优等品	一等品	合格品		优等品	一等品	合格品
1	≤0.06	≤0.07	≤0.08	20	≤0.15	≤0.30	≤0.50
2	≤0.07	≤0.08	≤0.09	30	≤0.17	≤0.40	≤0.65
5	≤0.07	≤0.08	≤0.10	50	≤0.20	≤0.50	≤0.90
10	≤0.10	≤0.15	≤0.30				

2. 测定方法　将上述用于容量公差测定的注射器芯杆完全推入,将水排出,擦干注射器外表面,吸水前与排水后两次称重的差除以此水温下水的密度,计算出残留水的容量。

(四)热原

每批至少抽检 3 支注射器。

1. 质量标准　内毒素应≤0.5EU/ml。

2. 测定方法　用注射器抽吸无菌无热原水至最大刻度,于 37±1℃ 的环境中放置 2h,取出各注射器中的浸提液,混合。用细菌内毒素检查法测定浸提液中热原质的量。

(五)无菌试验

每批至少抽检 3 支注射器。

1. 质量标准　应无菌生长。

2. 测定方法　使用抽检的注射器抽吸无菌无热原生理盐水至最大刻度。抽吸的水用于无菌试验接种。

(六)标示和包装

每批抽检 10 支注射器。

1. 注射器的外包装上应有生产批准文号与卫生许可证号。

2. 每个注射器的单包装上应有下列标志

(1)生产厂家名称或商标。

(2)产品名称及规格。

(3)生产批号及有效期。

(4)一次性使用。

(5)包装如有破损禁止使用。

(6)若带注射针,应注明规格。

3. 每支注射器在明显部位,应有制造厂名称或注册商标。

(七)有效期

每批抽检 10 支注射器。

注射器经消毒后,在遵守储存有关规定的条件下,从消毒之日起,有效期为两年。

三、一次性使用无菌物品质量控制

一次性使用无菌物品包括一次性使用护理包、一次性使用的无菌口罩、无菌帽子、无菌平皿等。

(一)一般检查

每批号一次性使用消毒产品抽样比例为 1%~2%。在光线明亮处,以目力检查。

1. 外观

质量标准:

(1)一次性使用护理包:外包装完整无破损;打开外包装,护理包内组分齐全,独立包装完整、无霉菌污染,碘棒颜色正常。

(2)无菌口罩、帽子:内包装完整、无破损,口罩、帽子表面无破损、污渍,缝线正常、无脱落。

(3)无菌平皿:内包装完整、无破损,平皿无裂纹、破损,表面光滑、洁净,透明度较好。

(4)其他一次性无菌物品参照(1)至(3)执行。

2. 标签

质量标准:标签应完整;标签内容应标识正确、清楚、无漏项,至少应包括名称、批号等。

(二)特殊检查

每批至少抽检3个最小包装。

无菌试验:

(1)质量标准:应无菌生长。

(2)实验方法

①将无菌物品直接接种于培养基中,或用无菌剪刀剪取一次性消毒物品如口罩等灭菌后物品的一部分,分别浸入5管需-厌氧菌培养管与4管真菌培养管。

②不易剪的平皿可用营养琼脂倾注培养:将15~18ml约40~50℃的普通营养琼脂培养基注入待检平皿中,摇匀,静置。同法共倾注4只平皿。

③需-厌培养管与其阴性对照管均于30~35℃培养5天,真菌培养管与其阴性对照管于20~25℃培养7天;营养琼脂平皿中,2只平皿置于30~35℃培养箱中,培养48小时后观察结果,另2只平皿置于20~25℃培养箱中,培养7天后观察结果。

(3)培养基制备 需氧菌-厌氧菌培养管、真菌培养管、营养琼脂培养基:各种培养基按说明书配制,溶解,需-厌氧菌培养基、真菌培养基需按15ml/支分装,按规定灭菌后备用。

四、各种注射用液体质量控制

(一)注射用生理盐水质量控制

1. 一般检查 每批随机抽查10袋(瓶)用作一般检查。在光线明亮处,以目测检查。

(1)外观:应为无色的澄清液体,无混浊、无杂质、无沉淀。

(2)标签:应字迹清楚,项目齐全。

应有下列内容:产品名称、配方和容量、生产日期、有效期;"一次性使用"字样;使用说明、保存条件、注意事项、生产厂家名称、地址、生产批准文号。

2. 特殊检查 随机抽检3袋用于特殊检查。(氯化钠注射液非用于血液制备辅助原料时可不进行特殊检查)

(1)热原检查

①质量标准:内毒素应≤0.5EU/ml。

②检查方法:细菌内毒素检查法。

(2)无菌试验:应无菌生长。

(3)pH值:应为4.5~7.0。

(二)注射用血液抗凝剂质量控制

1. 一般检查 每批随机抽查10袋用作一般检查。

(1)外观:在光线明亮处,以目测检查,应无色或微黄色、无混浊、无杂质、无沉淀。

(2)标签:应字迹清楚,项目齐全。

应有下列内容:产品名称、配方和容量、生产日期、有效期;"一次性使用"字样;使用说明、保存条件、注意事项、生产厂家名称、地址、生产批准文号。

2. 特殊检查 每批随机抽检3袋用于特殊检查。

(1)热原检查

①质量标准:内毒素应≤5.56EU/ml。

②检查方法:细菌内毒素检查法。

(2)无菌试验:应无菌生长。

(3)pH值:应为4.5~5.5。

其他各种注射用液体的质量控制参照注射用生理盐水和注射用血液抗凝剂的质量控制执行。

五、各种消毒剂质量控制

(一)一般检查

每批号试剂抽样比例为1‰~2‰,至少不低于一瓶。

1. 外观 试剂应清亮透明,无混浊或絮状物(参照出厂检验报告)。

2. 标签 标签应完整、清楚、正确。

(二)特殊检查

含有效氯消毒剂有效氯浓度测定(试纸条检测法),有效氯浓度应不低于标示浓度。

六、各种检验试剂质量控制

(一)酶联免疫诊断试剂盒质量控制

酶联免疫诊断试剂盒包括乙型肝炎表面抗原诊断试剂盒、丙型肝炎抗体诊断试剂盒、人类免疫缺陷病毒1/2型抗体诊断试剂盒、梅毒螺旋体抗体诊断试剂盒。其运输与储存温度,将直接影响试剂盒的检测质量。因此,试剂运送途中的温度必须符合试剂说明书要求,供应商必须提供试剂运输冷链监控温度记录或温度保障措施。质控部门应在炎热和寒冷天气条件下查验运输温度是否符合要求。

1. 一般检查　对购进的试剂盒每批号按1%~2%抽样,且不少于1盒。肉眼在光线明亮处检查。

(1)外观

①试剂盒外包装完整、无水渍,批批检标签完整封贴试剂盒。

②打开试剂盒,试剂组分与说明书一致。液体试剂应清亮透明,无混浊或絮状物,冻干剂型应为白色或棕色疏松体,微孔反应板应无色、透明、无划痕、无异物存在。

(2)标签:质量标准　每个试剂盒的封口处应粘贴防伪标签,试剂盒名称等内容与盒内试剂瓶的标签应完整、清楚、正确。

2. 特殊检查　每批号至少抽检1盒。

(1)特异性:特异性应100%。

(2)精密度:CV值≤15%。

亦可选用血清盘对试剂盒进行质量检查。

(二)丙氨酸氨基转移酶(ALT)试剂盒质量控制

1. 一般检查　对购进的试剂盒每批号按1%~2%抽样,且不低于1盒。肉眼在光线明亮处检查。

(1)外观:质量标准　①试剂盒外包装完整、无水渍,试剂盒封签完整封贴试剂盒。

②打开试剂盒,试剂组分与说明书一致。液体试剂应清亮透明,无混浊或絮状物。

(2)标签:试剂盒名称等内容与盒内试剂瓶的标签应完整、清楚、正确。

2. 特殊检查　每批号至少抽检1盒。

(1)精密度:CV值≤5%。

(2)准确性:质控血清的检测值均应处于靶值±2S内。

(三)乙型肝炎表面抗原快速诊断试纸条质量控制

1. 一般检查　对购进的试剂盒每批号抽样比例为1%~2%,至少不低于1盒。肉眼在光线明亮处检查。

(1)外观:试剂盒内容物应准确无缺失,试剂盒及各组分整洁无污渍。

(2)标签:试剂盒标签及盒内试剂瓶的标签应完整、清楚、正确。

2. 性能检测　随机抽取试纸条20条,分为两组,每组10条。一组以2.5ng/ml质控物作为样品,一组以经检测合格的血液样本做样品,按试剂盒说明书进行操作。检测内容及标准如下:

(1)表观性能试验:样本过NC膜时间应≤5分钟,对照线、检测线位置正确。

(2)灵敏度试验:以2.5ng/ml质控物做样品的10条试纸条应100%检出阳性。

(3)特异性试验:以合格血液做样品的10条试纸条应无假阳性现象。

(4)稳定性试验:37℃破坏性试验结果符合要求。

其他病毒检测试纸条的质量控制可参照该试纸条的出厂检验报告及乙型肝炎表面抗原诊断试纸条的质量控制。

(四)抗A抗B血型定型试剂质量控制

1. 一般检查　对购进的试剂盒每批号按1%~2%抽样,至少不低于1盒。肉眼在光线明亮处检查。

(1)外观:质量标准　①试剂盒外包装完整、无水渍,试剂盒封签完整封贴试剂盒。②打开试剂盒,试剂组分与说明书一致。抗A血清为透明或微带乳光的蓝色液体,抗B血清为透明或微带乳光的黄色液体,不应有摇不散的沉淀或异物。

(2)标签:每个试剂盒的封口处应粘贴防伪标签,试剂盒名称等内容与盒内试剂瓶的标签应完整、清楚、正确。

2. 特殊检查　每批号至少抽检1盒。

(1)效价测定:抗A≥1:128;抗B≥1:128。

(2)特异性测定及不规则抗体测定:待检抗血清与相应红细胞的凝集应符合要求,不得发生溶血和其他不易分辨现象。

(3)冷凝集素测定:不得产生凝集反应,也不得发生溶血、红细胞呈缗钱状、细菌性凝集及理化凝集等不易判定血型现象。

其他定型试剂的质量控制参照出厂检验报告和抗A抗B血型定型试剂的质量控制执行。

(五) 2‰ 试剂红细胞质量控制

1. 一般检查　静置后于光线明亮处肉眼检查。

(1) 外观：应无溶血、变色、凝块。

(2) 标签：应字迹清楚，标识正确，项目齐全。

2. 特殊检查

(1) 红细胞压积：质量标准　试剂红细胞压积应为 2‰±0.2‰。

(2) 亲和力与凝集程度：质量标准　① A、B 型试剂红细胞：亲和力<20 秒；凝集程度>1.0mm²/3 分钟。

② O 型试剂红细胞：无亲和力；无凝集。

(3) 特异性：待检试剂红细胞与标准抗血清反应，应符合特异性要求，即：

① A 型红细胞与抗 A 血清凝集，而不与抗 B 血清凝集；

② B 型红细胞与抗 B 血清凝集，而不与抗 A 血清凝集；

③ O 型红细胞与抗 A、抗 B 血清均不凝集。

(4) 试剂红细胞与 10 个 O 型血清的反应：质量标准　① A、B 型试剂红细胞的凝集反应率>50%；② O 型试剂红细胞无凝集。

七、血袋标签质量控制

(一) 抽样

每批至少随机抽检 10 张。

(二) 标签纸质和粘贴牢固度

1. 质量标准

(1) 标签的底色应为白色，上面的字体采用实体黑色字体。

(2) 全血标签经离心后，血浆标签、血袋条码经离心、冷冻、水浴后，其试验的标签不能分离。

(3) 标签外观没有撕烂现象，相对平整。如出现皱褶，不能影响条码的扫描和读码。

(4) 粘贴在皮管上的条码，经离心、冷冻后在常温条件下自然融化 2 小时，条码与皮管之间不能出现分离。

(5) 对直接粘贴在冰冻血浆（制品表面不平整）袋上的标签，粘贴时制品不需擦拭，可直接粘贴，不能出现标签打滑的现象。

(6) 对冷藏后血液制品上的标签，应进行血袋与血袋之间、手指与标签之间的摩擦，摩擦后标签上的油墨不得脱落。

2. 测试方法——离心试验方法　按采供血过程血袋标签粘贴的操作程序，将抽检标签粘贴于规定的部位（血袋上、标签上或留样皮管）上，在分离红细胞和血浆的离心条件下离心 30 分钟。离心时将粘贴有标签的血袋按离心杯的容量整齐地摆放于离心杯中。

3. 测试方法——冷冻试验方法　将血液和制品需冷冻的抽检标签粘贴于规定的部位（血袋上、标签上或留样皮管）上，放置−18℃低温冰箱冷冻 24 小时。

4. 测试方法——水浴试验方法　对需经水浴的血液制品标签应进行水浴试验。取出粘贴有标签的冷冻血袋，放入于 37℃温水池中水浴 60 分钟（低温沉淀物制品在 2~6℃水浴 4 小时，再放入 37℃温水池中水浴 60 分钟）后取出。

5. 测试方法——粘贴牢固度试验方法　对直接粘贴在冰冻血浆袋上的标签，应将标签直接粘贴在冰冻好的血袋上。

6. 测试方法——冷藏的试验方法　对需冷藏的血液制品标签放入 2~6℃的冷藏冰箱，24 小时后取出。

7. 注意事项　标签粘贴牢固度试验在操作时应将标签平整地粘贴在血袋上。

八、真空采血管质量控制

(一) 抽样

每批至少随机抽检 10 支。

(二) 外观

1. 质量标准　试管应无色透明、光滑、平整，正常视力能清楚观察到试管内血样；不得有明显变形、沙眼、气泡、杂质等；管内抗凝剂明显可见。

2. 检查方法　在光线明亮处，以目力检查。

(三) 标签

1. 质量标准　试管上的标志、标签应清晰。

2. 检查方法　在光线明亮处，以目力检查。

第六节 仪器设备质量控制

采供血过程所用到的设备很多,其中一些设备对血液的质量与安全有着重要作用,因此,必须对这些关键设备进行检定或校准,以保证其性能满足规定的要求。血站关键设备可分为国家强检设备、校准设备和血站自行监测设备。除国家强检设备外(参见国家强制检定设备目录),其余设备血站可以依据国家计量检定规程,由经培训具有资质的质控人员自行进行,或委托相关计量机构/生产厂商进行。

一、成分离心机质量控制

在血液成分制备中,离心是主要的手段和关键步骤。离心机各种性能的正常和稳定是制备高质量血液成分的保证,因此,血站不仅需配备质量好、功能全的离心机,并且应对其性能进行定期监控。

质控部门每月应对离心机的各种性能进行质控,质控项目、质量标准与方法如下:

(一)离心时间检查

1. 质量标准　规定时间±20秒。

2. 检测方法　使用秒表对离心机的时间控制进行检查。把时间控制表调至规定时间,同时启动秒表,观察离心机时间控制表从开始时到停止时秒表所用的时间,即为时间控制表的规定时间计时所用的真正时间。

(二)离心温度

1. 质量标准　规定温度±1℃。

2. 检测方法　把经计量部门标定的温差电偶温度计的探头放入离心室内,盖好离心机盖。10分钟后观察离心机温度表显示的温度与温差电偶温度计显示温度的差值。

(三)离心转速

1. 质量标准　规定转速±50转/分(rpm/min)。

2. 检测方法　打开离心机前面板,在连接离心转头的转轴上贴一张反光标签,把转速控制调到规定转速值,然后启动离心机,待转速稳定后,用转速仪的光束照射反光标签,观察转速仪显示屏上的转速值。

3. 注意事项　转速仪的测量距离为20cm,检查人员要注意安全。

二、储血设备质量控制

全血和各种成分血各有适宜的保存温度,所以储血设备与运输设备的温度均需和其保存温度相一致,这些设备性能稳定,是全血和成分血质量的保证。

全血和成分血的储存是其制备后到临床使用前的最后环节。无论制备的全血和成分血质量有多高,如果储血或运输设备的温度不合适、不稳定,就会严重地影响血液质量,甚至会因此危及患者的生命。因此不仅血站应装备质量好、温度适宜的储血运血设备,并且要定期对其进行检查。

质控部门对储运血设备每周至少检查1次,检查项目、质量标准和检查方法如下:

(一)温度

1. 质量标准　储血设备的温度应在规定范围内,各类设备的温度规定范围见表14-18。

表14-18　储血设备温度标准

设备种类	储血冷藏箱(库)	冷藏运血车	血小板温箱(室)	低温冰箱(库)	速冻冰箱
温度(℃)	2~6	2~10	20~24	-20以下	-50以下

2. 检测方法　使用经计量部门标定的温差电偶温度计(精确度为0.1℃)测定储血设备的温度。

3. 检测布点方法　低温冰库、贮血冷藏库在库中离地面约90cm高度沿对角线取前、中、后3点;离地面约180cm高度沿另一条对角线取前、中、后3点;分别检测这6点温度,取其平均值即为贮血设备的温度。

贮血运输车、贮血运输冷藏箱、贮血冷藏箱、超低温冰箱及血小板振荡仪布点方式见图14-7。贮血设备箱门内壁与内壳后壁之间的水平距离(B)≥0.5m,按T1~T5布点,分别检测这5点温度,取其平均值即为贮血设备的温度。贮血设备箱门内壁与内壳后壁之间的水平距离(B)<0.5m,按 T1～T3 布点,分别检测这 3 点温度,取其平均值即为贮血设备的温度。

上开门式低温冰柜布点方式见图14-8。低温冰柜内壳左壁与内壳右壁之间的水平距离(L)≥0.7m,按 T1～T5 布点,分别检测这 5 点温度,取其平均值即为低温冰柜的温度。低温冰柜内壳左壁与内壳右壁之间的水平距离(L)<0.7m,按 T1～T3 布点,分别检测这 3 点温度,取其平均值即为低温冰柜的温度。

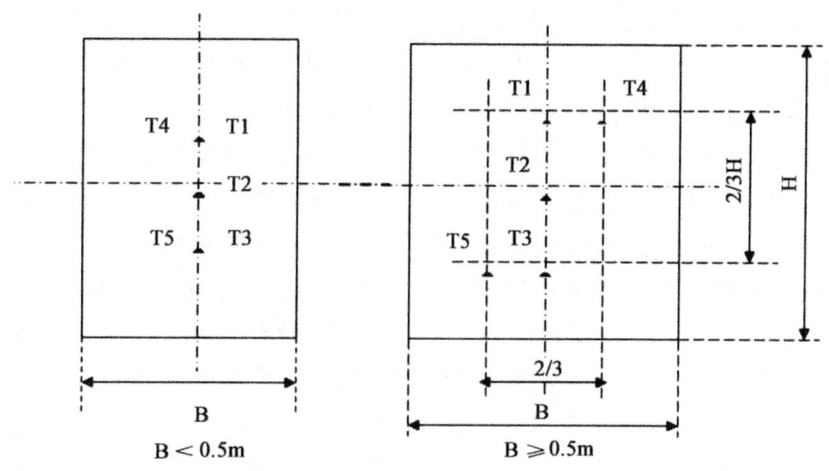

图 14-7 贮血运输车/箱、贮血冷藏箱、超低温冰箱及血小板振荡仪布点方式

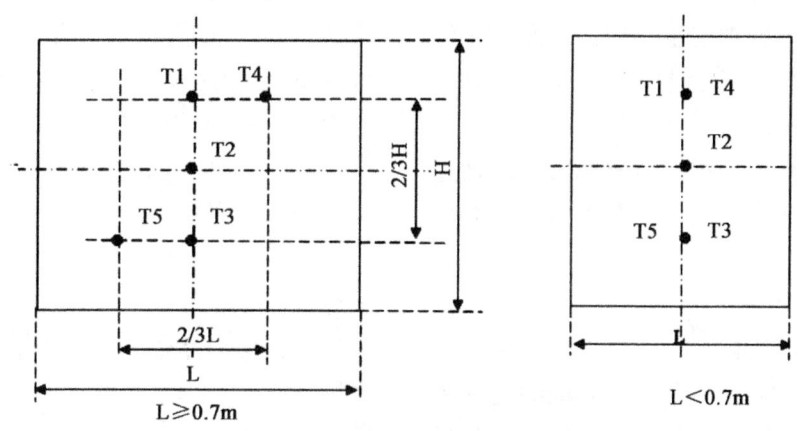

图 14-8 上开门式低温冰柜布点方式

(二)温度自动记录仪

1. 质量标准 记录温度与实际温度允许误差为±1℃。

2. 检测方法 用温度计检测储血设备的温度,同时观察温度记录仪的记录温度,确定二者之间误差。

(三)电源故障报警系统

1. 质量标准 电源发生故障时,报警系统立即以声光方式发出警报。

2. 检查方法 切断储血设备的电源,模拟电源发生故障,此时报警系统以声光方式发出报警。

(四)温度失控报警系统

1. 质量标准 当冷藏箱(库)的储存温度降至2℃或升至8℃,低温冰箱的储存温度高于-20℃时,报警系统应以声光方式发出警报。

2. 检查方法 用10℃温水浸泡温度报警器的感温探头,当记录温度上升至8℃时,报警系统应以声光方式发出警报。用冰水(0℃)浸泡温度报警器的感温探头,当记录温度下降至2℃时,报警系统应以声光方式发出警报。

用理发吹风器加热低温冰箱报警器的感温探头,当记录温度高于-20℃时,报警系统应以声光方式发出警报。

三、压力蒸汽灭菌器质量控制

根据中华人民共和国卫生部通告,《医院消毒供应中心 第1部分:管理规范》《医院消毒供应中心 第2部分:清洗消毒及灭菌技术操作规范》及《医院消毒供应中心 第1部分:清洗消毒及灭菌效果监测标准》作为强制性卫生行业标准,已于2009年4月1日发布,并于2009年12月1日起实施。因此,血站的消毒供应中心应承担各科室所有重复使用器械、器具和物品的清洗消毒、灭菌及无菌物品的供应,其建筑、清洗流程及灭菌过程等均应符合标准要求。

由于压力蒸汽灭菌器的灭菌效果,直接影响献血者安全和血液质量,因此,必须对其使用及灭菌效果进行监控。应定期按制定的灭菌工艺和有关参数进行检查,内容包括对清洁剂、消毒剂、洗涤用水、润滑剂、包装材料等进行质量检查,以及对监测材料的质量检查(包括抽查卫生部消毒产品卫生许可批件及有效期等,自制测试包应符合《消毒技术规范》的有关要求)等;应对灭菌设备进行检测和验证,包括每年对压力和安全阀进行检测校验。通过检查,以判断灭菌是否按照规定的条件进行。并对灭菌效果进行相应检查。

(一)工艺检测

1. 灭菌前物品的准备

(1)物品处理:应遵循先清洗后消毒的处理程序,对复用物品进行回收、分类、清洗、消毒和干燥处理。清洗包括冲洗、洗涤、漂洗和终末漂洗。终末漂洗应使用软水、纯化水或蒸馏水。干燥不应采用自然干燥法。

(2)包装:包装包括装配、包装、封包、注明标识等步骤。器械与辅料应分室包装。

1)器械应摆放在篮筐或有孔的盘中进行配套包装。盘、盆、碗等器皿宜单独包装。剪刀和血管钳等轴节类器械不应完全锁扣。有盖的器皿应开盖,摞放的器皿间应用吸湿布、纱布或医用吸水纸隔开。管腔类物品应盘绕放置,保持管腔通畅。精细器械、锐器等应采取保护措施。

2)用于下排气式压力蒸汽灭菌器的物品包,体积不得超过30cm×30cm×25cm;用于预真空和脉动真空压力蒸汽灭菌器的物品包,体积不得超过30cm×30cm×50cm。金属包的重量不超过7kg,敷料包不超过5kg。

3)包装材料应符合规定的要求。开放式的储槽不应用于灭菌物品的包装。纺织品包装材料应一用一清洗,无污渍,灯光检查无破损。硬质容器的使用与操作应遵循生产厂家的使用说明或指导手册。

4)灭菌物品包装分为闭合式包装和密闭式包装。闭合式包装方法,应由2层包装材料分2次包装。密封式包装如使用纸袋、纸塑袋等材料,可使用1层,适用于单独包装的器械。

5)封包要求:包外应设有灭菌化学指示物。高度危险性物品灭菌包内还应放置包内化学指示物。如果通过包装材料可直接观察包内灭菌化学指示物的颜色变化,则不放置包外灭菌化学指示物。

6)闭合式包装应使用专用胶带,胶带长度应与灭菌包体积、重量相适宜,松紧适度。封包应严密,保持闭合完好性。纸塑袋、纸袋等密封包装其密封宽度应≥6mm,包内器械距包装袋封口处≥2.5cm。

7)医用热封机在每日使用前应检查参数的准确性和闭合完好性。

8)硬质容器应设置安全闭锁装置,无菌屏障完整性破坏时应可识别。

9)灭菌物品包装的标识应注明物品名称、包装者等内容。灭菌前注明灭菌器编号、灭菌批次、灭菌日期和失效日期。标识应具有追溯性。

2. 灭菌操作程序

(1)灭菌前准备

1)每天设备运行前应进行安全检查,包括灭菌器压力表处在"零"的位置;记录打印装置处于备用状态;灭菌器柜门密封圈平整无损坏,柜门安全锁扣灵活、安全有效;灭菌柜内冷凝水排出口通畅,柜内壁清洁;电源、水源、蒸汽、压缩空气等运行条件符合设备要求。

2)进行灭菌器的预热。

3)预真空灭菌器应在每日开始灭菌运行前空载进行B-D试验。

(2)装载

1)应使用专用灭菌架或篮筐装载灭菌物品。

第十四章 质量控制

灭菌包之间应留间隙,利于灭菌介质的穿透。

2)宜将同类材质的器械、器具和物品,置于同一批次进行灭菌。

3)材质不相同时,纺织类物品应放置于上层、竖放,金属器械类放置于下层。

4)手术器械包、硬式容器应平放。盆、盘、碗类物品应斜放,包内容器开口朝向一致,玻璃瓶等底部无孔的器皿类物品应倒立或侧放,利于蒸汽进入和冷空气排出。

5)下排气压力蒸汽灭菌器中,大包宜放于上层,小包宜摆放于下层。

6)下排气压力蒸汽灭菌器的装载量不得超过柜室内容量的80%。预真空灭菌器的装载量不得超过柜室容积90%,同时预真空和脉动真空压力蒸汽灭菌器的装载量又分别不得小于柜室容积的10%和5%,以防止"小装量效应",残留空气影响灭菌效果。

(3)灭菌操作

1)应观测并记录灭菌时的温度、压力和时间等灭菌参数及设备运行状况。

2)灭菌参数见表14-19。

表14-19 压力蒸汽灭菌器灭菌参数

压力蒸汽灭菌器	物品类别	压力, kPa/cm^2	温度(℃)	灭菌时间(min)
下排式	敷料	102.9	121	30
	器械	102.9	121	20
预真空式	器械、敷料	205.8	132~134	4

(4)灭菌后处理——无菌物品卸载

1)从灭菌器卸载取出的物品,待温度降至室温时方可移动,冷却时间应>30分钟。

2)每批次应确证灭菌过程合格,包外、包内化学指示物合格。检查有无湿包现象,防止无菌物品损坏或污染。无菌包掉落地上或误放到不洁处应视为被污染。

3)已灭菌的物品,不得与未灭菌物品混放。

4)每批灭菌处理完成后,应按流水号登册,记录灭菌物品包的种类、数量、灭菌温度、作用时间和灭菌日期与操作者等。有温度,时间记录装置的,应将记录纸归档备查。

5)运送无菌物品的工具应每日清洗并保持清洁干燥;当怀疑或发现有污染可能时,应立即进行清洗消毒;物品顺序摆放,并加防尘罩,以防再污染。

6)灭菌后的物品,应放入洁净区的柜橱(或架子上,推车内);柜橱或架子应由不易吸潮、表面光洁的材料制成,表面再涂以不易剥蚀脱落的涂料,使之易于清洁和消毒;灭菌物品应放于离地高20~25cm,离天花板50cm,离墙远于5cm处的载物架上,顺序排放,分类放置,并加盖防尘罩;无菌物品储存在密闭柜橱并有清洁与消毒措施,专室专用,专人负责,限制无关人员出入。

7)储存的有效期受包装材料、封口的严密性、灭菌条件、储存环境等诸多因素影响;对于棉布包装材料和开启式容器,一般建议,温度25℃以下10~14d,潮湿多雨季节应缩短天数;对于其他包装材料如一次性无纺布、一次性纸塑包装材料,如证实该包装材料能阻挡微生物,其有效期可相应延长至6个月。

(二)灭菌效果监测

对压力蒸汽灭菌器的灭菌效果应定期进行检查。检查方法包括物理监测法、化学监测法和生物监测法,监测结果应符合规定的标准。

1. 物理监测法 每次灭菌应连续监测并记录灭菌时的温度、压力和时间等灭菌参数。温度波动范围在+3℃以内,时间满足最低灭菌时间的要求,同时应记录所有临界点的时间、温度与压力值,结果应符合灭菌的要求。物理监测不合格的灭菌物品不得发放,并应分析原因进行改进,直至监测结果符合要求。

2. 化学监测法 应进行包外、包内化学指示物监测。具体要求为灭菌包包外应有化学指示物,高度危险性物品包或难于灭菌的大包内放置包内指示物,置于最难灭菌的部位。如果通过包装材料可直接观察包内化学指示物的颜色变化,则不必放置包外化学指示物。通过观察化学指示物颜色的变化,判定是否达到灭菌合格要求。包外化学监测不合格的灭菌物品不得发放,包内化学监测不合格的灭菌物品不得使用,并应分析原因进行改进,直至监测结果符合要求。

3. 生物监测法 应每周监测一次。

(1)指示菌株:指示菌株为耐热的嗜热脂肪杆

菌芽孢(ATCC 7953 或 SSIK 31 株),菌片含菌量为 5.0×10^5 cfu/片~5.0×10^6 cfu/片,在 121℃±0.5℃条件下,D 值为 1.3~1.9 分钟,杀灭时间(KT 值)≤19 分钟,存活时间(ST 值)为≥3.9 分钟。

(2)培养基:试验用培养基为溴甲酚紫葡萄糖蛋白胨水培养基。

(3)监测方法:将两个嗜热脂肪杆菌芽孢菌片分别装入灭菌小纸袋内,置于标准试验包中心部位。标准试验包置于灭菌器排气口的上方或生产厂家建议的灭菌器内最难灭菌的部位,并设阳性对照和阴性对照。操作如下:

在下排气压力蒸汽灭菌器灭菌柜室内,排气口上方放置一个标准试验包(由 3 件平纹长袖手术衣,4 块小手术巾,2 块中手术巾,1 块大毛巾,30 块 10cm×10cm 8 层纱布敷料包裹成 25cm×30cm×30cm 大小);预真空和脉动真空压力蒸汽灭菌器灭菌柜室内,排气口上方放置一个标准测试包(由 16 条全棉手术巾每条 41cm×66cm,将每条手术巾的长边先折成 3 层,短边折成 2 层然后叠放,作成 23cm×23cm×15cm 大小的测试包);手提压力蒸汽灭菌器用通气贮物盒(22cm×13cm×6cm)代替标准试验包,盒内盛满中试管,指示菌片放于中心部位的两只灭菌试管内(试管口用灭菌牛皮纸包封),将贮物盒平放于手提压力蒸汽灭菌器底部。

经一个灭菌周期后,在无菌条件下,取出标准试验包或通气贮物盒中的指示菌片,投入溴甲酚紫葡萄糖蛋白胨水培养基中,经(56±1)℃培养 7d(自含式生物指示物如生物指示管,按说明书执行),观察培养基颜色变化。监测时设阴性对照和阳性对照。

(4)结果判定:每个指示菌片接种的溴甲酚紫蛋白胨水培养基都不变色,判定为灭菌合格;培养基由紫色变为黄色时,则灭菌过程不合格。生物监测不合格时,应尽快召回上次生物监测合格以来所有尚未使用的灭菌物品,重新处理。并应分析不合格的原因,改进后,生物监测连续 3 次合格后方可使用。

4. 注意事项

(1)监测所用化学指示物须经卫生部批准,并在有效期内使用。

(2)监测所用菌片须经卫生部认可,并在有效期内使用。

(3)灭菌未合格的物品再次灭菌时,应重新按要求放置化学指示剂或生物指示剂。

(4)生物指示剂除常规质控外,还用于对新的包装容器、装放方式、排气方式与特殊物品灭菌工艺的确定,也用于对新灭菌器效果的测定。

(5)各项检查均应作记录。包括:监测日期、灭菌器编号、灭菌温度、灭菌时间、指示剂来源、批号和有效期、培养温度、培养时间、观察结果与检验者。

5. 溴甲酚紫葡萄糖蛋白胨水培养基制备方法

(1)加蛋白胨 10g,葡萄糖 5g 于 1000ml 蒸馏水中。

(2)调 pH 至 7.0~7.2。

(3)加 2% 溴甲酚紫酒精溶液 0.6ml。摇匀后按每管 5ml 分装。置压力蒸汽灭菌器中,于 115℃,灭菌 30 分钟。

(4)置冷藏箱(4℃)备用。

四、净化间/台质量控制

(一)检测频率

净化设备质量检查为每季度 1 次。

(二)检查项目与标准

检查项目与标准见表 14-20。

表 14-20　净化设备质控项目与标准

检测项目	净化设备级别		
	百级	万级	十万级
尘埃粒子数(0.5μm 直径)	≤3.5/L	≤350/L	≤3500/L
噪音(分贝)	≤60	≤60	≤60
风速(米/秒)	垂直 0.3		
	水平 0.4		

1. 尘埃颗粒计数

(1)根据净化设备大小平均划分几个测定区,每个测定区的中央为测定点,测定点测定位置高度与工作位置相一致。

(2)常规处理并开启被检测的净化设备,使其正常工作,30 分钟后(处于稳定工作状态)用尘埃颗粒计数仪进行检测。

2. 噪音　开启被检测的净化设备,待其处于稳定工作状态时,用分贝仪测定其噪音分贝值。

3. 风速　开启被检测的净化设备,待其处于稳

第十四章　质量控制

定工作状态时,用风速仪测定其风速。

五、采血混匀秤质量控制

1. 检查频率　质控部门每月对每台采血混匀秤的混合频率及称重准确性检查1次。

2. 质量标准　采血混匀秤的混合频率应为30～40次/分钟(进口采血秤见生产厂商说明书),称重标准应为实际重量(g)±1‰。

3. 混合频率检查　启动采血混匀秤使晃盘晃动,观察晃盘1分钟内晃动次数。

4. 称重准确性检查　启动采血混匀秤,在晃盘上放置经当地计量部门标定合格的标准砝码,观察采血秤数字显示屏上显示代表重量(g)数值。检查范围为采血常用称重范围。

六、速冻冰箱质量控制

1. 检查频率　速冻冰箱检查频率每周至少1次。

2. 质量标准

(1)箱内温度应为－50℃以下。

(2)冻结速度应为冰箱按规定要求满载情况下,1小时内将把新鲜冰冻血浆或冷沉淀冻成。

3. 检查方法

(1)速冻冰箱启动30分钟后,用经标定的温差电偶温度计检测箱内温度。

(2)速冻1小时后观察冻结后的新鲜冰冻血浆的冻结程度。

第七节　工艺卫生质量控制(消毒监测与管理)

在临床,输血危及患者生命的最危险的原因是输入被细菌污染的血液。血液的污染往往是由于血液采集、成分制备或血液贮存及使用过程中环境卫生条件差,工作人员未严格执行各种消毒或无菌措施所致。为将细菌污染的几率降低到最小程度,工艺卫生质量控制(或称消毒监测与管理)是必不可少的重要措施。

一、采血环境、成分净化间(台)及贮血设备空气杂菌菌落总数监测

(一)抽检频率

每月监测一次。

(二)质量标准

1. 全血采血室　空气杂菌菌落总数≤500cfu/m³,不得有霉菌生长。

2. 机采成分血采血室　空气杂菌菌落总数≤200cfu/m³,不得有霉菌生长。

3. 贮血设备(贮血冷藏箱/库、血小板恒温振荡仪)　空气杂菌菌落总数≤200cfu/m³,不得有霉菌生长。

4. 成分百级净化间(台)　空气杂菌菌落总数≤10cfu/m³,不得有霉菌生长。

(三)空气采样

琼脂平皿采样法。

1. 采样时间　采血环境与净化间(台)选择消毒处理后、工作前进行;贮血设备选择上次消毒周期末、下次消毒前进行。

2. 采样高度　采血环境、成分净化间采样点应距地面垂直高度80～150cm,净化台采样直接置于台面。

3. 采样点布点方法　室内面积≤30m²,则设一条对角线,在对角线上取3点,即中心1点、两端距墙角1m处各取1点;室内面积≥30m²,则设东、西、南、北、中5点,其中东、西、南、北点距墙1m;小型净化台可按对角线设2点;贮血冷藏箱、血小板振荡仪考虑上、下层、前后及对角,布2点。

4. 采样方法　用直径为9cm普通营养琼脂平皿在采样点暴露5分钟后送培养。

(四)平皿培养与杂菌菌落总数计算

1. 检查方法　将采自贮血冷藏箱/库的平皿置于20～25℃培养7天,其他平皿置于30～35℃培养24小时后观察结果,求出3个或5个采样点的平均菌落个数。

2. 计算

$$\text{空气细菌菌落总数}(cfu/cm^3) = \frac{50000N}{AT}$$

式中:A——平板面积(cm²),约为64cm²;

T——平板暴露时间(分钟);

N——平均菌落个数(个/平皿)。

(五)注意事项

采样后应尽快将平皿送至规定温度培养。

二、采血、成分制备人员手杂菌菌落监测

应对采血人员以及需开放条件制备成分血(百级净化间/台内进行)的成分制备人员的手进行杂菌菌落数检查。

(一)抽检频率

每月监测一次。

(二)质量标准

1. 采血人员手杂菌菌落数应≤10cfu/cm²。

2. 净化间成分制备人员手杂菌菌落数应≤5cfu/cm²。

(三)采血、成分制备人员手的细菌采样

1. 采样时间　采血人员应在消毒后、采血前采样。净化间成分制备人员应在消毒后、接触血袋前采样。

2. 采样面积与方法　被检人员双手手指并拢、伸直,用浸有采样液的无菌棉拭子一支,在被检人双手指曲面从指根到指端来回涂擦各两次(一只手涂擦面积约30cm),并随之转动采样棉拭子,剪去手接触部位,将棉拭子放入装有10ml洗脱液的试管内(即10倍稀释)。采样面积按平方厘米(cm²)计算(双手共约60cm²)。

(四)平皿培养与杂菌菌落总数计算

1. 培养方法　每支洗脱液管敲打80次或用混匀器充分混匀,分别取1ml放于灭菌平皿内,用普通琼脂培养基做倾注培养(每个样本平行倾注2块平皿),置30~35℃温箱培养48小时,观察结果。

2. 计算

$$手细菌菌落总数(cfu/cm^2) = \frac{平皿上菌落的平均数 \times 采样液稀释倍数}{采样面积(cm^2)}$$

(五)注意事项

采样后必须尽快对样品进行洗脱和培养,若样品保存于0~4℃条件时,采样至洗脱、培养时间不得超过24小时。

附1　手、物表的采样液配方:以0.03mol/L PBS为基质液,即各种消毒剂的中和剂加0.03mol/L PBS配制。常用消毒剂的中和剂配方见表14-21。

表14-21　常用消毒剂的中和剂

消毒剂	中和剂(浓度)
醇类与酚类	营养肉汤(不需使用PBS)
含氯、含碘、过氧化物	硫代硫酸钠(0.1%)
洗必泰、季铵盐类	吐温80(3%)+卵磷脂(0.3%)
醛类	甘氨酸(0.3%)
含表面活性剂	吐温80(3%)
复方消毒剂(碘伏、复合氯)	硫代硫酸钠(0.3%)+吐温80(1.0%)+卵磷脂(0.3%)

若以含氯含表面活性剂的复方消毒剂(清洗消毒剂)或复方碘伏作为消毒剂,则采样液为:

0.3%硫代硫酸钠+1.0%吐温80+0.3%卵磷脂+0.03mol/L PBS。

各采样液分装,10ml/支,加热溶解后调至pH7.2~7.4,于121℃高压蒸汽灭菌20分钟。

附2　0.03mol/L PBS配方:

称取磷酸氢二钠2.84克,磷酸氢二钾1.36克,加入到1000ml蒸馏水中,溶解后调至pH7.2~7.4,121℃高压灭菌20分钟。

附3　洗脱液配方:

称取蛋白胨10.00克、氯化钠8.50克、吐温80 1.0克,加入到1000ml 0.03mol/L PBS中,加热溶解后调至pH7.2~7.4,121℃高压灭菌20分钟。

三、各种采血物表及成分净化间物表杂菌菌落监测

应定期对各种采血物表、净化间成分制备物表的杂菌菌落数进行检查。

(一)抽检频率

每月监测一次。

(二)质量标准

1. 各种采血物表杂菌总数应≤10cfu/cm²。

2. 百级净化间物表杂菌总数应≤5cfu/cm²。

(三)各种物表采样

1. 平面物表(桌面等)采样　消毒后使用规格板(规格板空心内径为:5cm×5cm的正方形)采样。

将灭菌规格板放在被检物体表面,用浸有无菌采样液的棉拭子一支,在规格板空心处,横竖涂抹各5次,并随之转动棉拭子,以同样方法在该物体表面共选择有代表性的4个点,进行连续采样(共

100cm²),剪去棉拭子手接触部分,将棉拭子放入装有 10ml 无菌洗脱液的试管中待检。

2. 止血带表面采样 取消毒后止血带,两手拉直止血带并转动,用浸有无菌采样液的棉拭子涂抹止血带全部表面。剪去棉拭子手接触部分,将棉拭子放入装有 10ml 无菌洗脱液的试管中待检。测量止血带直径和采样长度,计算表面积。

(四)平皿培养与杂菌菌落总数计算

1. 培养方法 每支洗脱液管敲打 80 次或用混匀器充分混匀,分别取 1ml 放于灭菌平皿内,用普通琼脂培养基做倾注培养(每个样本平行倾注 2 块平皿),置 30~35℃温箱培养 48 小时,观察结果。

2. 计算

杂菌总数(cfu/cm²)=平皿上菌菌平均个数×采样稀释倍数(10)/采样面积(cm²)

四、使用中消毒剂染菌量监测

(一)抽检频率

每季度监测一次。

(二)质量标准

应≤100cfu/ml,不得检出致病菌。

(三)消毒剂采样

1. 中和剂管制备 各种消毒剂的中和剂以生理盐水为基质,按表 14-21 加入中和剂,分装,9ml/支,加热溶解后调至 pH7.2~7.4,于 121℃高压蒸汽灭菌 20 分钟。

2. 采样 以无菌吸管在工作场所吸取 3ml 使用中消毒剂,装入无菌空管中,注意在酒精灯旁无菌操作。

(四)平皿培养与杂菌菌落总数计算

1. 接种与培养 用无菌吸管吸取消毒液 1ml,加入到 9ml 含相应中和剂的中和管中混匀,中和 10 分钟后分别取 1ml,加入到 2 只灭菌平皿中,琼脂覆盖,一平皿置 20~25℃培养 7 天观察霉菌生长情况;另一平皿置(36±1)℃培养 72 小时。计算菌落数。

2. 计算

消毒剂染菌数/ml=平皿上菌落平均个数×稀释倍数(10)

(五)致病菌检测

若消毒剂经(一)~(四),检出杂菌,应按规定对菌落进行致病菌检测,不得检出金黄色葡萄球菌、溶血性链球菌及绿脓杆菌。

五、灭菌后物品无菌试验

无菌试验是为了测定经灭菌处理后物品所携带微生物情况的一种试验。

(一)抽检频率

每月监测一次。

(二)质量标准

应无菌生长。

(三)无菌物品采样

于被检科室工作现场抽取未使用的各种灭菌后物品的完整包装,送至质控实验室。

(四)无菌培养与结果判定

1. 培养基制备

(1)需氧菌-厌氧菌培养基,按说明书配制。溶解后,按 15ml/支分装,灭菌备用。

(2)真菌培养基,按说明书配制。溶解后,按 15ml/支分装,灭菌备用。

2. 接种 百级净化台无菌条件下接种。

(1)较小灭菌物品如棉签、棉球等:直接浸入 5 管需氧菌-厌氧菌培养管与 4 管真菌培养管中。

(2)较大灭菌物品:应使用无菌剪刀将物品剪成小块后,浸入 5 管需氧菌-厌氧菌培养管与 4 管真菌培养管中。

3. 培养 需-厌培养管与阴性对照管均于 30~35℃培养 5d;真菌培养管与阴性对照管于 20~25℃培养 7d,培养期间逐日检查是否有菌生长。

4. 结果判定

(1)阴性对照在培养期间应无菌生长,如需-厌培养管及真菌培养管内均为澄清,或显混浊但经证明并非有菌生长,判为灭菌合格。

(2)如需-厌氧培养管及真菌培养管中任何 1 管显混浊并证实有菌生长,应重新取样,分别同法复试 2 次,各管均不得有菌生长,否则判为灭菌不合格。

(五)注意事项

1. 培养基要求 需-厌氧培养基指示剂氧化层,不得超过培养基深度的 1/3,否则不得使用。

2. 灭菌物品如有菌生长,应查明原因。如若一个消毒批次多个灭菌物品无菌试验不合格,应检查高压灭菌程序,必要时采取纠正措施。

六、紫外线灯紫外线强度检查

(一)监测频率

每半年监测一次;紫外线灯使用 700 小时以上,每月监测一次。

(二)质量标准

普通 30W 直管型紫外线灯,在室温为 20~25℃的使用情况下,253.7nm 紫外线辐射强度(垂直 1m 处)应 $\geq 70\mu W/cm^2$,新灯强度应 $\geq 90\mu W/cm^2$;普通 40W 直管型紫外线灯,使用中紫外线辐照强度应 $\geq 70\mu W/cm^2$(>新灯的70%),新灯强度应 $\geq 100\mu W/cm^2$;高强度紫外线灯,使用中紫外线辐照强度应 $\geq 2000\mu W/cm^2$。

(三)检测方法

1. 紫外线辐照仪检测 检测时按辐照仪说明书操作。紫外线灯应工作 5 分钟以上,辐照仪与紫外线灯的直线距离为 1m,直接读取显示数据。

2. 指示卡法 紫外线灯应工作 5 分钟以上,待其稳定后将紫外线强度指示卡置于灯管下垂直 1 米中央处,有图案面朝向灯管,照射 1 分钟。照射后将变色的光敏药膜与标准色块相比较,与标准色块颜色相同或深于标准色块者为合格。

(四)注意事项

紫外线灯安装支数应根据室内容积大小而定,30W 的紫外灯管,安装功率为 $1\sim2W/m^3$(平均为 $1.5W/m^3$)。

总之,质量控制工作关系到血液质量,关系到献血者安全和受血者安全。而血液质量又是血站的生命,因此,质量控制工作在采供血业务中起着重要作用。采供血过程质量控制应是血站全体员工共同关注并共同完成的工作,质控部门只是质量控制工作的一个部分。随着"一法两规"的贯彻落实,血站员工经过严格培训,职责清楚,分工明确,能严格遵守各项标准操作规程,质量记录及时准确,最大限度地杜绝各种人为误差,血液质量将进一步提高。

第十五章

血液制品的病毒灭活

输血是临床治疗的重要手段。但必须记住,输血除可以治病救人外,还可能引起不良反应和副作用,主要的不良反应是输血可传播病毒,造成受血者感染。从20世纪80年代初出现艾滋病并确定其可经输血传播后,输血相关病毒性传染病不仅成为输血界的重要议题,而且成为整个医务界甚至全社会的焦点。我国是肝炎大国,人群肝炎病毒感染者和携带者比例高,因此肝炎病毒是威胁我国输血安全的主要病原,除此以外也存在着经输血传播HIV的威胁。

随着科技的进步,输血传播病毒性疾病的危险性已大幅度降低,但仍存在受血者感染病毒的危险。从科学发展趋势分析,在可预见的将来,输血不可能达到"零危险",也不可能杜绝经输血传播病毒性疾病。因此研究和使用病毒灭活技术,杀灭和去除血液中可能存在的病毒,进一步提高临床输血安全,具有非常重要的意义。

第一节 血液制品病毒灭活的基本要求

一、病毒的灭活或去除

病毒灭活技术和方法应达到下列要求:在病毒种类方面,应能杀灭各种可能经输血传播的病毒;在数量上应能杀灭所有存在于血液和血液制品中的病毒。

(一) 病毒种类

主要经输血传播的病毒包括 HIV、HBV 和 HCV,均为脂质胞膜病毒,对理化因素(如热、光照、化学试剂)的抵抗力和耐受力较差,较容易杀灭,因此目前应用的方法大多能有效地灭活这些病毒。

其他可经输血传播的病毒中,HTLV、CMV 也是脂质胞膜病毒,较容易杀灭。但微小病毒 B19 为非脂质胞膜病毒,对外界理化因素抵抗力强,较难杀死,尽管在人群中和献血员中的阳性率较低,但感染后常可损伤造血系统,后果严重,是目前病毒灭活研究中的难点。另外甲肝病毒(HAV)亦是非脂质胞膜病毒,关于 HAV 对输血安全的影响尚有不同观点,但在病毒灭活研究中也应考虑。

(二) 病毒灭活和去除能力

对病毒灭活方法的基本要求是能杀灭或去除可能存在于血液和血液制品中的所有病毒。但是,由于各国各种病毒的流行病学基本情况不同,血液制品的生产流程和工艺各国也不尽相同,因此血液制品中可能存在的病毒的滴度(即病毒数量)也有差异,因而很难规定统一的要求。尽管如此,为了便于评估,应该有一个基本的要求。得到广泛认同和接受的对病毒灭活的基本要求是经病毒灭活处理后使血液和血液制品中病毒滴度降低 10^6 以上。但近年来,欧洲一些国家认为这一要求还不足以保证输血安全,提出必须对同一制品应用两种不同机制的病毒灭活方法进行处理,使两种灭活作用叠加。例如，同时应用化学性的有机溶剂/清洁剂方法和膜过滤法处理血液制品，前者通过破坏溶解病毒脂质胞膜杀灭病毒，后者通过过滤让血液有效成分通过膜，滞留直径大于膜孔径的病毒，从而去除病毒。两者的作用机制完全不同，两者杀病毒效果相加为总的病毒灭活效果。如果有机溶剂法杀灭病毒 10^6，膜过滤法去除病毒 10^6，总的病毒灭活和去除效果为 10^{12}。总之，要决定对病毒灭活能力的要求需考虑多方面的因素，不能简单地直接沿用别国的要求，而应根据实际情况制定符合本国的要求，达到保证输血安全的目的。我国卫生部1994年曾转发药政局组织专家研讨提出的病毒灭活验证工作指导意见，但至今未发布正式的国家规程和标准。

二、保持血液和血液制品中有效成分的活性和存活力

如果血液、血液制品经过病毒灭活处理后，不但杀灭、去除了病毒，而且有效成分活性和/或存活力也严重损害，就失去了病毒灭活的意义。因此，血液制品病毒灭活的要求必须包括维持其有效成分的活力和存活力。对于不同的血液制品，其活力和存活力的含义也不同。对于细胞成分来讲，必须保持细胞的功能和存活力。如红细胞必须保持其带氧功能和输入体内后的半寿期基本正常；对于血浆和血浆蛋白制品，必须保持有效蛋白组分的活性，如抗血友病球蛋白制品，其Ⅷ因子活性应该未受到严重损伤。

实际上，任何病毒灭活技术和工艺都不可能不对血液和血液制品中的有效成分产生损伤，总会造成程度不同的损伤。因此，在评估病毒灭活方法和病毒灭活的血液制品时，必须要考虑有效成分损伤多少是可以接受的。总的来讲，这方面还没有公认和统一明确的标准。对细胞成分来讲，应将细胞成分保存效果的评估标准作适当修正后用于评估病毒灭活方法，如红细胞，病毒灭活处理后的存活力应达到处理前的80%以上。血浆蛋白组分，还没有明确的标准。目前在美国FDA已批准有机溶剂/清洁法处理血浆用于临床，血浆经处理后大部分凝血因子的活性保持在处理前的80%以上。当然，这不是绝对的标准，需综合平衡评估病毒灭活处理杀灭或去除病毒带来的益处和处理造成的对活性成分的损伤。在特定情况下，即使某种病毒灭活方法对某种有效成分损伤较大，但为了保证必要的安全性，在无其他更好的病毒灭活处理方法时，也可以考虑接受和使用。目前研究和使用的用于处理血浆蛋白制品的病毒灭活工艺已显著减少了对活性成分的损伤，如膜过滤技术过滤血浆蛋白制品，有机溶剂/清洁剂法处理凝血因子和静注丙球制品，这些处理方法对活性成分的损伤已低于10%。

理想的病毒灭活/去除方法应能有效地杀灭去除病毒，同时最大限度地保持有效血液成分的活性和治疗作用。为此，各国科学家正在继续努力，改进现有的技术，开发新的更理想的病毒灭活工艺。

第二节 血液和血液制品病毒灭活的验证

目前正在开发研究各种病毒灭活/去除工艺技术以提高血液和血液制品的病毒安全性。由于血液和血液制品要直接用于伤病员，因此，必须对使用的灭活/去除工艺技术进行验证，以确证灭活/去除效果达到预期的要求。这对于多单位混合制品，如用有机溶剂/清洁剂方法处理的混合血浆，以及几千单位血浆混合在一起作为原料生产的血浆蛋白制品来说特别重要，因为混合血浆中只要有少数单位检测结果为假阴性，混合后可以使所有血浆均被病毒污染。如果病毒灭活/去除方法不可靠，或不足以杀灭/去除所有病毒，则可能使所有处理过的血浆或血浆蛋白制品不合格。因此，必须通过病毒灭活/去除验证来确保处理过的血液和血液制品中的病毒均被杀灭或去除，从而确保制品的安全性。

由于对一些可经输血传播的病毒，如HBV和HCV，目前还没有简单易行的实验室增殖和检测滴定方法，只能用黑猩猩建立动物感染模型来检测，因此现在还没有成熟的病毒灭活验证规范和方法。欧美已颁布了一些病毒灭活验证的指导性文件，提

第十五章　血液制品的病毒灭活

出进行病毒灭活验证时应遵循的原则。现将这些原则做一简单介绍。

一、一般原则

（一）方法

验证的目的是证实病毒灭活/去除方法能有效地灭活/去除所有可能污染血液和血液制品的病毒。通常的方法是在灭活/去除处理前加入病毒，然后对处理前后的样品进行检测，以确定灭活/去除处理能使病毒滴度降低多少。

（二）正确评估验证结果

由于病毒灭活/去除处理涉及许多可变的因素，如pH、温度、蛋白含量等，而病毒检测属生物试验，也涉及许多可变因素。因此，不可能严格控制所有可变因素使验证过程完美无缺。应该将验证结果视作对病毒灭活/去除效果的基本评估，充分考虑到其结果和被验证的方法的实际灭活/去除效果可能存在一定的差异。

二、验证用病毒的选择

如果能直接用可经输血传播的主要病毒进行病毒灭活验证，验证结果将更直接和可靠。如前所述，限于条件限制，大多数实验室不具备用黑猩猩等作为病毒感染模型，直接应用HBV、HCV进行病毒灭活验证的条件，但对主要病毒HIV已建立起可靠、成熟的实验室细胞病变滴定方法，并已广泛应用于病毒灭活验证工作中。因此成功地进行病毒灭活验证的关键之一是选择恰当的模型病毒，其验证结果可以间接表明病毒灭活方法和工艺杀灭/去除HBV、HCV等病毒的能力。模型病毒的选择需考虑以下因素。

模型病毒的特性应尽可能接近实际病毒HCV和HBV，这样验证结果就会接近于灭活/去除这些病毒的实际能力。

模型病毒应能在实验室内传代，生长达到高病毒滴度。如上所述，一般要求病毒灭活方法能降低病毒滴度$\geq 10^6$，因此，在病毒灭活处理前，样品内病毒滴度起码应高于10^6。如果病毒灭活处理后样品需稀释以终止病毒灭活作用（如有机溶剂-清洁剂法），则处理前病毒滴度需要更高。如果病毒灭活前混合稀释后病毒滴度已低于10^6，那么即使处理后测不出病毒，也不能证明病毒灭活能力已达到或超过10^6。

建立对模型病毒滴定的敏感、可靠的检测方法。由于病毒检测滴定为生物学方法，可变因素多，因此应建立重复性好的检测方法。即使这样，对每个样品一般需做3~4个重复样品，最终计算平均值以保证结果的可靠性。测试方法的敏感性也很重要。经病毒灭活处理后，一般在制品中没有或残留很少病毒，如果测定方法不敏感，会导致不正确的验证结果。

用于验证的病毒应包括四种：

(1) HIV-1：此为可经血液传播的主要病毒，目前已可在实验室进行检测滴定，因此验证时应包括HIV-1病毒。由于HIV-2型病毒和HIV-1型病毒的特性有许多相似之处，常用的病毒灭活方法对两者灭活效果类似，因此可以用HIV-1型代表HIV-2型，没有必要同时进行两种病毒的验证试验。

(2) 代表HCV的模型病毒：目前用得较多的是Sindbis病毒和BVDV（bovine viral diarrhea virus），其特性和HCV接近。

(3) 脂质胞膜DNA病毒：如假狂犬病毒、鸭乙肝病毒，用以代表脂质胞膜DNA病毒HBV。

(4) 非脂质胞膜病毒：尽管B19小病毒经血传播的危险不如HCV、HBV、HIV那么大，对HAV能否经血传播有不同意见，但如果能选择一种特性与这些病毒接近的非脂质胞膜病毒作为模型病毒，对于提高验证的可靠性有益。常用的病毒有SV40、猪小病毒、EMCV（encephalo myocarditis virus）等。表15-1列出用于病毒灭活验证的主要病毒。

表15-1　用于病毒灭活验证的主要病毒

病毒	大小(nm)	对理化处理的抵抗力	病毒种类	基因组	脂质包膜
VSV	70~175	弱	弹状病毒	RNA	有
副流感病毒	100~200	弱	副黏病毒	RNA	有

续表

病毒	大小(nm)	对理化处理的抵抗力	病毒种类	基因组	脂质包膜
HIV	80~100	弱	逆转录病毒	RNA	有
MuLV	80~100	弱	逆转录病毒	RNA	有
Sindbis	60~70	弱	Toga病毒	RNA	有
BVDV	50~70	弱	Toga病毒	RNA	有
假狂犬病毒	120~200	中等	疱疹病毒	DNA	无
脊灰炎病毒-1	25~30	中等	小RNA病毒	RNA	无
EMC	25~300	中等	小RNA病毒	RNA	无
呼吸道和肠道病毒	60~80	中等	呼吸道和肠道孤病毒	RNA	无
SV40	45~50	很强	孔多空病毒	DNA	无
小病毒(猫、狗)	18~24	很强	小病毒	DNA	无

表中不可能包括所有已在病毒验证实验中用过的病毒，仅供选择验证用病毒时参考。

在设计病毒灭活验证、选择病毒时，必须要根据实际情况综合考虑，特别是验证的病毒灭活方法要处理的制品及其制造工艺，有时可能需要选择表15-1中未列入的病毒。

三、病毒灭活/去除验证的设计

由于GMP严格禁止在血液制品生产部门中使用病毒，因此不可能在血液制品生产部门直接进行病毒灭活验证工作。为此，必须在实验室进行病毒灭活验证工作。

实验室作病毒灭活验证必须具备两个基本条件：

首先必须有进行相关病毒实验的设备和条件，可以作相关病毒的增殖、保存、处理、滴定等工作。同时必须将血浆蛋白生产过程和血液成分分离过程缩小到实验室规模，使之能在实验室里操作，而不改变或基本不改变整个生产过程各要素，如pH、温度、离子强度、蛋白浓度、酒精浓度，从而能重复实际生产过程的结果，如各种组分的分离情况，最终制品的回收率，并且终制品质量符合规程要求。如果模拟实验室生产进程不能完全和实际生产流程保持一致，必须评估此不可避免的差别对实验室生产过程生产结果的影响，并确定由此产生的不一致对病毒灭活验证结果可靠性的影响。只有确认此种差异不会影响病毒灭活验证结果的可靠性，方能应用此实验室模拟生产流程进行病毒灭活/去除验证工作。

在病毒灭活验证研究中应该设立对照样品，即和实验样品一样的标本。整个处理过程和实验样品一样，包括加入病毒，按同样的生产流程处理。唯一的不同点是不作病毒灭活/去除的特殊处理。设立对照是为了识别和检测总的病毒灭活/去除效果中(病毒滴度前后降低数)有无、有多少不是由病毒灭活或去除处理本身引起的，而是由其他因素引起的，包括生产流程本身，如酒精低温沉淀法工艺本身有一定的灭活和去除病毒作用，从而确定待验证的病毒灭活/去除方法本身的作用有多大。

如前所述，加入实验样品中的病毒的滴度应尽可能高，使病毒灭活处理前样品中的滴度等于或高于待验证方法能杀灭或去除的病毒(如10^6/ml以上)。同时加入病毒滴度高可以使加入病毒液的体积减少，这样可以避免因加入病毒液而使实验样品体积明显增加。一般来讲，加入的病毒液的组成和实验样品有显著差异，如果加入病毒液的体积大，必然导致病毒和实验样品的混合液的组成和重要参数(如pH、离子强度等)明显不同于原实验样品，会使整个生产流程的结果发生变化，这必然会影响验证结果的可靠性。根据实践经验，一般加入病毒液的量应等于或少于实验样品体积的10%。

原则上讲，经病毒灭活/去除后的实验样品应该直接测定病毒滴度，使测定结果反映样品中实际残存的病毒量。不应在测定前对样品作另外处理，特别是可能干扰病毒滴度测定的处理，如超速离心、透析、层析等。但一般来讲，不可能在采集样品

第十五章 血液制品的病毒灭活

后立刻进行病毒滴度测定,为了保证测定条件的一致性和结果的可靠,在验证实验前和结束后采集的样品应冰冻保存起来,待实验全部结束后,所有样品同时进行病毒滴度测定。因此,样品保存一段时间后再测定病毒滴度是不可避免的。为此,应严格控制保存条件,验证保存本身对测定结果无影响,从而保证验证结果的可靠性。

核酸扩增技术,如 PCR 是一种测定病毒核酸的敏感方法,特别适用于目前不能用细胞培养技术测定病毒滴度的乙肝、丙肝病毒核酸的测定。但是,此方法的缺点是已被灭活的病毒核酸在测定中可能还呈阳性结果,因此,目前只可能用于评估病毒去除技术的效果。当然,这类方法目前还有其他问题,如方法的稳定性、可靠性、标准化等。目前这类方法还不适用于病毒灭活/去除方法和工艺的验证。

第三节 血液制品病毒灭活/去除方法的种类

用于血液和血液制品病毒灭活/去除的方法多种多样,最早研究应用的是加热法,现在研究和应用的方法可分为物理学方法、化学方法和物理-化学联合方法。表 15-2 列出主要的专门用于病毒灭活/去除的方法及应用处理的血液制品。

表 15-2 病毒灭活/去除的方法及应用处理的血液制品

分类	病毒灭活/去除方法	处理的血液制品
物理方法	加热、照射(X 射线、γ 射线、紫外线)、物理分离(过滤、离心、洗涤)	血浆、白蛋白、静注丙球、凝血因子制品,血细胞制品
化学方法	烷化剂(针对核酸),有机溶剂/清洁剂、氧化剂(针对膜脂质)	血浆、血浆蛋白制品
物理-化学联合方法	光敏剂+紫外线或可见光,有机溶剂/清洁剂+免疫层析	红细胞、血小板、血浆

第四节 用于血浆蛋白制品的病毒灭活/去除方法及其机制

一、加热

当 20 世纪 80 年代初流行病学研究确定 AIDS 可经输血和血制品传播并发现其病原体 HIV 病毒后,卫生主管部门和研究人员投入大量人力、物力研究可用于血液制品处理的病毒灭活技术,以提高输血和血液制品的安全性。首先研究和使用的方法是加热法。因为自 1948 年开始,巴氏消毒法(60℃,液态加热 10 小时)已成功应用于白蛋白制品的生产,并证明作为病毒灭活方法是安全有效的。加热法相对比较简单,并且可以在制品灌装封口后再加热,可防止加热灭活病毒后制品再次被病毒污染。因此,在病毒灭活研究和应用早期,加热法被广泛应用于各种血液制品的病毒灭活研究中。早期获得药政当局批准的病毒灭活制品也均为热处理制品。表 15-3 列出在美国获得 FDA 批准用加热处理灭活病毒的凝血因子制品。从中可以看出,加热处理血液制品灭活病毒的方法有几个重要因素。

表 15-3 获得美国 FDA 批准的热处理凝血因子制品

方法	制品	生产公司
干热法		
60℃、114 小时	Proplex T（Ⅸ因子复合物）	Baxter
80℃、72 小时	Konyne 80（Ⅸ因子复合物）	Cutter
60℃、20 小时 n-heptane 中加热	Profilnate heat-treated（Ⅸ因子复合物）	Alpha
60℃、10 小时液态加蔗糖和甘氨酸	Koate HS	Cutter
免疫纯化及干热 60℃,30 小时	Humate-P（Ⅷ因子）	Behringwerke
	Monoclate-P（Ⅷ因子）	Armour

（一）温度和加热时间

由于加热是通过热量传递使病毒蛋白质变性破坏，从而杀死病毒，因此，温度越高，加热时间越长，病毒灭活作用越强。目前采用的都是高温（60℃、80℃等）和长时间加热。

但是，不是温度越高，时间越长就越好。因为我们在杀灭病毒的同时，必须使制品中凝血因子活性和其他血浆有效成分的损失限制在可以接受的限度内。一般加热病毒灭活处理后凝血因子活性回收率应在 60%～80% 以上。

（二）制品状态

制品处于溶液状态，加热时传热快、均匀，病毒灭活效果较好，但同时对血浆蛋白，特别是不稳定的凝血因子的损伤也大。对抗热病毒，如小病毒 B19 杀灭效果还不理想。因此，各生产公司也试用对非溶液状态的制品进行加热处理。早期研究最多的干热，即将制品先冻干，然后再加热处理。由于冻干制品传热不均匀，冻干制品内含水分，而且水分分布及各组成的分布不均匀，干热处理杀病毒作用不如溶液状态那样有效，病毒灭活效果不理想。如在芬兰进行的 4 年临床随访研究中，使用 68℃、72 小时干热处理凝血因子的 59 个病人中，有 2 个 HBV 血清学转阳性。另一研究中 6 个病人中有 1 个感染 HCV。为了提高干热处理的病毒灭活效果，曾使用一些方法，如干热处理时制品容器内注入一定压力的水蒸气，或将冻干的制品再悬溶于 n-heptane 中以提高杀病毒效果。研究证明这些措施可以提高病毒灭活效果，但仍不足以确保完全杀灭所有可能存在的各种病毒。

（三）保护剂

为了减少加热时（特别是液态制品）高温对血浆蛋白分子，特别是不稳定的凝血因子的损害，常选用各种化合物作为保护剂，在加热前加入制品后再进行加热处理。最早，成功地用于白蛋白制品巴氏消毒法工艺的保护剂是辛酸钠和色氨酸盐，其他制品常用的保护剂有低分子量糖（如蔗糖、葡萄糖、麦芽糖等）、氨基酸（如甘氨酸）和枸橼酸盐。由于各种制品特性不同及生产工艺不同，不可能确定一种适用于所有制品的保护剂。因此，对不同制品，或同一制品但生产工艺不同，应选用不同的保护剂。保护剂的浓度也会因制品与生产工艺的差别而不同。在选用保护剂时还必须考虑一个重要因素加热灭活病毒的重要机制是破坏其组成成分之一的蛋白质，而希望保护的血浆有效成分也是蛋白质，因此保护剂在保护血浆有效成分的同时，也可能保护病毒，从而减低加热对病毒的灭活作用，为此必须选择合适的保护剂并选定适当的浓度。一般低浓度保护剂能保护血浆蛋白，对病毒灭活效果影响较小。

（四）其他因素

对于同一种制品及同一种加热方法，不同的生产工艺，不同的制品冻干方法，不同的升温、降温程序等均可影响加热灭活病毒效果。

总之，加热处理血浆蛋白制品以杀灭病毒是个非常复杂的过程，有许多因素会影响病毒灭活效果。加热不是一种理想的病毒灭活方法，特别是干热。表 15-4 列出一些加热处理的病毒灭活凝血因子制品的病毒安全性研究结果。

从临床研究结果分析，大部分液态加热和干热处理的制品都不能具有满意的病毒安全性，有的病人使用制品后感染肝炎。目前比较好的干热病毒灭活工艺是80℃、72小时,病毒安全性高,Ⅷ因子,Ⅸ因子回收率达85%～90%。当然,长期临床安全应用的记录证明巴氏消毒法(60℃、10小时、液态)处理的白蛋白制品是非常安全的制品。

表15-4 加热处理的病毒灭活制品的临床研究

病毒灭活方法	临床试用量（百万单位）	感染病人数/试有病人总数		
		HBV	HCV	HIV
液体加热(60℃,10小时)	18.8	2/?	2/95	0/237
干热 60℃ 30小时	不详	0/2	2/2	2/90
60℃ 72小时	不详	0/12	15/19	0/24
68℃ 72小时	不详	无数据	1/6	0/6
干热+蒸汽(60℃,10小时)	1.1	4/46	0/70	0/110
冻干制品+heptahe(60℃,20小时)		0/18	8/37	0/37
干热(80℃,72小时)	0.1	0/16	0/32	0/32

二、有机溶剂/清洁剂法

有机溶剂/清洁剂法是最早成功地应用于血浆蛋白制品,特别是高危凝血因子制品的病毒灭活技术。最初应用于Ⅷ因子制品,以后扩大应用于其他凝血因子制品(Ⅸ因子、纤维蛋白原、纤维胶等)、静脉注射免疫球蛋白和血浆。该技术已注册专利,被许多国家应用。

(一)机制

有机溶剂在疫苗研究中被用于处理脂质包膜病毒,可破坏病毒包膜脂质,使病毒丧失传染性,从而制成疫苗。基于这一原理和经血传播的主要病毒HIV、HBV、HCV均为脂质包膜病毒特性,纽约血液中心的B. Horowitz等将有机溶剂磷酸三丁酯(TNBP)加入血制品杀灭病毒获得成功。有机溶剂能破坏病毒包膜脂质使病毒失去传染性和繁殖复制能力,清洁剂可以进一步提高有机溶剂破坏病毒脂质包膜的能力,提高病毒灭活效力。

(二)方法

最初应用的有机溶剂为乙醚、氯仿等,经研究最后确定应用磷酸三丁酯(TNBP)。清洁剂有Tween80、胆酸钠、TritonX-100。常用的搭配有0.3%TNBP+0.2%胆酸钠,0.3%TNBP+1%Tween80,0.3%TNBP+1%TritonX-100。试剂加入后搅拌并孵育一段时间,孵育温度一般为24℃或30℃,4～6小时,静注免疫球蛋白可选用4℃、6小时以减少温度对血浆蛋白分子的不良影响。经处理后用植物油提取加入的试剂主要是TNBP和少部分清洁剂,清洁剂的清除作用因清洁剂不同而不同。对小分子可用超滤法去除,对容易聚集成大分子的TritonX-100一般应用C18柱层析法去除。残存有机溶剂和清洁剂的允许值目前没有统一的标准,一般TNBP≤10ppm,Tween80≤100ppm,TritonX-100≤10ppm。

(三)病毒灭活效果和对血浆蛋白成分的影响

1. 病毒灭活的实验室研究　实验研究,包括用模型病毒进行的实验室研究、用经血液传播的病毒进行的实验室研究(HIV)和黑猩猩动物实验研究(HBV/HCV),证明有机溶剂/清洁剂法能快速、有效地杀灭各种脂质包膜病毒(表15-5)。

表15-5 有机溶剂/清洁剂法病毒灭活效果

病毒	病毒滴度单位	病毒灭活结果
VSV	TCID50*	≥9.2
Sindbis病毒	TCID50	≥8.8
仙台病毒	TCID50	≥6.9
HBV	CID50**	≥6.0
HCV	CID50	≥5.0
HIV-1	TCID50	≥10.0
HIV-2	TCID50	≥6.0
CMV	TCID50	≥6.0
HSV-1	TCID50	≥5.8

* TCID50 组织培养传染剂量;** CID50 黑猩猩传染剂量

2. 病毒灭活效果的临床研究　有机溶剂/清洁剂法处理的制品在世界各国广泛应用,包括美国、加拿大、英国、西班牙、葡萄牙、法国、荷兰、比利时、德国、意大利、丹麦、芬兰、挪威、瑞典、瑞士、波兰、捷克斯洛伐克、奥地利、日本、韩国、沙特阿拉伯、以色列、澳大利亚、南非、阿根廷和委内瑞拉。至今未发生任何因使用有机溶剂/清洁剂灭活病毒的制品感染 HIV、HBV、HCV 的病例。现将文献有关有机溶剂/清洁剂处理血液制品病毒安全性的研究报告归纳在表 15-6 和表 15-7 中。

表 15-6　有机溶剂/清洁剂法处理的血液制品的临床应用

制品种类	应用量	应用人次(万)
FⅦ	190 万单位	0.19
FⅦa	260 万单位	0.26
FⅧ	60.85 亿单位	608.0
FⅨ	3.53 亿单位	35.3
凝血酶原复合物	1 亿单位	12
纤维蛋白胶	32.6 万 ml	6.5
纤维蛋白原	9.33 万 g	2.33
丙种球蛋白(肌注、静注)	126.6 万 g	25.3
抗-D IgG		8.37

表 15-7　有机溶剂/清洁剂法处理凝血因子制品的病毒安全性

研究者	制品	制品应用单位数	感染者/总使用者 HBV	HANBH	HIV
纽约血液中心和 FDA	AHF	145 000	无数据	0/17	0/18
Biotrauyusion	AHF	不详	无数据	0/27	0/27
	FIX	不详	无数据	0/5	0/5
	AHF、FIX	不详	0/4		
Octapharma	AHF	不详	无数据	0/165	0/49
Centro de	PCC	1 104 600	0/16	0/21	0/21
Hematologra Santa Catarina	AHF	5 476 000	0/16	0/22	0/124
Aima	AHF	1 371 600	无数据	0/23	0/40
	AHF	1 632 000	无数据	无数据	0/24
Hyland	AHF	不详	无数据	0/109	0/60
瑞士红十字会	AHF	541 000	无数据	无数据	0/18
	PCC	265 000	无数据	无数据	0/8
	AHF	158 600	无数据	无数据	0/6
Leuven 大学和 Lrbre de Bruxe|les 大学	AHF	不详	0/3	0/7	0/419
总计		10 693 800	0/39	0/396	0/819

表 15-8　有机溶剂/清洁剂处理对血浆蛋白制品有效成分的影响

血浆蛋白	蛋白来源	回收率(%)
FⅧ	低温沉淀物	91
FⅨ	凝血酶原复合物	119
FⅩ	凝血酶原复合物	91
FⅩⅢ	endogenous to fibrin	100
纤维蛋白原	甘氨酸沉淀	90
纤维结合蛋白	血浆	100

续表

血浆蛋白	蛋白来源	回收率(%)
抗-HBsAg 球蛋白	免疫球蛋白	102
抗-甲肝球蛋白	免疫球蛋白	100
肿瘤坏死因子	LUKⅡ细胞株	100
α-干扰素	外周血白细胞	99
血红蛋白	红细胞	100

上述资料说明用有机溶剂/清洁剂法处理制品,有效成分蛋白质损失少,回收率高。文献还报

道该技术用于处理单克隆抗体制品也收到了很好的效果。证明这一技术灭活脂质包膜病毒是可靠的,制品是安全的。

由于有机溶剂/清洁剂法只能灭活脂质包膜病毒,对非脂质包膜病毒无效。因此,经此法处理的制品仍有传播非脂质包膜病毒的危险。这里涉及的主要是小病毒B19和甲肝病毒HAV。B19的人群阳性率较低,因此经血制品传播的危险性也较小。但血浆蛋白生产原料为几千人份的单采血浆混合,混合血浆中存在一定量的B19病毒。再加上B19对其他理化处理抵抗力强,目前杀灭B19等非脂质胞膜病毒的效果不理想。HAV从理论上讲也能经血传播,但人体感染HAV后病毒血症时间很短,因此血液带病毒几率很低。这就是为什么至今文献中关于输血引起HAV传播的报道很少的原因。对于血浆蛋白制品能否传播HAV,欧洲和美国有不同的观点,欧洲已报告在意大利、比利时、爱尔兰等地发生使用经有机溶剂/清洁剂处理的凝血因子制品后感染甲肝的病例,但美国认为这一问题在美国不存在。还有人认为欧洲报道的病例不能排除制品在生产流程中存在其他污染原因,如水源污染甲肝病毒的可能。尽管对此问题目前还有不同的看法,但应指出的一点是人群中有部分人因既往感染甲肝史具有抗甲肝抗体,因此血浆蛋白生产原料混合血浆中必定存在一定滴度的抗甲肝抗体,在混合原料血浆中此抗体可能中和灭活HAV病毒,这可能是在美国至今未出现使用有机溶剂/清洁剂处理血浆蛋白制品感染甲肝病例的原因。

三、β-丙内酯法

β-丙内酯是一种烷化剂,可以单独用来灭活病毒或和紫外线照射结合起来应用。原先β-丙内酯用于在制备死病毒疫苗时灭活病毒,后来转用于杀灭血液制品中的病毒。

β-丙内酯灭活病毒的主要机制是和病毒核酸起反应,使病毒失去传染性,另外,β-丙内酯也能使病毒蛋白变性,当联合应用紫外线照射时,进一步增强其病毒灭活作用。

β-丙内酯/紫外线照射方法一般应用0.25%浓度的β-丙内酯,在pH7.2条件下作用60分钟,紫外线用UVA,早期也曾试用过UVC。

实验室研究和临床试用研究证实经β-丙内酯/紫外线法处理的血液制品的病毒安全性。这种处理方法可以杀灭$10^{4.9}$的HBV,$10^{4.5}$的HCV,$10^{4.2} \sim 10^{6.0}$HIV。在临床试用研究中也未出现病人使用β-丙内酯处理的血液制品感染病毒的病例(表15-9)。

表15-9　β-丙内酯紫外线法处理血液制品的病毒安全性

输注单位	HIV	HBV	NANBHV
2 500		0/5*	0/5
700 000	0/6	0/6	0/6
702 500**	0/6	0/11	0/11

* 感染病例/总治疗病例。　** 总计

尽管β-丙内酯/紫外线法被证明可用于血液制品的病毒灭活,但至今未被广泛应用,只在欧洲一些国家被用于处理凝血因子制品,其主要问题是β-丙内酯经实验研究证明可以使细胞低分化,有致癌作用。尽管在体内β-丙内酯一般很快经血浆蛋白水解酶作用降解成无毒的衍生物,但也可以和血浆蛋白质结合而在人体内存在一定时间。

四、除病毒过滤(nm过滤)

日本旭化成公司已开发并获准销售过滤除病毒用的滤膜。美国的Amicon、Millipore等公司也在大力开发这类产品。这种滤膜的孔径均匀,小于需去除的病毒,大于血液制品中的有效成分的蛋白分子。因此,当血液制品通过滤膜时,有效血浆组分通过滤膜,病毒被阻挡除去。

过滤法的优点是显而易见的,只要滤膜通畅,血浆蛋白制品中的有效成分回收率高,操作简易,可以很方便地加入到血液制品的制造流程中以除去制品中的病毒。

目前常用滤膜的孔径为35nm,主要病毒,如HIV、HBV、HCV均不能通过滤膜而被除去。当然也可以根据制品特点选用不同孔径的滤膜。

过滤法存在的一些问题限制了它的应用。首先,必须在滤膜生产制造中有严格的质量控制,制造工艺成熟,以保证滤膜孔径的均一性。如果孔径不均一,有大有小,就会造成病毒漏过威胁血液制品的安全性。另外,常用的35nm孔径滤膜不能过滤除去比它小的B19病毒和甲肝病毒。当使用

15nm孔径滤膜时，一些分子比它大的有效血浆蛋白分子，如Ⅷ因子，因不能滤过而损失。当过滤一段时间后，部分孔径堵塞，使过滤流速减慢，如操作不当也会影响病毒过滤清除效果。由于上述问题，目前主要用于静脉注射免疫球蛋白制品的过滤（其蛋白分子较小），而且往往和其他方法，如有机溶剂/清洁剂法、加热法合用，以进一步提高制品的病毒安全性，一般不单独用此法处理血液制品。

五、低 pH 法

低 pH 法主要应用于静脉注射免疫球蛋白（IVIG）的病毒灭活，原先是用于处理免疫球蛋白制品，降低其自然抗补体活性，提高静脉输注耐受性，是制备静注免疫球蛋白制品的主要方法之一。低 pH 法杀灭病毒的机制不详。

该方法简单易行。将免疫球蛋白溶液的pH降低至4.0（或4.25），有的还加入微量胃蛋白酶（如1∶10 000），在常温条件下孵育一定时间可以杀灭其中可能存在的病毒。孵育时间最初为20小时，以后证明需要延长至50小时或更长。时间最长者为 Cutter 公司，孵育 21 天。

关于 IVIG 制品的病毒安全性研究出现一些不同的结果，同样的制品，如低 pH IVIG，在有的研究中结论是安全的，但有的研究显示仍有病毒感染发生，其原因之一可能是同样的方法在不同的生产厂由于一些条件的不同而使灭活效果出现差别。另外，生产中 GMP 的严格执行很重要，不严格执行 GMP 就会使原本安全的生产流程出现问题，威胁制品安全。

第五节 血浆的病毒灭活方法及其机制

血浆输注在临床输血中占有重要的地位，主要用于治疗各种凝血因子缺乏引起的凝血功能障碍，补充凝血因子，特别是用于同时补充多种凝血因子。在发达国家，一般从全血分出的血浆的10%～20%直接用于临床输注，其余大部分作为原料用于制备血浆蛋白制品。现在人们强调不应将血浆作为血容量扩充剂使用，因为血浆在各血液成分中是传播病毒危险较大的血液成分。因此当病人需要提高胶体渗透压，维持和扩充血容量时，应选用安全的白蛋白制品，不应选用血浆。在我国，还广泛地存在滥用血浆的现象，大部分从全血分离出的血浆直接在临床输注。主要原因是医生对血浆输注适应证和血浆输注的病毒危险认识不充分。另外，血浆输注价格较白蛋白低，某些地方白蛋白供应不足也是原因之一。由于我国血浆输注量较大，血浆传播病毒的危险也较大，因此，用适合于血浆的病毒灭活方法处理用于临床输注的血浆，对于提高输血的病毒安全性有重要意义。这类方法也可用于血浆蛋白生产中对原料血浆进行病毒灭活，以提高血浆蛋白制品的安全性。

血浆的病毒灭活研究已取得了长足的进步，现在已应用的或正在研究的方法主要有有机溶剂/清洁剂法、美蓝/荧光照射法、巴氏液态加热法和紫外线照射法。

一、美蓝/荧光照射法

美蓝又称甲基蓝，为暗绿色带铜样光泽的结晶性粉末。临床应用于多种疾病的治疗，半致死量达 40～125mg/kg 体重。

早在20世纪30年代人们就发现美蓝加光照可以灭活病毒。近年来对美蓝/光照病毒灭活法进行了广泛深入的研究，证明在 1μM 浓度下加上荧光灯照射，可以杀灭大多数脂质包膜病毒，包括 HIV、HCV 和 HBV。但是对非脂质包膜病毒，如 HAV、B19 杀灭效果不理想。近来发现用低压钠灯代替荧光灯进行照射能提高病毒灭活效果，而对血浆蛋白质影响较小。

关于美蓝/光照法杀灭病毒的机制，目前有许多报道。有的认为是美蓝和病毒核酸中G—C碱基对有较大的亲和性，在光照时，美蓝被激发产生单态分子氧，破坏核酸杀灭病毒。但是有的研究结果表明这种对核酸的作用就病毒灭活来讲意义不大，而认为美蓝/光照除对核酸有作用外，美蓝主要是结合在病毒包膜上，当光照激活并产生活性氧时破坏病毒包膜杀灭病毒。

美蓝/光照法对血浆中凝血因子有一定的损伤,纤维蛋白原受损最明显,处理后约损失20%。其他凝血因子回收率较高。

由于作病毒灭活处理时的浓度仅1μM,远低于临床用量,和半致死量的差距更大,因此处理后的制品是安全的,不会因为含美蓝产生毒性。在早期临床应用中,处理后的制品不去除加入的美蓝直接应用。近年来考虑到美蓝使血浆呈蓝色,容易使病人产生误解,同时有报道称美蓝可能使细胞出现低分化,因此最好在病毒灭活后去除美蓝。目前已开发出用于过滤吸附去除美蓝的滤器,美蓝/光照处理的血浆经过滤后残存的美蓝量已低于一般测定方法的可检出量,血浆恢复原来的外观和色泽。

美蓝/光照血浆已在我国用于临床。美蓝/光照处理的血浆用于临床必将为提高我国输血安全水平作出贡献。

二、有机溶剂/清洁剂法

有机溶剂/清洁剂法已成功地用于血浆蛋白制品的病毒灭活,在此基础上,此技术已延伸并成功地用于血浆的病毒灭活。血浆融化混合后加入有机溶剂TNBP(最佳浓度1%)和清洁剂TritonX-100(最佳浓度1%),搅拌混匀于30℃孵育4小时。除去加入的有机溶剂和清洁剂,除菌过滤并分装到塑料袋中再次冰冻保存备用。

有机溶剂/清洁剂处理血浆时,应用上述TNBP/TritonX-100方法病毒灭活效果较应用凝血因子病毒灭活的组合病毒杀灭效果更好,主要表现在杀灭模型病毒VSV和Sindbis病毒更迅速。

用有机溶剂/清洁剂法处理血浆的优点之一是对血浆中蛋白质,特别是凝血因子的损伤小,处理后凝血因子回收率高(表15-10)。另外,由于处理的是大批量混合血浆,较容易对处理过程进行质量监控,保证病毒灭活处理的规范化和有效性,而且分装的血浆质量均一。但是,混合血浆处理和单袋血浆病毒灭活(如美蓝/光照法处理血浆)比较也有不利的一面。如前所述,尽管经过献血者的选择和严格的筛选检测,但还存在一定的漏检危险。另外还有些病毒我们还不知道或还没有进行常规检测。当混合许多单位血浆一起处理时,其中只要有一袋或几袋血为病毒污染的阳性血浆时,将会导致整个混合血浆被病毒污染,只是病毒滴度由于稀释而有所降低。如果由于某种原因或偶然的操作失误导致病毒灭活不彻底,就会使所有处理过的血浆成为病毒污染血浆,严重威胁病人安全。因此必须严格操作规范化和质量管理,做到万无一失。

表15-10 新鲜冰冻血浆有机溶剂/清洁剂处理前后凝血因子活性变化

测试项目	有机溶剂/清洁剂处理	处理后	下降(上升)百分率(%)
凝血酶原时间(s)	12.5	12.8	+2.4
部分凝血激酶时间(s)	30.5	32.5	+6.5
凝血酶时间(s)	17.5	16.0	-5.8
纤维蛋白原(g/L)	2.07	2.07	0.0
Ⅱ因子(u/ml)	0.90	0.88	-2.2
Ⅴ因子(u/ml)	0.90	0.85	-5.5
Ⅶ因子(u/ml)	0.88	0.92	+4.5
Ⅷ因子(u/ml)	0.87	0.85	-2.2
Ⅸ因子(u/ml)	0.77	0.75	-2.5
Ⅹ因子(u/ml)	1.02	1.00	-1.9
Ⅺ因子(u/ml)	0.97	0.80	-17.5
Ⅻ因子(u/ml)	0.83	0.80	-3.6
ⅩⅢ因子(u/ml)	1.10	0.95	-13.6
VWF因子(u/ml)	0.96	0.90	-6.2

三、巴斯德消毒法(液态加热法)

法国已研究开发出用60℃10小时加热处理液态血浆进行病毒灭活的方法。原则是将新鲜冰冻血浆融化混合后,加入保护剂。一般选用低分子量糖(如葡萄糖、蔗糖、麦芽糖等)、氨基酸(如甘氨酸等)作为保护剂,目的是减少加热处理时对血浆蛋白,特别是凝血因子的破坏。保护剂对病毒无保护作用。加入保护剂后边搅拌边加热,60℃,10小时,加热后用超滤等方法除去加入的保护剂,使血浆基本恢复原体积,然后除菌分装,热压封口后冰冻低温保存备用。病毒灭活验证证明湿热处理血浆能杀灭模型病毒VSV和Sidbis病毒,经过对各种保护剂的选择比较,甘氨酸+蔗糖为较佳组合,处理后各种凝血因子的回收率见表15-11。

为了确保规范化处理和结果可靠,法国已设计了自动化处理流程,并开发使用了相应电脑软件。当然,由于是处理混合血浆,与有机溶剂/清洁剂法血浆一样,必须确保病毒灭活效果达到要求。

表15-11 巴斯德消毒法加热处理血浆后凝血因子回收率

凝血因子	回收率(%)
Ⅷ:C	84.46±6.67
纤维蛋白原	77.65±5.98
Ⅸ:C	70.29±7.64

四、紫外线(UVA)/光敏物病毒灭活血浆

最近研究发展起来的单袋血浆病毒灭活方法是紫外线(UVA)照射,在照射前血浆中已加入补骨脂类化合物 S-59。这种方法最早应用于血小板病毒灭活,现用于血浆病毒灭活,其作用原理和杀病毒机制相似(详见血小板病毒灭活)。已证明应用这种方法处理能取得满意的病毒灭活效果,并且对血浆蛋白特别是凝血因子的损伤在可以接受的范围内。最近在美国进行了处理血浆和未处理血浆(对照)临床试用比较研究,结果证明紫外线/S-59处理血浆在凝血因子的治疗作用方面和未处理血浆类似,无明显差别。

第六节 血细胞制品的病毒灭活方法及其机制

目前用于输注的血细胞制品主要是红细胞和血小板。血细胞病毒灭活研究也主要是针对这两种血细胞制品。对血细胞制品病毒灭活的要求基本上同一般血制品病毒灭活。但是,对于细胞制品来讲,要强调除能灭活游离在细胞上清液中的病毒外,必须亦能灭活黏附在细胞膜上的病毒和细胞内的病毒。如 HIV 病毒,它可以以游离形式存在于上清血浆中,也可以黏附在白细胞膜上,还可以前病毒(pro-viral form)状态嵌合在细胞内的核酸中。最近还有报道证实 HIV 可以存在于巨核细胞内。

当然,在灭活病毒的同时,必须保持血细胞的完整、存活力和功能。由于细胞比血浆蛋白耐受理化处理的能力更差,因此开发血细胞病毒灭活方法要求更高、更难。这就是目前血细胞病毒灭活技术研究落后于血浆蛋白制品病毒灭活研究的主要原因。至今还没有一项成熟的血细胞病毒灭活方法广泛用于临床。

血细胞病毒灭活应用最多的方法是光敏物在光照激活时杀灭病毒,表15-12列出应用的主要光敏剂。

表15-12 血细胞制品病毒灭活应用的主要光敏剂

光敏剂	光照	作用大分子目标
补骨脂		
8-甲氧基补骨脂	UVA	核酸
4′-氨甲基-4,5′8-三甲基补骨脂	UVA	核酸
血卟啉衍生物		
双血卟啉醚	630nm	脂质
苯卟啉衍生物		
A 环,单酸苯卟啉	692nm	脂质
花青染料		
部花青540	520～550nm	脂质、蛋白质
酞菁铝	670nm	脂质
苯噻嗪染料		
亚甲基蓝	620～670nm	脂质、蛋白质
甲苯胺蓝	620～670nm	脂质、蛋白质

一、血小板的病毒灭活

(一)长波紫外线(UVA)/补骨脂

长波紫外线(UVA)照射事先加入补骨脂类化合物的细胞制品进行病毒灭活处理这一技术已进行了广泛的研究,并已成功地应用于血小板病毒灭活(表15-13)。

第十五章 血液制品的病毒灭活

表 15-13 用于病毒灭活的补骨脂类化合物

补骨脂类化合物	病毒灭活研究用病毒
8-甲氧基补骨脂(8-MOP)	HIV,鼠 CMV,鸭 HBV,噬菌体 fd,R17,Φ6
氨甲基,三甲基补骨脂(AMT)	VSV,HIV,Sindbis 病毒,假狂犬病病毒
溴化补骨脂	λ phage,Φ6 噬菌体
S-59,S-70	HIV,鸭 HBV,HCV

补骨脂在长波紫外线照射下激活,主要作用于核酸,作用时不需要氧气的存在。早期研究主要应用 8-MOP,为一种呋喃香豆素。研究证明 8-MOP 和核酸胞嘧啶作用形成 furoconmaryl—胞嘧啶环状加合物(单加合物和双加合物),从而使核酸不能复制、转录,达到病毒灭活的效果。实验研究证明这种处理方法对 DNA 病毒杀灭效果好,但对 RNA 病毒效果相对差一些。由于这种处理主要对核酸起作用,而血小板为无核细胞,细胞内不含核酸,因此在杀灭病毒的同时对血小板无明显损伤,基本维持血小板的活力和功能。这是长波紫外线/补骨脂能用于血小板病毒灭活的理论基础。尽管红细胞也不含细胞核,但实验证明当有红细胞存在时病毒灭活效果降低。因此长波紫外线/补骨脂方法不能用于红细胞制品。在用于处理血小板制品时也要按标准控制血小板制品的红细胞污染量,以免因污染红细胞的存在而影响病毒灭活的效果。

在血小板制品中都含有一定量的污染的白细胞,特别是淋巴细胞。由于白细胞含细胞核,含有核酸,因此长波紫外线/补骨脂法处理会对白细胞核酸起作用,这可能导致白细胞的破坏,从而产生两个作用。一是有可能在杀灭白细胞的同时杀灭白细胞内的病毒,这些病毒可能占血小板制品中细胞内病毒的大部分。二是可以减少或避免因白细胞引起的非溶血性发热性输血反应,输血小板后诱发同种免疫导致血小板输注无效,以及输血相关的移植物抗宿主反应。

通过比较研究,补骨脂类化合物 S-59 病毒灭活效果较好。灭活病毒的种类多,面广,灭活效力高,对血小板的损伤小。病毒灭活处理后的血小板仍能在 7 天内保持功能,输入体内后回收率和体内寿命均基本正常。

由于补骨脂经长波紫外线激活直接作用于核酸,不需要氧气的存在,而无氧气状态可以减轻紫外线对血小板的损伤,因此一些研究者在无氧状态下(二氧化碳和氮气)进行这种病毒灭活,结果证实血小板受损减轻。当然,这种结果在实际输血中能否应用还是个问题。

(二) GV(gilvocarcin V)

GV 是从土壤细菌培养基中分离出来的一类抗生素,和补骨脂一样,在长波紫外线照射下能激活并和核酸起反应,但结合作用点单一。当有氧气存在时,会对细胞产生毒性作用。

GV 的优点是在非常低的浓度下在长波紫外线照射下即能杀灭某些病毒,如在 1nM 浓度时可杀灭 HSV。

长波紫外线/GV 用于血小板和其他细胞制品病毒灭活的主要问题是当存在血浆时,病毒灭活作用显著受抑。有人报道当血浆浓度达到 259/5 时,GV 失去病毒灭活作用。

(三) 作用于病毒包膜的光敏剂

甲基蓝、部花青(MC540)和肽菁铝(AIPcS)在光照下均表现出一定的杀病毒作用。其作用机理和补骨脂不同,必须在有氧气存在的情况下,通过激活产生活性氧(如单态氧),间接作用于病毒包膜杀灭病毒。因此,这类光敏剂主要是杀灭脂质包膜病毒,对无包膜病毒作用不大。

这类光敏物在光照激活时均对血小板产生严重损害,因此目前还不能应用于血小板的病毒灭活。现在研究者努力在寻找其衍生物,希望能发现一种衍生物在保持病毒灭活作用的同时,对血小板的损伤明显降低。

二、红细胞的病毒灭活

通过深入广泛的研究,已研究开发了许多用于红细胞制品的病毒灭活方法。这些方法绝大多数都是在红细胞中加入光敏物,用可见光照射使之发生光活化作用,产生活性氧(如单态氧),破坏病毒包膜,达到病毒灭活作用。目前应用的主要光敏物有血卟啉衍生物、苯卟啉衍生物、部花青 540、酞菁衍生物、苯噻嗪染料如亚甲基蓝和金丝桃蒽酮(hypericin)。也有人试用补骨脂类化合物如溴化补骨脂,对红细胞进行病毒灭活。从理论上讲,此法是行不通的。因为补骨脂需要长波紫外线激活而直接作用于病毒核酸，而红细胞制品含大量血红蛋白，血红蛋白强烈吸收此波段紫外线。但是实验结果显示在大剂量 UVA 照射（150J/cm）下，溴化补骨脂能杀灭病毒，其机理尚待进一步研究。

光敏物通过可见光照射产生活化作用进行病毒灭活的主要问题是病毒灭活不彻底和对红细胞的损伤，主要表现在溶血和钾离子渗出，有的虽然照射后不明显，但在以后的保存期间加重。免疫球蛋白和红细胞表面结合导致表面电荷变化，使红细胞定型和交叉配合实验出现困难。另外，需要照射时间长，要求将红细胞制品稀释并装入大塑料袋形成薄层液层以保证光照效果，这些因素也使这种病毒灭活方法在实际输血和血库应用中受到限制。目前正在研究应用游离基清除剂和保护剂以及改进红细胞添加剂配方来减少光敏物/可见光照射对红细胞的损伤，已取得显著效果。

（一）酞菁类化合物

酞菁类化合物作为光敏剂在可见光照射下进行病毒灭活的特点是需要长波红光照射，波长达 630nm 以上。有人用 670nm 波长的光照射，这样光的穿透力较强。已证明可以杀灭脂质包膜的病毒。常用的化合物为酞菁铝，10μM 浓度可以杀灭游离的和黏附在红细胞膜上的病毒。近来有人试用一种新的酞菁衍生物—酞菁硅（Pc5），Pc5 的优点是杀病毒效果优于酞菁铝，并且可以处理红细胞压积达 35% 的制品。Pc5 对红细胞的损伤通过加入自由基清除剂可使之减轻，如加入可溶性维生素 E（TroloxC）5～10mM 可显著减轻处理后保存期的溶血和红细胞表面由于 IgG 的结合而引起的电荷改变。但在减少钾渗出方面的作用相对小一些。加入自由基清除剂没有对病毒灭活作用产生明显影响。谷胱甘肽和疏基乙醇作为自由基清除剂加入后可显著减少 IgG 在红细胞表面结合引起的表面电荷变化。本方法尚需解决的问题是光照射剂量太大（45J/cm），要求红细胞液层薄，不适合常规输血和血库工作。另外，还需要通过实验证明能杀灭各种经血传播的病毒。

（二）部花菁 540（MC540）

部花菁 540 加上可见光照射可用于红细胞制品的病毒灭活，实验结果证明这种作用主要是通过光激活作用产生活性氧对病毒包膜起破坏作用，而且 MC540 对病毒包膜的亲和力大于红细胞膜，这样，可以在杀灭病毒时对红细胞损伤较小。本方法的主要问题是 MC540 光照激活需要的光的波长（520～550nm）正是血红蛋白吸收区。这使应用本法处理红细胞灭活病毒时，红细胞制品必须作一定的稀释以降低其浓度，从而减少血红蛋白对光的吸收，保证光照激活 MC540 作用。

（三）亚甲基蓝

亚甲基蓝/可见光照射已用于单袋血浆的病毒灭活。实验证明，它也可用于红细胞的病毒灭活。主要问题是对红细胞的损伤，如钾渗出增加，IgG 结合红细胞膜增加以及溶血。上海市血液中心研究组通过改进红细胞添加剂配方显著减轻亚甲基蓝/光照处理。

对红细胞的损伤（表 15-14）。Wagner 等应用亚甲基蓝衍生物二甲基亚甲基蓝代替亚甲基蓝作光照病毒灭活，在保持病毒灭活作用的同时，大大减少了对红细胞的损伤，溶血、钾渗出都大大减少。ATP 和 2,3-DPG 和对照比较未出现显著下降。

表 15-14 改进红细胞添加剂减轻甲基蓝处理后的溶血

处理后天数	0	7	14	21
对照	0.06	0.14	0.17	0.18
甲基蓝处理	0.15	0.14	0.18	0.23

（四）卟啉衍生物

1. 血卟啉衍生物 血卟啉衍生物（HPD）是由血卟啉转化成的四吡咯环的混合物，在 630nm 光照下激活通过活性氧的产生和作用破坏病毒包膜杀灭病毒，对无包膜病毒无作用。常用的衍生物为二血卟啉醚。

2. 苯卟啉衍生物 苯卟啉衍生物作用机制和血卟啉衍生物类似，常用的是 A 环，单酸苯卟啉衍生物。其特点是激活光照波长为 692nm，因此对病毒的杀灭效力较血卟啉衍生物强。

卟啉衍生物加光照进行红细胞病毒灭活主要存在两个问题。一是对红细胞的损伤，有报道称在光照处理后即刻损伤不明显，但随保存时间延长出现溶血、钾渗出等。另一个问题是苯卟啉衍生物主要是和病毒包膜结合杀灭病毒，但当存在血清蛋白时，它能竞争结合苯卟啉衍生物，从而减弱其病毒

第十五章 血液制品的病毒灭活

灭活作用。

(五) 金丝桃蒽酮 (hepericin)

金丝桃蒽酮需依靠氧的存在起作用，在无光照时也有病毒灭活作用，但光照射可以增强其作用。有报道称 $50\mu g/ml$ 浓度下可杀灭 $10^{5.5}$ HIV 病毒，作用机制亦是通过产生活性氧杀灭病毒。目前金丝桃蒽酮/光照处理对红细胞的损伤情况还未见较全面的报道，有可能发展成一种新的红细胞病毒灭活方法。

三、其他血细胞制品病毒灭活/去除方法

(一) 膜穿透抗病毒剂-脂肪酸、脂肪醇

已证明脂肪酸、脂肪醇、甘油一酯，疏水化合物如丁酯羟基甲苯 (BHT) 有杀病毒作用，主要对含脂质病毒有作用。其机制可能是因为这些化合物干扰了蛋白质-脂质相互作用和磷脂的有序排列，造成膜蛋白的丧失或灭活，甚至膜溶解。

要将这类试剂用于血细胞病毒灭活要解决两个主要问题，一个是白蛋白和血浆会抑制其病毒灭活作用；另一个问题是对红细胞的损伤，造成溶血。关键是筛选、发现某些这类复合物，有抗病毒作用，但对红细胞损伤小。如 BHT 为一种 4 碳碱基衍生物，具有强烈的杀病毒作用，只有 0.37% 的溶血。还需进一步进行系统研究血浆存在时的病毒灭活作用及处理后保存期间红细胞的损伤、溶血情况。

(二) 臭氧

臭氧是强氧化剂，通过对病毒许多成分的氧化杀灭病毒，许多研究报道了臭氧的病毒灭活作用。同时，臭氧也会使血细胞的一些成分氧化；造成细胞损害。在这方面，还需要做许多研究。对于臭氧研究来说有一个特别的困难，由于臭氧测定困难，各实验室加臭氧的方法不同，很难将不同实验室的结果互相比较得出客观的结论。

(三) 离心洗涤法

在输血实践中，离心洗涤法主要用于制备洗涤红细胞和冰冻红细胞融化后去除冰冻保护剂。浓缩红细胞通过离心洗涤可去除 99% 以上的血浆蛋白和 80% 的白细胞。因此，离心洗涤必然可以去除上清液和白细胞内的部分病毒。研究证明，由于只能去除部分病毒，离心洗涤在提高血细胞制品的病毒安全性方面作用有限。一般认为只能减少 $1.2lg10 \sim 2.0lg10$ 的病毒，必须与其他病毒灭活方法结合起来应用。

(四) 去白细胞滤器

早期白细胞滤器主要通过去除部分白细胞减少非溶血性发热性输血反应，白细胞清除率只能达到 90%~99%。现在，高效滤器白细胞清除率可以到 6 个 $\log(99.9999\%)$。巨细胞病毒 (CMV) 绝大部分都存在于白细胞中，因此用这种滤器过滤血细胞制品可显著减少 CMV 的感染危险。如 Gilbert 等报道 42 个婴儿输注普通红细胞 9 人感染 CMV，30 个婴儿输注经除白细胞滤器过滤的红细胞，无 1 人感染 CMV。此外，由于嗜白细胞病毒如 (HIV、HTLV) 存在于白细胞中，如果高效除白细胞滤器去除绝大部分白细胞，必定去除相当部分病毒，过滤后的血细胞制品的病毒安全性会有一定程度的提高。Rawal 报道用 HIV 感染的淋巴细胞加入浓缩红细胞制品和全血中，部分制品用高效去白细胞滤器过滤，结果过滤后制品比未过滤制品的 HIV 滴度低 5.9log。

综上所述，血细胞制品病毒灭活研究已经取得了很大的进展，但是与血浆及血浆蛋白制品的病毒灭活研究相比，还有较大差距，至今还没有一项方法可以真正应用于输血实践。相对而言血小板病毒灭活取得了较大的进展，补骨脂/UVA 方法处理的血小板已开始进入临床研究阶段，有可能在不远的将来应用于临床。

第七节 病毒灭活效力的综合评估

上述各种的方法大部分是作为病毒灭活方法专门用于常规血液和血液制品采集、制备过程，以提高制品的病毒安全性。实际上，常规制备方法中有的步骤本身也兼有病毒灭活/去除作用，因此，在总体评价制品病毒安全性时，应将这些因素考虑进去。在这方面特别突出的是血浆蛋白 Cohn 低温乙

醇法,在低温条件和一定的pH下,乙醇本身就具有杀病毒作用。

血液和血液制品的病毒安全性是目前输血工作中的热点问题和难度最大的问题。尽管通过献血者挑选、血液筛选检测和临床合理用血,输血病毒安全性已大大提高,但距离"零危险"还有很大距离。因此必须进一步研究病毒灭活技术,以进一步提高血液和血液制品的病毒安全性。

第十六章

基因治疗

自20世纪70年代以来,人们对RNA和DNA病毒转化细胞的机制进行了深入研究,发现这些病毒的遗传物质可以转移至宿主细胞基因组中。因此,这些病毒可作为基因转移的载体。重组DNA技术的进步使构建重组病毒载体成为可能。20世纪80年代即成功地进行了体外和动物体内的以逆转录病毒为载体的基因转移。1989年5月Rosenberg首次对人体进行了以逆转录病毒为载体、以新霉素耐药基因为标记的对人体基因转移实验,Blaese等人于1990年9月对严重联合免疫缺陷病(SCID)患儿进行了首例基因治疗,并取得初步疗效。基因治疗的产生引起科学界的高度重视,有人认为基因治疗的意义有如20世纪抗生素和疫苗的发现,将成为21世纪的重要医疗手段。到目前为止,已有400多个基因治疗方案在世界各地进行,仅美国就已有313个基因治疗或基因标记临床研究计划获得批准,全世界约有3000多人接受了基因治疗。

从第一例基因转移至今已有10年时间,随着时间的推移,基因治疗并未取得人们期望的理想疗效。在治疗基因的选择、有效载体的制备及基因定向转移和有效表达方面,还有许多工作要做。只有在这些领域取得重大突破,才能使基因治疗确实成为患者的福音。

第一节 基因治疗的定义及治疗方略

一、概念

基因治疗是将新的遗传物质转移至某个异常个体的细胞内,达到治疗遗传性或获得性疾病的治疗手段。基因治疗必须具备目的基因、靶细胞以及将目的基因导入靶细胞的转基因方法。基因治疗分为生殖细胞治疗和体细胞治疗。生殖细胞基因治疗导致遗传型的改变,遗传给后代。体细胞基因治疗改变个体遗传表型,不涉及后裔。

基因治疗的方式可分为五类:第一类为基因修饰和置换,即对异常的基因进行原位矫正,对缺陷基因进行精确修复。理论上说可通过同源重组的方法矫正或置换异常基因,但由于同源重组发生频率较低,约为百万分之一,迄今为止无成功报道。第二类为基因取代,通过外源基因的转移,或整合长期表达或非整合的瞬时表达其正常的基因表达产物,补偿缺陷或异常基因的功能。这是目前基因治疗中采用最多的方式。第三类为抑制异常基因表达,如设计某些肿瘤基因的反义RNA或反义DNA,通过与肿瘤基因的RNA互补结合抑制肿瘤基因的转录表达,达到抑制肿瘤生长的目的。第四类是"自杀"基因的应用,如将单纯性疱疹病毒胸腺嘧啶核苷激酶基因(HSV-tk)转入肿瘤或其他需杀灭的细胞,随后注入抗病毒药物ganciclovir,经tk基因产物胸腺嘧啶核苷激酶的催化,原先对细胞无毒的药物前体ganciclovir转化成为细胞毒性物质,导致细胞死亡。第五类是基因修饰，增强靶细胞的免疫原性，如将一些细胞因子（如 TNF、IL-2、IL-4 和 GM~CSF）转移肿瘤细胞，增强其免疫原性，起肿瘤疫苗作用。也有人将肝炎病毒的抗原基因转入肝细胞进行基因免疫研究。

从遗传学观点可将机体细胞分为可遗传的生殖细胞和不可遗传的体细胞。如对生殖细胞进行基因矫正，不但亲代的基因缺陷得到治疗，还可将正常基因传给后代，从而彻底根治异常基因带来的危害。但限于目前对生殖生物学的了解程度有限，一旦发生错误，将给人类带来严重的后果。这一问题还涉及到伦理学等，因此各国政府都明令禁止以生殖细胞作为基因治疗的研究对象。体细胞基因型改变只涉及某种类型的细胞，其影响只限于受者本人。实际上从广义的角度来说，器官移殖也是大量的同种异体基因进入受者并有表达，因此凡能进行器官移植的患者，也能接受异体基因的转移。

理想的靶细胞应是易于从体内取出和回输，能在体外增殖，能在体外进行操作，能在体内长期存活并长期表达转移基因。造血干细胞能在体内长期保存并能自我更新，造血系统又与全身其他组织器官沟通，因此是较好的基因转移的靶细胞，但由于造血干细胞的体外扩增和避免分化等问题目前未能解决，又缺乏有效的人造血干细胞的转移载体，因而采用造血干细胞作为靶细胞的基因治疗实验报道不多。目前常用的靶细胞有淋巴细胞、骨髓细胞、内皮细胞、皮肤成纤维细胞、肝细胞、肌细胞、角化细胞、多种肿瘤细胞等。也有人将外源基因直接导入某些组织器官，如脑、肺、肝、心脏、血管和横纹肌等。

基因转移的方式可分为体外和体内两种。经典的方式为 ex vivo 法，即在体外将基因转入在培养的受体靶细胞，经筛选后将带有外源基因的体细胞回输受者体内，使外源基因在体内表达，达到治疗目的。另一种方式是将治疗基因作为药物使用，将外源基因直接导入体内靶组织，即 in vivo 方法。这种方法类似于药物输注治疗，操作简便，但靶向性难以控制，基因转移效率也不高。有些病毒载体具有免疫原性，可能使机体产生抗体，影响再次基因输入的效果。

基因转移的具体方法亦可分为两种：一种为理化方法；另一种为病毒介导方法。

物理方法包括显微注射、电穿孔、DNA 直接注射和利用金属离子携带基因 DNA 进行基因转移的基因枪等。

化学方法有磷酸钙沉淀、DEAD 葡聚糖介导、脂质体介导和 DNA 配基的结合体等，磷酸钙与葡聚糖与 DNA 结合后共沉淀于细胞表面，经内吞作用进入胞内。

脂质体包裹或吸附 DNA 形成复合物，附着在细胞表面，经内吞和与细胞融合方式进入细胞内。

用于基因转移的脂质体包括 pH 敏感脂质体和阳离子脂质体。pH 敏感脂质体含有的一种或全部脂质结构均对 pH 变化敏感，外部环境的 pH 变化，即从中性或微碱性向酸性变化时，pH 敏感脂质体释放其内容物。常用的 pH 敏感脂质体是以磷脂酰二醇胺（phosphatidylethanolamine, PE）加上稳定剂制备的。pH 敏感脂质体的 DNA 释放率比 pH 不敏感脂质体高 8 倍。阳离子脂质体是常见的基因转移介质，已成为商品的品种较多，如 lipofectin、lipofectamine 等。阳离子脂质体通过静电与 DNA 相互作用，DNA 吸附到脂质体表面，形成复合物。与细胞生物膜表面的负电荷相互作用增加细胞摄入，阳离子脂质体可与细胞质膜或内质体膜融合，将内容物释放入胞浆，避免被溶酶体降解。脂质体作为外源基因的介质具有如下优点：①制备简单，磷脂成分无毒，无免疫原性，可被细胞生物膜利用；②可介导不同大小的基因片段，还可运载质粒 DNA 成为载体的载体；甚至可以运载整个染色体或细胞核，其容量超过其他基因载体；③脂质体可不受宿主限制，能将基因转入动物、植物、细菌；④可以抑制核酸酶的作用，延缓基因降解；⑤脂质体膜上掺入归巢物质可以增加靶向性。美国重组 DNA 咨询委员会已批准以脂质体为介导的基因转移方法用于临床基因治疗方案。

1990 年，Nabel 等将含有 β-半乳糖苷酶基因的脂质体注入猪的髂动脉，30 分钟后恢复血流，可见在动脉壁细胞表达 β-半乳糖苷酶，而且持续 6 周以上。1991 年 Lim 等用动脉导管将 lipofectin 和荧光素酶 DNA 导入狗冠状动脉，在体内表达出荧光素酶。Dc-Chol 包裹 HLA-B7 基因治疗人黑色素瘤已进入Ⅱ期临床实验。利用受体介导 DNA 摄入可能解决基因转移的靶向性,因此受到重视。将含外源基因的质粒 DNA 与靶细胞特异受体的多肽配基结合形成复合体,通过与受体结合后,特异地进入靶细胞内。质粒 DNA 在胞浆中易被溶酶体捕获,形成内粒(endosome)而被水解酶降解。有人将上述复合体与腺病毒或流感病毒 HA 基因产物结合形成腺病毒-配基-DNA 复合体,腺病毒可使内粒破裂,使质粒 DNA 免受 DNase 降解。

上述理化方法的共同缺点是转移效率低,多为多拷贝转移,不易形成稳定整合,只能瞬时表达。随着对基因转移介质研究逐步深入,可望进一步提高转移效率。

病毒介导基因转移具有许多优点,这与病毒的结构、独特的生活周期有关。通常做法是将病毒 DNA 内大部分基因去除,置换成外源基因,经辅助病毒或包装细胞反式提供包装蛋白后,形成"假病毒颗粒",这种病毒颗粒只能转染宿主一次,这种转染效率较高,有的能达到 100%。因本身已无复制及产生外壳蛋白的能力,故不会在宿主细胞内复制、繁殖。有些病毒载体能整合进宿主细胞基因组 DNA,使得其所携带的外源基因能够长期在细胞内稳定表达。

二、临床治疗设计

(一)病种选择的基本要求

1. 在理论上通过基因操作就特异性的改变疾病的病理过程。

2. 无其他适当的治疗可选择。
3. 有合适的靶细胞。
4. 有合适的转移基因到靶细胞的载体
5. 基因能够稳定的表达并发生效应。
6. 有体外或动物模型上研究的基础。

(二)临床方案制定

1. 治疗的必要性、可行性,利弊权衡评价。
2. 病例选择和淘汰的标准 包括病种、患者的性别、年龄范围、疾病的发展阶段、试用的病例数。
3. 给药的方式、剂量、时间和疗程。如果通过特殊的手术导入细胞或基因制品,应再制定详细的方案。
4. 确定评估疗效的客观指标,包括临床指标和实验室检测项目。
5. 要有明确的监测指标,包括导入细胞体内存活率,功能状态,及产生达到治疗目的的生物活性因子的状态,抗体形成等。
6. 若导入病毒和其他制品,要有明确的检测是否有病毒复制,自体免疫的指标。
7. 要估计到可能出现的不良反应和危害,并提出如何避免或降低其危险性或不良反应的措施。
8. 建立长期随访的计划与措施,观察是否有远期的危害性。
9. 应用病毒载体直接导入体内,应提供无水平感染的证据,尤其是要防止对儿童和孕妇造成不良影响。

第二节 基因转移载体

真核细胞的表达载体通常为病毒、质粒及人工染色体等,常用于基因治疗的病毒载体有逆转录病毒(retrovirus,RV)、腺病毒(adnoviI. us,ADV)、腺相关病毒(adeno-associated virus,AAV)、单纯疱疹病毒(herpes simplex virus,HSV)等。

一、逆转录病毒

逆转录病毒是 RNA 病毒,在细胞内经反转录酶反向转录成双链病毒 DNA,称为前病毒 DNA。前病毒可随机整合到宿主细胞染色体 DNA 上,并可转录出病毒 RNA 链。这些 RNA 分别指导合成类核体蛋白与内壳蛋白,还有一部分 RNA 指导合成糖蛋白,糖蛋白在宿主细胞膜上形成外壳部分。内壳蛋白、类核体蛋白与病毒基因组 RNA 在细胞质里组成一个病毒核心,细胞膜上的病毒糖蛋白包围这一核心,形成完整的病毒颗粒并从宿主细胞上释出,称为出芽。出芽的病毒颗粒能够再感染细胞,受感染的细胞可正常生长并不断分泌病毒颗粒。逆转录病毒还能整合到细胞染色体上,能适宜表达并且不影响宿主细胞自身的生长。外源基因可插入前病毒DNA,并在宿主细胞内表达而不影响病毒生活周期。但从受体细胞出芽的病毒颗粒给基因治疗带来安全性问题。

逆转录病毒前病毒基因组DNA可分成两部分:顺式作用序列与反式作用序列。顺式作用序列包括两端LTR,包装信号ψ位点等,为病毒复制的必需调控区。LTR含启动子、增强子、整合信号及转录终止多聚A化信号等,虽然两端的LTR相同,但是左手端的LTR常作为转录的启动子,而右手端的LTR则作为转录的终止信号。反式作用序列包括结构基因gag、pol与env。gag基因编码病毒内部的结构蛋白,pol编码逆转录酶、核酸内切酶或整合酶等。env编码外壳的糖蛋白,此糖蛋白存在于病毒的表面,使病毒具有传染性和宿主范围特异性。由于整合于宿主基因组中的前病毒具有上述结构,因此可以减少基因重排的可能性,能稳定、有效地整合,并能将外源基因传给子代细胞。转移的基因为单拷贝或少数拷贝,故能长期、有效表达。在逆转录病毒中,了解最清楚的是莫洛尼(Moloney)小鼠白血病毒(MO-MIV)。该病毒可产生高滴度的重组病毒颗粒,并能高效感染靶细胞,有些载体对靶细胞稳定转染几乎达到100%。因此,第一例对人的基因转移和基因治疗采用了该载体。在当前进行的基因治疗研究中,约有75%采用此种载体。野生型的MO-MLV为单向性(ecotropic),即只能感染啮齿类动物细胞;其变株有双向性(amphotropic),宿主范围广泛,从啮齿类到人类细胞;还有异向性(xenotropic),只能感染啮齿类以外的动物细胞。

逆转录病毒载体构建时,首先将结构基因gag、pol和env切除,由外源基因取代,在载体中插入标记基因(marker gene)供阳性筛选用。常用的标记基因为原核细胞的新霉素磷酸转移酶(NPTⅡ,Neo基因),该酶对氨基糖苷类抗生素G418(新毒素衍生物)具有抗性。G418能干扰真核细胞80S核糖体的功能,抑制细胞蛋白质的合成,使细胞死亡。NPTⅡ使G418磷酸化,从而使之灭活。带Neo基因的逆转录病毒载体转移的细胞能在含G418培养液中生长,从而达到阳性筛选的目的。不过,Neo基因的存在常对载体上其他基因的表达有不利影响。标记基因和治疗用的目的基因可受一个启动子调控。原始转录产物再通过剪接机制产生不同的RNA,或两种基因分别受控于不同的启动子。重组的逆转录病毒载体大致可分为四类:第一类是双表达型载体(DE),含两种外源基因,分别取代gag/pol片段与env基因,DE载体的特点是病毒基因的调控区与外源基因的表达密切相关;第二类是内部含启动子的病毒载体(VIP),选择基因紧接LTR之后,其表达受到5'LTR启动子控制,目的基因前附有一个外加启动子,其选用由目的基因与靶细胞而定,与DE载体相比有较大的自由度,不足之处是内部启动子的存在可能会影响病毒的效价;第三类是自身灭活载体(SI),3'LTR是两端LTR的模板,在3'LTR缺失一段序列,病毒以滚环复制时其缺失便转移到下一代5'LTR中,使重组病毒两端LTR都有缺失,这样病毒顺式结构不会干扰外源基因的表达,减少整合后LTR有激活相邻癌基因的可能性,其缺点是病毒滴度特别低;第四类是双拷贝载体(DC),其主要特点是外源基因插入3'LTR的U区,在转染细胞内基因被复制并转到5'LTR。外源基因的新位点处于逆转录病毒的转录单位之外,减少了该转录单位对外源基因表达的负影响,使插入基因的调控序列较正常地发挥作用。体细胞基因治疗多采用内部含启动子的病毒载体。

由于逆转录病毒载体缺失了病毒结构基因,如需包装成有感染能力的病毒颗粒,需要gag、pol和env等蛋白质。如用野生型病毒共转染提供这些蛋白质,在包装后的病毒颗粒中必然含有大量有复制能力的野生型病毒颗粒,不利于治疗。

将缺失包装信号tfJ序列的逆转录病毒结构基因导入细胞里可构建成包装细胞系,这种细胞能产生包装蛋白,但自身缺乏包装信号不能被包装。病毒载体转入细胞后,载体与包装细胞互补,共同完成病毒包装。出芽的病毒颗粒转染靶细胞后,靶细胞不含编码包装蛋白的序列,病毒DNA不能形成病毒颗粒,因而不再扩散。

由于逆转录病毒载体是由培养的动物细胞产生的,不像化学合成物质可以进行分离纯化成为均一产品,因此存在一定危险性。如可能产生有复制能力的野生型病毒,被其他病原体或内毒素污染。因为是随机整合,可能有插入突变的危险,或激活其下游的癌基因。外源基因的产物也可能造成对宿主的不利影响。一般说来，由于逆转录病毒载体转染细胞的自限性，即单细胞中转染载体拷贝数为1～5，载体本身引起插入活化癌基因或失活抑癌基因的概率极低（约 10^{-6}），而且细胞的癌变是多病因和多步骤的，所以造成恶变的可能性极小。其最大危险是产生有复制能力的野生病毒。

二、腺病毒载体

腺病毒为线性双链 DNA 无包膜病毒，有多种血清型，其中腺病毒 2 型（Ad2）和 5 型（Ad5）研究得最多，并被改建为基因转移载体。腺病毒基因组长度为 36kb，紧靠两端的 DNA 顺序是长 100bp～165bp 的末端重复，其中含有 DNA 复制起点和包装信号。病毒基因组 DNA 由病毒衣壳包裹。衣壳由 3 种亚基组成：六邻体（hexon）、五邻体基质蛋白（penton base）、五邻体纤维蛋白（penton fiber）。基质蛋白和纤维蛋白合称五邻体复合物。在腺病毒感染过程中，由纤维蛋白介导腺病毒与细胞上的受体结合，接着由基质蛋白介导腺病毒的内化，因此腺病毒感染的组织细胞特异性由五邻体复合物决定。因为腺病毒的受体广泛分布于多种细胞，因此腺病毒能感染多种类型的细胞。腺病毒经吸附和内吞进入细胞后，在靠近细胞核处，由于 pH 改变，病毒可冲破内体而进入细胞核，在核内腺病毒仍保持其线性结构而不整合进细胞染色体中。在早期阶段，病毒基因组的早期区（E1a,1b,2a,2b,3 和 4）从至少 7 个病毒启动子起始转录，可得到多至 30 种 mRNA。E1a 基因的产物主要是转录调控物，与病毒基因的反式激活有关，以及对其他顺序的转录阻遏作用。E1b 基因除了导致细胞转化外，也涉及在病毒感染过程中保持 DNA 顺序。E2 区则编码病毒复制所必须的蛋白质。E3 区可能与活体内细胞免疫有关。E4 区和 E2 区功能相似，与病毒感染的早期和晚期的转变有关。在晚期阶段，转录起始于一个单一位点，即主要晚期启动子（MLP）处，晚期基因产生 5 种相同 $3'$ 末端的 mRNA（L1-5）。在感染后 15 天晚期转录达到高峰。

腺病毒的溶细胞性感染的宿主范围很广泛，包括人的造血细胞（淋巴样和骨髓细胞）系统。腺病毒感染时能穿透每一个细胞，因此转染效率很高，优于其他方法。腺病毒能转染多种人和啮齿动物的细胞系，能有效地转染非分裂细胞，并表达大量基因产物。其病毒颗粒较稳定，可以纯化和浓缩。腺病毒对受纳细胞（permissive cells）的感染可引起细胞溶解，释出复制的病毒。虽然腺病毒的 DNA 顺序整合到靶细胞的染色体中有可能发生，特别是在非受纳细胞（nonpermissive cells）中有病毒感染时，但整合效率极低。

腺病毒作为载体有下列优点：对人类比较安全；可感染分裂细胞和非分裂细胞，感染效率可高达 100%；可以制成胶囊或药液，通过口服、喷雾、滴注等简便方法进行基因转移；易于制备、纯化和浓缩，病毒滴度可达 $10^9/ml$～$10^{10}/ml$。

腺病毒载体基因转移的原理类似于逆转录病毒载体，需要通过病毒的反式互补才能实现。一般用于基因治疗的复制缺陷性重组病毒都缺失了整个 E1a 基因、部分 E1b 基因和 E3 基因，因而不能自主复制。E3 基因编码的早期蛋白质能减少活体内 T-淋巴细胞对受病毒感染的细胞的识别，并非病毒复制所必需。在含有腺病毒 5 型（Ad5）E1 区序列的人胚肾细胞系 293 细胞中，重组腺病毒载体能进行复制和产生感染性病毒颗粒。

由于腺病毒本身基因组较大，切去非必需的 E1 和 E3 区后可以携带大至 7.5kb 的外源基因，如将线性化重组质粒和野生型 Ad5 病毒共转染 293 细胞（野生型病毒需将左侧末端去除，以避免野生型病毒复制），可携带长达 30kb 外源基因。

多数体细胞都是有丝分裂后的细胞，不再进行分裂。故不能用 ex vivo 方法进行基因转移，腺病毒载体是对静息细胞基因传递的较好载体。可将浓缩的重组腺病毒载体直接输入动物体内，通过选择病毒的靶向分布和应用组织特异性启动子，可能使基因转移和表达局限在某个特定的靶器官中。

腺病毒载体一般不会整合于宿主细胞基因组中，因而会逐渐丢失。但其转染效率高，且能持续稳定地表达约 1 个月时间。有报道说在体内重组腺病毒有低水平复制，这可能是体内外源基因持续表达的原因，能够复制则对机体的安全构成威胁。其次腺病毒基因产物种类较多，对宿主细胞的基因表达调控会造成影响，使某些宿主细胞基因关闭或开放，可能导致细胞恶性转化。最后，被转染的细胞表达许多病毒蛋白,可能诱导机体对感染细胞产生免疫应答。腺病毒载体在细胞内持续表达时间为24~40天,最长可达84天。

目前,腺病毒载体已广泛用于遗传病、肿瘤和传染病的基因治疗。许多肺癌基因治疗采用增强机体免疫,提高肿瘤细胞的抗原表达的策略,这不需要外源基因的长期表达,可以选择应用腺病毒载体系统。适合于腺病毒基因转移的靶器官有肺、肝、肌肉、关节和中枢神经系统,最近报道用腺病毒载体携带IFN基因在人造血祖细胞中成功表达。

腺病毒载体还可用于遗传免疫,将能诱发免疫的抗原基因通过腺病毒导入机体,使机体能够对这些抗原产生免疫反应。如HBsAg、HIV、GP120等基因,可诱发机体抗乙肝病毒、AIDS病毒感染。将癌胚抗原CEA基因导入,可诱发机体的抗癌作用,用于肿瘤预防。腺病毒还可以和逆转录病毒结合在一起,进一步提高病毒的转染效率;与抗原抗体、受体配体结合,介导基因靶向转移和逃避细胞内溶酶体对DNA的降解作用。

三、腺相关病毒载体

腺相关病毒是一种非病原性DNA病毒,是目前已知的动物病毒中最简单、最小的病毒。腺相关病毒的基因组为单链DNA,长约4600碱基,两端各有145bp的反向末端重复(inverted terminal repeat,ITR)结构。ITR能形成发夹结构,启动病毒复制。腺相关病毒能够整合于宿主细胞基因组中,整合也需要有ITR的存在。另外,病毒包装成病毒颗粒也与ITR有关。腺相关病毒的结构基因包括rep基因和cap基因,构建基因载体时可以用外源基因取代这两个结构基因。

腺相关病毒有两种生活方式,当无辅助病毒存在时,腺相关病毒可潜伏感染。在潜伏感染期内,病毒DNA整合到细胞基因组内,在受潜伏感染的细胞中,大约有1~10拷贝的病毒基因组以头尾相连的方式整合在细胞内。整合病毒和细胞DNA序列的结合部总是包括病毒的两个末端。在人的细胞中,野生型腺相关病毒有50%~70%整合位点位于第19号染色体13q处。在有辅助病毒共感染以提供复制和包装蛋白时,处于溶原状态的腺相关病毒能被激活并从细胞基因组中切出,这一过程称为拯救(rescue),拯救的效率很高,几乎为100%。被切出的腺相关病毒能够在宿主细胞中繁殖、包装成新的病毒颗粒,进入裂解细胞的生活周期(lytic cycle)。腺病毒和单纯疱疹病毒可作为腺相关病毒的辅助病毒。

Hermonat等人在1984年第一次将腺相关病毒作为载体,用neo基因取代腺相关病毒的cap基因在鼠的细胞系中成功表达。此后,对腺相关病毒作为载体进行了深入研究,目前作为载体的腺相关病毒,切去了96%的野生型腺相关病毒结构基因,只保留其两端的ITR部分。限于腺相关病毒基因本身的大小,腺相关病毒载体携带基因的有效容量为4.6~5.0kb。

腺相关病毒载体的辅助病毒有两类:一类是对腺相关病毒野生型进行改构,如加长或包装信号缺陷。因长度过大或缺乏包装识别而不能被包装,而共转染的携带外源基因的重组腺相关病毒载体却可包装成病毒颗粒。但此类辅助病毒在包装过程中仍需腺病毒的存在。另一类是杂交的pAAV/Ad质粒,用Ad-5末端顺序取代正常腺相关病毒的末端,这样改造的辅助病毒与重组的腺相关病毒载体没有同源序列,而又由于缺乏腺相关病毒的包装信号而不被包装。此外,辅助病毒没有腺病毒的包装顺序,因而排除产生重组腺病毒的可能。

由于腺相关病毒的rep基因产物和复制所需的腺病毒基因产物对细胞有毒性,迄今为止,尚未构建成功能稳定表达腺相关病毒rap蛋白的包装细胞。常用的宿主细胞是易感的人胚肾293细胞,用此方法得到的重组病毒载体颗粒可达10^4/ml~10^5/ml。

腺相关病毒作为载体的优点是无致病原性、无毒性、宿主范围广。能整合于非分裂细胞和分裂细胞,两端的ITR部分无启动子/增强子作用。因为需外源基因携带启动子,因而可利用组织特异性启动子构建靶向表达的基因载体。病毒颗粒比较稳定,而且比较容易感染造血细胞。近年来13-7球蛋白基因、CFl,FR基因及IL-2基因已先后利用腺相关病毒进行基因转移,并在动物试验中取得成功。目前,腺相关病毒载体也已经进入临床试验。腺相关病毒载体系统具有逆转录病毒和腺病毒的某些优点,较适用于造血干细胞的基因转移。缺点是:

40%～80%成人有过感染,可能会引起免疫排斥;尚未构建出适合腺相关病毒的包装细胞;制备比较复杂;可携带基因容量有限;病毒颗粒滴度低等。这些有待于今后进一步改进。

四、单纯疱疹病毒载体

单纯疱疹病毒属于双链DNA有包膜的病毒,基因组长度为152kb,含80多个基因,其中IE3基因可被外源基因取代。单纯疱疹病毒载体的优点在于广泛的宿主范围;可感染非分裂细胞,特别容易感染神经系统细胞;病毒容易制备,可达10^8～10^9cfu/ml。在目前所有的病毒载体系统中,单纯疱疹病毒载体外源基因容量最大,可达30kb。可携带较大的外源基因或者多个外源基因。单纯疱疹病毒的缺陷在于单纯疱疹病毒基因转移到细胞中,外源DNA不整合,病毒对细胞有毒性,危险性高,而且单纯疱疹病毒载体系统制备有一定的技术难度。早期的单纯疱疹病毒载体系统是通过野生型的单纯疱疹病毒感染细胞后,带外源基因的载体转染该细胞,细胞可包装产生带外源基因的重组单纯疱疹病毒颗粒。近来,利用一种温度敏感的单纯疱疹病毒代替野生型单纯疱疹病毒。温度敏感型单纯疱疹病毒在31℃时可以正常存在,在37℃时温度敏感型病毒则失去了感染繁殖能力,这样就可以利用温度选择得到纯化的重组单纯疱疹病毒。另外一种新型单纯疱疹病毒载体系统与腺病毒载体系统类似,先将病毒DNA片段转染细胞用于提供反式互补,而后将带目的基因的载体转染包装细胞,在细胞内发生同源重组,产生重组单纯疱疹病毒颗粒。目前已应用单纯疱疹病毒基因转移系统,将LacZ、neo、HPRT、NGF等基因转移到神经系统,并获得表达,动物试验已取得阶段性结果。只有解决了单纯疱疹病毒的细胞毒性、免疫性及同源重组产生野生型单纯疱疹病毒的可能性时,单纯疱疹病毒才能应用于临床试验。

五、人工染色体

基因治疗要求外源治疗基因能够在细胞中稳定特异表达,目前的基因转移系统还存在一定的缺陷,特别是对外源基因的包装容量有限,许多较大的基因不能完整地进行转移。有人试图用人工染色体作为基因载体。酵母人工染色体(yeast artifical chromosome, YAC)是David Burke等人1987年发展起来的DNA大片段克隆载体,插入YAC载体的外源DNA片段可达1mb或更多,并能在酵母中稳定复制。在YAC的基础上又构建了哺乳动物细胞人工染色体(mammalian artifical chromosome, MAC),两者都含有一些共同的基本功能单位:着丝粒(centromere),这是染色体在细胞有丝分裂和减数分裂过程中不可缺少的;端粒(telomere),保持染色体末端不被降解和重组,并保证染色体末端能完全复制;自主复制顺序(ARS),具有复制起始点的功能。在细胞内,具有完全的着丝粒、端粒和ARS功能的DNA片段组合成人工染色体时,在细胞分裂中具有天然染色体一样的稳定性。YAC和MAC应用于基因治疗目前还处于研究阶段。其主要不足是表达水平太低和不够稳定,但人工染色体具有的下列优点使其可能成为基因治疗的理想载体:

(1)可携带的外源基因容量大,包装容量可达500～600kb,可以满足几乎所有单个基因的基因组DNA的需要。

(2)可以携带较长片段的基因表达调控序列。能够较好地调节基因表达水平以及基因的靶向表达。

(3)外源基因存在于人工染色体中,可以不整合到细胞基因组中,因而不会激活原癌基因或使其有功能基因失活,而且理论上能够在细胞中较稳定地存在。

许多遗传病及肿瘤的基因治疗需要治疗基因在特定的组织和细胞中表达,这就需要所有治疗基因带有基因上游等位置的特异表达调控序列。在基因治疗中还普遍存在导入的外源基因表达水平偏低,这与基因在细胞基因组中所整合的位置相关,也与治疗基因缺乏足够的调控序列及易受宿主基因组、序列影响有关。越来越多的研究表明,在基因表达的组织特异性及表达水平调控方面,基因组、DNA及其基因侧翼序列要优于cDNA、启动子、内含子、增强子及$5'$-UTR,$3'$-UTR的组合。有些长距离调控序列对于基因的表达调控是必需的。而包含全部调控原件的大序列DNA的基因转移必须通过YAC或MAC才能实现。

基因转移是基因治疗的基础和关键。理想的基因载体应能够将遗传物质完整地转移、定点整合、长期特异地表达，并可调控，转移方法应当简单有效，应能直接在体内进行基因转移。目前的基因转移方法都还不能满足这些要求，要提高基因治疗的临床效果还必须回到基因转移系统的基础研究中来（表 16-1）。

表 16-1　病毒载体性质比较

比较项目	反转录病毒	腺病毒相关病毒	腺病毒	单纯疱疹病毒	痘苗病毒
基因组成	单链 RNA	单链 DNA	双链 DNA	双链 DNA	双链 DNA
基因组长度(kb)	10	4.7	36	152	186
载导容量(kb)	8	4.5	7.5	30	>30
载体滴度(cfu/ml)	10^7	10^8	10^{11}	10^8	10^9
宿主细胞谱	窄	宽	宽	窄	窄
感染能力	中	强	很强	强	强
基因整合功能	有	有	无	无	无
基因转导	持续	持续	短期	短期/潜伏	短期
毒性作用	遗传毒	遗传毒	细胞毒	遗传毒	细胞毒
免疫原性	弱	弱	中等	强	强
临床试验	有	有	有	无	有

第三节　基因治疗的靶向性和可调控性

安全性是基因治疗的前提，一种基因产物在某种组织中有治疗作用，对另一种组织可能会产生损伤，尤其是采用"自杀基因"策略治疗肿瘤时，需要将携带药物前体酶基因的载体注入体内，应尽可能使酶基因在肿瘤细胞内表达，才能有效杀伤肿瘤细胞而不对机体正常组织产生危害。这就需要能识别靶组织的，或只在靶组织表达的特殊载体。

一、靶细胞识别载体

病毒类载体的宿主范围是由其包膜蛋白的特性所决定的，如要改变其细胞趋向性可改造原来的包膜蛋白。非病毒载体则可通过选择靶细胞特定配体达到特异识别的目的。

逆转录病毒载体的包膜蛋白基因 env 已整合于包装细胞中，用编码促红细胞生成素（erythropoietin，EPO）的 DNA 序列，取代编码莫洛尼鼠白血病病毒单向性包膜蛋白 gp70 N-末端约 150 个氨基酸的 DNA 片段，结果发现，经此改造产生的病毒对具有 EPO 受体的小鼠细胞的感染性比对照的野生型病毒高数倍。同时，改造后的单向性病毒还突破种属屏障，对具有 EPO 受体的人细胞也有了感染能力。将识别人低密度脂蛋白受体的单克隆抗体单链可变区克隆入莫洛尼鼠白血病病毒单向性包膜蛋白，由含此嵌合蛋白的包装细胞系产生的逆转录病毒载体可高效特异地把大肠杆菌 p 半乳糖苷酶基因转移至表达低密度脂蛋白受体的人细胞中。把识别多种人肿瘤细胞系的某种表面蛋白的特异抗体的单链抗原结合位点基因序列，取代脾坏死病毒（spleen necrosis virus）全部或部分包膜蛋白基因，改造后的病毒载体可高效地感染表达相应抗原的人体细胞，而具有野生型包膜蛋白的病毒对这些细胞的感染性极低。竞争性抑制分析表明，感染是由病毒表面抗体部分介导的，具有抗体识别特异性。Neda 等用化学修饰方法使病毒颗粒包膜蛋白连接上乳糖残基，成为人工合成的脱唾液酸糖蛋白。改造后的单向性病毒颗粒能感染具有脱唾液酸糖蛋白受体的肝细胞。

腺病毒感染过程中,病毒外壳上纤维蛋白介导病毒与其细胞受体结合,再由基质蛋白介导病毒内化。由于腺病毒纤维蛋白和基质蛋白受体广泛分布于各种细胞,因此腺病毒能感染多种类型细胞。脱唾液酸糖蛋白-多聚赖氨酸偶联物与病毒纤维蛋白共价结合后,对具有脱唾液酸蛋白受体的细胞仍保持感染性,而对无此受体的细胞感染性大大降低。

二、靶细胞特异性表达载体

某些组织可特异性地表达某些基因产物,如肝癌组织中表达 AFP,大肠癌组织中表达 CEA,黑色素瘤细胞表达 Tyr 等。这是由两方面决定的,一是该组织中存在组织特异性的转录调控因子;二是这些基因中存在能被特异性转录调控因子识别的组织特异调控序列。转录调控因子是一些核蛋白,在特定的组织中,某些调控因子处于高效率表达状态。转录调控序列主要由启动子和增强子组成。启动子是表达基因的某段核苷酸序列,该序列与 RNA 聚合酶结合有关,起表达始动的作用,如丧失该序列,转录水平急剧下降。增强子也是核苷酸序列,它能与某些调控因子结合增强转录,有的增强子能增加转录活性 1000 倍。

组织特异性启动子在不同组织、细胞中的活性相差很大,因而在基因治疗中可被用作启动特定基因在靶组织中特异高效表达。

酪氨酸酶(Tyr)是特异表达于黑色素瘤细胞中的一种酶,Vile 等将人酪氨酸酶基因起始位点上游 2496bp 的调控序列与报告基因、β-半乳糖苷酶(β-Gal)基因相联,转染人体细胞,结果发现,在人黑色素瘤组织的细胞学中表达高 β-Gal 活性超过对照的病毒 SV40 启动子。而 Tyr 启动子在人大肠癌、子宫颈癌、骨肉瘤细胞系中,其所调控的 β-Gal 活性却很低。Hughes 等利用人酪氨酸酶启动子区 5′端的 529bp 片段和大肠埃希菌嘌呤核苷酸磷酸化酶(PNP)基因相偶联,通过脂质体转染人黑色素瘤细胞,PNP 基因能在黑色素瘤细胞中特异地表达。可利用 Tyr 启动子携带自杀基因治疗体内黑色素瘤。

CEA 基因能在大肠未分化细胞中特异性地早期表达,将胞苷脱氨酶(CD)基因与 CEA 启动子相偶联,使之特异性地在肝脏大肠癌转移病灶细胞中特异地表达,CD 可催化无毒前体药 5-FC 为 5-FU,达到特异性杀伤癌细胞的目的。Huber 等在体外实验中于肝癌细胞内特异地表达与 AFP 启动子相偶联的单纯疱疹病毒胸苷激酶(HSV-tk)～N,由于正常肝细胞对甲胎蛋白启动子无高应答性,因而可使 HSV—tk 的表达局限于肝癌细胞中,达到杀灭肿瘤细胞而对正常组织无明显损伤的目的。

最近发现,在 β-珠蛋白编码基因上游 50～60kb 范围的 DNA 序列能在红细胞系中特异高效地调控基因表达,被称为位点控制区(locus control region,LCR)。LCR 中有 4 个对 DNase I 高度敏感位点,现证实这 4 个位点与 LCR 的 3 个核心片段有关。Einerhard 将 LCR 的核心位点与 Neo 基因偶联,在红细胞系中得高效表达。Sadelain 等将 3 个核心片段偶联 β-珠蛋白基因插入逆转录病毒在红细胞系表达成功,而 Zhou 利用 AAV 载体仅用高敏感位点 2 就能使 β-珠蛋白基因特异高效表达。

组织特异性启动子虽然在体外实验中取得了很大进展,但仍存在不少问题。启动子中有许多特异核苷酸序列作用仍未搞清,而且许多启动子在表达中仍有部分组织交叉性,这些困难有待于继续研究解决。

第四节 造血干细胞基因治疗

造血干细胞(hematopoietic stem cell,HSC)能在体内长期存在,通过增殖、分化生成红细胞、白细胞及血小板等形态、功能完全不同的各种成熟细胞,就像是血液细胞的"种子"。HSC 的细胞分裂有两条途径,一是自身维持性分裂,一是分化性分裂,两者的平衡是维持机体正常造血机能的保证。由于 HSC 具有自我更新和向各系分化的潜能,因此是基因治疗最理想的靶细胞。因为血液系统与全身各组织、器官沟通,所以对 HSC 进行基因转移,能对机体的遗传病、恶性肿瘤、严重免疫缺陷及感染性疾病进行有效治疗。对 HSC 的基因治疗正在进行广泛深入的研究,在美国 NIH 公布的基因治疗方案中,有近 30 个方案是以 HSC 为靶细胞,这些治疗方案正从实验研究阶段向临床应用过渡。

一、造血干细胞基因转移方法

对 HSC 进行基因转移的目的是希望转移的外源基因能在体内 HSC 中永久性地存在,外周血中产生的新的血细胞也会不断地表达这种基因。因此,非病毒的基因转移载体如"裸 DNA",脂质体-DNA 复合体等由于转染效率低,不能对宿主细胞 DNA 进行整合,一般不考虑用于 HSC 基因治疗。腺病毒虽然能转染静止期、增殖期细胞,因其不能有效地与染色体整合,表达目的基因时间较短,在应用中受到限制。逆转录病毒介导基因转移是造血细胞基因治疗中研究最深入和应用最广泛的措施。逆转录病毒载体可整合染色体 DNA,具有表达持久等优点,但该方法只能转移增殖期细胞,对造血干细胞的转染效率低。腺相关病毒能够转染分裂后细胞,而且与逆转录病毒一样能整合入宿主染色体 DNA 中,长期表达目的基因。近年来腺相关病毒载体已受到广泛关注,随着生物技术的发展,腺相关病毒载体有望成为造血细胞基因转移的理想载体。

由于逆转录病毒 DNA 不能通过宿主细胞核膜,因此只能整合处于分裂相的宿主细胞。造血细胞大多处于 G_0 期,影响逆转录病毒的整合效率。造血生长因子的合理组合,在体外培养条件下,可促使造血干细胞从 G_0 期进入增殖期,提高目的基因转入造血干细胞的效率。Victor 发现除 IL-6 单独使用外,其他生长因子 TL-3、SCF 的单独使用或两者联合使用都能提高逆转录病毒对猴骨髓 CD 34、CD 11b 细胞的转化效率,IL-3 和 IL-6 的合用对 CFU-C 的转染效率提高效果最好。SCF 单用或与 IL-3 合用对更早期的、对 SCF 有反应的祖细胞效果更好,转移效率达 24%。Hatzfeld 对人脐带血 SBA-CD 34^{high} 细胞进行基因转染,发现用细胞因子 SCF、TL-3、IL-6、GM-CSF 预刺激可将转染率从 1% 提高到 23.8%,加入抗-TGF-β 血清则提高到 47.3%。祖细胞越不成熟转染率越高。

二、影响造血干细胞基因转移的因素及可能的解决办法

逆转录病毒载体介导的骨髓细胞基因转移在外周血中阳性细胞约 0.01%~5%,如此低的转移效率还不能用于临床治疗。基因转移效率受以下因素影响:

(一) 干细胞方面

干细胞的特性目前还不清楚,所以无法对干细胞的存在做定性和定量检测。现在分离造血干、祖细胞主要依靠其表面 CD 34 抗原的表达。但最近有人提出在 CD 34$^+$ 的细胞才是真正的造血干细胞。如何纯化造血干细胞,从而减少非靶细胞的存在对基因转移效率的影响,这一问题需予以重视。

多数干细胞处于 G_0 期,如何使体外培养的干细胞扩增而不分化是正在研究的一个热门课题,现在采用生长因子刺激干细胞扩增,但是细胞因子并不是越多越好。常用的有 IL-3、TL-6、SCF、FL 等,如何组合才能取得最佳效果。有些因子如 IL-3 既能使干细胞扩增,又能使其分化。由于 TGF-β 有促分化的作用,加入抗 TGF-β 的抗体可以减弱分化。有人采用 CD34$^+$ 细胞与间质细胞共育的方法,在体外造成干细胞生长的微环境,有可能使干细胞在体外自我更新。成人的造血干细胞大多是在静止期的,而胚胎期的造血干细胞处于静止期的少,有较多的干细胞进入细胞周期,所以脐血干细胞基因转移效率较高。脐血干细胞的免疫原性也较低,这是值得深入研究的。

(二) 细胞外半寿期,布朗运动和病毒与细胞接触

病毒载体颗粒在细胞外的半寿期为 6~8 小时,而一个半寿期中病毒颗粒通过布朗运动只能移动不到 60μm。用磷酸钙共沉淀法;加入带阳性电荷的细胞外基质纤维连接蛋白、硫酸鱼精蛋白和化合物 Polybrene 可增加转染效率 10~50 倍;2400g 共离心 2 小时可增加 6 倍,但会损伤 HSC;循环流动法更适合病毒上清的转染,病毒上清循环流过载有细胞的滤膜,增大了载体与细胞接触的机会,可增加效率 50 倍,即使病毒效价只有 10^2 CFU/ml 也能取得同样效果。

(三) 病毒受体的表达

已知在造血干细胞表面表达双向性受体较少，为了克服这一不足，一是可通过改造受体或去掉需受体介导转染的特性；二是增加受体的表达。猿白血病病毒载体 GaLV 可感染许多哺乳动物细胞类型，包装细胞已经构建。小鼠骨髓细胞 GaLV 的受体表达较高，但人的 HSC GaLV 受体表达水平却低于双向性受体。灵长类动物骨髓细胞 GaLV 与双向性载体转染效率相似（0.1%～1%），GaLV 是否能增加对人 HSC 的转染说法不一。增加 MLV 受体的表达已有报道，用腺病毒携带 MLV 双向性载体受体基因在 HeLa 细胞中表达后，能增加 MLV 转染效率 10 倍。用腺相关病毒将单向性受体 mCAT1 在 HeLa 细胞中表达，使细胞表面的 mCAT1 增加了 80%，随后的单向性载体转染增加 30%，GLVR 与双向性受体还有磷酸盐转运功能，结合离心去除磷酸盐和低温培养可增加 GLVR 转染效率 50 倍，增加双向性载体转染效率 25 倍。

(四) 细胞内半寿期

进入细胞后载体的半寿期为 5.5～7.5 小时，加入 dNTP 有助于病毒 RNA 反转录为 DNA，Zhang 等证实高浓度 dNTP 在 NIH3T3 细胞中能增加逆转录病毒表达 10 倍。

(五) 嵌合逆转录病毒

最近 Bilbao 和 Hildinger 报道的嵌合逆转录病毒值得注意。Bilbao 等在实验中成功地将携带有报告基因的逆转录病毒载体插入腺病毒载体。将嵌合载体与带有 gag、pol、env 等逆转录病毒包装信号的腺病毒共转染靶细胞，不仅提高了转染效率，还使靶细胞成为短暂的包装细胞，包装产生的病毒载体可转染邻近的细胞。Hildinger 等则将几种逆转录病毒的重要结构元件重新组合成新载体。构建的 FMFL 载体包括脾病灶-形成病毒（spleen focus-forming virus，SFFV）LTR 片段的启动子/增强子部分、小鼠胚干细胞病毒（murin embrvonic stem cell virus，MESV）的 5'-不翻译引导序列（leader）和 MLV 系列的 pLX 主体结构。MESV 能在鼠和人的造血系细胞株中呈组成型表达，表达效率比 MLV 载体提高 20 倍。

三、造血干细胞基因治疗的临床前研究

(一) 造血干细胞标记基因转移

用基因标记造血干细胞可直接了解造血干细胞移植后造血重建情况。Brenner 等人用 neo^R 基因标记自体骨髓造血干细胞，移植后发现 20 例患者的骨髓造血细胞及外周血细胞表达 neon 基因可达 18 个月。有的患者 neo 基因持续存在近 4 年之久，证明移植骨髓参与了造血重建。

肿瘤患者在自身骨髓移植后复发，是源于放、化疗后残留的同源性肿瘤细胞，或来自净化后的骨髓中残存肿瘤细胞，用现行的常规方法很难判断。Brenner 采用 neo^R 基因标记两例 AMI 患者的骨髓造血细胞，患者分别于移植后 60 天及 180 天复发，两例的患者白血病细胞均含有 neo^R 基因。Deisseroth 等也证实 CMI 病人在自身骨髓移植复发后 bcr/abl$^+$ 克隆中含有标记基因。通过骨髓细胞基因标记，证实了移植中残留白血病细胞是导致白血病复发的重要原因，从而为自身骨髓移植体外净化的评价提供了理论依据。

(二) 造血干细胞保护性基因治疗

化疗是治疗肿瘤的重要手段，由于化疗药物对造血系统的损害，不能进行大剂量化疗。用耐药基因转入造血干细胞，对转基因干细胞进行保护，可加大化疗药物剂量，得到更好的治疗效果。目前研究较多的保护基因有多药耐药基因（mdrl）、二氢叶酸还原酶基因（dhfr）、O^6-甲基鸟嘌呤甲基转移酶（mgmt）等基因。

1995 年美国三个研究机构首先开始了 mdrl 基因治疗的临床研究之后，英国、荷兰、瑞典等国也相继开展或准备开展这方面的研究工作。日本的癌症研究基金会也在准备展开有关 mdrl 基因治疗的研究工作。

mdrl 基因的产物是分子量为 17 万的细胞膜 β-糖蛋白，这种糖蛋白有将紫杉醇类、阿霉素、生物碱类等抗肿瘤药物从细胞内排出的功能。导入 mdrl 基因的骨髓细胞、外周血细胞对抗癌药物产生耐药性，这样患者在接受紫杉醇类抗癌药物治疗时，可避免药物所产生的骨髓抑制，从而减轻化学治疗的不良反应。

(三) 造血干细胞基因转移对遗传性疾病的治疗

1. 重症联合免疫缺陷综合征（SCID）是由于胸苷脱氨酶（ADA）缺乏造成的。首例基因治疗用携

带 ADA 基因的逆转录病毒载体转染外周血 T 细胞，然后重新输回体内，虽可改善患者的免疫功能，但仍存在循环 T 细胞寿命有限、需要反复采集和回输的缺点。如用造血干细胞作为靶细胞可望克服这一缺点。美国洛杉矶儿童医院将 ADA 基因转入 3 例产前诊断为 SCID 的新生儿脐血 $CD34^+$ 细胞，再回输体内。这 3 例儿童体内含有部分产生 ADA 的骨髓细胞，外周血有 1‰～3‰ T 细胞含有外源 ADA 基因，虽仍需酶替代治疗，但当外源性 ADA 应用减少时，携 ADA 基因的 T 细胞数量会增加，可能这 3 例儿童最终会摆脱外源性 ADA 治疗。

2. 范可尼（Fanconi）贫血症是一种由于 DNA 修复酶缺陷，导致骨髓增生低下、畸形、诱发癌变等疾患的遗传性疾病。这种疾病分为 A、B、C、D 四种发病基因。导致 Fanconi 贫血的 C 组基因（FACC）已被克隆，这种基因的缺陷导致造血细胞对丝裂霉素（MMC）等交联剂十分敏感，且发生骨髓进行性衰竭和白血病。Walsh 等人将 FACC 基因导入患者 $CD34^+$ 细胞，在含 MMC 条件下进行集落培养，结果有大量集落形成。而未转染的 $CD34^+$ 细胞无集落形成。在细胞和动物模型研究的基础上，Walsh 等人将携有 FACC 基因逆转录病毒载体转入 3 位 Fanconi 贫血患者动员的外周血 $CD34^+$ 细胞内，回输体内后，外周血中证实有 FACC 基因存在，3 位患者都有短暂的造血细胞克隆和外周血细胞增生。

3. 高歇病（Gaucher）是常染色体隐性遗传性类脂代谢障碍性疾病，由于溶酶体代谢酶中 β-葡萄糖脑苷脂酶（β-glucocerebrosidase）减少或缺乏，使葡萄糖脑苷脂不能分解成半乳糖脑苷脂或葡萄糖和 N-酰基鞘氨醇，因而葡萄糖脑苷脂在网状内皮系统各器官中大量沉积，引起组织细胞大量增殖。临床常见症状为肝脾进行性肿大及骨骼疼痛。在美国的两个研究单位已将这种葡萄糖脑苷酯酶基因导入患者外周血 $CD34^+$ 细胞，对其进行基因治疗。

4. 地中海贫血是由于常染色体遗传缺陷，使珠蛋白肽链合成减少或不能合成，结果正常血红蛋白量减少而产生贫血；镰状细胞贫血是以突变型 β-珠蛋白合成为特征。Einerhanel 等构建了带有 β-珠蛋白基因及相关调控区 DNA 片段的腺相关病毒载体，转染小鼠红白血病细胞，表达了人 β-珠蛋白基因，并达到小鼠内源性 β-珠蛋白基因表达水平。

5. 血友病 B 是遗传性因子Ⅸ缺乏症，属性染色体隐性遗传。正常凝血因子Ⅸ由肝细胞产生。Kay 等将因子Ⅸ转入狗肝细胞，获得了有生理活性的因子Ⅸ的持续表达。但该方案难以将转移基因肝细胞导入体内并稳定表达。Hao 等将凝血因子Ⅸ基因转入 HL-60 细胞，在 HL-60 细胞中产生有生理活性的凝血因子Ⅸ。上海复旦遗传所与上海长海医院合作，成立基因治疗研究组，将携有因子Ⅸ基因的逆转录病毒载体转入患者的皮肤成纤维细胞并回注于患者体内，使因子Ⅸ缺陷达到部分纠正，转基因细胞在体内持续表达 16 个月以上。随着基因治疗技术的发展，造血干细胞基因治疗将成为血友病治疗的有效手段。

（四）造血干细胞基因转移治疗感染性疾病

AIDS 是人免疫缺陷病毒（HIV）破坏人体淋巴系统导致的获得性免疫缺陷病。有人将某些抑制 HIV 复制的核酶或多肽基因转入外周血 CD4 T 细胞内，通过检测发现有基因产物的表达，并对 HIV 的复制有明显抑制作用。利用造血干细胞特性，将抗 HIV 基因导入造血干细胞，在体内将会转化为对 HIV 具有抗性的 T 细胞，以获得持久的免疫重建，将是治疗 AIDS 的一个理想策略。

（五）其他

Slavin 将药物前体酶 tk 基因转入同种异体移植的人淋巴细胞中，当有 GVHD 发生时使用 ganciclovir。4 例中 3 例 GVHD 消退，提示基因转移在移植物抗宿主病中的治疗作用。

Esmail 等用逆转录病毒载体携带 neo^R 基因转染造血干细胞后注入绵羊胚胎，转基因后 100 天在外周血中仍发现 neo^R 基因阳性细胞。而对猴的同样试验中，6 例转基因猴中 3 例转基因酶活性在外周血中维持了 113～144 天，结果提示对造血干细胞基因转移在子宫内基因治疗有广阔前景。

第十七章

红细胞血型血清学技术

第一节 血液标本

一、血液标本采集

1. **红细胞标本** 用针刺耳垂或指尖采血后，直接用生理盐水配成红细胞悬液。也可静脉采血，通常用 ACD 或 CPD 保存液或乙二胺四乙酸二钠（Na_2-EDTA）抗凝。血液与保存液用量之比为 4∶1。用于抗球蛋白试验的红细胞标本要抗凝（因为不抗凝标本，自身冷抗体会与红细胞作用，活化补体，使红细胞上结合有 C_{3b} 和 C_{4b}，造成抗球蛋白试验的假阳性）。

2. **血清标本** 取静脉血沿试管壁慢慢注入干燥试管内，置 37℃，待血液凝固后用玻璃棒等搅动血块，使之与管壁分开，置 4℃过夜，离心分离血清。也可待血液凝固后立即离心分离血清，但血清量较少，有时还需多次分离，且没有 4℃过夜吸收冷自身抗体的作用。分离后的血清加 10%的叠氮钠（NaN_3）防腐，叠氮钠的最终浓度为 0.1%，置 4℃可保存，冰冻保存可以不加防腐剂。需要补体参与时，用新鲜血清或使用新鲜 AB 血清。制备试剂用的血清要经 56℃灭活。为防止血浆纤维蛋白原的干扰，一般试验应避免使用血浆标本。

用于交叉配血试验的血清不得超过 72 小时。

二、红细胞悬液的配制

血型鉴定、交叉配血等试验，使用前红细胞应用生理盐水洗 1～3 次，去除吸附在红细胞表面的血型物质、已溶解的红细胞基质、可溶性的抑制物如 A、B、Chido、Lewis 等物质、血浆蛋白（如纤维蛋白原、抗球蛋白抗体）及抗凝剂等成分。血样经连续两次洗涤后上清液仍不完全清澈，这种红细胞不宜使用。抗球蛋白试验中被抗体致敏的红细胞至少洗 3 次。

红细胞悬液是用压积红细胞加入一定量的生理盐水配制而成。常用的红细胞悬液浓度有 2%、5%和 10%，配制时应将最后一次洗涤的红细胞用水平离心机以 3000 转/分离心 30 分钟压积，直接吸取下层一定量的压积红细胞按体积百分比配成所需浓度的红细胞悬液。实际工作中，通常取压积红细胞 1 滴，加 0.8ml 生理盐水配成 5%的悬液，加 0.4ml 生理盐水配成 10%的悬液，加 0.2ml 生理盐水配成 20%的悬液，加 2ml 生理盐水配成 2%的悬液。2%的红细胞悬液一般用于抗体效价的测定，5%的悬液常用于血型鉴定或间接抗球蛋白试验，10%的悬液则用于测定抗体亲合力。

三、标本的保存

1. **血清标本** 密封且未经稀释的血清标本如加有防腐剂可在 4℃保存数月，在 －20℃以下保存数年，抗体活性基本不变。用生理盐水稀释的血清只限当天使用。如用白蛋白或无抗体活性的 AB 型血清稀释可与未稀释血清一样保存。大分子化学物质做稀释介质对抗体活性不起保护作用。

2. 红细胞标本 一般试验用的凝血标本要在5天之内使用,且必须不溶血。如用ACD保存液或其他特制的保存液可保存3周,但不能污染细菌。用生理盐水配制的红细胞悬液只能在当天使用,在室温较高的环境中,试验间隙要将血液标本放在4℃冰箱中冷藏,防止抗原性减弱。用作交叉配血的供、受者标本要放在4℃保存一周,供出现输血反应时备查。

第二节 盐水介质凝集试验

盐水介质凝集试验(Agglutination test) 是指在盐水介质下,红细胞上的抗原决定簇与相应抗体分子上的抗原结合部位结合,交叉联结形成肉眼可见的凝集块。盐水介质凝集试验用于IgM抗体的检出、鉴定和盐水介质交叉配血试验,以及以IgM抗体鉴定的血型系统的血型鉴定,如ABO,MNS,P等。但在ABO血型系统中,A、B抗原位点多,当IgG抗A、抗B的浓度足够大时,在盐水介质中也能发生凝集现象。

一、方法

1. 平板法 玻璃片、陶瓷板、塑料板、硬纸板等均可使用,现多用带凹的专用板,操作简单方便。具体操作如下:

(1)在平板上做好标记,分别加入1滴(或0.05ml)待检血清或试剂血清。

(2)根据使用说明加入适当浓度的红细胞盐水悬液1滴,混匀后放置室温,并不时转动反应板,以加速反应的发生。反应快的在混匀后数秒钟即出现凝集,最迟在15分钟内肉眼观察结果,亦可用低倍镜(100倍)观察。

(3)结果观察:出现凝集为阳性,细胞悬液均匀2分钟后为阴性,结果有疑义应用试管法重新试验。

注意:

(1)注意室温较高时应防止水分蒸发,干燥的边缘易和凝集混淆,干扰实验结果。

(2)玻片法不适用于患者和献血者血清中的ABO抗体测定(反定型试验)。

2. 试管法 是最常见的血型定型方法,具有快速、准确、结果可靠,适用于血型血清学的所有试验。具体操作如下:

(1)根据需要取小试管一支或数支,做好标记,每管加血清2滴待检(或0.1ml)或试剂血清。

(2)加所需浓度的相应红细胞盐水悬液1滴。

(3)根据抗体性质置于37℃,或18~22℃,或4℃作用1小时,观察结果。非低温盐水抗体可立即离心观察结果。离心的速度和时间根据离心机的不同而选择,其要求是红细胞在试管底部成1个"扣"(button),边缘清楚,上清液清晰,轻轻摇动,细胞即可摇起。常用的台式小离心机以1000r/min离心1分钟为宜。

(4)结果:盐水凝集试验,一般设阳性和阴性两个对照:阳性对照是有相应抗原的红细胞与抗体反应;阴性对照是不带相应抗原的红细胞与血清反应。

3. 微量板法 微量板有U和V型底两种,固定式或可拆卸式。使用最广泛的是U型板。具体操作如下:

(1)细胞定型

①在U型板干净孔内分别加入1滴抗血清试剂;

②在各孔中加入1滴2%受检者红细胞悬液;

③轻轻叩动板边,混匀孔内物质;

④$200×g(200×g)$,离心30~60s;

⑤手工轻轻叩动板边或使用振荡器重悬细胞扣;

⑥判读结果,同时与血清定型试验结果对照。

(2)血清定型

①在U型板孔内分别加入1滴受检者血清或血浆;

②向各孔中加入1滴试剂红细胞悬液;

③轻轻叩动板边,混匀孔内物质;

④$200×g(200×g)$,离心30~60秒;

⑤轻轻叩动板边或使用振荡器重悬细胞扣;

⑥判读结果,同时与细胞定型试验结果对照。

凡细胞定型结果与血清定型结果不符需重复

第十七章 红细胞血型血清学技术

试验。

二、立即离心

盐水法测定血型和交叉配血时,多采用立即离心(Immediate spin)法。其正确操作是在红细胞悬液加到血清中后,立即进行离心,尤其是 ABO 血型系统,若室温放置 2 分钟后离心,可能使 3+~4+ 的凝集减弱为 0(-)~1+,并有明显或不明显的溶血,若室温放置 5min 后离心,原有的凝集可能消失,并有溶血。溶血现象常被忽视,特别是轻微的溶血。有些标本延迟离心后,应有的凝集会变为既不凝集也不溶血,发现不了 ABO 血型不配合,这种情况多数发生于 O 型血清与其他型红细胞试验中,发生率为 2‰~3‰。

上述现象产生的原因是强的抗 A、抗 B 和强的 A、B 抗原作用时,补体 C_1 在有钙离子存在的条件下,固定到红细胞膜上,妨碍了红细胞的交叉联结,进而不能出现肉眼可见的凝集,进一步可能引起溶血。血浆和补体灭活的血清没有这种现象。有的实验室用 EDTA 盐水配制红细胞悬液,以消除这种现象。EDTA 盐水的配制方法是将 2g NaOH 加到 1000ml 生理盐水中,再加 2.5g K_2-EDTA,完全溶解后即可。还可以用稀释血清的方法消除这种现象,因而也称这种现象为前带现象。

三、试验记录

在预先设计好的记录册中记录判读结果,应边观察,边记录结果,不能事后记录。

常用的符号及所示的凝集强度如下:

4+(++++):一个大凝集块,背景透明,无游离细胞。

3+(+++):数个大凝集块,背景透明,无游离细胞。

2+(++):许多小凝集块,肉眼可见,大小均匀,背景基本透明,可有游离细胞。

1+(+):很小的凝集块,肉眼还可见,背景不透明,游离细胞较多。

W+(±):微小凝集块,肉眼很难看清,背景浑浊,用显微镜观察。

O(-):无凝集,无溶血,全是游离细胞,可用显微镜观察。

pH:部分溶血。

H:完全溶血。

四、缗钱状凝集

在盐水介质凝集试验中,常碰到缗钱状凝集(rouleaux formation),也称钱串状凝集,是一种假凝集,这种假凝集像许多古钱币堆积在一起。红细胞在自身血浆中沉降时可以看到缗钱状的形成,缗钱状严重时红细胞的沉降速度快。在血浆球蛋白异常时,如高球蛋白血症、巨球蛋白血症时会出现缗钱状凝集。患者在使用大分子右旋糖酐(dextran)和羟乙基淀粉(hydroxyethyl starch, HES)作血容量扩张剂时也可以产生缗钱状凝集。实验室有时也利用缗钱状现象,在抗凝血液中加上甲基纤维素(methyl cellulose)或高分子羟乙基淀粉使红细胞迅速沉降。

实验中遇到缗钱状凝集时,可将血清适当稀释后进行实验。在显微镜下观察到缗钱状凝集时加 1 滴生理盐水通常也可以消除。在做试管实验时发现缗钱状凝集,可将试管离心,倾去上清液,沥干,再加 2 滴生理盐水,重悬,假凝集会消失,真凝集不会消失,严重的可重复一次。缗钱状形成一般不影响间接抗球蛋白试验,严重的可在 37℃孵育前加 1~2 滴生理盐水,孵育过程中轻轻摇动数次。

第三节 胶体介质凝集试验

一、原理

IgG 类抗体通常不能使在盐水介质中悬浮的红细胞发生凝集,但在胶体介质(Colloid media)下,红细胞上的抗原可以与血清中相应的 IgG 类抗体结合发生凝集,胶体介质的主要作用是提高介电常数,降低 Zeta 电势,缩短红细胞间的距离,使 IgG 抗体致敏红细胞呈现凝集现象。

红细胞表面含有丰富的唾液酸(Sialic acid),在中性环境里红细胞带负电荷,互相排斥,呈悬浮状态。红细胞表面电荷的多少通常用动电位(Electroki-netic potential)来衡量,一般称 Zeta 电势。红细胞表面是负电荷,其周围是阳离子围绕着,介质中的这种阳离子分为两类:一类是紧紧排列在红细胞周围,能随红细胞运动;另一类则围绕在前一类离子的周围,不能随红细胞运动。两层离子的交界面称为滑动面(Sliping plane),动电位就是滑动面上的电势。静电理论认为细胞表面的电荷愈多,介质的介电常数愈小,动电位就愈大,红细胞间的斥力就愈大,细胞间的距离也就大。反之,细胞间的距离就小。在盐水介质中红细胞间的距离约 25nm。IgM 抗体分子上相邻两个 Fab 段之间的最短距离大于 35nm,而 IgG 抗体分子两个 Fab 段之间的距离一般都小于 25nm。所以在盐水介质中 IgG 抗体不能与相应抗原的红细胞发生凝集,而 IgM 抗体则能发生凝集。

二、常用胶体介质

构成胶体介质的物质有牛血清白蛋白(Bovine serum albumin, BSA)、人白蛋白、AB 型血清、受检者本人血清、阿拉伯树胶等。AB 型血清取材方便,牛白蛋白效果好,使用较多。

1. 人 AB 型血清 选择不含 ABO 外抗体(irregular antibody)、A,B 血型物质含量少且促进凝集作用强的 AB 型血清。具体标准如下:

(1)ABO 外抗体检查:受试 AB 型血清 2 滴,加 5％红细胞盐水悬液 1 滴,2 滴 AB 型血清分别与试剂谱细胞或筛选细胞(或 10 人份随机供者细胞)反应,每个细胞做两管,混匀后分别置室温和 37℃ 孵育 1 小时观察结果,各管均不凝集者为合格。

(2)血型物质含量比较:利用 A、B 血型物质中和抗 A、抗 B 作用的强弱进行比较。排列小试管 4 排,每排 10 支。第 1、第 2 排各管加受试 AB 型血清 0.2ml,3、4 两管各加生理盐水 0.2ml。向第 1、第 3 排第 1 管各加抗 A 血清 0.2ml,做连续倍比稀释,向第 2、第 4 排第 1 管各加抗 B 血清 0.2ml,做连续倍比稀释,置室温 30 分钟。向第 1、第 3 排各管加 5％A 型红细胞盐水悬液 1 滴。向第 2、第 4 排各管加 5％B 型红细胞盐水悬液 1 滴。混匀后立即离心观察结果,第 1、第 3 排和第 2、第 4 排分别比较凝集效价,效价差别大,AB 型血清的血型物质多,选择效价差别小的 AB 型血清为好。

(3)促进凝集作用强弱的选择:选择不含 ABO 外抗体且 A、B 血型物质含量少的 AB 型血清进行促进凝集作用强弱的选择:①排列试管 10 支,第 1 管加受试 AB 型血清 0.75ml,其余各管加 0.5ml。②在第 1 管加抗 D 血清 0.25ml,混匀,移出 0.5ml 到第 2 管,依次做连续倍比稀释。③向各管加 5％ Rh 阳性红细胞盐水悬液 1 滴。混匀后置 37℃ 1 小时,记录效价,比较各受试血清,选择效价高的常规备用。

上述各试验前,受试血清均需 56℃ 灭活补体后使用,选择好的 AB 型血清也需灭活后加防腐剂 4℃ 保存。

2. 牛血清白蛋白 常用 22％的牛血清白蛋白溶液,其促凝集作用效果好于 AB 型血清。但针对不同情况应选择最适浓度。30％的牛白蛋白有利于检出部分弱的 Rh 血型抗体,但可能形成假凝集,需进一步确定。7％的牛白蛋白有利于检出 IgG 抗 A 和抗 B。

白蛋白的作用与白蛋白中聚合分子的有无有关。含有适量三聚体和四聚体的白蛋白溶液促进红细胞凝集效果好于不含聚合体的白蛋白溶液,且使用浓度可以降低。

三、方法

胶体介质法一般只在两种情况下使用。

1. 胶体介质配血法 具体操作如下:

(1)取两支小试管,分别加入 5％的供者和受者红细胞盐水悬液 1 滴。

(2)加适量生理盐水,混匀,离心去上清液,沥干。

(3)分别加入受者和供者血清 2 滴,混匀,立即低速离心(1000rpm)1 分钟,轻轻摇动后观察结果。如有凝集或溶血,表示不配合。如没有凝集或溶血,再各加 2 滴 AB 型血清或牛白蛋白溶液,37℃ 孵育 1 小时,判读结果。也可以孵育 15~30 分钟转入抗球蛋白试验。

2. 白蛋白铺层方法 白蛋白铺层技术(Albumin layering technique)是一种简便实用的方法。

第十七章 红细胞血型血清学技术

具体操作如下:

(1)在做好标记的试管内加 2~3 滴血清。

(2)加入 5% 盐水红细胞悬液 1 滴,混匀,置 37℃孵育 15~30 分钟。

(3)离心,不要搅动红细胞扣。沿管壁加入 2 滴牛白蛋白溶液,使其在红细胞扣上形成一薄层,不要混合,37℃孵育 5~10 分钟,轻轻摇动,读取结果。注意镜下区分缗钱状凝集。

第四节 酶处理红细胞凝集试验

一、原理

蛋白水解酶(Proteolytic enzymes)能消化破坏红细胞表面唾液酸,减少红细胞表面负电荷。胶粒滑动面上的 Zeta 电势减小,红细胞间的距离缩短,IgG 抗体分子能与有相应抗原的红细胞结合产生凝集现象。酶法能显著增强 Rh 和 Kidd 血型系统的抗原抗体反应,但蛋白酶能破坏 M、N、S、s、Fy^a 和 Fy^b 抗原,因此这些血型系统的抗原鉴定不能采用酶法。

二、常用的酶

常用的酶有菠萝酶(Bromelin)、木瓜酶(Papain)、胰酶(Trypsin)、无花果酶(Ficin)等。我国多用菠萝酶和木瓜酶。

1. 菠萝酶溶液的配制

(1)取 0.5g(粗制品需 1g)菠萝酶干粉于研钵中,加少许 pH5.5 的 PBS 缓冲液充分研磨。

(2)用 pH5.5 的 PBS 缓冲液洗入容量瓶或其他容器中,加至 100ml。

(3)离心,上清液即为 0.5% 的菠萝酶应用液。4℃可保存 1 周,分成小包装,置 −20℃以下可保存 2 个月。

PBS(Phosphate-buffered saline)缓冲液的配制方法为:

(1)酸性溶液配制:22.16g $Na_2H_2PO_4 \cdot H_2O$ 加蒸馏水至 1000ml,溶解后即成 pH5.0 溶液 A。

(2)碱性溶液配制:17.2g Na_2HPO_4 加蒸馏水至 1000ml,溶解后即成 pH9.0 溶液 B。

(3)将上述溶液 A、B 按适当量混合即成所需要的缓冲液,如:

pH	溶液 A	溶液 B
5.5	94ml	6ml
7.3	16ml	84ml
7.7	7ml	93ml

测定 pH 值,适当增加溶液 A 或溶液 B 的量调至所需的 pH 值。

(4)1 体积所需 pH 值的缓冲液加 9 体积生理盐水,即成所需 pH 值的 PBS。

2. 半胱氨酸活化木瓜酶溶液配制

(1)在研钵中加数毫升 pH5.5 的 PBS,加 0.5g 木瓜酶干粉,充分研磨。

(2)用 190ml 的 pH5.5 的 PBS 将木瓜酶溶液洗入 250ml 的容量瓶或其他容器中。

(3)将 0.6g 半胱氨酸(L-cysteine)溶于 10ml 蒸馏水中,并加入上述溶液中,37℃孵育 1 小时(从液体温度达 37℃时算起)。

(4)离心,取上清液分成小包装,置 −20℃以下可保存 2 个月。用前融化,当日用不完弃去。

注意:酶对组织有损伤作用,特别是无花果酶。因此对菠萝酶、木瓜酶和无花果酶过敏者在配制酶溶液时要加强防护。此外各种酶粉都容易潮解,要注意密封,并在 4℃保存。

三、方法

酶法分一期酶法和二期酶法:

1. 一期法酶试验 一期法(one-stage technique)通常也称为直接法。菠萝酶和木瓜酶都适用于一期法。具体操作:在已标记好的试管中加 2 滴血清和 1 滴 5% 的红细胞盐水悬液,同时加入 1 滴酶溶液,37℃孵育 15 分钟。1000×g(100×g)离心 60 秒,轻摇后观察结果,或 37℃孵育 30 分钟后直接观察结果。

一期法操作简单,但没有二期法敏感,用于配血时比较方便。通常要设阴性对照、阳性对照和自身对照。若无凝集和/或溶血可继续进行抗球蛋白试验。

2. 二期法酶试验　二期法(two-stage technique)也称为间接法。木瓜酶和无花果酶适用于二期法。二期法分两步。

第一步：酶处理红细胞：在1份洗涤好的压积红细胞中，加2份木瓜酶溶液，37℃孵育10分钟，用大量pH7.4的PBS洗涤3次，用生理盐水配成5%的悬液备用。

第二步：在已标记好的试管中加受检血清2滴，再加1滴酶处理红细胞悬液，37℃孵育15～30分钟观察结果，凝集和溶血皆属于阳性。如无反应，可继续做抗人球蛋白试验。二期法也要设阴性对照、阳性对照和自身对照。二期法一般用于抗体筛查和抗体特异性鉴定。

四、关于酶处理红细胞凝集素

有一些抗体能和经胰酶、木瓜酶、菠萝酶等处理的红细胞发生凝集，但不与未处理的红细胞反应，这可能与酶处理后某些抗原部位得以暴露，且不同的酶暴露的部位不完全相同有关。这类与酶处理红细胞才发生凝集的抗体称为酶处理细胞凝集素。有如下特点：

1. 抗球蛋白试验无反应，或很弱；
2. 常表现为自身凝集(Autoagglutination)或全凝集(Panagglutition)；
3. 可以和其他酶处理的细胞发生交叉反应，也可能不发生交叉反应；
4. 偶而表现出型特异性；
5. 可能表现为同种异型抗体(Alloantibody)特异性；
6. 一些Rh系统的抗体，尤其是抗E和抗C与木瓜酶处理的红细胞反应增强；
7. 通常不引起输血反应。

第五节　抗球蛋白试验

抗球蛋白试验(anti-globulin test)是1945年由Coombs等人建立的，又称Coombs试验。

一、原理

红细胞表面包被了IgG抗体分子，或补体分子C3、C4片断，但不能产生凝集现象。IgG抗体和补体都是人球蛋白，用这些人球蛋白免疫动物，或采用杂交瘤(Hybridoma)技术可以得到抗人球蛋白(Anti-globulin)，这类抗体的特异性是针对IgG分子的FC段或补体C3、C4片断的，可以和包被在红细胞上的抗体分子和补体分子片段作用，使红细胞发生凝集，抗球蛋白分子起着搭桥作用。红细胞包被的抗体特异性要用对应的抗血清才能检出。

二、抗球蛋白试剂

1. 多特异性(Multiple specificities)抗球蛋白试剂　又称广谱抗球蛋白试剂，含有抗IgG和抗C3d。用免疫动物制备的抗球蛋白，除抗IgG和抗C3d外，还可能含有抗C3b、抗C4b等。还可能含有抗IgM、抗IgA，以及抗轻链κ和λ，但通常活性较低。用杂交瘤技术制备的单克隆抗体(Monoclonic antibody)比较纯。多特异性抗球蛋白试剂主要用于配血试验、直接抗球蛋白试验(Direct antiglobulin test, DAT)，尤其用于自身免疫性溶血性贫血的直接抗球蛋白试验。

2. 单特异性(Monospecificity)抗球蛋白试剂　有抗IgG、抗IgM、抗IgA和抗C3、C4的片断，但实际应用的主要是抗IgG和抗C3d。抗IgG用于配血试验、抗体筛选和抗体特异性鉴定。对温抗体型的自身免疫性溶血性贫血患者，一般先用多特异性抗球蛋白做直接抗球蛋白试验，如出现阳性，再用抗IgG和抗C3d来分型，可分出IgG型、IgG+C3型和C3型。冷凝集素病是由IgM引起的，但包被在红细胞上的IgM难以在抗球蛋白试验中得到证实，因为IgM分子在洗涤过程中容易解离，留在红细胞上的主要是补体片断。因而冷抗体引起的自身免疫性溶血性贫血一般是补体型的，抗IgM在抗球蛋白试验中的作用不大。

三、方法

1. 直接抗球蛋白试验　直接抗球蛋白试验（Direct antiglobulin test, DAT）是用来检测体内被抗体或（和）补体致敏的红细胞。标本必须是抗凝血样。具体操作如下：

（1）在小试管内加 5％红细胞标本 1 滴，生理盐水洗涤 3～4 次，每次倾倒后盐水要沥干。（2）按试剂说明书加 1～2 滴最适浓度的多特异性抗球蛋白试剂，混匀后离心，立即轻轻摇起读取结果。若为阳性，进一步用单特异性抗球蛋白分型。若不凝集，置室温 5 分钟，离心观察结果，若为阳性，是抗补体的反应结果。如两种情况都是阴性，要在反应试管中加 1 滴试剂对照细胞，即已知 IgG 或 C3 包被的红细胞，混匀后立即离心观察结果。如对照细胞阳性，上述阴性结果可靠。如对照阴性，则阴性结果不可靠，可能是洗涤不成功或抗球蛋白试剂失效。

DAT 用于自身免疫性溶血性贫血、新生儿溶血病的诊断和溶血性输血反应的检查。

有些药物可使红细胞致敏，引起 DAT 阳性，其机理可能是：

（1）有些药物是半抗原（Hapten），如青霉素能和红细胞结合，产生抗青霉素抗体，抗体与红细胞上的药物结合，造成抗 IgG 阳性，部分患者会发生溶血，通常发生在大剂量使用青霉素 1 周以上的患者。

（2）有许多药物，如奎宁、对氨基水杨酸等，与其相应的抗体结合，形成的免疫复合物非特异性地吸附到红细胞上，激活补体，导致溶血，实验室检查出现抗球蛋白试验阳性，大部分是抗补体的反应。

（3）头孢菌素等能改变红细胞膜的结构，这种红细胞能非特异性吸附血液中的免疫球蛋白和补体，造成抗球蛋白试验阳性，但极少引起溶血性贫血。

（4）个别药物，如多巴类药物，长期使用后，能使患者产生红细胞自身抗体，抗体不与药物起反应，但使患者发生自身免疫性溶血性贫血和直接抗球蛋白试验阳性，停药后还会持续几个月的时间。自身抗体产生的原因尚不清楚。

2. 间接抗球蛋白试验　间接抗球蛋白试验（Indirect antiglobulin test, IAT）是检测红细胞在体外致敏的方法。具体操作如下：

（1）在试管中加入血清 2 滴，5％悬液红细胞 1 滴，37℃孵育 45～60 分钟。

（2）生理盐水洗涤 3～4 次，每次倾倒盐水后要沥干。

（3）根据试剂说明书加抗人球蛋白 1～2 滴，立即离心读取结果。如为阴性要加试剂对照细胞检查，对照阳性，结果可靠。同时还要做阳性对照，阴性对照（配血时做自身对照）。IAT 用于交叉配血、血型鉴定、抗体筛选和抗体特异性鉴定。

3. 补体结合两阶段试验　有些抗体如抗 JK^a 和抗 JK^b，以及部分 Lewis 系统的抗体，做 IAT 时要有补体的参与。因此所用的抗体血清如果保存时间长，补体已经失活，实验时要加新鲜无不规则抗体的 AB 型血清补充补体，致敏后洗涤，用多特异性抗球蛋白试剂检查。但 Lewis 系统存在特殊问题，加入的新鲜血清中含有的 Lewis 物质会中和 Lewis 抗体，选用 Le(a-b-) 型的血清比较困难，因此采用补体结合的两阶段试验，方法如下：

（1）配制 EDTA 溶液：取 $4.4g K_2$-EDTA·$2H_2O$ 加到 100ml 0.1mol/L 的 NaOH 溶液中即成，pH7.2～7.3。

（2）血清处理：10 体积血清加 1 体积 K_2-EDTA 溶液，混匀。

（3）致敏：取 1 滴 5％的红细胞加适量生理盐水，离心，去上清液，沥干，再向试管中加血清 4 滴，37℃孵育 15 分钟，用生理盐水洗涤 1 次，沥干。

（4）补充补体：在试管中加新鲜 AB 型血清 2 滴，37℃孵育 15 分钟，生理盐水洗涤 3～4 次。

（5）加抗球蛋白试剂：加多特异性抗球蛋白试剂 1～2 滴，立即离心读取结果，如不凝集，再置室温 5 分钟后离心看结果。如为阴性需加试剂对照细胞检查，排除假阴性可能。

四、试剂对照细胞的制备

在 DAT 和 IAT 中，阴性结果都要用试剂对照细胞检查，排除假阴性可能。需要用到 IgG 致敏的红细胞和补体致敏的红细胞。

1. IgG 致敏试剂对照细胞的制备

（1）在试管中加入 3 人份混合的 O 型 Rh 阳性

红细胞,具体用量需根据需要的用量而定。

(2)加抗D血清,加入量根据血液量和抗体效价而定。抗D效价在1∶128以上时,每毫升红细胞加4～6滴。

(3)37℃孵育15分钟。

(4)洗涤4次,配成5%的悬液备用。盐水悬液限当天使用,含腺嘌呤的保存液可在4℃保存1周。

2. 补体致敏试剂对照细胞的制备

(1)将20ml 10%的蔗糖溶液加入试管中。

(2)加4～6滴新鲜红细胞悬液,或加2滴洗涤过的压积红细胞和4滴AB型新鲜血清。

(3)37℃孵育15分钟。

(4)生理盐水洗涤4次,配成3%的悬液备用。4℃可保存48小时。

五、增强抗球蛋白试验的方法

在IAT中可以用酶法、低离子介质法、牛白蛋白法和聚乙二醇法加快致敏速度或增强敏感性。

1. 酶法 酶法的阴性结果均可以转入抗球蛋白试验。酶法对某些Rh系统、Lewis系统和Kidd系统的抗原抗体反应有增强作用。

2. 低离子介质法 红细胞用低离子强度溶液(low ionicstrength solution, LISS)配成悬液做IAT,可以使致敏时间缩短为15分钟。

低离子强度溶液的配制:在1000ml的容量瓶中加1.75gNaCl和18g甘氨酸(Glycine),再加11.3ml 0.15M的NaH_2PO_4和8.7ml 0.15M的Na_2HPO_4组成的20ml缓冲液,加蒸馏水至1000ml,用1mol/l NaOH调pH至6.7,用叠氮钠防腐。

3. 牛白蛋白法 在间接抗球蛋白试验的试管中加2滴30%的牛白蛋白溶液,可以使致敏时间缩短到15分钟。

4. 聚乙二醇法 在做IAT的试管中加4滴浓度为10%,分子量为4000的聚乙二醇(Polyethyleneglycol, PEG)溶液,孵育时间可缩短为15分钟。

10%聚乙二醇的配制:10g聚乙二醇4000溶于pH7.3的PBS中,终体积为100ml。

六、结果分析

在确保各种对照试验结果均正确的情况下,抗球蛋白试验的结果才能认为是准确的。试验结果可能出现假阳性和假阴性。

1. 出现假阳性结果的原因

(1)用免疫兔或羊方法制备的抗球蛋白中含有的种间抗体未吸收干净,可以引起假阳性;用酶处理细胞试验时,因敏感性增加,极微量的种间抗体也能引起假阳性。

(2)红细胞在用盐水洗涤时已有凝集。

(3)IAT中所用红细胞本身已是DAT阳性,造成IAT假阳性。

(4)所用红细胞被污染,或来自败血症的患者,已成为多凝集细胞,抗球蛋白试剂也含有抗T、抗Tn等抗体,造成假阳性。

(5)不抗凝标本在冷环境里经一段时间的保存后,自身冷抗体发生作用,激活补体,补体成分(主要是C_4的片断)结合在红细胞上,用多特异性抗球蛋白试剂作试验可发生假阳性反应。

(6)离心过度,红细胞压积过紧,不易充分摇散,误认为阳性反应。

(7)所用盐水保存在质量较差的玻璃容器内,容器上脱落的硅酸盐可引起非特异性的红细胞凝集。保存在金属容器中的盐水,如有较多的金属离子也可导致蛋白非特异地吸附到红细胞上,造成假阳性结果。

2. 出现假阴性结果的原因

(1)致敏后的细胞洗涤不充分,残留的球蛋白中和了试剂中的抗球蛋白,造成假阴性(洗涤是抗球蛋白试验的关键步骤,必须充分洗净。所用试管要用10×130(mm)的规格,所加盐水量不得少于试管容量的3/4,加盐水前要把细胞充分摇散,加盐水时要有冲力,能充分混匀。或用玻璃纸隔开,用手指压住管口,颠倒混匀。每次倾倒上清液时,管口要吸干。至少要洗涤3次)。

(2)操作过程不连续,时间过长,结合在红细胞上的抗体已经解离。洗涤完成后未及时加抗球蛋白试剂,或加抗球蛋白试剂后未立即离心看结果,都会使反应减弱,或变为阴性。而对于抗补体的反应来说,又必须在室温置5分钟后离心看结果为好。

(3)红细胞、血清和抗球蛋白试剂保存不当都可能发生活性减弱或丧失,造成假阴性。

(4) 离心过度，红细胞压得过紧，摇散时用力过大，把较弱的凝块摇散，造成假阴性。

(5) 红细胞过多，反应减弱；红细胞过少，看结果不准确，都影响结果。

(6) 所用血清的抗体浓度过大，洗涤后的红细胞可能有结合的抗体游离下来，中和抗球蛋白造成假阴性。

(7) 试剂中抗球蛋白浓度过大，发生前带现象，造成假阴性。

(8) 孵育时间和温度不当，会使反应结果减弱或变为阴性。

第六节　微柱凝胶试验技术

一、原理

凝胶试验（Gel test，GT），现称微柱凝胶免疫试验（microcolumn gel immuno-assay，MGIA），本质是血凝试验，是红细胞抗原与相应抗体在凝胶介质中发生的凝集反应。在微柱凝胶介质中，红细胞抗原与相应抗体结合，经低速离心，凝集的红细胞悬浮在凝胶中，为阳性反应；而未和抗体结合的红细胞则沉于凝胶底部，为阴性反应。微柱凝胶试验比传统的玻片和试管凝集试验更准确、更敏感、更简单，结果可较长时间保存。

二、方法

（一）微柱凝胶试验试剂

微柱凝胶试验试剂依其胶中有无抗体及抗体性质分为中性胶试剂、特异性胶试剂和抗人球蛋白胶试剂。

中性胶试剂：微柱腔及胶中不含特异性抗体，也不含抗人球蛋白。

特异性胶试剂：微柱腔及胶中含有特异性血型抗体：若特异性抗体是完全抗体，微柱腔及胶中不含有抗人球蛋白试剂；若特异性抗体是不完全抗体，微柱腔及胶中含有抗人球蛋白试剂；

抗人球蛋白胶试剂：微柱腔及胶中含有抗人球蛋白，不含特异性抗体。

（二）微柱凝胶检测方法分类

依据凝胶反应的性质可分为：微柱凝胶直接血凝试验、微柱凝胶间接血凝试验、微柱凝胶抗人球蛋白试验、微柱凝胶血凝抑制试验、微柱凝胶协同血凝试验等。这里对微柱凝胶直接血凝试验、微柱凝胶抗人球蛋白试验及微柱凝胶间接血凝试验做介绍：

1. 微柱凝胶直接血凝试验　在含有中性胶的微柱腔中相继加入红细胞血型抗体和红细胞悬液，或在特异性胶中加入红细胞悬液，孵育后离心观察结果，可用于检测 IgM 类完全抗体与红细胞的反应，如 ABO 血型正反定型、Rh 血型检测或其他应用完全性抗体的血型检测等。

2. 微柱凝胶抗人球蛋白试验　在含有抗人球蛋白的微柱凝胶中相继加入已知特异性的不完全抗体和待检红细胞，孵育后离心观察结果。可用于检测 IgG 类不完全抗体和相应红细胞的反应，如交叉配血、不规则抗体筛选和抗体特异性鉴定等。

微柱凝胶抗人球蛋白试验分为直接抗人球试验（DAT）和间接抗人球蛋白试验（IAT）。微柱凝胶抗人球蛋白直接试验是检测红细胞在患者体内是否已经被致敏，在抗人球蛋白微柱凝胶试剂中直接加入受检红细胞，离心后观察结果；微柱凝胶抗人球蛋白间接试验是将不完全抗体和受检红细胞依次加入抗人球蛋白微柱凝胶管中，孵育后离心观察结果。

3. 微柱凝胶间接血凝试验　红细胞膜包被抗原或抗体后，在微柱抗人球蛋白凝胶中与相应抗体或抗原反应，孵育离心后，观察血凝结果。微柱凝胶间接血凝试验分正向和反向两种。

(1) 正向间接血凝试验，是将抗原吸附在红细胞表面，检测与其相应抗体发生的凝集反应。可用于检测药物免疫溶血性贫血。具体方法是将药物如青霉素包被在 O 型红细胞表面，与患者血清反应，如血清中存在针对该药物的抗体，则发生凝集，否则不出现凝集。

(2) 反向间接血凝试验，是将抗体吸附在红细胞表面,检测其与相应抗原发生的凝集反应。人体内已致敏的血小板抗原抗体检测方法属于间接血凝试验。

(三)微柱凝胶检测方法

1. 配制1%红细胞悬液备用;若用抗凝全血配1%红细胞悬液时,稀释液要含有抗凝剂。

2. 按照操作说明,在选用的凝胶管中加入待检红细胞悬液或(和)血清,或试剂红细胞悬液,直接离心或温育后离心。

3. 按照说明书规定离心力,结合所用离心机离心半径,确定离心速度和时间,用水平离心机离心后观察结果。

(四)结果判定

1. 阳性(4+,3+,2+,1+)

结果阳性表示反应体系中存在相应的特异性的抗原抗体反应,反应强度以4+～1+依次减弱:

4+:红细胞复合物位于胶表面,凝胶柱的下部没有游离细胞,底部也不能有细胞;

3+:大部分红细胞复合物位于胶表面,少部分位于胶中上部,底部可有极少量红细胞;

2+:大部分复合物位于胶中部,少部分位于胶中上部,底部明显有红细胞;

1+:复合物位于胶近底部,整个柱的下部较为混浊。

2. 可疑阳性(±) 与阴性对照结果比较,一致可判断为阴性;有差别可判断为弱阳性反应(±)。

3. 阴性(一) 表示反应体系中未发生特异性的红细胞抗原抗体反应。离心后红细胞沉积在微柱凝胶底部,形成红细胞扣,上部没有游离红细胞。注意间接血凝试验可能出现假阴性结果。

4. 溶血(H) 分完全溶血和不完全溶血反应。

完全溶血(H):微柱凝胶和液体中无凝集或未凝集红细胞,凝胶管中液体出现清澈透明红色;

不完全溶血(PH):凝胶管中液体出现清澈透明红色,但在凝胶表面、胶中或胶底部存在残留红细胞;

溶血反应发生时,除了要考虑特异性红细胞抗原抗体阳性反应,还应检查是否因实验操作错误等原因所致溶血。

5. 混合视野(M) 指反应体系中既存在阳性结果,也存在阴性结果,微柱凝胶管中,对某特异性抗体而言,同时存在相应的阳性和阴性红细胞。离心后该抗体和阳性红细胞形成的抗原抗体复合物位于凝胶表面或胶中;而阴性红细胞位于微柱凝胶底部。在抗原红细胞为新鲜红细胞时,阳性混合反应一般呈4+或3+,少数情况如阳性细胞上抗原很弱,也可能呈很少细胞的3+和2+反应。但如果阳性反应为1+时,则很难辨别标本是混合反应还是非混合反应的弱阳性反应,区分的临床意义不是很大。若一定要区分,可通过多次加入标本、离心,增加混合标本中阳性细胞数量来进行分析。

第七节 凝聚胺的应用

凝聚胺法是一种促进IgG类抗体快速凝集的方法之一,凝聚胺是Hexadimethrine bromide的聚合体,商品名称为Polybrene。鱼精蛋白(Protamine)有同样的功用,可代替凝聚胺。

一、原理

凝聚胺是一种多价阳离子聚合物,在溶液中有多个阳离子基团,能中和红细胞表面的负电荷,并藉助正负电荷的作用,引起红细胞的非特异性凝聚(Aggregation),这种凝聚是可逆的。当红细胞与血清在低离子介质中孵育,IgG类抗体与红细胞上相应抗原结合后在凝聚胺的作用下发生凝集,凝聚和凝集外表上是不能区分的,再加入枸橼酸钠重悬液,枸橼酸根的负电荷与凝聚胺上的正电荷中和,重悬后凝聚现象消失,而真正抗原抗体反应产生的凝集是不消失。

二、试剂

1. 凝聚胺溶液

(1)贮存液:取5g凝聚胺加到50ml生理盐水中,制成10%的凝聚胺贮存液。

(2)应用液:取贮存液0.1ml与19.9ml生理盐

水混合,即成0.05%的凝聚胺应用液。

2. 低离子介质　将25g葡萄糖和1g Na_2-EDTA·$2H_2O$置于容量瓶中,加蒸馏水至500ml。

3. 重悬液　0.2M枸橼酸三钠溶液(5.88g枸橼酸三钠溶于100ml蒸馏水中)60ml与5%葡萄糖溶液40ml混合而成。

4. 洗涤液　0.2M的枸橼酸三钠溶液5ml与95ml生理盐水混合而成。

现在试验室很少配置试剂,多数直接购成品聚凝胺试剂。

三、方法

1. 制备红细胞扣　用试管法洗涤1滴2%～5%红细胞悬液,离心倾去上清液。

2. 向试管中加入2滴血清,混匀。

3. 向试管中加入1.0ml低离子介质,混匀,置室温孵育1分钟。

4. 向试管中加入2滴凝聚胺应用液混匀。

5. 900×g～1000×g离心15～60秒,观察是否有凝集现象,无凝集现象需重复上述试验。

6. 向试管中加入2滴重悬液,轻轻摇起细胞观察结果。如反应很弱,用显微镜观察并与阴性对照比较。

7. 如果需要可继续进行抗球蛋白试验。方法是在试验管中再加1滴重悬液,然后用洗涤液洗涤3～4次,做抗球蛋白试验。

此方法不利于检出Kell血型系统抗体,因此阴性结果应继续进行抗球蛋白试验,防止漏检。我国的K基因频率几乎为0,kk型几乎为100%,至今未发现Kell系统的抗体,因此在我国可以不做抗人球蛋白试验。

第八节　抗体效价滴定

将血清连续倍比稀释(two fold dilution)后与选定红细胞进行反应,观察反应结果,通常以肉眼观察到"1+"的最后一个凝集管作为终点,终点血清稀释倍数的倒数(reciprocal)为所测抗体效价(titer),或称滴度,这个过程称为效价滴定(titration)。这种方法把效价视为抗体含量,有一定实用价值。但这只是一种半定量(semiquantitative)方法,用其测定抗体浓度是不准确的,原因是:效价只表示结合到红细胞上的抗体量,抗体量不是用质量来标示,而是依据血清稀释度来衡量,在滴定终点只是亲合力大的抗体结合到红细胞上,而结合常数(k_1)小的抗体大部分游离于液相中,这种效价只标示部分抗体的量;同时由于终点判断方法的不同、肉眼观察结果和显微镜观察结果的差别、所用红细胞抗原性强弱的差异以及操作本身误差均会导致试验结果的差异。

一、滴定方法

1. 倍比稀释　是指血清连续倍比稀释。一般排列10支小试管并编号。从第2管开始每管加生理盐水0.1ml,向第1、2管各加待检血清0.1ml,第2管混匀后移出0.1ml至第3管,第3管混匀后移出0.1ml转至第4管,以同样操作稀释至第10管,从第10管吸出0.1ml弃去,或暂时保留在另一试管中,以备必要时作进一步稀释。这样从第1管到第10管的血清稀释度依次是1:1,1:2,1:4……1:512。在稀释过程中,习惯上是不更换吸管的,这与更换吸管的结果将不一样。

注意:

(1)稀释液量越少,产生误差的可能性越大。因此可以增大稀释液量,减少误差;

(2)若血清要分别和几种红细胞反应,要将血清做总稀释,然后分别移出同样体积到几个试管中,可以减小误差。

2. 向上述各试管中分别加入2%红细胞悬液0.1ml,混匀。

3. 结果观察　一般情况下,盐水凝集试验可立即离心后观察结果。冷凝集素效价要4℃放置1小时后观察结果。酶法、胶体介质法、抗球蛋白法等根据方法本身进行孵育或离心后观察结果。

注意:

(1)试验可能出现前带现象。应适当增加稀释

度方可避免;

(2)1份血清需重复滴定,结果可能不同,若只有前后1管之差,属于正常误差范围。

有的抗体效价不低,但亲和力不高,单用效价并不能表示抗体的本质,常指定一个数值表示凝集强度,以效价和积分评价血清抗体的量和质。效价相同,但积分可以相差很大。效价和积分有时也用来评价抗原的抗原性强弱和不同实验方法的差异。

二、IgM 类与 IgG 类抗体的区分

某些血清里可能存在同一特异性的 IgG 类和 IgM 类抗体,如抗 A,抗 B,抗 M,抗 E 等。IgM 抗体在盐水介质中可使相应红细胞发生凝集,要检测 IgG 类抗体必须先将 IgM 类抗体破坏,常用的方法是巯基试剂处理法。常用的巯基试剂有二硫苏糖醇(Dithiothretol,DDT)和二巯基乙醇(2-Mercaptoethanol,2-Me),我国多用 2-Me。

1. 巯基试剂处理法原理　IgM 分子由 5 个亚基组成,亚基间以二硫键相连。亚基间的二硫键比亚基内的链间及链内二硫键易被巯基试剂破坏,经巯基试剂处理后,19S 的 IgM 分子成为与 IgG 和 IgA 单体一样的 7S 分子,IgM 失去原来的血清学性质。

2. 0.1M 2-Me 的配制　称 80mg 2-Me 加入 10ml pH7.4 的 PBS 中,封装于安瓶中备用,4℃可保存 4 周。

3. 巯基试剂处理方法　根据需要取适量血清加等体积 2-Me 溶液混合,置 37℃处理 60 分钟,根据试验需求取适量混合液加相应的红细胞悬液,做间接抗球蛋白试验,或其他检测 IgG 抗体试验。通常检测的 IgG 抗体效价,需要注意的是血清加 2-Me 处理时已是 1∶2 稀释。此外 IgG 抗 A,抗 B 浓度高时在盐水介质中可能出现凝集。

第九节　吸收放散试验

抗体与相应抗原在一定条件下可以发生凝集,但这种结合是可逆的,若改变某些物理条件时,抗体又可以从红细胞上释放下来,这种试验称为吸收放散试验。根据不同的试验目的可采用不同的试验方法,通常情况下,二者是结合使用的。

一、吸收试验

吸收试验(Absorption test)用于自身抗体的吸收、一份血清中同时存在两种以上特异性抗体的分离及鉴定、弱抗原的证实和低浓度抗体的浓缩。根据不同需要在操作上可有所不同,必要时与放散试验结合使用。

1. 冷自身抗体吸收　冷自身抗体(Cold autoantibodies)存在较为普遍,效价一般不高,冷凝集素病患者,效价一般在 1∶64 以上。由于其干扰 ABO 血型鉴定、交叉配血甚至掩盖待检血清中有临床意义的同种抗体(Alloantibodies),因此要用自身红细胞吸收以除去血清的自身抗体,提供合适的血清用于 ABO 反定型、交叉配血试验和抗体筛选。

(1)标本采集:采集两份血标本,一份抗凝标本,置 37℃孵育,防止冷抗体吸收到红细胞上。另一份不抗凝血样,置 4℃60 分钟(可根据试验结果做二次或多次吸收),让红细胞充分吸收冷自身抗体,之后立即分离血清。

(2)吸收方法:将温育 10 分钟以上的抗凝血,用 37℃生理盐水洗涤 3 次,分置 3 支试管中,每支约 1ml 红细胞。将 2ml 待检自身血清加入其中一支试管中,混匀,置 4℃孵育 30~60 分钟,其间摇动数次,使其充分吸收。1000×g 离心 5 分钟,将上层血清转入第二支有红细胞的试管中,4℃孵育 30 分钟,作第二次吸收。如仍有自身凝集,再作第 3 次吸收。冷抗体经 2~3 次吸收,都会吸收干净。必要时用二期酶法处理自身红细胞后做吸收试验。

2. 温自身抗体吸收　有温自身抗体(Warm autoantibodies)的患者红细胞表面致敏了自身抗体,血清中也可能存在这种游离抗体。这种红细胞可能在试剂血清(如抗 A,抗 B)中发生凝集,甚至在盐水介质中自凝,干扰了血型鉴定、抗体筛选和交叉配血等试验。因此必须先去除红细胞上的自身抗体,再用自身红细胞吸收血清中的温自身抗体。

去除红细胞上致敏的温抗体要比去除冷抗体困难。

（1）热-酶处理细胞法：将 2ml 患者红细胞用生理盐水洗涤 4 次，每次尽可能吸净上层盐水；再加入与压积细胞等体积的 6% 牛白蛋白盐水溶液，混匀，置 56℃ 水浴轻轻摇动 3～5 分钟，在预温的离心管中，以 1000×g 离心 2 分钟，收集上清液作放散液用。向压积红细胞中加入木瓜酶溶液 1ml，混匀，37℃ 孵育 15 分钟，洗涤红细胞 3 次，第 3 次 1000g 离心至少 5 分钟，并尽可能吸净上层盐水，将红细胞分为两份。在一份红细胞中加入患者血清 2ml，温匀，37℃ 孵育 30 分钟，1000×g 离心 2 分钟，上层血清转入另一份红细胞中，重复一次。

（2）二硫苏糖醇-木瓜酶处理法：所用试剂由二硫苏糖醇和木瓜酶组成。其中二硫苏糖醇能提高免疫球蛋白分子对蛋白酶的敏感性，在酶的作用下，免疫球蛋白分子失去了完整性，并与红细胞脱离。而蛋白酶又对红细胞表面作了处理，增强了对自身抗体的吸收能力。

试剂配制：取 1g 二硫苏糖醇溶于 32.4ml pH7.3 的 PBS 中，制成 0.2M 的二硫苏糖醇溶液，分装后置 -20℃ 以下保存。取 0.2M 的二硫苏糖醇溶液 2.5ml 加 0.5ml 半胱氨酸活化木瓜酶溶液，再加 2ml pH7.3 的 PBS 即成。

方法：在两支各有 1ml 压积红细胞的试管中，分别加 2ml 二硫苏糖醇-木瓜酶试剂，混匀，37℃ 孵育 30 分钟，用生理盐水洗 3 次，第 3 次 1000×g 离心至少 5 分钟，并尽可能吸净上清液。向一支有处理过的红细胞试管中加 2ml 待检血清，37℃ 孵育 30 分钟，1000×g 离心 2 分钟，将血清转入另一支试管中，重复一次。

上述两种方法两次吸收后的血清，通常都可除净自身抗体，可用自身细胞做间接抗球蛋白试验来检查自身吸收的效果，但自身细胞本身要直接抗球蛋白试验阴性。

吸收以后的血清用来检测同种抗体的活性和选择没有与同种抗体相应抗原的红细胞进行交叉配血。

有些实验常常需要做吸收试验：

① 一份血清怀疑有几种特异性抗体，又无足够多的试剂细胞供选择做鉴定时，可选择与其中某抗体相应的试剂细胞作吸收，将吸收后的血清和吸收细胞的放散液作进一步的鉴定，可以将几种特异性抗体鉴定清楚。

② 如果一份血清经鉴定混合有两种特异性抗体，可用吸收法分离。

③ 某个体红细胞的一种抗原很弱（如 Am，Ael），与相应抗体不产生可见的凝集现象，但能吸收相应的抗体，可用已知效价的相应抗体与该个体红细胞作用后，再测抗体效价，如效价下降两个稀释度以上，有吸收作用，证实该抗原存在。

④ 如一份血清中某种抗体的含量太低，无利用价值，可用大量的血清与适量的红细胞作吸收，然后放散在小量的介质中，使抗体得到浓缩。

吸收试验中所用的红细胞尽可能用新鲜红细胞。冷抗体的吸收试验过程中要防止温度上升致使冷抗体释放。温抗体的吸收试验中，也要防止环境温度过高而引起抗体的释放。

二、放散试验

放散（Elution）和释放意义相同，又称洗脱，是从红细胞上把抗体解离下来。放散试验用于制备自身吸收、血型鉴定和交叉配血用的红细胞，也可用于新生儿溶血病检测、抗体特异性鉴定及制备单特异性抗体。

放散试验主要是研究温抗体的放散。有热放散法、冻融放散法、超声放散法、微波放散法等物理方法。也有乙醚法、氯仿法、二氯甲烷法、三氯乙烯-三氯甲烷法、磷酸氯喹法等化学方法。常用方法如下：

1. 热放散法 用生理盐水充分洗涤红细胞 4 次，离心得到压积红细胞，取 1 体积压积红细胞加等体积生理盐水（或 6% 牛白蛋白，或无抗体活性 AB 血清），置 56℃ 水浴 10 分钟，其间不断摇动，然后在预温的离心管中以 1000×g 离心 2 分钟，立即将上层红色放散液转移到另一试管中，根据需要进行不同的试验。热放散法比较简单，主要用于研究 ABO 系统血型抗体引起的新生儿溶血病。

2. 乙醚放散法 用生理盐水充分洗涤红细胞 4 次，取 1 体积压积红细胞加 1 体积生理盐水（如放散出的抗体需要保存改用 6% 牛白蛋白或 AB 型血清），再加 2 体积分析纯（或麻醉用）乙醚，塞紧管口，用力颠倒摇动 1 分钟，小心放气减压，37℃ 放置

30分钟,每10分钟摇动1次,1000×g离心10分钟,弃去上层乙醚,通过中间基质层,吸出下层有血红蛋白的释放液于另一试管中(不塞)置37℃,驱除残存的乙醚备用。乙醚放散法主要用于红细胞上的各种IgG类抗体的放散。

3. 二磷酸氯喹（Chloroquine diphosphate）法 当红细胞被IgG类抗体致敏后,直接抗球蛋白试验阳性时,不能用酶法或间接抗球蛋白试验做血型鉴定,需要洗脱掉红细胞上的抗体,并保持红细胞膜的完整性和抗原活性,可以使用氯喹法。

氯喹溶液的配制：称20g二磷酸氯喹溶于100ml蒸馏水中,用1mol/L NaOH调pH至5.1,4℃保存。

方法：取0.2ml洗涤压积红细胞加0.8ml氯喹溶液,混匀,置室温孵育30分钟,取1滴红细胞悬液用盐水洗涤4次,直抗试验阴性,可洗涤全部处理的红细胞备用;直抗试验阳性,说明放散未完全,须重复孵育并检测。但需要注意的是：(1)总的孵育时间不要超过2小时,否则会引起溶血和抗原的丢失。(2)设立有已知抗原的对照细胞,以证实在处理过程中未丢失抗原。(3)用本方法处理的细胞不宜用IgM类抗体和经盐水稀释的抗体来检测抗原。

第十节　凝集抑制试验

一、原理

抗体能与有相应抗原的红细胞发生反应而出现特异性凝集,体液中的可溶性抗原物质能与该抗体发生特异性中和作用,抑制了抗原抗体的作用。用这种可溶性物质来抑制红细胞凝集程度的试验,为凝集抑制试验（Agglutination-inhibition test）。常用于ABH或Lewis分泌型的检查,帮助确定ABO亚型,以及特殊情况下(如红细胞标本完全溶血)ABO血型的鉴定。偶尔也用于Chido和Rodgers表型的测定,Chido、Rodgers、Lewis和Sd抗体的鉴定。常以ABH物质测定为例介绍凝集抑制试验。

二、唾液收集

用做ABH物质测定的标本可以是唾液、血清、血浆、尿液、羊水以及胃液等。唾液中的ABH血型物质含量较为丰富且采集方便,常以唾液为标本。

用一小烧杯或大口试管收集成人从口中自然流出的唾液5～10ml,注意不能取吐沫。有困难受检者可以通过启发如"谈梅生津"等,或令其咀嚼石蜡或橡皮条,刺激其唾液流出。对于婴幼儿可将棉拭子置于舌下5～10分钟,再用镊子将棉拭子中的唾液挤压于0.5ml生理盐水中。困难严重的婴幼儿可取尿液。

三、唾液处理

1000×g离心8～10分钟,将上清置于干净试管中,尽快置沸水中煮10分钟,灭活一些能破坏血型物质的酶等。重离心10分钟,移出澄清或微乳白上清液,短期内使用,可放置4℃保存；-30℃以下保存,抗原性可数年不变。

四、抗血清标化

在中和过程中,如抗体含量很高,唾液中血型物质较少,检测不出中和作用,需要预先对所用抗体进行标化并适当稀释,使其在血型物质较少的情况下能显示中和作用。根据实验需要选择相应抗体,如测O型人是否属于分泌型,选择抗H;测A型人选抗A和抗H;测B型人选抗B和抗H;测AB型人选抗A、抗B和抗H;测定未知血型也要3个抗体。具体方法如下：

1. 将已知抗血清从1∶2开始作连续倍比稀释至1∶256,每个稀释度容量为0.1ml。

2. 各管加制备好的已知非分泌型人唾液0.1ml。

3. 各管加5%的相应红细胞盐水悬液0.05ml,立即离心看结果。

4. 以出现"2+"凝集强度的最大稀释度,将所用血清进行稀释。

五、试验方法

1. 在小试管中加入已标化的抗血清 0.1ml。
2. 加制备好的待测唾液 0.1ml，置室温中和 30 分钟。
3. 加 5% 的相应红细胞盐水悬液 0.05ml，立即离心读取结果。
4. 同时用已知非分泌型唾液做阴性对照，用已知分泌相同血型物质的唾液做阳性对照。

5. 结果判定 阳性对照应不凝集，阴性对照应呈 2+ 凝集，试验结果才可靠。实验结果同阳性对照为阳性，表明受检者分泌血型物质。实验结果同阴性对照为阴性，表明不分泌血型物质。实验结果为弱凝集，表明血型物质较少，为弱分泌型。

这种试验方法还可以测定唾液中血型物质效价，具体方法是将唾液用生理盐水作倍比稀释后做上述凝集抑制试验，也要做阴、阳性对照。

第十一节 新生儿溶血病的血型血清学检查

新生儿溶血病（HDN）是由母婴血型不合引起的，常见于 ABO，Rh 血型系统，胎儿和新生儿红细胞被来自母亲的 IgG 类抗体致敏，并在自身的网状内皮系统中受到免疫性破坏。新生儿溶血病的检查分产前免疫血清学检测和产后免疫血清学检测。产前免疫血清学检测是用于预测新生儿溶血病发病的可能性以及严重程度，并为制定治疗方案提供依据。产后免疫血清学检测是对婴儿血液直接进行检测，确认是否是 HDN，并制定正确的治疗方案，保证新生儿健康。

一、婴儿和其父母标本的 ABO 和 Rh 血型检测

取婴儿和其父母红细胞洗涤 3~4 次，配成 2~5% 红细胞悬液，按常规方法测定 ABO 和 RhD 血型。这是新生儿溶血病检测的第一步，可以帮助区分 ABO HDN 和非 ABO HDN。但是当新生儿的红细胞直接抗人球蛋白试验强阳性时，用 IgM 类抗 D 检测新生儿血型时可出现假阴性，用 IgG 类抗 D 在酶法介质下也会出现假阴性，这是因为红细胞上的 D 抗原位点已全部被体内 IgG 抗 D 结合。用 IgG 抗体做间接抗人球蛋白试验测定血型时会出现假阳性，所以要将患儿红细胞上的抗体洗脱再做血型检测。

二、新生儿标本的三项试验

诊断 HDN 最有力的证据是证实新生儿红细胞被母亲的 IgG 类抗体所致敏。

1. 直接抗人球蛋白试验 用以确定新生儿红细胞是否被 IgG 类抗体致敏，具体方法见直接抗球蛋白试验方法。ABO HDN 时直接抗球蛋白试验反应常常较弱或阴性，需要用显微镜观察结果，这可能是：①抗原和抗体之间的亲和力较弱，在洗涤过程中抗体被洗脱掉；②红细胞上的抗体分子数目较少，不足以和抗球蛋白产生可见的反应，而有足够抗体分子的年轻红细胞大部分已被溶解。因此在 ABO HDN 时，直接抗球蛋白试验结果只起参考作用，而 ABO 系统以外 HDN 标本的直接抗球蛋白试验结果对临床诊断起决定作用。

2. 游离抗体测定 用间接抗球蛋白试验或其他方法检测婴儿血清中是否存在游离的 IgG 血型抗体。

(1) 取若干洁净小试管，分别加入患儿血清 2 滴；

(2) 分别加入 ABO 试剂红细胞 1 滴，混匀，37℃ 致敏 30 分钟；

(3) 盐水洗涤 3 次后沥干，加抗人球蛋白试剂 1 滴，$1000 \times g$ 离心 30 秒；

(4) 结果观察：试剂红细胞用 A 型试剂红细胞、B 型试剂红细胞和 O 型试剂红细胞。O 型试剂细胞是用来检测 ABO 以外的 IgG 类抗体，若出现阳性，则需用谱细胞测定其特异性，测定时如新生儿的血清不够，可用母亲的血清代替。A 型婴儿血清中检出抗 A，B 型婴儿检出抗 B，或检出 ABO 以外的抗体，都是新生儿溶血病的重要证据。

3. 放散试验 ABO 血型不合的新生儿溶血病

患儿红细胞上的抗体放散用热放散法为好，Rh血型系统及其他血型系统的抗体放散用乙醚放散法为好，放散液中的抗体鉴定用抗人球蛋白法或其他检测IgG类抗体的方法检测。A型患儿红细胞上放散出抗A，B型患儿红细胞放散出抗B，或放散出ABO外抗体都是阳性结果。具体方法见放散试验。

三项试验的结果存在着一定关系：游离试验阳性，直接抗球蛋白试验和放散试验应该阳性；直接抗球蛋白试验阳性，放散试验应该阳性，但游离试验不一定阳性；直接抗球蛋白试验阴性，其他两项试验应该阴性，但ABO系统除外。有时实验结果不完全符合上述情况，一般情况下任何一项出现阳性都可以支持新生儿溶血病的诊断。当然也有试验结果与临床症状不完全符合的情况。

新生儿标本三项试验具体方法见本书第八章。

三、母亲标本的检查

1. ABO外抗体检查　婴儿血清中或细胞上发现ABO外抗体，母亲血清中也应该能检出相同特异性抗体，具体方法是用试剂红细胞筛选并用谱细胞加以鉴定。

2. IgG抗A(B)效价的检测　母亲O型，婴儿A型时，测IgG抗A效价；婴儿B型时，测IgG抗B的效价。方法是用2-巯基乙醇处理血清后再测效价。详见本章第八节。一般来说效价在1∶256以上有参考价值，1∶512以上出现明显临床症状的较多，但也有例外。

3. 有关血型抗原的检测　母亲血清中出现了一种特异性抗体，红细胞上应该缺乏相应的抗原。

附录1 献血者健康检查标准与献血者健康情况征询表

中华人民共和国国家标准献血者健康检查要求 GB18467-2001
Health examination criteria of blood donors

1. 范围 本标准规定了献血者体格检查和血液检验的项目和要求。

本标准适用于全国各级血站(血库),并用于该机构的管理和评审。

2. 定义 本标准采用下列定义。

2.1 预检献血者 blood donors who need previous blood test

要求经体检、检验合格后再献血的献血者。

2.2 非预检献血者 blood donors who needn't previous blood test

预先只进行体验,而不要求进行检验即可献血的献血者

3. 总则

3.1 为了保证献血者的身体健康和受血者的输血安全,对预检献血者每次献血前必须进行体格检查、血液检查(初检),合格后采血,采出的血液必须经复检合格后,方可供临床应用。

3.2 对非预检献血者经健康情况征询和体格检查合格后即可采血,采出的血液必须进行初检和复检,合格后方可供临床应用。

3.3 献血者血液初检和复检不得用同一次试剂厂生产的试剂,同一标本的初检和复检不得由同一人进行操作。

3.4 本标准中的献血健康征询项目,适用于不具备血液检验条件的采血车和采血点的无偿献血活动。

3.5 献血者体格检查和血液检验应以血站结果为准,有效期为两周。

3.6 本标准是血站实施献血者体验,检验技术操作管理和进行质量审核的重要依据。

4. 献血者健康检查要求

4.1 献血者体格检查标准

4.1.1 年龄:18~55周岁

4.1.2 体重:男≥50kg,女≥45kg

4.1.3 血压:90mmHg~140mmHg/60mmHg~90mmHg,脉压:≥30mmHg 或:12.0kPa~18.7kPa/8.0kPa~12.0kPa,脉压:≥4.0kPa。

4.1.4 脉搏:节律规整,60次~100次/min,高度耐力的运动员≥50次/min。

4.1.5 体温正常。

4.1.6 皮肤无黄染,无创面感染,无大面积皮肤病,浅表淋巴结无明显肿大。

4.1.7 五官无严重疾病,巩膜无黄染,甲状腺不肿大。

4.1.8 四肢无严重残疾、无严重功能性障碍及关节无红肿。双臂静脉穿刺部位无皮肤损伤,无静脉注射药物痕迹。

4.1.9 胸部:心肺正常,无病理性呼吸音及病理性心脏杂音,心率60~100次/min。

4.1.10 腹部:腹平软、无肿块、无压痛、肝脾不肿大。

4.2 献血者血液检验要求

4.2.1 血型检测

4.2.1.1 ABO血型(正、反定型法)。

4.2.1.2 RhD 血型（在有条件的地区以及 Rh 阴性率高的地区作测定）。

4.2.2 血红蛋白测定：硫酸铜法：男≥1.0520，女≥1.0500；相当于男≥120g/L，女≥110g/L。

4.2.3 丙氨酸氨基转移酶（ALT）：酮体粉法（只限于初检使用）；阴性：速率法：≤40单位，赖氏法：≤25单位。

4.2.4 乙型肝炎病毒表面抗原（HBsAg）：阴性（酶联免疫法，快速诊断法仅限于非固定采血点的初检使用）。

4.2.5 丙型肝炎病毒抗体（HCV 抗体）：阴性（酶联免疫法）。

4.2.6 艾滋病病毒抗体（HIV 抗体）：阴性（酶联免疫法）。

4.2.7 梅毒试验：阴性（RPR 法、TRUST 法或酶联免疫法）。

4.2.8 复检 4.2.1，4.2.3，4.2.4，4.2.5，4.2.6，4.2.7（其中 4.2.3 必须用赖氏法或速率法）。

4.2.9 甲型肝炎临床治愈一年后连续三次每次间隔一个月检验正常可参加献血（以临床检验报告为准）。

4.2.10 疟疾高发地区检测疟原虫。

4.3 免疫接种后献血的规定

4.3.1 接受麻疹、腮腺炎、黄热病、脊髓灰质炎等活疫苗最后一次免疫接种二周后，或风疹活疫苗、狂犬病疫苗最后一次免疫接种四周后可献血；被狂犬咬伤后经狂犬病疫苗最后一次免疫接种一年后方可献血。

4.3.2 接受动物血清者于最后一次注射四周后方可献血。

4.3.3 健康者接受乙型肝炎疫苗、甲型肝炎疫苗免疫接种后不需要推迟献血。

4.3.4 接受乙型肝炎免疫球蛋白注射者一年后方可献血。

4.4 有下列情况之一者暂不能献血

4.4.1 拔牙或其他小手术后未满半个月；阑尾切除术、疝修补术及扁桃体手术未满三个月；较大手术后未满半年者。

4.4.2 妇女月经期前后三天，妊娠期及流产后未满六个月，分娩及哺乳期未满一年者。

4.4.3 感冒、急性胃肠炎病愈未满一周者，急性泌尿道感染病愈未满一个月者，肺炎病愈未满三个月者。

4.4.4 某些传染病：如痢疾病愈未满半年，伤寒病愈未满一年者，布氏杆菌病病愈未满二年者，疟疾病愈未满三年者。

4.4.5 皮肤局限性炎症愈合后未满一周者，广泛性炎症愈合后未满两周者。

4.4.6 口服抑制或损害血小板功能的药物（如含阿司匹林或阿司匹林类药物）停药后不满五天者。

4.4.7 近五年内输注全血及血液成分者。

4.4.8 被血液或组织液污染的器材致伤或污染伤口以及施行纹身术后未满一年者。

4.4.9 与传染病患者有密切接触史者，自接触之日起至该病最长潜伏期。

4.5 有下列情况之一者不能献血：

4.5.1 病毒性肝炎患者、乙型肝炎表面抗原阳性、丙型肝炎病毒抗体阳性者。

4.5.2 获得性免疫缺陷综合征（AIDS,艾滋病）患者及人免疫缺陷病毒（HIV）感染者。

4.5.3 易感染人免疫缺陷病毒的高危人群，如吸毒史者、同性恋者、多个性伴侣者。

4.5.4 麻风病及性传播疾病患者，如梅毒、淋病等。

4.5.5 该献血者的血液曾使受血者发生与输血相关的传染病者。

4.5.6 过敏性疾病及反复发作的过敏患者，如经常性荨麻疹、支气管哮喘、药物过敏（单纯性荨麻疹不在急性发作期间可献血）。

4.5.7 各种结核病患者，如肺结核、肾结核、淋巴结核及骨结核等。

4.5.8 心血管疾病患者，如各种心脏病、高血压、低血压、心肌炎以及血栓性静脉炎等。

4.5.9 呼吸系统疾病患者，如慢性支气管炎、肺气肿、支气管扩张以及肺功能不全等。

4.5.10 消化系统疾病患者，如较严重的胃及十二指肠溃疡、慢性胃肠炎、慢性胰腺炎等。

4.5.11 泌尿系统疾病患者，如急慢性肾炎、慢性泌尿道感染、肾病综合征以及急慢性肾功能不全等。

4.5.12 血液病患者,如贫血、白血病、真性红细胞增多症及各种出、凝血性疾病。

4.5.13 内分泌疾病或代谢障碍性疾病患者,如脑垂体及肾上腺疾病、甲状腺机能亢进、肢端肥大症、尿崩症及糖尿病等。

4.5.14 器质性神经系统疾病或精神病患者,如脑炎、脑外伤后遗症、癫痫、精神分裂症、癔病及严重神经衰弱等。

4.5.15 寄生虫及地方病患者,如黑热病、血吸虫病、丝虫病、钩虫病、囊虫病、肺吸虫病及克山病和大骨节病等。

4.5.16 各种恶性肿瘤及影响健康的良性肿瘤患者。

4.5.17 做过切除胃、肾、脾、肺等重要内脏器官手术者。

4.5.18 慢性皮肤病患者,特别是传染性、过敏性及炎症性全身皮肤病,如黄癣、广泛性湿疹及全身性牛皮癣等。

4.5.19 眼科疾病患者,如角膜炎、视神经炎及眼底有变化的高度近视等。

4.5.20 自身免疫性疾病及胶原性疾病,如系统性红斑狼疮、皮肌炎、硬皮病等。

4.5.21 克-雅(Creutzfeldt-Jakob)病患者及有家族病史者,或接受可能是来源于克-雅病原体感染的组织或组织衍生物(如硬脑膜、角膜、人垂体生长激素等)治疗者。

4.5.22 某些职业病患者,如放射性疾病、尘肺及有害气体、有毒物质所致的急、慢性中毒性疾病。

4.5.23 体检医生认为不能献血的其他疾病患者。

4.6 献血量及献血时间间隔

4.6.1 献血量:凡符合《献血者健康检查标准》的献血者,一次可献血200ml或400ml。

4.6.2 献血时间间隔

4.6.2.1 献全血:六个月以上。

4.6.2.2 机采血小板:每隔4周采集一次。如间隔时间少于4周时,则采集前血小板计数应≥150×10^9/L以上。

4.6.2.3 机采血小板后,应间隔4周以上方可献全血,以后再献全血应按献全血的时间间隔。

献血者健康情况征询表

您是否有下列情况:

1. 是否患有艾滋病或感染艾滋病病毒?
2. 是否有吸毒史、同性恋史及有多个性伴侣?
3. 是否曾患梅毒、淋病或其他性传播疾病?
4. 近一年内是否与上述3项条文中的人员发生性行为?
5. 近三个月来是否有原因不明的消瘦、持续性发热、腹泻不止、淋巴结肿大?
6. 是否患过麻风病?
7. 是否曾患肝炎或肝炎检验阳性?
8. 五年内是否曾经输血或血液成分?
9. 近一年内是否纹身?
10. 是否患任何癌症?
11. 是否患有结核病?
12. 是否患有心脏病、肺病、肾病、肝病或血液病?
13. 是否患有高血压病、高脂血症?
14. 是否患有甲亢、糖尿病?
15. 是否患有严重的胃及十二指肠球部溃疡病?
16. 是否患有过敏性疾病?
17. 近半年内是否患过痢疾?
18. 近一年内是否患过伤寒?
19. 近三年内是否患过疟疾?
20. 近五天内是否口服阿司匹林类药物?
21. 半月内是否拔牙或做过其他手术?
22. 是否曾做过较大手术?如果做过,是在何时,何种手术。
23. 一周内是否患感冒,急性胃肠炎?
24. 近一个月内是否患急性泌尿道感染?
25. 近三个月内是否患过肺炎?
26. 是否患慢性皮肤病或皮肤感染?
27. 是否有过晕厥、癫痫、意识丧失?
28. 妇女月经期或妊娠期?

29. 妇女流产未满六个月,哺乳期未满一年？

30. 近一年内是否接受动物血清免疫注射或其他预防接种？

31. 是否曾用过人类生长激素治疗疾病？

32. 是否有除上述以外的其他疾病或情况？

再次感谢您的爱心和奉献,谢谢您的合作！

献血者声明：

我自愿献血给血站。血液的使用由血站决定。我保证对"献血者健康情况征询表"中所提的问题回答全部属实。我同意血站提取我的血样并按规定的项目进行检验,并将上述检验结果储存于献血档案内。本人理解献血检验结果只是安全输血的需要,不能用于保险、疾病的诊断或其他目的。

本人理解如果我对上述"征询表"中所提供的任何答案不属实,或上述声明是虚假的,所引起的一切后果由我负责任。特此声明。

献血者签名：

身份证/护照号码：

日期：　　年　　月　　日

附录2　Fisher概率计算

做抗体鉴定时,其相应抗原阴性和阳性的试剂红细胞标本数要足够,由此避免所得结果是偶然的。这里介绍的是采用谱细胞进行抗体鉴定时,计算概率水平的Fisher方法(确切概率法)和改进的计算方法。

1. 原理

目前所使用的概率计算方法是传统的Fisher方法。这种方法是通过比较取得阳性结果、阴性结果的数目与表达或缺少相应抗原的细胞数目而取得的。抗体鉴定的概率、水平通常采用2×2表的结构计算,在此表中血清活性的存在与否与检测红细胞样本中特殊的抗原存在与否有关。

2×2表格结构见附表1。

附表1　红细胞抗体检测2×2表

血清反应	抗原存在	抗原缺少	总计
阳性	A	B	A+B
阴性	C	D	C+D
总计	A+C	B+D	N

A表示与抗原阳性红细胞样本应得的阳性反应数目;B表示与抗原阴性红细胞样本应得的阳性反应数目;C表示与抗原阳性红细胞样本应得的阴性反应数目;D表示与抗原阴性红细胞样本应得的阴性反应数目;N表示红细胞样本检测的整个数目。

从2×2表中计算概率(P)的公式为:

$$P = \frac{(A+B)! \times (C+D)! \times (A+C)! \times (B+D)!}{N! \times A! \times B! \times C! \times D!}$$

注:! 表示阶乘符号,包括所有的从1到所包含的整数的乘积。例如

$$6! = 6 \times 5 \times 4 \times 3 \times 2 \times 1 = 720$$
$$3! = 3 \times 2 \times 1 = 6$$
$$1! = 1$$
$$0! = 1$$

2. 举例说明

1)明确表示的结果

对一个血清与3个E阳性红细胞反应而与3个E阴性红细胞不反应2×2的表格见附表2。

附表2　3份E+和3份E−红细胞标本与血清反应

血清反应	E+	E−	总计
阳性	3	0	3
阴性	0	3	3
总计	3	3	6

$$P = \frac{3! \times 3! \times 3! \times 3!}{6! \times 3! \times 0! \times 0! \times 3!} = \frac{3! \times 3!}{6!}$$
$$= \frac{36}{720} = \frac{1}{20} = 0.05$$

该结果表明偶尔地,除了抗-E外的其他抗体可获得类似的反应,其可能性是1/20。这种概率值是具有统计学意义的最低限度的可接受值。若用10份红细胞样本检测血清,6份对E抗原阴性,4份对E抗原阳性,则显著地提高了抗-E概率水平(附表3)。

附表3　6份E−和4份E+红细胞与血清反应

血清反应	E+	E−	总计
阳性	4	0	4
阴性	0	6	6
总计	4	6	10

$$P = \frac{4! \times 6! \times 4! \times 6!}{10! \times 4! \times 0! \times 0! \times 6!} = \frac{1}{210} = 0.025$$

2)不清楚的结果

这个公式在确定不相符结果时有意义。例如,一组谱红细胞试剂有8份e阳性样本,2份e阴性样本,血清仅与其中7份e阳性样本反应,而不与另一份e阳性样本反应(附表4)。

附表 4　8 份 e+ 和 2 份 e- 红细胞与血清反应

血清反应	e+	e-	总计
阳性	7	0	7
阴性	1	2	3
总计	8	2	10

$$P=\frac{7!\times 3!\times 8!\times 2!}{10!\times 7!\times 0!\times 1!\times 2!}=\frac{1}{15}=0.067$$

此结果表明,不含有抗-e 的血清,偶尔能够在 15 次试验中有 1 次这样的反应。对于抗体鉴定来说,这种结果是不可能接受的。为证明抗-e 存在,要求用额外的红细胞样本来检测。最终取得的概率水平由额外使用的红细胞表型决定。例如,如果多用 2 份额外 e+ 样本来检测,并发现有反应性,这个概率水平就有适度的提高(附表 5)。

附表 5　另加 2 份 e+ 标本反应格局

血清反应	e+	e-	总计
阳性	9	0	9
阴性	1	2	3
总计	10	2	12

$$P=\frac{9!\times 3!\times 10!\times 2!}{12!\times 9!\times 0!\times 1!\times 2!}=\frac{1}{22}=0.045$$

如果此反应如下所预料那样,为更进一步地确定 P 的意义,则应通过多加额外的 1 份 e 阳性样本及多 1 份 e 阴性样本来取得(附表 6)。

附表 6　另加 1 份 e+ 和 1 份 e- 标本反应格局

血清反应	e+	e-	总计
阳性	8	0	8
阴性	1	3	4
总计	9	3	12

$$P=\frac{8!\times 4!\times 9!\times 3!}{12!\times 8!\times 0!\times 1!\times 3!}=\frac{1}{55}=0.018$$

如果使用 2 份额外的 e 阴性样本并且发现都为无反应性,那么概率水平会更加提高(附表 7)。

附表 7　另加 2 份 e- 标本反应格局

血清反应	e+	e-	总计
阳性	7	0	7
阴性	1	4	5
总计	8	4	12

$$P=\frac{7!\times 5!\times 8!\times 4!}{12!\times 7!\times 0!\times 1!\times 4!}=\frac{1}{99}=0.010$$

以上所介绍的是传统的 Fisher 计算方法,采用这样方法,0.05 这个概率的意义就是统计学上的最低可接受值。大多数基本的谱红细胞在做抗体鉴定时,其能力上受到了很大的限制,尤其是有多种抗体存在时,为了达到 $P\leqslant 0.05$ 的统计标准,必须使用额外的细胞。正如以上所述 Fisher 的计算方法作为保守的、没有表达出未被定型的细胞抗原的人数频率而被提出质疑。Harris 和 Hochman 两人发明了一种可替代 Fisher 的计算方法以允许这样的抗原存在。见公式:$(A/N)^a (B/N)^b, a=A+B; b=C+D$。

这种计算方法允许对结果进行更广的解释,并且要求较少的确定特异性的试验。

附表 8 比较了两个方法所取得的 P 值。

附表 8　概率的比较

检测细胞数	阳性反应数	阴性反应数	P(Fisher)	P(Harris 和 Hochman)
5	3	2	0.100	0.035
6	4	2	0.067	0.022
6	3	3	0.050	0.016
7	5	2	0.048	0.015
7	4	3	0.029	0.008
8	7	1	0.125	0.049
8	6	2	0.036	0.011
8	5	3	0.018	0.005
8	4	4	0.014	0.004
9	8	1	0.111	0.043
9	7	2	0.028	0.008
9	6	3	0.012	0.003
10	9	1	0.100	0.039
10	8	2	0.022	0.007
10	7	3	0.008	0.002
10	6	4	0.005	0.001
10	5	5	0.004	0.001

3. 说明

多数有经验的工作人员很少用这两种统计学方法。基于 Fisher 计算方法的标准,在做每一个特

附录 2　Fisher 概率计算

异性鉴定时都要求有 3 份有反应阳性抗原细胞和 3 份无反应阴性抗原细胞。由于谱细胞的局限性，这种方法通常是难以做到的。一些更广泛的改进方法是来源于 Harris 和 Hochman 的计算方法。而且，取得 $P=0.05$ 只要求有 2 份阳性和 3 份阴性或 1 个阳性和 7 个阴性（或每一组加倍）。

血清不与具有抗原阳性的细胞反应（或一些假阳性结果）的可能性，在进行特异性确定时必须对此加以考虑。

英汉对照词汇表

accident injury	意外伤害
acid citrate dextrose B solution	ACD-B 液
acquired immune deficiency syndrome(AIDS)	获得性免疫缺陷综合征
additive solution	细胞保存液
adult T-cell leukemia(ATL)	成人 T 细胞白血病
adverse donation reactions	献血反应
agglutination	凝集
agglutinin	凝集素
agglutinogen	凝集原
agreement on blood transfusion	输血协议书
air embolism	空气栓塞
air purification	空气净化
air shower	风淋
alanine aminotransfease(ALT)	丙氨酸氨基转移酶
albumin	白蛋白
allele	等位基因
allelomorph	同 allele
allergic response	过敏反应
alloagglutinin	同种异体凝集素
alpha-methyldopa	a-甲基多巴
amniocentesis	羊水穿刺术
amnionic fluid	羊水
amorph	无效等位基因
amphipathic	两性分子的
anamnestic response	回忆反应,回忆应答
anaphylactic reaction	过敏反应
antecubital area	肘前区域
antenatal	出生前的,胎儿期的
anti-A	抗 A(抗体)
antibody	抗体
antibody screening test	抗体筛查
anticoagulant	抗凝剂

anti-D immunoglobulin	抗 D 免疫球蛋白
antigen	抗原
antigen present cells(APC)	抗原递呈细胞
antiglobulin test	抗球蛋白试验
anti-human serum	抗人血清
antipyretic	解热药
antiserum	抗血清
apheresis	血液成分单采术
aplastic anemia	再生障碍性贫血
artificial colloid solutions	胶体液
ascites	腹水
aseptic procedure	无菌操作
autoantibody	自身抗体
autoimmune hemolytic anemia(AIHA)	自身免疫性溶血性贫血
autologous	自体同源的
autologous blood transfusion	自身输血
autologous bone marrow transplantation(ABMT)	自身骨髓移植
autosome	常染色体
babesiasis	巴贝虫病
bacterial transfusion reaction	细菌性输血反应
bar code for blood transfusion	输血条码
bilipid membrane(bilipid layer)	细胞膜双脂层
bilirubin	胆红素
blood	血液
blood bag	血袋
blood center	血液中心
blood collecting bag	采血袋
blood collection	采血
blood component	成分血
blood component donor	成分献血者
blood delivery	送血
blood density	血液密度
blood donation	献血(人次)
blood donation room	献血点
blood donor	献血者
blood establishment	采供血机构
blood for clinical use	临床用血
blood group	血型
blood group antigens	血型抗原
blood group serological investigations	血型血清学检查
blood grouping	血型鉴定

blood grouping serum	（血型）定型血清
blood inspection prior to acceptance	血液入库验收
blood inspection prior to issue	血液出库核对
blood inventory control	血液库存调控
blood irradiation	血液辐照
blood issue	发血
blood order	预约血液
blood products	血液制品
blood programme	血液规划
blood quality	血液质量
blood recipient	受血者
blood record inquiry	血液记录查询
blood refused to acceptance	拒收血液
blood resources	血源
blood safety	血液安全性
blood sample label	血样标签
blood station	血站
blood temperature monitoring	血液温度监控
blood transfusion	输血
blood transfusion administration	输血管理
blood transfusion service records	血站记录
blood transportation	血液运输
blood validity	血液有效性
bombay phenotype	孟买型
bone marrow recipient	骨髓受者
bone marrow transplantation(BMT)	骨髓移植
bovine albumin	牛白蛋白
bovine spongiform encephalopathy(BSE)	牛海绵状脑病
buffy coat	白膜层
bursa	囊，黏液囊
capillary method for hematocrit assay	毛细管比积法
card for blood donation	献血卡
caution	警示说明
cell grouping	细胞定型
cell mediated lymphocytotoxicity(CML)	细胞介导的淋巴细胞毒
cellular fraction	细胞层
central blood bank	中心血库
central blood station	中心血站
centrifugation	离心
certificate for volunteer blood donation	无偿献血证
chagas'disease	恰加斯病

chimera	嵌合体 开米拉型
chromosomes	同原染色体
circulation overload	循环超负荷
cis-AB group	顺式AB型
citrate phosphate dextrose adenine solution	CPD-A液
citrate phosphate dextrose solution	CPD液
citrate poisoning	枸橼酸盐中毒
clean areas	洁净区
clean room	洁净室
cleanliness	洁净度
clinical surveillance of blood transfusion	输血监护
clone	克隆
codon	密码子,基码
cold agglutinin disease	冷凝集素疾病
cold antibody	冷抗体
cold-reactive agglutination	冷凝集反应
collateral consanguinity	旁系亲属
collection of stem cells	干细胞采集
compatibility test	相容性实验
complement	补体
complement fixation	补体结合
component fractionation	血液成分分离
component transfusion	成分输血
confirmatory test	确证试验
congenital hemolytic anemia	先天性溶血性贫血
consanguinity	血缘关系
convulsions	惊厥
coombs test	库姆氏试验(抗人球蛋白试验)
copper sulfate method	硫酸铜法
creutzfeldt-jakob disease	克-雅病
criteria for blood donation	献血标准
cross lymphocytotoxicity tests	交叉淋巴细胞试验
cross matching for newborn	新生儿配血
crossing over	互换
crossmatch	交叉配血
cryoprecipitate	冷沉淀
cryoprecipitated antihemophilic factor(AHF)	抗血友病因子冷沉淀
cryopreservation	低温保存
cryosupernatant plasma	去冷沉淀血浆
crystalloid solutions	晶体盐溶液
cut off value	界限值

cytomegalovirus(CMV)	巨细胞病毒
cytoplasm	胞质
dehydrogenase	脱氢酶
delayed hemolytic transfusing reaction	延迟性溶血性输血反应
deoxyribonucleic acid	脱氧核糖核酸
department of blood transfusion	（医院）输血科
direct antiglobulin test(DAT)	直接抗人球蛋白试验
disinfection	消毒
disinfection by ultraviolet radiation	紫外线辐射消毒
disseminated intravascular coagulation(DIC)	弥散性血管内凝血
dominant inheritance	显性遗传
donor checking	确认献血者
dosage effect	剂量效应
edema	水肿
emergency planning	应急预案
ensure confidentiality for records	记录保密
enzyme linked immunosorbent assay, elisa	酶联免疫法
epitope	抗原决定簇
error	误差
erythrocyte	红细胞
erythropoietin(EPO)	促红细胞生成素
exchange transfusing	换血
expected antibody	预期抗体，规则抗体
expiry date	失效期
external quality assessment, EQA	室间质量评价
extramedullary hemopoiesis	髓外造血
extravascular hemolysis	血管外溶血
faint	晕厥
false negative	假阴性
false positive	假阳性
febrile nonhemolytic reaction	非溶血性发热反应
febrile transfusion reaction	发热输血反应
fibrinogen	纤维蛋白原
Fibronectin(FN)	纤维结合蛋白
first testing	初检
forward grouping	正定型
fresh frozen plasma(FFP)	新鲜冰冻血浆
frozen plasma (FP)	冰冻血浆
frozen red blood cells	冰冻红细胞
fucosyl transferase	岩藻糖转移酶，H转移酶
gamma globulin	丙种球蛋白

gastrointestinal haemorrhage	胃肠道出血
gene cluster	基因簇
gene complex	基因复合物
gene frequency	基因频率
genetic polymorphism	遗传多态性
genome	基因组,染色体组
genotype	基因型
globoside	红细胞糖苷脂
globulin	球蛋白
glucose-6-phosphate	6-磷酸葡萄糖
glycolipid	糖脂
glycophorin A	血型糖蛋白 A
glycophorin B	血型糖蛋白 B
glycoprotein	糖蛋白
good manufacturing practice for blood transfusion service	血站质量管理规范
graft versus host disease(GVHD)	移植物抗宿主病
gram-positive/negative bacteria	革兰阳性/阴性菌
granulocyte	粒细胞
grass-roots blood station	基层血站
group A	A 型
group A reagent red cells	A 型试剂红细胞
H substance	H 物质
haemorrhage	出血
haplotype	单型
haptoglobin	结合珠蛋白,触珠蛋白
hematoma	血肿
hematopoietic reconstitution	造血重建
hematopoietic stem cell	造血干细胞
hemoglobin	血红蛋白
hemoglobinometry	血红蛋白测定法
hemoglobinuria	血红蛋白尿
hemolysis	溶血
hemolytic anemia of the newborn	溶血性贫血新生儿溶血病
hemolytic disease of the newborn	新生儿溶血病
hemosiderinuria	含铁血黄素尿
hepatitis A virus(HAV)	甲型肝炎病毒
hepatitis B surface antigen(HbsAg)	乙型肝炎表面抗原
hepatitis B virus(HBV)	乙型肝炎病毒
hepatitis C virus(HCV)	丙型肝炎病毒
hereditary elliptocytosis	遗传性椭圆形红细胞贫血
hereditary spherocytosis	遗传性球形红细胞增多症

hereditary stomatocytosis	遗传性裂口红细胞症
heterogeneous	异质的,异种基因的
heterozygous	杂合的
history of viral hepatitis	病毒性肝炎史
homogeneic bone marrow transplantation	同基因骨髓移植
homozygous	纯合子的
hospital blood bank	医院血库
hospital transfusion committee(HTC)	医院输血委员会
human immunodeficiency virus(HIV)	人类免疫缺陷病毒
human leucocyte antigen(HLA)	人类白细胞抗原
human parvovirus B19	人类微小病毒 B19
human platelet antigen(HPA)	人类血小板抗原
human T-cell leukaemia virus type I(HTLV-I)	人类 T 细胞白血病病毒Ⅰ型
hybridoma	杂交瘤
hydrophilic	亲水性的
hydrops fetal	胎儿水肿
hyperammonemia	高血氨症
hyperbilirubinemia	高胆红素血症
hyperkalimia	高血钾症
hyperventilation	换气过度
hypogammaglobulinemia	低丙球蛋白血症
hypoproteinemia	血蛋白过少,低蛋白血
identification of blood	核对血液
idiopathic	自发的,特发的
immediate hemolytic transfusion reaction	急性溶血性输血反应
immune hemolytic anemia	免疫性贫血
immune response	免疫反应
immunogen	免疫原
immunogenicity	免疫原性
immunoglobulin	免疫球蛋白
immunological transfusion complications	免疫性输血并发症
in vitro	体外试验
in vivo	体内试验
incomplete antibodies	不完全抗体
indeterminate	可疑
indirect antiglobulin test(IAT)	间接抗球蛋白试验
infant	婴儿,幼儿
infectious agents screening	传染性病原体筛查
infectious markers	传染病标志物
inflammatory response	炎症应答
informed consent for apheresis	单采协议书

inheritance	遗传
inhibitor	抑制剂,抑制物
instruction	使用说明
internal quality control	室内质控
intravascular hemolysis	血管内溶血
irradiated(blood component)	辐照(血液成分)
irradiated red blood cells	照射红细胞
irregular antibody	不规则抗体
ischemia	局部缺血
kernicterus	核黄疸
label	标签
label of blood group	血型标签
label of expiration date	失效期标签
label of unit identification	原血标签
law of blood donation	献血法
lectins	外源性凝集素
leucodepleted(LD)	去除白细胞的
leukemia	白血病
leukocyte filtrated	滤除白细胞
leukocyte-reduced	少白细胞的
lineal consanguinity	直系亲属
liquid nitrogen pool	液氮贮槽
locus	基因座位
low ionic strength solutions	低离子液
lymphocyte	淋巴细胞
lysis	溶解
macrophage	巨噬细胞
maior histocompatibility complex(MHC)	主要组织相容性复合物
major cross matching	主侧配血
malaria	疟疾
massive transfusion	大量输血
marrow donor programme registry	骨髓库
medical history questionnaire	健康情况征询表
methylene blue	亚甲基蓝
microlymphocytotoxicity test(LCT)	微量淋巴细胞毒试验
minor cross matching	次侧配血
mixed field agglutination	混合凝集
mixed leukocyte reaction(MLR)	混合淋巴细胞反应
mixed lymphocyte culture(MLC)	混合淋巴细胞培养
modifier gene	修饰基因
monoclonal antibodies	单克隆抗体

monocyte	单核细胞
mutation	突变
natural antibody	天然抗体
negative	阴性
neonatal	新生的,初生的
neutralizing substances	血型物质
nonconsanguinity	非血缘关系
nonhemolytic febrific reaction	非溶血性发热反应
nonimmunologic hemolytic transfusion reaction	非免疫性溶血性输血反应
nonimmunological transfusion complications	非免疫性输血并发症
null phenotype	无效表现型
oligosaccharide	寡糖
optical density O.D	光密度
paid donor	有偿献血者
panel cells	谱细胞
para-Bombay phenotypes	类孟买型
paragloboside	拟红细胞糖苷脂
paternity probability	亲子关系概率
paternity test	亲子鉴定
pathogen reduction	病原体减少
peptide bond	肽键
period of blood validity	血液有效期
perioperative autologous blood collection	术中回收血
peripheral blood stem cells,PBSC	外周血干细胞
phagocyte	吞噬细胞
phenotype	表型
pheresis granulocytes	单采粒细胞
pheresis plasma	单采血浆
pheresis platelets	单采血小板
phlebitis	静脉炎
phospholipid	磷脂
physiological jaundice	生理性黄疸
plasma	血浆
plasma cells	浆细胞
plasma centre	血浆站
plasma derivative	血浆制品
plasma exchange	血浆置换
platelet concentrate	浓缩血小板
platelet incubators	血小板保存箱
platelet refractoriness	血小板输注无效
platelets	血小板

polyagglutination	多凝集反应
polymorphic	多形的
polypeptide chain	多肽链
positive	阳性
postphlebotomy adverse reaction	晕针
post-transfusion hepatitis	输血后肝炎
post-transfusion purpura(PTP)	输血后紫癜
potentiator	增效剂
precursor chain	前体链
preoperative autologous blood collection	术前采血
pre-transfusion	输血前
pretransfusion blood warming	血液预温
primary response	主反应
primed lymphoeyte typing(PLT)	预致敏淋巴细胞分型
proteolytic enzymes	蛋白水解酶
pseudo-agglutination	假凝集
purification	净化
pyrogen reaction	热原反应
pyrogen-free	无热源
pyruvate kinase	丙酮酸激酶
quality assurance	质量保证
quality control	质量控制
quality control serum	质控血清
quality management	质量管理
quality policy	质量方针
rapid freezer	速冻冰箱
rapid plasma regain assay(RPR)	快速血浆反应素试验
recessive inheritance	隐性遗传
recipient blood sample	受血者血样
recombinant immunoblot assay(RIBA)	重组免疫印迹法
record-keeping system	记录保管系统
red blood cells	红细胞
red cells concentrate	浓缩红细胞
red cells suspension	悬浮红细胞
regulation for blood donation	献血法规
rejuvenated red blood cells	复壮红细胞
repeat testing	重验
retesting	复检
reticuloendothelial system	网状内皮系统
reverse grouping	反定型
risk behavior	风险行为

rouleaux formation	缗钱状凝集
routine conditions variance(RCV)	常规条件变异
saline	盐水
satellite bags	采血联袋
secondary response	再次应答
secretor	分泌者
secretor genes	分泌基因
self-recognition	自我识别过程
sensibilization	致敏〔作用〕
sensitivity	灵敏度
sensitization	致敏作用
sensitized cells	致敏细胞
sensitizing antibodies	致敏抗体
separation using a sterile closed system	全密封分离
serious adverse event	严重不良事故
serious adverse reaction	严重不良反应
serious Hazards of Transfusion(SHOT)	严重输血反应
serum	血清
sex chromosomes	性染色体
shelf life	寿命，存活期
sialoglycoprotein	唾液酸糖蛋白
sickle-cell anemia	镰状型贫血
silent gene	沉默基因
single dose	一次剂量
solvent-detergent	溶剂、洗涤剂
special label	特殊标签
specificity	特异性
standard operating procedures for blood transfusion service	血站标准操作规程
stem cell-mobilizing agent	干细胞动员剂
stem cells viability rate	干细胞存活率
sterile disposable syringe	一次性无菌注射器
sterility	无菌
sterilization	灭菌
stock inventory	库存量
storage freezer	贮存冰箱
stroma	间质
structural genes	结构基因
subgroups	亚型
syphilis	梅毒
syphilis plasma regain	梅毒血浆反应素
syphilis spirillum antibody hemoagglutination assay	梅毒螺旋体血凝试验

systemic lupus erythematosus(SLE)	系统性红斑狼疮
the care of blood donors	献血护理
therapeutic apheresis	治疗性成分单采
therapeutic cytopheresis	治疗性血细胞单采
therapeutic plasma exchange(TPE)	治疗性血浆置换
therapeutic plasmapheresis	治疗性血浆单采
thrombocyte	血小板
thrombocytopenia	血小板减少(症)
thrombotic thrombocytopenic purpura(TTP)	血栓性血小板减少性紫癜
thymocyte	胸腺细胞
thymus	胸腺(的)
traceability	可追溯
transfer bag	转移袋
transferase	转移酶
transfusion medicine	输血医学
transfusion reaction	输血反应
transfusion request form	输血申请单
transfusion transmitted infection(TTI)	输血传播感染
transfusion-associated circulatory overload(TACO)	输血引起的循环过载
transfusion-related acute lung injury(TRALI)	输血相关急性肺损伤
transfusion-transmitted diseases	输血传播性疾病
transmissible spongiform encephalopathy(TSE)	传染性海绵状脑病
transplacental haemorrhage(TPH)	胎盘出血
transplantation match	移植配型
transudation	渗出
trypanosomiasis	南美洲锥虫病
umbilical cord blood stem cells	脐带血干细胞
unexpected antibodies	意外抗体
urgent requirement for blood	紧急用血
urobilinogen	尿胆素原
viral inactivation	病毒灭活
volunteer donors of blood	无偿献血者
warm antibody	温抗体
washed red blood cells	洗涤红细胞
whole blood	全血
window period	窗口期
zeta potential	电势
zygote	受精卵

图书在版编目（CIP）数据

输血技术学 / 安万新，于卫建主编. —2版. —北京：科学技术文献出版社，2010.8（2025.1重印）

ISBN 978-7-5023-6737-4

Ⅰ.①输… Ⅱ.①安… ②于… Ⅲ.①输血—技术—医学院校—教材 Ⅳ.① R457.1

中国版本图书馆 CIP 数据核字（2010）第 161504 号

输血技术学（第二版）

| 策划编辑：薛士滨 | 责任编辑：薛士滨 | 责任校对：赵文珍 | 责任出版：张志平 |

出 版 者　科学技术文献出版社
地　　 址　北京市复兴路15号　邮编　100038
编 务 部　(010) 58882938，58882087（传真）
发 行 部　(010) 58882868，58882870（传真）
邮 购 部　(010) 58882873
官方网址　www.stdp.com.cn
发 行 者　科学技术文献出版社发行　全国各地新华书店经销
印 刷 者　北京虎彩文化传播有限公司
版　　 次　2010年8月第2版　2025年1月第5次印刷
开　　 本　889×1194　1/16
字　　 数　515千
印　　 张　19.25
书　　 号　ISBN 978-7-5023-6737-4
定　　 价　40.00元

版权所有　违法必究

购买本社图书，凡字迹不清、缺页、倒页、脱页者，本社发行部负责调换